Tilmann Lhundrup Borghardt · Wolfgang Erhardt

La Psychothérapie Essentielle

Tilmann Lhundrup Borghardt

Wolfgang Erhardt

La Psychothérapie Essentielle

Bases et applications

Avec la contribution d'Astrid Schillings sur le Focusing

NORBU VERLAG

(Éditions Norbou)

ISBN: 978-3-944885-28-5

www.norbu-verlag.de

Traduction depuis l'original allemand : Fabienne Hourtal
Relecture : Isabelle Idre
Relecture finale : Tilmann Lhundrup Borghardt
Graphisme de la couverture et mis en page : Gerd Pickshaus
Photo de couverture: © Dorothea Jacob/PIXELIO
Illustrations en pages intérieures:
Pages 44 et 297: Ira Parshikova
Pages 396 et 401: Gerd Pickshaus

Imprimerie: BoD.fr

TABLE DES MATIÈRES

Abstenez-vous de tout ce qui est nuisible,
Cultivez ce qui est bénéfique
Et libérez votre esprit.

Le Bouddha

Bref aperçu initial

Le livre que vous avez entre les mains présente une introduction aux bases de la «Psychothérapie Essentielle», une approche psychothérapeutique qui associe le trésor d'expérience de la tradition bouddhiste et la psychothérapie occidentale. Elle prend pour fondement les préoccupations essentielles de l'existence humaine: donner un sens profond à sa vie, se libérer des habitudes qui nous enferment et s'éveiller à notre propre potentiel.

Ce livre a été pensé comme une introduction compréhensible par tous. Il donne de nombreux conseils pratiques pour un travail thérapeutique « essentiel » avec soi-même et avec les autres et permet également aux non-spécialistes d'acquérir une première compréhension de ce qu'est l'entraînement bouddhiste de l'esprit ainsi que des pratiques thérapeutiques mentionnées ici. L'objet central de ce livre est d'être une aide concrète sur les voies individuelles de la guérison et de proposer un travail sur les schémas émotionnels dans le contexte d'un chemin d'éveil complet. « S'éveiller » signifie se libérer de plus en plus des schémas émotionnels et cognitifs qui nous enferment et épanouir les qualités éveillées telles que l'amour, la compassion, l'ouverture, la flexibilité et la sagesse, présentes en nous sous forme de potentiel inné.

Cette introduction s'adresse également à toutes les personnes intéressées qui veulent parcourir seules un chemin complet comme celui-ci, à celles qui cherchent une aide thérapeutique en accord avec un tel parcours ou bien à celles qui, après avoir terminé leur formation en Psychothérapie Essentielle, souhaitent offrir à leur tour une aide de ce type. En outre, elle s'adresse aux psychothérapeutes qui souhaitent inclure leur travail dans un chemin d'éveil et qui veulent pour cela s'appuyer sur les enseignements bouddhistes, qui ont fait leurs preuves depuis deux mille cinq cents ans.

Cette approche ouvre un regard neuf sur l'enseignement bouddhiste sans qu'il soit nécessaire pour cela de détenir des connaissances préalables. Outre des analyses subtiles des processus mentaux et émotionnels, vous y trouverez de nombreux exercices pratiques pour stimuler votre propre cheminement. Le regard et la compréhension psychothérapeutiques affinent et renforcent alors le chemin d'éveil et l'entraînement bouddhiste de l'esprit approfondit le travail thérapeutique.

Au Ve siècle av. J.-C. le Bouddha Śākyamūni a décrit ses enseignements comme un «chemin» (en sanscrit: marga) basé sur l'expérience et sur l'exploration et a insisté sur le fait que ses auditeur·rice·s ne devaient pas prendre son enseignement comme une croyance, une religion ou une philosophie, mais qu'ils·elles devaient le mettre à l'épreuve eux·elles-mêmes. Nous pouvons désigner ce chemin comme étant une «science de l'éveil», ou comme Jack Kornfield le décrit dansla Sagesse du cœur:

> « … une psychologie vivante, un des systèmes les plus anciens et les mieux développés de guérison et de compréhension qui existe dans le monde. Ce type de psychologie ne fait pas de différence entre les problèmes mondains et les problèmes spirituels. »[1]

C'est pourquoi nous souhaitons dédicacer ce livre à Guendune Rinpoché, maitre de Mahāmudrā tibétain, scientifique de l'esprit et psychologue parmi les plus grands du XXe siècle. Sa compréhension du fonctionnement de l'esprit et sa bonté de cœur nourrissent encore nombre d'entre nous jusqu'à aujourd'hui. Il voyait le caractère inséparable du mondain et du spirituel, du saṃsāra et du nirvāṇa et a montré à tous et toutes le chemin libérateur de la vue immédiate. Merci!

1 Jack Kornfield: *la Sagesse du cœur – la Méditation à la portée de tous*, éditions Belfond.

Préface à la traduction française

La première formation francophone en Psychothérapie Essentielle (EPT) a eu lieu en Forêt Noire, en Allemagne, en 2017–2018. C'était un cycle court de 14 mois destiné aux personnes exerçant déjà comme thérapeute ou assimilé. J'ai eu la grande chance de faire partie de ce groupe de pionnières et de pionniers, d'accompagner cette formation et de la traduire (du moins les enseignements de Wolfgang Erhardt). À ce moment-là, cela faisait déjà treize ans que je traduisais Tilmann (Lhundrup) Borghardt en français et pouvoir le suivre dans cette aventure de la diffusion de l'EPT en France était une extraordinaire opportunité pour moi, tant au niveau personnel que professionnel.

Lors de notre premier cycle de stages, nous avons essuyé les plâtres dans tous les domaines. Il a fallu faire venir des Français·e·s en Allemagne, les loger, leur communiquer des documents et enseigner l'EPT en français pour la première fois - donc, pour Wolfgang, s'habituer à la présence d'une traductrice. Le livre sur la Psychothérapie Essentielle venait de sortir en allemand et j'en traduisais ponctuellement quelques chapitres en fonction des besoins. Puis, à la fin de notre formation, j'ai accéléré le rythme de la traduction, aidée et soutenue en cela par toute une équipe de courageuses, que je remercie encore ici chaleureusement. Ce fut un travail de longue haleine, dont nous sommes tous·tes très heureux·ses qu'il se concrétise enfin.

En juin 2020, entre deux confinements, nous avons pu commencer un nouveau cycle de formation EPT francophone, cette fois en France, à Strasbourg, et pour trois ans, à destination de toute personne intéressée, pas uniquement des thérapeutes. Ce groupe aussi est impatient d'avoir ce livre entre les mains et je suis heureuse qu'il soit maintenant disponible pour toutes les formations françaises à venir, ainsi que pour le grand public.

Afin d'assurer le respect du genre féminin, les auteurs et moi-même avons opté pour l'écriture inclusive dans cette traduction. Nous sommes conscient·e·s que cela peut générer quelques difficultés de lecture mais nous avons confiance que nos lecteurs·rices sauront les surmonter aisément. Dans la même veine, nous avons choisi d'appliquer les recommandations de simplification de l'orthographe de 1990 (qui concerne essentiellement les accents circonflexes).

Les éditions Norbou (Norbu Verlag) qui publient ce livre font partie d'une organisation à but non-lucratif; ainsi, tous les bénéfices sont réinvestis afin de financer la publication de livres du même genre. Merci pour votre soutien.

Toute l'équipe de l'institut de Psychothérapie Essentielle en Allemagne et en France vous souhaite une bonne lecture et se réjouit de vous accompagner avec ce livre sur votre chemin d'éveil, dans l'amour et la sagesse.

Fabienne Hourtal
Traductrice

Introduction

L'expérience dans l'accompagnement, d'un côté des client·e·s dans la pratique psychothérapeutique et de l'autre des pratiquant·e·s qui suivent de façon intensive le chemin bouddhiste, montre à quel point l'association harmonieuse de l'entraînement bouddhiste et des connaissances psychothérapeutiques soutient et favorise les processus de guérison intérieure. Lorsque de telles synergies se mettent en place, nous pouvons tout à fait parler d'une «psychothérapie de l'éveil». Ce qui signifie essentiellement que cette forme de psychothérapie:

- est inspirée du chemin de l'éveil,
- s'insère dans ce chemin de façon harmonieuse,
- propose des méthodes psychothérapeutiques en soutien à ce chemin.

Selon nous, il n'est pas possible de réaliser l'éveil grâce à la psychothérapie ordinaire; cela n'a d'ailleurs jamais été son but. Pour s'éveiller complètement, il faut suivre un entraînement de l'esprit, quotidien et personnel, qui atteigne jusqu'aux domaines les plus subtils de notre conscience. Ce processus peut néanmoins être préparé et accompagné par la psychothérapie. L'entraînement bouddhiste est foncièrement un travail sur notre propre esprit ainsi que sur nos émotions (la « psyché » au sens large). Cet entraînement nous conduit de plus en plus en profondeur et avec une stabilité de plus en plus grande à des états de conscience bénéfiques. Ces aspects sains et bénéfiques se révèlent alors comme étant la nature fondamentale de notre esprit et les schémas qui nous en séparent sont peu à peu dissous. Ainsi, l'entraînement bouddhiste est déjà une psychothérapie de l'éveil, dans le fond, toujours à condition que nous l'appliquions de façon vraiment efficace et en profondeur, ce que malheureusement nous faisons rarement en raison de nos tendances à l'évitement.

Objectifs communs des enseignants bouddhistes et des psychothérapeutes

Les psychothérapeutes et les enseignant·e·s bouddhistes agissent pour le bien-être global des personnes qui viennent les voir. Les deux groupes travaillent essentiellement sur l'esprit et sur la psyché ou, en d'autres termes, sur les schémas cognitifs et émotionnels. Ils ont également en commun de viser le mieux-être à long terme des personnes accompagnées, c'est-à-dire en général pas seulement un soulagement temporaire. Il est important pour eux de soutenir et de renforcer toutes les possibilités du développement humain et d'inclure le travail thérapeutique dans une vision globale de guérison complète de l'être humain pris comme un tout, tant au niveau émotionnel que spirituel.

Les premières rencontres de psychothérapeutes et d'enseignant·e·s bouddhistes intéressé·e·s se déroulent souvent dans des centres bouddhistes, qui accueillent sans cesse des personnes en situation de crise psychique et en quête d'aide. Lors de ce premier contact avec l'entraînement bouddhiste de l'esprit, beaucoup de personnes (y compris des thérapeutes) pensent qu'il est possible que cet entraînement apporte des réponses à toutes les questions émotionnelles et spirituelles. Ils·elles sont nombreux à nourrir l'espoir que l'enseignement bouddhiste, qui a fait ses preuves depuis si longtemps grâce à ses nombreux·ses enseignant·e·s, puisse apporter des réponses dans tous les domaines de la vie: que ce soit la recherche de sens, les troubles relationnels, les traumatismes de l'attachement, les états dépressifs, les angoisses, les psychoses, les problèmes de couple ou toute autre difficulté ou turbulence de la vie en général. Mais en y regardant de plus près, on constate qu'il est bien souvent nécessaire d'apporter un soutien psychothérapeutique supplémentaire.

Les enseignant·e·s bouddhistes peuvent croire au début qu'ils·elles pourront aider tout le monde grâce à cette voie d'entraînement à la pleine conscience, à la sagesse et à la compassion. En théorie, cela peut être vrai, mais l'expérience de l'accompagnement montre que nombreuses sont les personnes qui ont besoin d'un soutien thérapeutique supplémentaire parce que, souvent, elles ne sont pas en mesure d'appliquer concrètement les enseignements aux situations émotionnelles difficiles et aux schémas qui les enferment. Elles ont besoin d'un accompagnement régulier compétent, idéalement hebdomadaire, pour ne pas éluder les points délicats et pour diriger vraiment l'attention sur ce qui est nécessaire.

Tilmann: Voici ce que ma propre expérience m'a enseigné. Au cours de mes études de médecine, j'ai lu de nombreux livres de psychothérapie et j'ai fait des stages pratiques de deux mois chacun en psychiatrie, en neurologie et en psychosomatique, mais je n'ai effectué aucune formation complète dans ces domaines-là. Lorsque j'étais jeune responsable dans un monastère bouddhiste avec environ deux cents résident·e·s et de nombreux·ses visiteurs·ses, je soutenais de mon mieux tou·te·s ceux et celles dont l'état psychique inquiétait. En tant que médecin, les autres lamas me demandaient de suivre les résident·e·s et les pratiquant·e·s de longue durée dont quelques-un·e·s traversaient de fortes crises psychiques. Dépression, désintoxication de drogue, symptômes prépsychotiques, trouble de la personnalité, syndromes d'angoisse, obsessions, psychoses … Je me suis confronté à de nombreux tableaux cliniques, avec de maigres connaissances psychothérapeutiques mais de bon cœur, plein d'enthousiasme et en m'appuyant sur la compréhension gagnée dans l'entraînement bouddhiste de l'esprit. Il y a eu parfois des améliorations rapides et surprenantes, certaines parfois même durables, mais souvent j'en arrivais à un point où un soutien professionnel de la part de psychothérapeutes et de psychiatres expérimenté·e·s était nécessaire. Dans les premiers temps, lorsque notre maitre Guendune Rinpoché était encore vivant, il lui est arrivé à lui aussi de souhaiter ce soutien professionnel, lui qui était connu pour sa force de bénédiction et de guérison.

Avec les années, j'ai appris de plus en plus à apprécier l'accompagnement qualifié fourni par les psychothérapeutes et les psychiatres. Des médicaments étaient parfois nécessaires et, lorsqu'ils étaient dosés de façon appropriée, ils s'avéraient être tout à fait compatibles avec l'entraînement de l'esprit. Certains résidents, qui vivaient au monastère depuis longtemps et qui contribuaient à la vie du lieu, suivaient une thérapie à l'extérieur une fois par semaine et, grâce à cette combinaison de psychothérapie et d'entraînement bouddhiste de l'esprit, faisaient des progrès intérieurs précieux. Les psychothérapeutes ont également constaté cela. Il semblait y avoir des synergies entre les méthodes bouddhistes et psychothérapeutiques; quoi qu'il en soit, les psychothérapeutes étaient souvent surpris des progrès rapides que faisaient leurs client·e·s, peut-être en partie grâce à leur inclusion dans une communauté soutenante, mais en partie également grâce à l'attitude et à l'entraînement bouddhistes.

Une explication à ces synergies que l'on constate régulièrement peut être que l'entraînement bouddhiste complète la psychothérapie dans de nombreux domaines et lui apporte une dimension ou une qualité supplémentaire. Il facilite par exemple le recours aux ressources profondes qui se manifestent lorsque l'esprit est en confiance. Il renforce la confiance en notre propre esprit, fondamentalement sain en profondeur. Il encourage l'entraînement continu au recueillement de l'esprit, à la vision profonde des lois de l'esprit et une conscience des processus émotionnels et ce, même sans accompagnement thérapeutique.

L'approche bouddhiste élargit notre vision du monde en nous aidant à comprendre que la souffrance est inévitable et qu'il est possible à tout moment de faire l'expérience de la santé mentale. Elle nous encourage également à assumer la pleine responsabilité de notre propre vie et de notre propre bonheur et à nous y engager avec compassion. En outre, nous nous entrainons à regarder sans réagir immédiatement mais en restant simplement conscient. La conscience permet de reconnaitre les empreintes et les schémas émotionnels avec leur réaction presque instinctive et de ne pas retomber sans cesse dans leur piège.

Les instructions bouddhistes telles que nous les connaissons s'adressent à des personnes relativement stables qui peuvent suivre seules leur chemin de pratique personnelle quotidienne. Nous partons du principe que l'individu réussit à passer de façon autonome des instructions générales reçues en groupe à sa vie individuelle. Mais cela n'est pas facile. En réalité, un accompagnement individuel serait très utile à de nombreuses personnes, même sans indication thérapeutique. Néanmoins, l'entraînement bouddhiste ne prévoit habituellement pas de suivi aussi proche que celui offert par les psychothérapeutes dans leurs séances, généralement hebdomadaires. En outre, les enseignant·e·s bouddhistes n'ont pas appris le métier de psychothérapeute, ils·elles ne connaissent pas non plus les méthodes efficaces qui y sont utilisées et ils·elles ont le plus souvent peu de temps pour un accompagnement individuel intensif. Ils·elles sont les interlocuteur·rice·s de trop nombreuses personnes pour pouvoir offrir cela.

Il est donc compréhensible qu'une collaboration étroite se soit mise en place pour profiter de ces synergies : les centres bouddhistes se tournent vers les psychothérapeutes lorsque quelqu'un a besoin d'une aide supplémentaire. Certain·e·s enseignant·e·s bouddhistes suivent des formations en psychothérapie et de nombreux psychothérapeutes pratiquent l'entraînement bouddhiste. Désormais, il est devenu habituel pour beaucoup de pratiquant·e·s du chemin d'éveil de recourir à une aide psychothérapeutique supplémentaire, parce qu'elle approfondit leur compréhension des processus intérieurs et qu'elle ouvre des pistes concrètes pour dissoudre les schémas émotionnels qui enferment. Ce sont ces synergies intéressantes et éclairantes que ce livre va explorer.

Remarque : les lecteurs qui souhaitent déjà avoir une vision d'ensemble approfondie peuvent passer d'ici au chapitre intermédiaire entre la première partie et la seconde partie de ce livre (Chapitre J). Ce chapitre présente d'autres synergies et points communs évidents entre l'entraînement bouddhiste et la psychothérapie, en passant en revue tous les chapitres du livre.

Les débuts de la Psychothérapie Essentielle (EPT)

Dès 1974, des disciples de Trungpa Rinpoché ont fondé le Naropa Institute[2] à Boulder dans le Colorado et ont élaboré les bases de la « Psychothérapie contemplative[3] ». En 1987, lors de la première conférence internationale « Bouddhisme et psychothérapie » au World Trade Center, le maitre tibétain Jamgueun Kongtrul Rinpoché a conclu l'échange avec les paroles suivantes:

> « Lors de cette conférence, nous avons beaucoup discuté des différences entre le bouddhisme et la psychothérapie occidentale. Mais ces différences sont artificielles et elles nous empêchent de nous accorder une reconnaissance et une estime mutuelles. Le bouddhisme n'est pas une croyance ou une coutume conditionnée par une culture ou un environnement spécifique. Le bouddhisme est un véhicule qui permet à des étudiant·e·s de reconnaitre qui ils·elles sont et ce que signifie le monde de leurs expériences. Il ne saurait y avoir de multiples vérités différentes sur ce que nous sommes et qui nous sommes vraiment. Ce n'est pas faire honneur à soi-même et aux autres que de définir le bouddhisme comme une culture orientale et, en conséquence, de le limiter à ces frontières. Bien sûr, il existe des différences entre l'Asie et l'Europe, des distinctions créées par des concepts, eux-mêmes causés par la barrière de la langue. Je considère qu'il est important que nous apprenions à surmonter ces barrières pour en arriver à une estime juste et ouverte les un-e-s des autres, ce qui nous permettra alors de collaborer de façon efficace[4]. »

2 Il s'appelle aujourd'hui « Naropa University – Training Center For Contemplative Psychotherapy ».

3 À partir de 1991, j'ai noué (Tilmann) une profonde amitié avec Edward Podvoll, qui a été durant de longues années directeur de l'Institut Naropa et auteur du livre novateur sur la guérison de la psychose: *Psychose et Guérison - le Chemin de la compassion* (éditions de la Tempérance). Nous avons fait trois ans de retraite ensemble et nous avons aussi accompagné des patient·e·s ensemble. Ses connaissances et son inspiration m'ont beaucoup marqué sur ma voie de recherche d'une psychothérapie à orientation bouddhiste.

4 http://www.dharmadownload.net/pages/english/Natsok/0010_Teaching_English/Teaching_English_0002.htm

Il y a désormais d'autres enseignant·e·s bouddhistes qui nous encouragent à mettre à profit les synergies des deux approches. C'est ainsi qu'en 2002, Jigmé Rinpoché m'a demandé (Tilmann) de fonder un institut inter-traditions de psychothérapie à orientation bouddhiste. Cela paraissait à l'époque un rêve impossible à réaliser, les échanges à ce sujet étant à leurs balbutiements. Néanmoins, nous avons continué les rencontres annuelles de quatre à sept jours de Psychothérapie Essentielle et c'est ainsi, en 2009, grâce à la décision courageuse de Wolfgang Erhardt, qui était dès le début force motrice de ces rencontres, que l'Institut de Psychothérapie Essentielle fut fondé en Allemagne, grâce au soutien d'autres psychothérapeutes et enseignant·e·s bouddhistes. Il offre des formations de trois ans pour les personnes sans qualification thérapeutique préalable et des formations d'un an et demi pour les psychothérapeutes certifié·e·s.

Réserves initiales vis-à-vis d'une approche intégrative

La Psychothérapie Essentielle intègre les connaissances venues de deux démarches très différentes d'exploration de l'esprit. Elle a été développée grâce à la collaboration de psychothérapeutes et d'enseignant·e·s de méditation ancré·e·s dans la tradition bouddhiste. Mais dans la phase initiale, cette collaboration n'a pas été une évidence. Nous avions affaire à des terminologies différentes, certain·e·s ont eu besoin de poser des limites, d'autres avaient des revendications de souveraineté ; nous avons donc dû franchir de nombreux fossés pour nous rencontrer finalement dans une compréhension commune. Encore aujourd'hui, dans le milieu bouddhiste autant que dans le milieu thérapeutique, persistent des réserves sur la coopération entre psychothérapie et entraînement bouddhiste de l'esprit.

Parfois les enseignant·e·s bouddhistes émettent des réserves sur les points suivants :

- Certain·e·s s'inquiètent d'une possible dénaturation et voudraient que soit assurée la transmission authentique de la tradition. Leur crainte est qu'une collaboration étroite avec les psychothérapeutes modifie fortement la présentation et les méthodes de l'enseignement bouddhiste de l'esprit et que celui-ci soit influencé, affaibli par la logique thérapeutique.

- Ils·elles sont sceptiques sur le fait de savoir si on peut vraiment suivre un chemin commun ou si la vision psychologico-thérapeutique des psychothérapeutes pourrait éventuellement empêcher de comprendre le chemin de l'éveil et de s'ouvrir pleinement à lui. Pour eux·elles, le chemin de l'éveil serait le cadre commun d'ordre supérieur dans lequel insérer le travail psychothérapeutique.
- Ils·elles se demandent si les façons de procéder psychothérapeutiques et bouddhistes sont réellement compatibles. Pour donner un exemple : le travail thérapeutique, qui se déroule dans le domaine conceptuel, est-il compatible avec l'entraînement de l'esprit méditatif dans lequel nous nous détachons de la pensée conceptuelle ?
- Il est également possible que les objectifs de la psychothérapie et du chemin bouddhiste soient opposés. Un exemple : alors que la thérapie peut se préoccuper de mettre en place un bonheur temporaire et de renforcer le moi, nous faisons référence dans le chemin bouddhiste au bonheur ultime et à la dissolution de l'illusion d'un soi.
- Il pourrait arriver que les priorités changent et que des étudiant·e·s abandonnent le chemin de l'éveil pour donner la priorité au travail psychothérapeutique. Ainsi, le travail sur les questions existentielles et les couches profondes de l'être est retardé. Un exemple d'un travail en profondeur de ce genre serait la préparation à la mort par la prise de conscience de l'impermanence et de l'apparition conditionnée de tous les phénomènes et par la connaissance libératrice de la nature de l'esprit.
- Certain·e·s enseignant·e·s bouddhistes ne voient pas la nécessité d'une collaboration. Ils·elles partent du principe que l'enseignement bouddhiste (pour peu que nous le comprenions et que nous l'appliquions correctement) suffit à répondre à tous les défis de la vie et n'a pas besoin d'être complété par la psychothérapie.

Certain·e·s psychothérapeutes expriment également des réserves :

- Ils·elles s'inquiètent de tendances au refoulement et à la fuite sous couvert de spiritualité: utiliser le chemin spirituel pour éviter de toucher les sujets sensibles pourrait rendre impossible un travail psychothérapeutique efficace.
- Ils·elles se demandent si les psychothérapeutes et les enseignant·e·s bouddhistes parlent des mêmes sujets et si, au fond, ils·elles se comprennent vraiment. Car des termes comme refoulement, transfert, contre-transfert, force du moi, confiance fondamentale, sous-personnalité, caractère, traumatisme, schéma névrotique, pour n'en citer que quelques-uns, n'ont pas de correspondance directe dans la terminologie bouddhiste. C'est en particulier le renforcement du moi visé dans la psychothérapie qui parait être en contradiction avec la dissolution de la saisie du soi, but affiché du chemin bouddhiste.
- Les psychothérapeutes ont parfois l'impression d'être considéré·e·s avec scepticisme dans les milieux bouddhistes et de ne pas être reconnu·e·s dans leurs compétences. Ils·elles entendent parfois, de la part de personnes non expérimentées et qui ne regardent pas dans le détail, que leurs méthodes sont contre-productives pour le chemin d'éveil; presque comme si le travail thérapeutique était du temps perdu pour quelqu'un qui se trouve sur le chemin bouddhiste.

Ce qui est difficile pour les deux parties:

- Afin que les différentes compétences puissent collaborer, il serait nécessaire que les thérapeutes issu·e·s des différentes écoles s'engagent dans un échange avec les enseignant·e·s bouddhistes. Pourtant, la pratique de l'échange entre les psychothérapeutes des différentes écoles de thérapie ne va pas de soi. Il existe encore aujourd'hui de vastes fossés entres les écoles que sont la thérapie comportementale, la psychanalyse, la thérapie gestalt, la psychologie des profondeurs jungienne, les approches humanistes telle que le focusing, etc. Pendant de nombreuses années, les différentes écoles de psychothérapie ont tenté de se différencier les unes des autres et la distance ainsi créée n'est pas facile à combler, même (et surtout) entre des courants de thérapie apparentés.

- On observe le même problème parmi les enseignant·e·s bouddhistes : il est tout à fait inhabituel de voir échanger les représentant·e·s de courants différents, par exemple des enseignant·e·s de la tradition tibétaine avec des enseignant·e·s des traditions birmane, thaïlandaise ou japonaise. Ils·elles sont nombreux·ses à considérer que leur propre école est évidemment la meilleure ; il y a en outre des raisons personnelles, méthodologiques, philosophiques et historiques qui font qu'on ne s'associe pas aux autres … Dans l'expansion du bouddhisme en Asie, des délimitations fortes ont sans cesse été mises en place, qui se sont pour la plupart maintenues depuis des siècles.

La Psychothérapie Essentielle (EPT) s'est développée au fil des réponses apportées aux questions ci-dessus, réponses de plus en plus concrètes vis-à-vis des inquiétudes et des difficultés rencontrées au cours du chemin. Les idées préconçues ont été assouplies, les identifications avec la propre école de chacun ont été dissoutes et des ponts de compréhension ont été construits. Il est facile de trouver des ponts de ce genre car il existe de nombreux parallèles entre les connaissances de l'entraînement bouddhiste de l'esprit, de la psychothérapie et de la psychologie occidentales. Depuis des siècles, de nombreuses générations de pratiquant·e·s dans différents pays ont exploré minutieusement la grande variété des états de l'esprit humain, l'expérience qu'ils en ont eu et la façon de les libérer. Ils en ont tiré des descriptions systématisées et des enseignements, rassemblés dans le recueil intitulé en sanscrit Abhidharma, souvent appelé « psychologie bouddhiste ». À la base de ces recherches, on trouve toujours la même question : comment l'être humain peut-il trouver liberté et guérison au cœur même des difficultés omniprésentes ?

Ce qui a été particulièrement utile dans l'échange entre les représentant·e·s de la psychothérapie et de l'entraînement bouddhiste fut le fait de se référer constamment à l'expérience vécue pour pouvoir ainsi surmonter les différences de concepts. Il s'agit pour cela de garder le cap sur l'essentiel et d'inlassablement se poser la question : selon notre propre expérience, qu'est-ce qui nous aide, nous et les autres, à grandir pour aboutir à une personnalité profondément intégrée et équilibrée ? Et de se rappeler constamment sa motivation profonde : suivre un chemin de libération intérieure, de guérison et d'éveil pour le plus grand bienfait de nous-même et des autres ! Comment pouvons-nous tous travailler main dans la main (pas seulement les psychothérapeutes et les enseignant·e·s bouddhistes) et apprendre les un·e·s des autres, pour le bien de ceux que nous accompagnons et qui nous accompagnent ?

Les grands axes de la Psychothérapie Essentielle

La Psychothérapie Essentielle (EPT) est une psychothérapie d'orientation bouddhiste. Elle ne reprend que les enseignements bouddhistes essentiels ; c'est intentionnellement que les aspects culturels et religieux de la pratique bouddhiste ont été laissés de côté, pour ouvrir cette approche au plus grand nombre. Notre travail est axé sur les processus, il soutient et favorise le chemin de guérison, différent selon chacun·e, en se concentrant sur l'expérience du présent. Nous utilisons toutes les méthodes qui aident à éliminer la souffrance et qui sont en accord avec une voie d'éveil. Outre le travail thérapeutique effectué grâce à l'accompagnement par un·e professionnel·le, nous attachons une grande importance à la pratique personnelle de la pleine conscience, à l'ouverture du cœur et au développement d'une compréhension profonde. Autant que possible, nous, thérapeutes comme client·e·s, accomplissons une pratique quotidienne qui nous permet de nous familiariser davantage avec des façons de voir et des attitudes bénéfiques. Grâce à ces pratiques, qui nous aident à nous relier à notre sagesse et à notre liberté innées, nous réussissons à stabiliser les progrès de la thérapie et à les mettre à profit pour la poursuite du chemin. Chacun·e choisit les exercices qu'il·elle veut effectuer. Certains « classiques » sont décrits dans ce livre : la pratique de pleine conscience avec ouverture des six sens, ou en se basant sur le souffle, la respiration du cœur avec soi-même et avec les autres, la contemplation de nos propres priorités, la détente dans l'état naturel libre de saisie et de rejet et la pratique du Bouddha de Médecine.

Dans le travail thérapeutique comme dans l'entraînement bouddhiste de l'esprit, nous suivons une approche transpersonnelle basée sur la psychologie des profondeurs, c'est-à-dire que le travail thérapeutique aide à se libérer des schémas profonds de réaction émotionnelle et mène au-delà de la «persona» (étymologiquement: «le masque»). Il s'agit d'accéder à un état d'être authentique, libéré des voiles, dont chacun·e peut faire l'expérience et qui est donc transpersonnel. Ce faisant, il est important de porter le regard sur les qualités innées de chaque personne au lieu de se concentrer sur ses problèmes.

Il s'agit avant tout de renforcer les qualités déjà présentes, de développer des façons de voir qui soient réellement bénéfiques et d'explorer de nouvelles possibilités de comportement. L'analyse des schémas dysfonctionnels vient dans un second temps. Cette analyse sera en outre d'autant plus libératrice que nous pourrons recourir à une confiance en soi retrouvée et à de nouvelles alternatives de comportement.

L'enseignant tibétain Jamgueun Kongtrul soulignait dans la conférence précédemment évoquée que «la capacité de travailler avec l'esprit des autres réside dans le cœur-esprit de l'éveil (bodhicitta)». Par bodhicitta, il entendait la motivation d'agir pour le bien de tous les êtres avec sagesse et compassion et d'aider chacun·e à manifester les qualités éveillées. Cette motivation est le moteur du rapprochement entre la psychothérapie occidentale et le bouddhisme. La prière traditionnelle suivante est souvent utilisée pour renforcer cette attitude d'esprit:

> «Puissent tous les êtres être heureux et posséder les causes du bonheur.
> Puissions-nous tous être libérés de la souffrance et de ses causes.
> Puissions-nous ne jamais être séparés de la véritable joie dépourvue de souffrance.
> Puissions-nous demeurer dans la grande équanimité exempte de préférence, d'attachement et de rejet.»

Les quelques lignes ci-dessus expriment les quatre «pensées illimitées» ou états d'esprit illimités: amour, compassion, joie et équanimité. Elles sont d'une importance centrale pour les bouddhistes, mais elles sont aussi profondément estimées et pratiquées dans la tradition occidentale. Elles permettent de développer la motivation altruiste, qui consiste à vouloir aider tous les êtres, sans la moindre exception, à accéder à une santé globale, c'est-à-dire à un éveil précisément dans ce cœur-esprit: amour et compassion associés à une compréhension profonde de l'être. C'est là le cœur de l'entraînement bouddhiste et en même temps le cœur d'une psychothérapie d'orientation bouddhiste: une conscience toute empreinte d'amour.

Dans ce contexte, les thérapeutes sont des personnes actives dans les métiers du soin, qui se trouvent elles-mêmes sur un chemin de guérison et qui partagent ce chemin avec d'autres, dans la mesure de leurs compétences. Leur vie est tout entière tournée vers le développement d'une conscience vive, vaste, pleine d'amour et elles·ils entrainent leur esprit de différentes façons, en particulier grâce à la contemplation et à la méditation. Elles·Ils se consacrent au développement de l'amour, de la compassion et de la sagesse. C'est pour leur propre chemin, mais en particulier aussi pour leur travail de psychothérapeute, qu'elles·ils acquièrent auprès de leurs enseignant·e·s une bonne compréhension des fondements de l'enseignement bouddhiste.

La Psychothérapie Essentielle est une psychothérapie d'orientation bouddhiste qui va continuer à se développer et qui va certainement donner naissance à d'autres formes. Elle touche tous les domaines de l'existence humaine, y compris les différents niveaux de la personnalité, de la dynamique psychique, des relations et des comportements, ainsi que le niveau de la conscience ouverte, intemporelle, que nous appelons également «fondement de l'être». Les méthodes centrales de l'entraînement bouddhiste de l'esprit et de la guérison sont intégrées dans le travail psychothérapeutique. Les méthodes qui relèvent de l'essence de la transmission bouddhiste et qui sont communes à plusieurs traditions sont particulièrement favorisées. Cela se fait dans l'esprit du véhicule unique ou chemin unique (Ekayāna), dont le Bouddha Śākyamūni a parlé dans l'enseignement sur la manière de cultiver la conscience en quatre aspects (en pali: Satipatthāna sutta):

> « Il n'y a qu'un seul chemin vers l'éveil : cultiver la pleine conscience. »

Les grands axes thérapeutiques de la Psychothérapie Essentielle viennent du domaine de la psychosynthèse[5], du focusing[6], du travail d'imagination

5 Voir glossaire.
6 Voir chapitre P.

d'après Phyllis Krystal et de la thérapie comportementale. Nous renforçons surtout la conscience de ce qui est sain, en posant le regard sur ce qui est déjà sain ou intact. En termes thérapeutiques, il s'agit d'un processus axé sur les ressources, sans oublier que la Psychothérapie Essentielle inclut également des niveaux d'expérience associés plutôt au domaine spirituel, notamment le niveau de conscience transpersonnel, qui active les potentiels de guérison les plus profonds.

Le processus de guérison se caractérise par une liberté intérieure de plus en plus grande. La liberté n'est possible que sur la base d'une perception consciente et de la capacité à faire la part des choses, à choisir et à agir en conscience. Notre propre processus d'évolution ainsi que le travail avec les client·e·s seront nettement plus efficaces si nous nous consacrons personnellement à l'étude et à la pratique quotidiennes de l'entraînement de l'esprit, car ce sont elles qui rendront possible le développement nécessaire du calme mental, de la motivation et de la vue. La méditation, quelle que soit la méthode, doit être pratiquée régulièrement, avec patience et sur la longue durée. Elle apporte une contribution décisive au développement individuel de la·du thérapeute et influence grandement la thérapie. Mais son application directe avec les client·e·s se limitera aux formes les plus simples. L'application approfondie des méthodes de l'entraînement bouddhiste reste toujours réservée à notre propre chemin personnel d'éveil.

La Psychothérapie Essentielle tire ses impulsions primordiales de l'enseignement bouddhiste. Pour cela, elle s'en tient à l'essence du trésor d'expérience du bouddhisme et renonce aux formes des pratiques bouddhistes qui se sont développées dans ses différents pays d'origine. Elle fait référence à des textes bouddhiques, mais il n'est pas pour autant nécessaire de devenir soi-même bouddhiste. Il s'agit de suivre le chemin du défi, de se relier soi-même aux vérités qui libèrent sans devoir instaurer de frontières: « Je suis ceci et je ne suis plus cela. Je suis maintenant bouddhiste et je ne suis plus chrétien ou musulman. » Tracer des frontières de cette façon est douloureux pour le cœur car cela génère davantage de tension. Nous sommes tendus lorsque nous rencontrons des gens qui se donnent un nom différent du nôtre, alors qu'ils veulent peut-être la même chose et qu'ils sont dans la même recherche que nous. La porte du cœur doit toujours rester ouverte.

Dans les traditions bouddhistes, il y a deux courants tout aussi importants l'un que l'autre et qui ont été pris en compte dans la Psychothérapie Essentielle. Les pratiquant·e·s du bouddhisme du Sud, dans « l'école des Anciens » (Theravāda), aspirent au moment de leur mort à sortir complètement du cycle des existences, même si au cours de leur vie ils·elles aident les autres de multiples façons. Ils·Elles souhaitent surtout que les renaissances cessent le plus tôt possible. Le second courant est représenté par les pratiquant·e·s du « grand véhicule » (Mahāyāna) du bouddhisme du Nord qui sont prêt·e·s, en ayant parfaitement compris la nature de l'être, à se réincarner sans cesse jusqu'à ce que tous les êtres soient libérés de la souffrance. Ils·Elles reviennent de façon répétée et libre dans le cycle des existences. Ce qui est important dans les deux courants, c'est de se donner comme tâche de s'ouvrir avec compassion à la souffrance en soi et chez les autres et d'y trouver la voie de la guérison ou de la libération.

Première Partie:

L'Apport de l'Entraînement Bouddhiste à la Psychothérapie

Émotions perturbatrices et émotions bénéfiques

Nous connaissons tous ces pensées qui tournent en boucle, dont nous prenons conscience dès que nous nous apaisons extérieurement ou que nous méditons. Nous sommes comme un hamster qui tourne dans une petite roue. Un stimulus mène à une pensée, qui génère une chaine d'associations d'idées et les pensées se succèdent. Les pensées peuvent venir d'une sensation et également générer des sensations. Tout cela se fait de façon relativement automatique.

Une fois que nous percevons les pensées, les émotions et les associations d'idées, nous pouvons influencer le processus. Mais comment cela fonctionne-t-il, en particulier en ce qui concerne les émotions et les pensées perturbatrices? Comment pouvons-nous mieux faire face à nos propres impulsions et émotions? Nous souhaiterions qu'elles soient moins difficiles pour nous et pour les autres, en particulier quand elles sont liées à des tendances coriaces, car nous recherchons une liberté intérieure plus grande.

Il semblerait que nous ayons besoin de trois éléments pour faire le ménage dans nos tendances émotionnelles:

- mieux les connaitre pour développer une compréhension: ce qui les déclenche, leurs causes profondes, leurs effets et leur nature véritable,
- trouver et renforcer la motivation pour sortir de ces tendances aussi complètement que possible,
- connaitre et appliquer progressivement des façons de faire efficaces qui nous permettent d'accéder à une liberté émotionnelle et à une autodétermination plus grandes. Il nous faut pour cela disposer de solutions apaisantes pour nos problèmes émotionnels fondamentaux.

Les enseignant·e·s bouddhistes abordent ce sujet le plus souvent à partir d'une perspective de principe, fondamentale ou universelle. Notre expérience personnelle nous donne ici la matière nécessaire pour comprendre nos mécanismes fondamentaux, qui sont les mêmes pour tous·tes. Dans la psychothérapie, en revanche, il s'agit surtout de comprendre les mécanismes à l'œuvre en chacun·e; nous procédons donc plutôt en fonction de l'expérience individuelle. Mais là également se dessine peu à peu l'image de principes actifs généraux que l'on peut observer de façon similaire chez les personnes aux dispositions analogues.

De manière générale, on peut faire la distinction entre émotions perturbatrices et émotions bénéfiques. Dans ce livre, nous traiterons tout d'abord en particulier des émotions perturbatrices qui ferment notre cœur, telles que la peur, la colère, l'orgueil, la jalousie, le désir, pour ne nommer que les plus importantes. Les émotions bénéfiques qui ouvrent notre cœur, comme la joie, la gratitude, la compassion, etc., font partie du domaine des forces de l'esprit guérisseuses et des remèdes. Elles sont importantes comme ressources que nous pouvons activer pour sortir des rails des émotions perturbatrices, mais ce n'est pas en général d'elles que l'on parle lorsqu'il s'agit dans ce livre des «émotions».

En réalité, derrière chaque émotion perturbatrice, il y a un besoin tout à fait sain, comme par exemple la paix ou la protection. De la même manière, le désir d'aimer et d'être aimé, associé aux besoins d'intimité, de chaleur, d'échange et de lien, sont tout à fait au centre de nos aspirations et émotions. Nous cherchons à ressentir la vitalité et la fluidité de la vie.

Ce qu'il convient de faire en priorité en présence de tendances émotionnelles coriaces, c'est d'identifier les véritables besoins qui se cachent derrière et d'y apporter des réponses et des solutions authentiques. En fait, il s'agit toujours des questions humaines fondamentales que sont la liberté, l'amour et la joie. Nous cherchons la paix véritable, la complétude, l'harmonie, la sécurité … Tout cela peut être décrit également comme l'aspiration à un état d'être authentique ou «éveil».

Outre les besoins, il y a toujours une peur cachée derrière chaque émotion perturbatrice, elle aussi veut être vue et acceptée. Lorsque nous prenons soin de ces craintes de façon adaptée et que nous y répondons, elles peuvent se détendre.

L'entraînement bouddhiste de l'esprit tout entier tourne autour de la dissolution des émotions perturbatrices. L'éveil est défini comme l'état où l'on est libéré des kleśa, expression sanscrite qui désigne les émotions perturbatrices, appelées également «états d'esprit non bénéfiques». Kleśa signifie en réalité «infirmité». Les émotions perturbatrices sont comme un handicap qui empêche notre liberté d'expression et d'action. Tant qu'une émotion perturbatrice n'est pas intégrée à notre chemin, elle limite l'expression de notre potentiel éveillé, elle diminue notre bonheur, notre liberté et notre capacité à aimer. Les êtres parfaitement éveillés se sont libérés de ces limitations. Un bouddha (en tibétain sangs rgyas, prononcé sangyé) est défini dans la tradition tibétaine comme quelqu'un qui a purifié (sangs) tous les voiles et qui a développé (rgyas) toutes les qualités.

Voiles émotionnels et voiles de la conscience

Il y a deux sortes de voiles: les voiles émotionnels et les voiles de la conscience. Les voiles émotionnels sont des états mentaux fondés sur le manque de conscience, l'attachement et l'aversion. Les voiles de la conscience sont les conséquences subtiles du manque de conscience, qui causent une déformation profonde de notre perception de la réalité. Tous les voiles sont des kleśa, des empêchements de notre potentiel. La préoccupation centrale du chemin bouddhiste est de se libérer de tous les voiles et de développer simultanément les qualités de l'état d'être éveillé.

Les voiles troublent l'esprit, causent la confusion émotionnelle, génèrent des états d'esprit fermés et empêchent l'épanouissement de nos qualités innées. Cela ne s'applique pas aux états mentaux bénéfiques tels que la joie, la gratitude, l'amour, la compassion, etc. qui, au contraire, rendent l'esprit clair, réduisent la confusion émotionnelle, ouvrent l'esprit et permettent que le potentiel inné éclose. Ceux-ci conduisent à l'éveil et génèrent le bien de tous les êtres.

Le terme «émotions perturbatrices» (kleśa) fait référence aux états mentaux confus, agités, fermés qui proviennent de la saisie dualiste, racine de toutes les émotions. Ce terme englobe tout ce qui obscurcit ou agite l'esprit et l'empêche ainsi de reconnaitre la réalité telle qu'elle est.

À l'origine, émotion signifie «entrer en mouvement» et «être agité[7] »; c'est donc un mouvement qui agite notre esprit. Cela correspond à la vue bouddhiste: les émotions sont des mouvements de l'esprit que nous prenons au sérieux, que nous ressentons comme étant séparés de nous et que nous saisissons sur la base d'un soi-disant «je». À la suite du mouvement mental initial, premier stimulus, s'élèvent des jugements, des espoirs et des craintes qui amplifient ce mouvement momentané et qui en font une vague émotionnelle. Les émotions perturbatrices sont donc «des mouvements mentaux qui voilent la conscience et génèrent de la souffrance».

Au sens le plus large, les émotions sont tous les mouvements mentaux qui donnent forme au monde tel que nous le ressentons (nous les appellerons donc «formations»). L'enseignement bouddhiste distingue les formations qui apportent le bonheur de celles qui génèrent de la souffrance. La joie, la gratitude, l'amour authentique, la confiance et autres «formations mentales bénéfiques» ne provoquent ni blocage, ni souffrance. Ce sont des ressources de guérison qui ont pour effet que nous sommes dans la fluidité, dépourvu de fixations, le cœur ouvert et l'esprit vaste.

Il est important d'apprendre à faire la distinction entre ce qui est bénéfique et ce qui ne l'est pas. Cette distinction n'est pas un jugement mais une simple observation: ce qui n'est pas bénéfique génère la souffrance alors que ce qui est bénéfique apporte le bonheur. Les différentes émotions se distinguent par leurs effets, mais elles se ressemblent en ce qu'elles ont toutes la même nature fondamentale et qu'elles ont toutes un sens.

Les émotions ne sont donc perturbatrices que si elles s'accompagnent d'un accroissement de la tension intérieure. La tension émotionnelle peut être attribuée à un mécanisme agissant en profondeur: la division du vécu entre un «je» qui fait l'expérience et un «autre» qui est expérimenté, c'est-à-dire entre sujet et objet. Nous avons donc l'impression que «je» fais l'ex-

7 Le mot *émotion* désigne le ressenti, le mouvement d'humeur, l'émoi de l'âme et vient du latin *emovere* (remuer, ébranler). Les émotions exprimées dans le langage par des exclamations, des souhaits ou des ordres ont été nommées par Anton Marty *emotive* (du latin *e-motus*, remué, ébranlé).

périence de « cela », que le sujet fait une expérience de lui-même en relation avec un objet. C'est ce qu'on appelle la dualité ou fixation dualiste. Cette dualité, elle aussi, recèle une certaine dose de tension, ce qui n'est pas le cas lorsqu'on expérimente une situation dans sa globalité.

En raison de cette attitude de base dualiste, nous tombons facilement dans le « je veux cela » ou « je ne veux pas cela », selon que l'expérience est jugée agréable ou désagréable. Dans la vue bouddhiste des émotions, ce schéma dualiste fondamental (avec la saisie ou le rejet qui s'ensuit) est la source de toutes les émotions perturbatrices. Dans le fond, il ne s'agit là que d'une seule et même émotion : la saisie d'un sujet qui existerait supposément séparé de l'objet, ce que nous abrégeons souvent par « saisie de soi ». Ce schéma dualiste fondamental est appelé ignorance, aveuglement ou, mieux, « manque de conscience ». Les émotions obscurcissantes s'élèvent lorsqu'il y a le sentiment d'un « je » et le sentiment de quelque chose d'autre qui est ressenti comme étant séparé du « je ». C'est ce prétendu centre du vécu, qu'on appelle le sujet, qui fait une fixation sur un objet prétendument séparé et c'est ainsi qu'à cause du manque de conscience s'élèvent la colère, l'orgueil, le désir, la jalousie et toutes les autres émotions, en fonction du type de saisie et de rejet.

Beaucoup de gens pensent que les émotions s'élèvent en raison du contact avec un objet extérieur. Par exemple, c'est parce que nous avons devant nous cette tasse de thé que nous avons envie, ou pas, de boire du thé – donc attirance, rejet ou indifférence. Nous pensons que les émotions s'élèvent du fait des situations. Mais même parfaitement paisibles, alors que nous sommes simplement là sans rien faire, beaucoup d'émotions s'élèvent sans qu'il ne se passe rien autour de nous : la colère, le désir arrivent, l'orgueil, la jalousie et les impulsions du « ne pas vouloir être conscient » surgissent. Il n'y a pas besoin de déclencheur extérieur pour que survienne une émotion bouleversante, même si bien entendu un tel déclencheur peut la stimuler.

Dans la méditation, nous remarquons que les émotions peuvent s'élever sans qu'il soit possible de distinguer une cause ou un déclencheur. Les enseignant·e·s bouddhistes expliquent cela par l'action des tendances émotionnelles (en tibétain bag chags, en sanscrit vāsana). Ce sont les effets de nos actions, pensées et émotions passées qui continuent à agir en catimini et qui influencent notre expérience ; ce sont les forces inconscientes, qu'on appelle également les forces karmiques. Elles sont comme des graines qui commencent à germer et qui percent vers la surface de la terre dès que les conditions pour cela sont réunies. Ces forces karmiques sont actives discrètement dans notre esprit, le plus souvent sans que nous en ayons conscience et elles colorent notre perception des situations. Ce n'est qu'une fois que nous ne sommes plus pris dans l'interaction avec les autres et que nous tournons notre regard vers l'intérieur que nous les percevons consciemment.

Les réactions émotionnelles laissent dans notre esprit des traces qui favorisent une réaction similaire à l'avenir, ce qui permet la mise en place au fil du temps d'une tendance. Ces tendances sont gravées profondément en nous et sont actives en permanence; certaines sont comme des rails ou des autoroutes intérieures. Cela se voit de façon particulièrement nette dans la méditation lorsque nous laissons tout l'espace à notre esprit, sans distraction. Les tendances karmiques s'activent d'elles-mêmes, dans une suite irrégulière et sans qu'on puisse d'abord y reconnaitre de logique intérieure. Dès que nous laissons un peu d'espace, les forces karmiques non résolues s'élèvent soudainement sous la forme de diverses pensées, images ou fluctuations d'humeur. Elles s'élèvent d'elles-mêmes, par exemple par la méditation ou lorsque nous nous reposons, mais elles sont aussi actives en permanence le reste du temps.

Nous pouvons dire que l'émotion est un mouvement mental chargé d'une forte énergie en raison de l'attachement et du rejet. Nous-mêmes sommes comme un champ énergétique dans lequel de nombreuses forces sont actives, émotionnelles et autres. Ce que l'on peut y voir comme schémas et habitudes émotionnelles sont ce que l'on appelle les tendances karmiques. Les expériences et réactions du passé ont généré des tendances et des schémas dans notre courant d'esprit. À leur tour, ceux-ci produisent des associations d'idées, des interprétations, des images et des pensées. Ce que nous avons auparavant ressenti, fait, dit et pensé détermine ce que nous pensons et ressentons maintenant ainsi que notre façon de réagir aux situations, donc détermine qui nous sommes maintenant, notre caractère et notre personnalité. « La personnalité » est la conséquence des expériences passées en lien avec les qualités que nous avons déployées. Notre façon de penser, ce qui nous attire ou nous repousse, les opinions que nous avons, ce dont nous nous souvenons, en bref notre vision du monde : tout cela est l'expression des tendances karmiques. C'est la vision conditionnée par le karma qui modèle la personnalité.

Notre vision karmique reflète si, dans le passé, nous avons accompli beaucoup d'actions basées sur la saisie de soi ou alors marquées par la compassion. Elle reproduit la façon dont nous avons ressenti, pensé et agi autrefois. Le passé ici ne se limite pas à cette vie. Si nous nous sentions concerné par le bien de tous les êtres, alors nous retrouverions aujourd'hui des traces de cela dans notre attitude. Si au contraire nous étions très tournés vers nous-mêmes, notre personnalité d'aujourd'hui portera les traces de cette saisie de soi. Ce que nous sommes aujourd'hui est le reflet de notre être jusqu'à présent. C'est en regardant nos tendances émotionnelles que nous pouvons deviner ce qu'a été notre passé.

Cette description ne sera pas surprenante pour celles et ceux qui sont familiers de l'idée que des évènements très anciens dans la vie de quelqu'un peuvent laisser des empreintes profondes. La seule différence avec la psychologie moderne réside dans l'intervalle de temps que nous considérons, car la vision bouddhiste y inclut aussi les conséquences des expériences des vies passées. Les empreintes karmiques commencent bien avant cette vie et se poursuivent bien au-delà.

Comment dissoudre les voiles émotionnels

Lorsque nous nous détendons et que nous laissons les mouvements mentaux tels qu'ils sont, les pensées s'élèvent les unes après les autres et laissent sans cesse la place à l'expérience suivante. Si nous restons conscients au milieu de ces « apparitions et disparitions » et que nous ne réagissons pas de manière émotionnelle, il s'agit d'un processus de « purification karmique » : les tendances et les empreintes karmiques génèrent des mouvements mentaux qui s'épuisent d'eux-mêmes, car notre conscience vive nous permet de ne pas les nourrir. C'est précisément ce que nous apprenons dans la méditation et dans la détente : ne pas réagir aux pensées et aux émotions, simplement être conscient et ouvrir un espace intérieur dans lequel elles peuvent se dégonfler ou s'épuiser. Dans la non-saisie, nous pouvons dissoudre le karma immédiat et même affaiblir la tendance karmique à générer de telles pensées et de telles émotions.

Les mouvements mentaux sont chargés émotionnellement dans la mesure où ils sont jugés comme étant agréables ou désagréables. Les pensées, les images, les impressions sensorielles, etc., auxquelles nous accordons moins d'importance n'ont pas pour nous la même valeur émotionnelle. Comme nous les évaluons différemment, elles ne génèrent pas de réactions émotionnelles en chaine. Dans la méditation, nous apprenons à laisser passer les mouvements mentaux sans les évaluer ; même les émotions sont accueillies sans évaluation, sans jugement, l'expérience se poursuit, simplement. Juger les mouvements mentaux comme étant souhaitables ou non-souhaitables revient à appuyer sur la pédale d'accélérateur du manège émotionnel. Cette « saisie » (jugement, prise au sérieux) est le moteur de toutes les émotions.

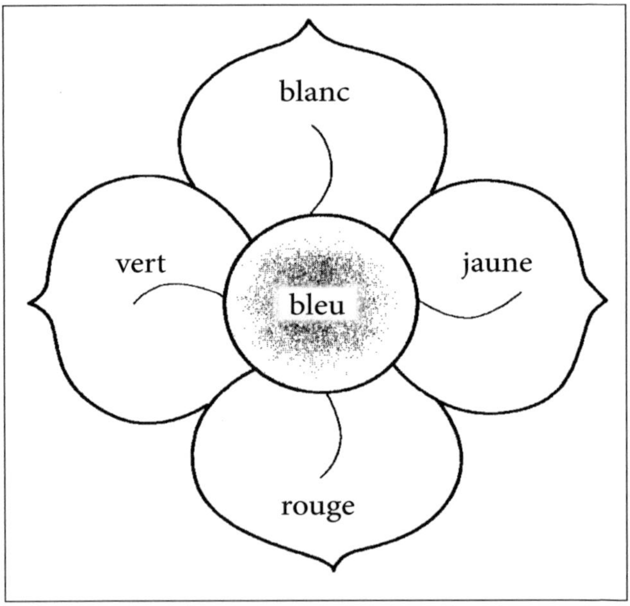

La saisie des mouvements mentaux conduit à un engrenage et à une escalade de complications émotionnelles. Au début, il n'y avait là qu'une pensée, à laquelle s'ajoute maintenant une deuxième pensée, qui conduit à une troisième et toutes commentent, jugent, etc., la pensée précédente. Ce qui a commencé par n'être qu'une seule pensée devient une chaine de pensées qui déclenche en outre l'apparition de souvenirs, peurs, désirs, etc. Tout cela se densifie, se noue et s'embrouille de plus en plus. Lorsque nous regardons à l'intérieur d'une pelote de ce genre, qu'on appelle par exemple la jalousie, nous découvrons de nombreux mouvements mentaux (des pensées de comparaison, de jugement, de crainte, des associations d'idées, des souvenirs, des images, etc.) qui participent de cette émotion.

Si nous pouvons laisser les pensées être comme elles sont et que nous pouvons « lâcher prise » (même si nous sommes déjà en plein dans le nœud émotionnel), un espace s'ouvre, la chaine s'interrompt. Nous ne tombons pas dans la réaction, nous ne nous identifions pas, mais nous restons lucides et prenons des décisions conscientes telles que « je souhaite poser une limite » ou « je souhaite agir avec compassion et générosité ». C'est cet espace libre qui laisse la place au choix.

Les décisions conscientes sont plus adaptées à la situation que nos réactions émotionnelles qui sont l'expression de la saisie de soi. Dans l'émotion, nous n'avons quasiment pas de liberté. La liberté réside là où nous avons une marge de manœuvre et que nous l'utilisons. Lorsque nous sommes fixés (sur la pensée, l'émotion ...), nous n'avons pas cette flexibilité, comme un singe qui reste enfermé s'il ne lâche pas cette belle banane qu'il tient derrière les barreaux de la cage. On nous crie dessus, mais en fonction de notre caractère, nous allons réagir soit en étant intimidé, soit en étant agressif. Les réactions émotionnelles sont très prévisibles ! Pour nous libérer de la réaction prévisible et accéder à une action consciente plus libre, nous devons nous entrainer continuellement à être dans le flux de tout ce qui s'élève sans nous y identifier.

Pour cela, nous avons plusieurs possibilités : nous pouvons tout d'abord abandonner les actions néfastes et ainsi réduire l'agitation générée lorsque nous agissons sur la base des complications émotionnelles. Nous prenons garde ensuite de remarquer la première pensée émotionnelle, de l'accueillir et de la laisser passer. Si nous sommes déjà dans la confusion émotionnelle, alors nous recourons aux méthodes qui calment l'esprit et nous appliquons les remèdes. Nous pouvons également regarder la nature des pensées. Si tout cela n'est pas possible, nous pouvons au moins poser une limite : « jusqu'ici et pas plus loin ». Il existe de nombreuses possibilités d'interrompre les chaines de réactions émotionnelles. La compassion est l'une des meilleures, car elle nous permet de sortir immédiatement de la saisie de soi.

Pour la plupart des gens, c'est complètement normal d'être dans la saisie de soi. Même moi, Tilmann, jadis, je n'avais rien à redire à cette séparation entre « moi » et « l'autre ». Il me semblait que cet observateur qui vérifie et pèse tout était quelque chose de sensé. Où est le problème ? En fait, le problème, comme nous l'avons déjà dit, est que, sans nous en rendre compte, la séparation dualiste du vécu est la source d'une tension durable dans notre esprit, tension qui est à son tour un terreau fertile pour toutes les émotions perturbatrices.

Cette tension de base est toujours la même : nous et nos pensées, nous et ce que nous voulons avoir et ce que nous ne voulons pas avoir, nous qui ne pouvons pas arrêter de nommer et de juger. Cet état de tension, même s'il nous semble être complètement normal et peut-être même agréable, c'est ce que nous appelons le saṃsāra, le cycle de la souffrance. Le saṃsāra désigne la façon dualiste de vivre alors que le nirvāṇa représente une expérience libérée de cette saisie de soi, dépourvue de cette tension subtile. Le nirvāṇa est la dimension de l'état d'être simple, parfaitement ouvert, sans séparation artificielle entre nous et notre vécu. La tension et la saisie minent la joie et le bonheur. À peine sommes-nous heureux que se glisse déjà la crainte que cela se termine bientôt ou que quelque chose arrive qui détruise notre bonheur. Et déjà le sentiment de bonheur est perdu.

Comment pouvons-nous donc passer de cet état d'être plein de saisie à un état d'être heureux, libre, dans l'ouverture et l'amour ? C'est certes le travail de toute une vie, ou peut-être de plusieurs. Nous avons probablement déjà commencé ce travail et il s'agit maintenant de mieux comprendre les émotions et d'employer notre esprit de manière plus habile pour faire de chaque situation un chemin d'éveil.

Les émotions de base

Du point de vue bouddhiste, il n'y a qu'une émotion de base d'où découlent toutes les autres : c'est l'impulsion de ne pas vouloir être conscient, c'est-à-dire de regarder ailleurs, de ne pas ressentir les choses. C'est aussi ce qu'on appelle «ignorance» ou «manque de conscience», c'est-à-dire le fait de ne pas être conscient de la véritable nature de l'expérience. Elle comprend une perception superficielle et fugace, caractéristique fondamentale de la saisie de soi et la non-connaissance de la nature libre et non-duelle de l'esprit.

Nous pouvons également parler de deux émotions de base: l'attachement et le rejet ou, en d'autres termes, vouloir avoir ou ne pas vouloir avoir. Cela contient également toutes les émotions. On s'accroche à quelque chose ou on l'éloigne de soi.

Puis nous pouvons parler de trois émotions: de ne pas vouloir percevoir, de saisir et de rejeter. L'Abhidharma, le résumé de l'enseignement bouddhiste, cite également ces trois-là (ignorance, désir et colère), suivis par l'orgueil (identification), le doute névrotique et les vues qui empêchent la compréhension. D'après le Bouddha, ces six états d'esprit fondamentaux non bénéfiques empêchent l'éveil ou la connaissance véritable.

Dans ce livre, néanmoins, nous allons recourir à la représentation en cinq émotions fondamentales, telle qu'on la trouve dans le bouddhisme tantrique, le Vajrayāna. Ici, le manque de conscience est au centre (bleu) et les conséquences de ce manque de conscience sont disposées en cercle tout autour: la colère, l'orgueil, le désir et la jalousie respectivement en blanc, en jaune, en rouge et en vert[8]. Ensemble, elles constituent le maṇḍala ou champ énergétique de l'obscurcissement émotionnel.

Reconnaitre la nature de notre esprit nous libère de notre manque de conscience. Alors, ces émotions se révèlent être le maṇḍala éveillé des cinq aspects de la conscience intemporelle, la conscience pure qui est la nature véritable de toutes les émotions. Ce qui est aujourd'hui le maṇḍala de la saisie de soi ou du saṃsāra se manifeste alors comme le maṇḍala de la conscience éveillée: la conscience de l'espace des phénomènes (au lieu de l'ignorance) au centre, entourée de ses quatre aspects principaux: la conscience semblable

8 Le doute névrotique et les vues qui empêchent la compréhension relèvent du manque de conscience. La jalousie est ajoutée dans ce système comme émotion fondamentale; pour le Bouddha, elle relevait originellement des émotions obscurcissantes secondaires.

au miroir (au lieu de la colère), la conscience de la valeur égale de tous les phénomènes (au lieu de l'orgueil), la conscience toute discriminante (au lieu du désir) et la conscience toute accomplissante (au lieu de la jalousie).

Nous examinerons ces cinq émotions de base ainsi que la peur et la culpabilité. Dans l'Abhidharma, la peur n'est pas une émotion en soi, car elle est reliée à toutes les autres; elle est pour ainsi dire omniprésente, comme le manque de conscience dont elle est l'expression émotionnelle.

De même que le manque de conscience est considéré comme la source de toutes les émotions, la conscience intemporelle, non-duelle est considérée comme la source de toutes les formes de conscience éveillée. Il n'existe qu'une conscience éveillée qui a de nombreuses facettes, comme un diamant. Dès lors qu'un aspect de la conscience intemporelle est réalisé, tous les autres aspects le sont. Ainsi, de même qu'il ne saurait exister de conscience éveillée sans toutes ces différentes facettes, il n'existe aucune émotion qui ne s'accompagne de la présence subtile des autres. Là où règne le manque de conscience (ignorance), on trouve aussi toutes les autres émotions et cela vaut également pour l'orgueil, la colère, etc. En même temps, dès que nous avons complètement dissipé une émotion, toutes les autres sont également purifiées, car on ne peut pas dissoudre une émotion entièrement sans également dissoudre toutes les autres. L'émotion avec laquelle nous travaillons maintenant est d'ailleurs toujours celle qui se révèle à nous maintenant; nous travaillons toujours dans le présent.

Trois niveaux de vécu émotionnel

Il y a deux millénaires, les maitres bouddhistes ont décrit trois niveaux de vécu émotionnel; le plus souvent nous n'avons conscience que des deux premiers:

A. L'émotion perturbatrice actuelle (kleśa, littéralement « infirmité »): un état mental qui nous handicape, qui nous rétrécit, à cause duquel nos qualités ne peuvent plus s'épanouir librement; c'est ce qu'on appelle les voiles émotionnels (kleśa-āvarana) qui obscurcissent la clarté mentale.

B. Les schémas habituels (vāsana) : la tendance latente à avoir toujours la même réaction émotionnelle, ainsi que les schémas cognitifs, c'est-à-dire les voiles de la conscience qui empêchent une perception claire (jñeya-āvarana).
C. Les courants fondamentaux (āsava) : le fait d'être sans cesse poussé ou influencé par le souhait de confirmer sa propre existence (vouloir exister) ou de la nier (ne pas vouloir exister), par le souhait omniprésent de vivre des expériences sensorielles et par la propension à la non-conscience, c'est-à-dire la tendance fondamentale à esquiver la pleine clarté de la connaissance.

Prenons l'exemple d'une crise dépressive pour illustrer brièvement ces trois niveaux: la sensation d'être comme mort, éteint ou agité et apeuré correspond à l'émotion perturbatrice actuelle (A). Les tendances à se sentir mal aimé, bon à rien, faible, incapable, débordé, etc., et à interpréter dans ce sens les expériences extérieures, correspond à ce que l'on désigne comme les schémas habituels (B). Les questions existentielles mises en évidence dans cette situation, ne plus vouloir vivre, aspirer à vivre des expériences agréables, vouloir être quelqu'un, ne plus vouloir ressentir, etc., sont une indication des courants fondamentaux (C) qui consistent à saisir une existence ou à l'éviter, à s'attacher aux impressions sensorielles et à éviter la connaissance claire.

La pratique de la conscience dans le travail avec les émotions

Dans l'entraînement de la conscience, il s'agit donc de détecter ces trois niveaux de vécu émotionnel et de libérer l'énergie qui y est bloquée pour qu'elle puisse être à nouveau fluide :

- percevoir ou prendre conscience de l'émotion (tension) actuelle,
- explorer les schémas dont elle est issue,
- détecter la dimension existentielle du vécu.

Et ainsi accepter et comprendre le vécu dans son ensemble, le voir en toute conscience jusqu'à ce qu'il soit à nouveau fluide. Ces trois aspects d'entraînement avec les émotions sont pratiqués avec une attitude fondamentale bienveillante. Il n'existe qu'une seule pratique : la conscience bienveillante !

L'entraînement de l'esprit a également trois autres aspects :

- la vigilance pour s'entrainer à la présence non distraite et au calme mental,
- la pleine conscience pour voir la nature de l'expérience et comprendre les lois à l'œuvre,
- l'amour et la compassion pour être en toutes circonstances animé par un état d'esprit d'acceptation, de résonance et de soutien.

A. Les cinq étapes du travail avec les émotions perturbatrices

Le modèle en cinq étapes du maitre tibétain Karma Chakmé (XVIIe siècle) apparait particulièrement utile pour mettre en évidence la façon typiquement bouddhiste de travailler avec les émotions. Chakmé a donné à son texte le titre le Grand Paon[9] en raison de la légendaire capacité du paon à utiliser le poison comme nourriture, c'est-à-dire à changer les émotions perturbatrices en conscience éveillée. Dans ce texte il répond à la question d'un méditant : « Comment puis-je travailler avec les émotions perturbatrices pour en faire un chemin d'éveil et de me libérer des schémas émotionnels ? »

9 Voir Guendune Rinpoché, *Les Émotions, Éditions Dzambala, 1997*. Un lama tibétain demande à Karma Chakmé Rinpoché comment faire de ses poisons mentaux un chemin d'éveil. *Le Grand Paon* est la réponse de l'auteur. Néanmoins, il évoque les premières étapes assez rapidement et ne rentre dans les détails qu'à partir de la troisième étape. Il suppose que son lecteur connait les premières étapes, en particulier l'entraînement de l'esprit de *lodjong*. Pour plus d'explications, consulter le recueil de texte *Lodjong – La grande Voie vers l'Éveil*, Norbu Verlag.

La réponse de l'entraînement bouddhiste telle que la résume Chakmé est très éclairante: nous pouvons (1) recourir à notre conscience en faisant une pause et en contenant la réaction émotionnelle. Puis, nous pouvons (2) au moyen de méthodes auxiliaires (remèdes) agir sur le vécu émotionnel. Cela est (3) renforcé en outre par la transformation de notre vue de l'émotion et (4) en reconnaissant sa véritable nature. Lorsque cela réussit, nous pouvons (5) utiliser les difficultés émotionnelles comme un chemin d'éveil.

Guendune Rinpoché, un maitre tibétain sous la direction duquel nous avons médité en France, enseignait le texte de Karma Chakmé dans les enseignements publics pour donner une vue d'ensemble de ce chemin intérieur. Cette approche progressive commence par des exercices de base et mène peu à peu à des pratiques plus difficiles. Lescinq étapes du travail avec les émotions perturbatrices sont:

S'arrêter dans la réaction émotionnelle
2. Utiliser des remèdes appropriés
3. Adopter une autre vision de l'émotion
4. Reconnaitre la nature véritable de l'émotion
5. Utiliser les émotions perturbatrices comme chemin

Dans le travail psychothérapeutique, nous nous entrainons surtout aux trois premières étapes: (1) s'arrêter, regarder et ne pas réagir; (2) appliquer le remède qui ouvre le cœur et l'esprit; (3) élargir notre perception, notre vision et notre évaluation du déclencheur émotionnel ou de l'élément qui a provoqué l'émotion.

Par exemple, dans une situation qui suscite une grande agressivité, nous pourrions (1) nous arrêter et ne pas réagir, par exemple en restant sur le souffle et en ressentant ce qui nous met en colère. (2) L'étape suivante peut consister à faire la respiration du cœur (voir chapitre F) avec la partie de nous qui est en colère et ainsi (3) arriver à voir la situation sous un autre point de vue. Ainsi, nous pouvons examiner à quel point notre propre conditionnement (enfance, etc.) contribue à nous faire réagir de façon exagérée par la colère et peut-être que nous verrons aussi que cette situation est merveilleuse pour nous entrainer à la compassion envers nous-mêmes et à d'autres qualités qui sont importantes pour nous dans notre vie.

Il est tout à fait possible (4) d'intégrer dans notre travail avec les client·e·s notre compréhension de la véritable nature des émotions, de les encourager à regarder l'essence insaisissable de tous les mouvements mentaux et à prendre confiance dans le fait que ces derniers se dissolvent d'eux-mêmes. (5) La cinquième étape consisterait à stimuler consciemment les émotions obscurcissantes ou les émotions perturbatrices pour regarder à chaque fois leur véritable nature. Mais pour cela, la connaissance de la nature véritable des émotions doit être ancrée profondément en nous. La dose habituelle ou quotidienne d'émotions ordinaires est largement suffisante, sans qu'il soit nécessaire d'y apporter des émotions supplémentaires.

L'origine dans les enseignements du Bouddha

Les cinq étapes que nous venons de mentionner et qui résument l'entraînement bouddhiste de l'esprit en lien avec les émotions prennent leur origine dans les enseignements du Bouddha (Ve siècle avant J.-C.). Il existe un enseignement central sur l'essence même de l'entraînement de l'esprit, le Sābbasava Sutta, dans lequel le Bouddha décrit comment les influences émotionnelles peuvent être surmontées de sept façons différentes :

1. Nous pouvons dissoudre les émotions en les reconnaissant, ce qui correspond chez Chakmé à l'étape 4, « reconnaitre la nature des émotions ».
2. Nous pouvons appliquer la retenue intérieure et extérieure, ce qui correspond chez Chakmé à l'étape 1, « faire une pause, s'arrêter ».
3. Nous pouvons apprendre à nous comporter de façon appropriée dans ce monde,
4. nous entrainer à la patience dans les difficultés,
5. éviter les situations dangereuses et
6. dissiper les émotions grâce au recours aux remèdes, ce qui correspond à différents aspects de l'étape 2 « l'application des méthodes utiles ».

7. Nous pouvons déployer la pleine conscience, l'exploration de la réalité, l'énergie, la joie, le calme, la concentration et l'équanimité, ce qui correspond à la deuxième étape, c'est-à-dire le déploiement ciblé des ressources par la mise en œuvre de remèdes et, troisième étape, le changement de l'attitude et de la vue[10].

L'étape 5 de Chakmé, «prendre les émotions comme chemin», ne se trouve pas chez le Bouddha. Cette étape prend certainement son origine dans le travail sur les émotions dans le contexte tantrique et représente, du point de vue tibétain, la suite naturelle de la compréhension développée dans l'étape 4.

Première étape : s'arrêter dans les réactions émotionnelles

La première étape consiste à dire «stop!», à arrêter l'émotion en question, à la contrôler car un passage à l'acte génèrerait immanquablement de la souffrance. Cette pause peut être subtile (un décalage de notre attention qui se remarque à peine) ou être visible, comme un coup de frein énergique porté à une réaction émotionnelle forte, ce qui nécessite toute notre volonté.

Lorsque nous parlons de «s'arrêter», il s'agit de ne pas se laisser emporter par une réaction émotionnelle ou de ne pas suivre une réaction émotionnelle déjà en cours. Le point important ici est de ne pas faire de mal à

10 Texte original, *Majjhima Nikaya* 2.4–21 : «J'enseigne à celui qui connait et à celui qui voit l'élimination de tous les *courants [fondamentaux]* [la couche la plus profonde des voiles émotionnels, skt. *asrava*, pali āsava, tib. *zag-pa*], non à celui qui ne connait pas et ne voit pas. Que connait-il donc, que voit-il donc, qui lui permette d'éliminer ou de faire croitre les courants ? L'attention juste et l'attention fausse. À cause d'une mauvaise prise en considération, les courants non encore apparus s'élèvent et les courants déjà apparus augmentent. Mais, grâce à une juste prise en considération, les courants non encore apparus ne s'élèvent pas et les courants apparus disparaissent. Il y a, moines, des courants qu'il faut éliminer par la *vision*, des courants qu'il faut éliminer par la *retenue*, des courants qu'il faut éliminer par un *bon usage*, des courants qu'il faut éliminer par une *acceptation patiente*, des courants qu'il faut éliminer en les évitant, des courants qu'il faut éliminer par le *rejet* et des courants qu'il faut éliminer par le *développement*.»

nous-même ou aux autres. Nous pouvons faire cela par exemple en inspirant consciemment trois fois, en nous taisant un instant, en portant notre attention sur notre corps ou en utilisant d'autres méthodes grâce auxquelles nous gagnons un peu de temps et de distance pour évaluer le comportement à adopter. Il convient également de se retirer de manière mesurée de la situation. Ce que nous essayons de faire, c'est «de mettre un pied dans la porte» avant que nos tendances habituelles continuent à nous emporter.

Par exemple : nous voulons crier contre quelqu'un mais juste à cet instant nous nous disons : «Stop ! Arrête ! Cela ne génère que de la souffrance !» Ou nous sommes tentés de déraper vers un comportement addictif et nous nous disons : «Stop ! N'y touche pas ! Cela n'apporte que du désordre et de la souffrance !»

Il s'agit de s'arrêter et, tout d'abord, de contrer énergiquement la dérive de l'émotion, en la maitrisant (c'est-à-dire en nous maitrisant) par la volonté : «Non, cela suffit, je ne ferai pas cela. Je ne blesserai personne (je ne mentirai pas, je ne tromperai pas l'autre, je ne m'enivrerai pas, etc.)». Pour cela, nous avons besoin d'un cadre d'action clairement établi auquel nous nous tenons de toute notre force et que nous respectons toujours autant que possible pour éviter la souffrance. Nous décidons de ne frapper personne, de tenir nos promesses, etc. Nous nous posons à nous-mêmes des limites pour notre travail avec nos émotions, afin de n'avoir rien à regretter après coup. C'est dans ce cadre que se déroule le reste de notre travail avec les émotions.

Les limites sont posées différemment pour chaque personne ; chacun·e doit les déterminer pour soi-même. Dans le dharma, nous évitons avant tout les dix actions nuisibles suivantes. De 1 à 3 : pour ce qui est du comportement physique, on liste le fait de tuer, de voler et d'être infidèle ; ce sont les interdits absolus. De 4 à 7 : la base d'une communication bénéfique consiste à renoncer aux paroles blessantes ainsi qu'au mensonge, au bavardage inutile et à la calomnie. Tout cela n'apporte rien et génère de la souffrance. De 8 à 10 : concernant la pensée, il s'agit de s'arrêter lorsque nous constatons des pensées émotionnelles d'avidité, de malveillance ou que nous nous attachons à des opinions erronées et ainsi de ne plus poursuivre ces mouvements mentaux. Leur donner de l'espace ne mènerait qu'à davantage de confusion. Au lieu de cela, nous regardons en profondeur l'impulsion en question et nous essayons de la comprendre.

La règle de base est toujours : arrêter dès que nous remarquons une impulsion de ce genre. Lorsque nous tombons dans la médisance, nous nous disons : « Stop, cela remue les émotions, cela apporte des problèmes et détruit la confiance. Trouve une meilleure façon de t'exprimer ! ». Nous limitons les paroles néfastes et inconsidérées. La première étape consiste donc à ne pas s'abandonner sans frein à l'action émotionnelle. Bien entendu, nous n'abandonnons pas les émotions, seulement les actions nuisibles qui découlent d'elles.

Il existe un exercice préliminaire qui peut nous aider et qui consiste à nous entrainer à l'attention nécessaire en courtes séquences d'une à cinq minutes. Nous nous entrainons (comme cela est décrit page suivante) au principe du « touch and go » : nous prenons conscience du vécu présent (touch) et nous nous tournons immédiatement vers le vécu suivant (go). Prendre conscience, accepter, laisser couler. Nous ne restons sur une expérience que le temps nécessaire pour la ressentir et l'accepter.

Du point de vue psychologique, cette première étape de faire une pause ou de s'arrêter est le début d'un « renforcement du moi sain ». La pause consciente stabilise l'observateur, permet une première désidentification de l'émotion, renforce la capacité à prendre ses propres décisions (ce que nous appelons « le pilote intérieur ») et aide à sentir ce qui est vraiment important dans la situation en question. Autodétermination et liberté nous permettent de dire « stop ! » et nous prenons nos distances avec les automatismes habituels. Ainsi, nous mettons un frein à nos tendances aux réactions néfastes, nous faisons barrage à la souffrance, nous accédons à un espace intérieur plus vaste et nous ne sommes plus le jouet des émotions. S'arrêter ne représente pas en soi une solution aux tendances émotionnelles, c'est juste une pause de réflexion. C'est cela qui sert de base à la poursuite de l'exploration, à l'application de méthodes et à un changement d'attitude comme cela est décrit dans les étapes deux et trois ; c'est là également que se situe la plus grande part du travail thérapeutique.

Méditer pour ne pas entrer dans la réaction émotionnelle (exercice A.1)

Cet exercice convient également pour ouvrir une séance de thérapie.

Le cadre est simple. L'exercice peut être effectué dans toutes les positions : assis, debout, allongé ou même accompagné d'un léger mouvement. Les phrases suivantes sont formulées comme si elles étaient prononcées par un·e thérapeute ou un·e enseignant·e de méditation. Nous pouvons également les enregistrer en audio et nous entrainer avec l'enregistrement. Cet exercice peut être pratiqué par tous·tes. Il s'agit de prendre conscience de tous les niveaux de notre être et « d'ouvrir nos six sens ». Au début d'une séance de thérapie, nous pouvons proposer un exercice de ce genre et il peut nous servir également à nous détendre lors d'une pause ou à nous ressourcer entre deux séances avec des client·e·s.

Porte toute ton attention à ce qui se passe là maintenant,
peu importe ce que c'est.
Quelle est ton expérience de maintenant ?
Tu n'as rien besoin de faire.
Laisse les choses comme elles sont là, maintenant …
Ressens ton corps et toutes ses sensations.
C'est comment dans le corps ?
Écoute la variété des bruits …
Regarde. Il y a toutes ces choses à voir !
À gouter …
À sentir …
Que se passe-t-il en toi ?
Comment te sens-tu ?
Perçois les mouvements mentaux :
pensées, émotions, images, sons, idées …
sans t'en préoccuper …
Quelle est ton humeur là, maintenant ?
Regarde comme tout change !
Est-ce que tu vois les petits changements dans ton expérience ?

Percevoir le changement, le flux du vécu …
Se détendre là-dedans, dans l'état d'être ouvert,
détendu, parfaitement conscient …
Après un instant, tourne ton attention vers ce qui s'élève ensuite …
Lâcher prise permet de s'ouvrir à ce qui vient …
Etre conscient. Sans attachement.

La structure de cette méditation est la suivante: tout d'abord, nous intensifions notre conscience des sensations du corps, puis nous passons à l'ouïe, à la vue, à l'odorat et au gout. Puis nous élargissons notre attention et nous ajoutons les autres mouvements mentaux (pensées, émotions, images etc.) et pour finir, nous plaçons notre attention sur l'état d'esprit, mental et émotionnel, que nous percevons à l'arrière-plan.

En ce faisant nous pratiquons la même attitude pour tout: percevoir, accepter, lâcher. C'est cela l'attitude de base de la méditation: une conscience qui n'intervient pas, bienveillante, qui accepte ce qui est avec amour et qui permet d'accéder à une compréhension plus profonde.

Nous voyons ainsi de manière évidente que notre vécu n'est pas solide et qu'il n'a pas de substance. Il est en changement constant, un flux continu; ce flux naturel du vécu est bloqué par moments par des idées figées ou une concentration trop crispée. Une méthode pour pouvoir être à nouveau plus libre consiste à percevoir les nombreux petits signes du changement, les fines nuances du vécu qui nous permettent de sentir à quel point nous sommes vivants.

Cela nous permet de sortir de ce qui nous préoccupait jusque-là et nous sommes à nouveau dans la fluidité; notre perception s'élargit, elle inclut maintenant toutes les dimensions de notre être. Cette expérience de retrouver la fluidité relativise ce qui nous a préoccupé précédemment. Elle nous aide à laisser derrière nous les expériences précédentes et à nous en détacher complètement. Sollicité·e·s par ce que nous faisions avant, nous avons peut-être oublié de sentir notre corps, nous nous sommes coupé·e·s de notre environnement ou bien nous étions concentré·e·s exclusivement sur un seul aspect de notre vie. Cette petite méditation nous aide à revenir à nous-mêmes. S'arrêter, ressentir – et être à nouveau dans la fluidité. Une conscience vive.

Cela peut être très rafraichissant. Une pratique détendue nous aide à accéder rapidement à une fraicheur intérieure. Celle-ci s'installera d'autant plus que dans la méditation nous nous tournerons de façon assidue sur l'expérience du vivant, comme par exemple les sensations de la respiration ou les bruits, sans les commenter et sans tomber dans la pensée conceptuelle.

Pour conclure cette petite pause méditative, nous nous tournons intérieurement vers la situation qui se présente, nous rafraichissons notre motivation et nous faisons revenir à notre esprit les points essentiels qu'il va s'agir d'aborder, par exemple dans l'entretien qui vient.

Pouvoir contenir l'émotion

La première étape, s'arrêter, ne suppose nullement de faire à chaque fois une méditation telle que nous l'avons décrite plus haut. Il s'agit simplement de tourner le regard vers l'intérieur. Lorsqu'un mouvement mental fort s'élève, nous ne le nions pas mais nous faisons une pause, nous en prenons conscience, nous l'acceptons et nous demeurons dans l'expérience sans passer à l'acte sous le coup de cette émotion. Les psychothérapeutes appellent cela la capacité de « contenir une émotion ». Pour cela il faut un certain courage, car cela demande de rester dans une expérience le plus souvent désagréable, sans l'exprimer extérieurement et sans agir sous son impulsion. Du point de vue du dharma également, ce qui importe surtout, c'est de ne pas se laisser emporter par l'émotion ou par l'affect. Ce dont on parle ici, ce sont les modalités les plus fortes de la saisie et du rejet tels que l'avidité, la colère, la jalousie, l'orgueil, la peur et leurs multiples combinaisons. Ces affects embrument notre esprit, la clarté de notre perception diminue et notre capacité de discernement est troublée. Si nous ne faisons pas une pause à ce moment-là pour y voir plus clair, nous dirons ou ferons certainement des choses ou nous prendrons des décisions que nous regretterons une fois que nous aurons à nouveau l'esprit clair.

Pensons par exemple à une émotion forte, celle de la colère : avant de nous laisser emporter, de crier, de jurer, de frapper, de maudire quelqu'un en pensée, il faut dire « stop ! » et s'arrêter dans la réaction émotionnelle. Nous devons interrompre ce processus qui mène inéluctablement à plus de souffrance. Nous voulons, d'une façon ou d'une autre, accéder à une perception plus détendue pour retrouver «l'espace» que nous avons perdu.

Par exemple, il peut être difficile de s'arrêter dans la réaction émotionnelle face à notre partenaire. Mais si nous nous laissons emporter par une explosion de colère, nous disons des choses qui font du mal à l'autre et dont nous sommes désolé·e·s après-coup. Les paroles prononcées sous le coup de la colère ont une action destructrice et nous devons par la suite gérer davantage de problèmes qu'auparavant. Il y a des façons positives d'exprimer la colère, qui ne sont pas destructrices mais ceci nécessite un degré élevé de présence et d'entraînement[11].

Habituellement, la colère génère des comportements et des pensées destructrices ainsi que des états d'esprit fermés. Cela vaut pour toutes les émotions perturbatrices telles que la colère, l'avidité, l'orgueil, la jalousie et la peur, que nous allons utiliser ici comme exemples de toutes les autres émotions. Elles ferment le cœur et l'esprit aussi. Si nous les laissons sortir comme elles viennent, il arrive souvent que nous contaminions les autres ou que nous déclenchions des réactions émotionnelles fortes. Les autres sont alors emporté·e·s dans la confusion émotionnelle. Si les autres réagissent de façon modérée, les dégâts sont minimisés, sinon les émotions peuvent avoir un effet assez «contagieux».

Si notre partenaire sait faire face à l'émotionnel, nous pouvons lui en demander davantage dans ce domaine. C'est également la situation avec un·e thérapeute qui nous demande parfois de laisser s'exprimer extérieurement les émotions. Dans la pratique personnelle, il est très important d'en prendre pleinement conscience et de les explorer intérieurement. Si nous les refoulons, elles auront un effet potentiellement destructeur sur nous-même; si nous les laissons s'exprimer dans les relations sans aucun recul, elles ont un effet destructeur sur les autres et sur nos relations. Il s'agit d'avoir une relation aux émotions saine et bénéfique.

Voici concrètement une situation de ma vie (Tilmann) qui permet d'illustrer cette pause: à 18 ans, j'ai commencé à méditer et ma plus grande dif-

11 Pour des explications plus détaillées sur le sujet de la colère, consultez le chapitre B.2.

ficulté pendant toutes ces années était la relation avec mon père. À presque chaque repas, nous commencions à nous disputer. J'ai essayé de mettre en pratique mon entraînement à la pleine conscience et je me suis dit: « La prochaine fois qu'il s'énervera, pense à respirer profondément trois fois. Fais une pause et prends intérieurement suffisamment de recul avant de répondre. Utilise les possibilités que tu as pour ne pas réagir de façon automatique mais pour décider librement de la façon dont tu veux te comporter. » Il s'agissait alors d'accéder à une ouverture intérieure. Cela a pris environ deux ans, avec beaucoup d'essais et d'erreurs, jusqu'à ce que je puisse plus ou moins me contrôler et être libre dans mon propre comportement. Le fait de faire cette pause et de prendre une nouvelle direction a permis dans les années ultérieures d'harmoniser notre relation; c'était un grand cadeau.

Une méthode classique de stabilisation consiste à déplacer l'attention sur le souffle ou sur d'autres sensations corporelles. Nous entrons ainsi dans l'expérience du corps, nous nous détournons des contenus de la discussion qui ont déclenché nos émotions. À l'époque, je trouvais que c'était très difficile d'appliquer cela aux situations concrètes. Les thérapeutes et les enseignant·e·s du dharma peuvent dans ce cas avoir une fonction de soutien en nous aidant à nous entrainer à cette pause bénéfique et en nous accompagnant dans le processus. Il est tout à fait possible dans les échanges thérapeutiques de faire une pause ici ou là et de ressentir la respiration ou le corps lorsque des émotions plus intenses s'élèvent pour nous, aussi bien en tant que client·e que thérapeute. Cela instaure des habitudes positives pour les situations similaires du quotidien. Il ne s'agit pas ici d'une psychologie subtile, mais d'une première étape nécessaire pour aller vers davantage d'autorégulation et de réduction des tensions.

Mais avant de pouvoir pratiquer cette première étape, il nous faut avoir la conscience du moment et de la raison de faire cette pause. Dans certains domaines de vie, nous sommes encore avant la première étape, pour ainsi dire à l'étape 0, car nous n'avons même pas vu que nous étions dans un schéma de réaction automatique. Beaucoup de choses sont encore inconscientes ou refoulées. Pas seulement la colère mais aussi les peurs, l'orgueil et des schémas de rivalité; en fait, toute la palette des émotions (encore) inconscientes et de leurs tendances. Nous devons les amener dans la lumière de la conscience, leur offrir de l'espace dans le processus thérapeutique car elles doivent d'une certaine façon être vécues et exprimées. Un exemple serait une inhibition des pulsions agressives qui conduit à la dépression en raison de cette colère refoulée. Ici, il ne s'agit pas de faire une pause ou de s'arrêter dans la réaction émotionnelle mais plutôt, au fil de plusieurs étapes intermédiaires de prise de conscience, de ressentir la colère et de la laisser s'exprimer. L'émotion doit devenir consciente car sinon elle conduit à des maladies physiques ou à une émergence dans d'autres domaines.

Dans l'entraînement bouddhiste de l'esprit, nous partons généralement du principe que la pratique quotidienne de la pleine conscience permet au·à la pratiquant·e d'avoir la conscience nécessaire de ses propres émotions. Néanmoins, ce n'est nullement le cas, car beaucoup n'ont pas encore développé la capacité de ressentir avec attention et de laisser émerger les émotions sans les refouler ni agir en réaction à elles. C'est pourquoi nous avons souvent besoin d'un «coup de pouce» de la part de nos ami·e·s, de nos maitres ou de nos thérapeutes, parce que seuls, nous n'en sommes pas encore capables. L'entraînement à la pleine conscience va d'abord se faire de façon accompagnée jusqu'à ce que le pilote intérieur sache comment il peut trouver son chemin seul et garder son cap en cas de distraction. Les aides extérieures nous permettent de mieux ressentir les mouvements émotionnels qui s'élèvent à la limite de la conscience. Grâce à elles nous pouvons ressentir, nommer et exprimer les choses exactement comme elles sont. C'est là précisément une mission commune qu'ont les enseignant·e·s de méditation et les psychothérapeutes, c'est là que peuvent se mettre en place des synergies fortes et efficaces. L'observation et l'exploration intérieures sont guidées de l'extérieur, stabilisées et accompagnées jusqu'à ce que la capacité du·de la client·e ou du·de la pratiquant·e ait muri.

Renforcer le moi et dissoudre la saisie de soi

En faisant une pause, nous commençons à travailler à renforcer le moi, travail qui se poursuit dans les quatre étapes suivantes. Nous renforçons donc un moi sain, qui gagne de plus en plus en ouverture, ce qui permet dans la même mesure de faire diminuer l'égocentrisme névrotique. Nous abordons ici ce qui semble être un paradoxe. Ce qui est décrit en termes bouddhistes comme « la dissolution de la saisie de soi » correspond dans la terminologie psychologique au processus tout à fait sain du « renforcement du moi ». Nous pouvons également le décrire comme le fait de « retrouver l'ouverture, l'espace libre intérieur », donc de faire l'expérience d'une stabilité, de ne pas être pris dans les schémas de réactions émotionnelles. Trouver cette stabilité fait partie de la voie de la libération.

Chez les bouddhistes, le terme de « moi » ou de « soi » (ātman) désigne la vue erronée selon laquelle il y aurait un noyau d'être qui est à la fois stable et individuel. Le chemin de l'éveil consiste à sortir de cette vue erronée qui nous fige pour accéder à une conscience fluide qui voit la nature processuelle de tout ce qui est. Contrairement à cela, la notion de « moi » ou de « soi » dans la psychologie désigne quelque chose de sain, une fonction dynamique et intégrative de notre esprit. Un moi fort sait faire face aux difficultés de la vie alors qu'un moi faible est empêtré dans les schémas réactifs, il fait le jeu des influences extérieures et des tendances intérieures[12].

Renforcer le moi ou renforcer l'observateur signifie que nous percevons ce qui se passe en nous et nous décidons consciemment de suivre une impulsion ou de ne pas la suivre. Il peut être tout à fait utile d'exprimer et de vivre une émotion perturbatrice, en particulier si nous l'avons jusque-là refoulée. Mais cela se fait alors de façon consciente et « contrôlée », en quelque sorte, c'est-à-dire que nous évitons de faire du mal à nous-mêmes ou aux autres. Ainsi nous pouvons peut-être taper dans un sac de sable, aller crier dans les bois, pleurer à gros sanglots et ainsi exprimer des émotions que nous avons jusque-là réfrénées. C'est une étape intermédiaire saine pour revenir à plus de fluidité. S'arrêter dans la réaction émotionnelle impulsive permet de trouver des formes d'expression saines pour nos émotions.

À la suite de l'expression consciente d'une émotion jusque-là refoulée, une autre étape consiste à ce que nous avons déjà évoqué, « contenir l'émotion » : la vivre et l'explorer sans passer à l'acte. Que ressentons-nous par exemple lorsque nous avons une réaction de peur ? Nous développons le courage

12 Pour plus d'explications à ce sujet, consulter le chapitre G.

de faire une pause et d'examiner cette réaction. De nombreuses personnes ont une telle peur de certaines émotions qu'elles ont besoin d'un interlocuteur qui les encourage à s'ouvrir à cette expérience et à la ressentir pleinement. Ce sont là des étapes du renforcement d'un moi sain, qui est capable de supporter des émotions.

Ce que nous appelons force du moi continue à croitre jusqu'aux étapes quatre et cinq. Là, l'illusion d'avoir un noyau d'être stable est dissoute encore davantage: nous reconnaissons le «non-soi», ce qui apporte une flexibilité intérieure extraordinaire ainsi que la capacité d'aborder de façon adéquate les situations. Les qualités des éveillés commencent à se révéler. Nous pourrions dire qu'un bouddha a le «moi» le plus stable de tous grâce à sa réalisation du «non-soi». Les personnes pleinement éveillées ne sont pas habitées de schémas réactifs et peuvent mettre à profit toutes leurs capacités, sans blocage, car elles ne sont plus attachées à un soi-disant «moi» et ne sont plus identifiées avec les traces qu'a laissées leur biographie.

Cela peut sembler être un paradoxe: le moi le plus stable, du point de vue psychologique, découle de la non-identification à un soi. Pourtant ce n'est pas vraiment un paradoxe. Car en réalité les psychologues ne parlent pas d'un moi qui existerait concrètement mais de certaines capacités qui, lorsque nous les prenons ensemble, constituent ce qu'on appelle un «moi». Ce sujet sera traité à part dans le chapitre (G) sur le «moi et le non-soi».

S'arrêter est le début du renforcement du moi. Nous apprenons à prendre une distance saine vis-à-vis de nos propres schémas de réaction. Afin de ne pas réagir selon nos tendances habituelles (comme par exemple vouloir avoir raison, réagir avec des sentiments de culpabilité, chasser les émotions négatives par des pulsions agressives, s'affirmer en rabaissant les autres, etc.), nous devons instaurer une certaine distance et nous ne devons pas nous identifier à nos émotions au point que la réaction nous paraisse nécessaire. Nous découvrons que nous pouvons survivre sans exprimer nos tendances habituelles; nous décelons ainsi de nouveaux espaces d'autonomie.

Lorsqu'une situation appuie sur nos boutons émotionnels et que l'identification correspondante s'élève, nous réagissons comme des robots, parfaitement prévisibles et pas du tout libres. Nous marchons tête baissée vers la souffrance. La distance dont nous parlons ici, c'est comme s'il y avait un espace supplémentaire sous ce bouton déclencheur : la situation appuie et le bouton s'enfonce sans que rien ne se passe, l'élément déclencheur ne suscite plus de réaction émotionnelle, la provocation tombe à plat. Nous ne réagissons plus de notre façon habituelle, prévisible et manipulable. Nous découvrons un nouvel espace de liberté.

Ce sont là les premières étapes du développement de l'équanimité, que nous pouvons comparer aux efforts d'une personne dépendante qui ne recourt plus à l'alcool, à la seringue ou à la cigarette. L'équanimité dans sa signification première doit être comprise comme le fait de ne pas rendre nos états intérieurs dépendants des circonstances extérieures (n'être ni exubérant ni abattu), donc de ne pas partir au quart de tour à cause du moindre déclencheur ; et tout cela dans un état de conscience absolu ! Pratiquer cette pause vigilante demande une grande résolution intérieure. Lorsque les tendances sont fortes, s'arrêter et pauser est une véritable épreuve que nous ne pouvons surmonter que par une grande résolution. Mais si la conscience n'est plus fixée sur le déclencheur et qu'elle se pose sur le vécu émotionnel, nous pouvons le plus souvent arriver rapidement à une réduction de la tension, car les forces émotionnelles essentielles reçoivent enfin l'attention qu'elles demandent. Nous prenons conscience de l'ombre et ainsi un nouvel espace s'ouvre. Nous pouvons réfléchir et nous avons davantage de possibilités d'autodétermination, c'est-à-dire de possibilités de faire des choix et de prendre des décisions. Nous prenons davantage notre propre vie entre nos mains.

Deuxième étape : appliquer des méthodes utiles aux émotions

Après avoir créé une pause en arrêtant la réaction impulsive, la deuxième étape consiste à stimuler en nous des qualités ou ressources qui nous font du bien et qui nous aident à retrouver l'équilibre. Par exemple, il se peut que nous soyons en colère et que nous cherchions à avoir plus de compassion dans une situation donnée. Ainsi, nous tournons notre esprit vers une compréhension compatissante de nous-mêmes et de l'autre, ce qui non seulement nous aide à nous détacher de la colère, mais aussi renforce nos ressources.

Cela atténue la vague émotionnelle et peut même la dissiper complètement. Nous retrouvons l'harmonie. Une « méthode utile » permet de sortir du blocage émotionnel et de revenir à un état fluide. Nous l'appelons aussi antidote ou remède. La deuxième étape consiste donc à appliquer une méthode qui contribue à affaiblir ou à dissiper l'émotion actuelle, ainsi que la tendance qui en est la base et en même temps stimuler les qualités intérieures.

Par exemple, dans un moment de désir dont nous ressentons qu'il nous ferme, nous pouvons contempler l'impermanence de l'objet désiré (une méthode bouddhiste classique) et tourner notre attention sur le fait que l'objet désiré (ou la personne désirée) ne peut pas être une source durable de joie, en raison de sa nature transitoire. Ainsi notre désir se modère ; nous reconnaissons qu'il n'y a pas là de bonheur durable à trouver et nous nous apaisons quelque peu. Les contemplations de ce genre sont utiles lorsqu'il y a effectivement une croyance inconsciente en la possibilité de trouver une satisfaction profonde et durable si nous obtenons ce que nous désirons. L'effet de cette contemplation est souvent sous-estimé ; pourtant, elle ouvre un espace qui permet de tourner notre attention sur des sources de joie et de bonheur plus fiables.

La première étape (s'arrêter) consiste à mettre en acte notre résolution de ne pas nous laisser emporter par les émotions, par souci du bien des autres et du nôtre. La deuxième étape met à profit cet espace ouvert pour continuer à réduire cette tension émotionnelle par des méthodes habiles.

Un autre exemple : je me suis énervé·e parce que les enfants dans leur jeu m'ont « encore » dérangé·e durant ma sieste bien méritée. Mais au lieu de me mettre à crier, je respire, je fais une pause (première étape). Ce faisant, je me rappelle que cela me ferait du bien de me réjouir de leur joie de vivre. Et c'est cela que j'applique immédiatement : je ressens leur joie (deuxième étape : appliquer des moyens utiles). La « méthode » que j'ai choisie consiste à appliquer ce qui est important pour moi, c'est-à-dire m'ouvrir à la joie autant que possible. Même si en fait je préfèrerais dormir.

Ma préoccupation pourrait être aussi de vouloir comprendre les autres. Dans ce cas-là, je penserais brièvement à la difficulté qu'ont les enfants à jouer en silence et à quel point c'était dur pour moi lorsque mon père me punissait parce qu'il se sentait dérangé. Le remède consiste ici à se mettre à la place des autres, ce qui est une merveilleuse façon de relativiser nos propres réactions. J'imagine que je parcours quelques kilomètres « dansles chaussures de l'autre», comme on dit en anglais. À ce moment-là, je le comprends un peu mieux.

Je pourrais aussi revenir à la raison en me disant que chaque nouvelle seconde de colère contribue à diminuer mes chances de trouver le sommeil. De nombreux remèdes pour les émotions sont d'ailleurs des méthodes qui nous aident à adopter un autre point de vue, ce qui sera pratiqué davantage encore dans la troisième étape. Il n'existe pas de séparation stricte entre les étapes.

En fonction de l'émotion, nous pouvons utiliser différentes contemplations, dont certaines ont une action spécifique sur certains aspects émotionnels. Mais s'il ne nous vient rien de spécifique à l'esprit, nous pouvons toujours pratiquer « la prise en charge et le don » (tonglen), expliqué ci-après, qui consiste à échanger soi-même et les autres et que nous appelons également « la respiration du cœur ». Cette méthode est une sorte de passepartout et elle est presque toujours utile. Une autre « panacée » consiste simplement à être conscient et le reste se fait de lui-même.

Les remèdes sont efficaces parce que notre esprit ne peut pas faire pleinement l'expérience de deux vécus différents en même temps. Là où il y a la compassion, il n'y a pas de colère. Un esprit joyeux ne peut pas en même temps être envieux. Dans la générosité, il n'y a pas d'avidité. La haine ne peut pas s'élever en même temps que l'amour. Ce sont des opposés émotionnels et dans l'instant du vécu, ils s'excluent mutuellement; ils peuvent certes se suivre, parfois même d'assez près, mais ils ne sont jamais présents exactement en même temps.

Souvent nous avons des « sentiments mêlés» où différentes émotions sont présentes sous un sentiment dominant; par exemple le sentiment dominant de la haine associé à une peur sous-jacente et au sentiment d'avoir été dévalorisé·e·s; là derrière, il y a encore le besoin d'amour. Nous remarquons tout cela lorsque nous laissons émerger les pensées et les images que nous associons à l'émotion primaire, ce qui est un procédé important dans la médiation comme dans la psychothérapie. Ce faisant, nous voyons nettement de quelle façon certaines émotions s'accompagnent les unes les autres alors que d'autres s'excluent mutuellement.

Néanmoins, il nous faut regarder précisément, sinon nous penserons peut-être, pour donner un exemple, que la haine et l'amour peuvent être ressentis simultanément. On parle même parfois d'amour-haine. Mais dans les moments de haine, il n'y a pas d'amour, comme nous l'avons dit précédemment, il n'y a que de l'amour déçu, de l'amour qu'on nous a retiré, alors que nous le souhaitions tant. Là où il y a de l'orgueil, il n'y a pas de sentiment d'une valeur égale avec les autres, mais un sentiment de supériorité ou d'infériorité, même si dans un groupe d'orgueilleux nous pouvons avoir un sentiment de valeur égale, car leur arrogance exclut les personnes extérieures à leur groupe. Là où il y a la jalousie, il n'y a pas de sentiment de véritable satisfaction. La peur ne connait pas la confiance et la paix intérieure. Les opposés de ces émotions sont des remèdes puissants lorsque nous stabilisons l'esprit en eux.

Lorsque nous utilisons ces méthodes, cela présente le danger consistant à ne pas vraiment accepter les émotions, car elles sont désagréables et nous voudrions nous en débarrasser le plus vite possible. Dans la colère par exemple, nous sommes tentés d'aller trop vite dans la compassion ou dans le pardon, sans vraiment être en mesure de le faire. Nous voulons nous débarrasser de la colère et nous ne prenons pas le temps de regarder d'où elle vient et quelle peut être sa saine fonction. Nous voyons la colère comme quelque chose de négatif qui ne devrait pas exister. Nous avons peur de la ressentir en nous et même de la discerner chez les autres parce que nous craignons de ne pas pouvoir le supporter. Là, il faut faire attention et ne pas utiliser les remèdes pour refouler ! Nous commençons par nous accepter nous-mêmes avec notre colère, nous nous efforçons de la comprendre et ce n'est qu'après que nous essayons de nous mettre à la place de l'autre pour le comprendre. Nous laissons murir ce processus lentement, jusqu'à ce que nous le sentions nettement. Il est tout aussi malsain de pardonner hâtivement lorsque nous avons des sentiments de vengeance vis-à-vis de quelqu'un qui nous a causé du tort. Ou en cas de jalousie, de nous forcer à adopter une position qui consiste à nous réjouir avec l'autre personne et à valider son comportement. L'application des méthodes utiles ne doit pas consister à nous manipuler nous-mêmes, c'est bien plutôt un processus organique d'activation et de déploiement de nos ressources en accord avec ce qui est vraiment important pour nous. Il faudrait peut-être même souligner cela trois fois …

S'arrêter et trouver des remèdes (exercice A.2)

Sur les étapes une (s'arrêter) et deux (trouver le remède) ainsi que trois (changer la vue) nous pouvons faire un exercice ludique à deux ou en groupe. Il ressemble un peu à la situation de thérapie; c'est un entraînement de notre faculté à écouter, à nous mettre à la place des autres et à comprendre les étapes et le rôle de la motivation. Si nous souhaitons faire cet exercice seul, nous pouvons en imagination adopter alternativement chacun des deux côtés.

Il s'agit de constituer des duos qui regarderont ensemble une émotion spécifique. Les deux personnes sont assises l'une en face de l'autre. Si nous avons cinq duos, nous pouvons peut-être même les répartir dans la pièce selon le quintuple maṇḍala que nous avons évoqué plus haut: le manque de conscience au centre, la colère devant, l'orgueil à droite, le désir derrière et la jalousie à gauche. Chaque duo se consacre à une de ces cinq émotions fondamentales.

Première étape: s'arrêter

L'une des deux personnes raconte une situation typique qu'elle a connue ou qu'elle aurait pu vivre où l'émotion l'a emporté. L'autre personne écoute avec le cœur ouvert et pose des questions, jusqu'à ce qu'elle ait complètement compris la situation.

Puis, il s'ensuit un dialogue attentif dans lequel les deux personnes développent ensemble des stratégies pour voir comment il aurait été possible de s'arrêter dans la situation difficile décrite avant de se faire emporter par la tendance habituelle. Ce faisant, elles font particulièrement attention à ce qui pourrait les motiver à faire vraiment une pause. Puis elles inversent les rôles et l'autre personne raconte une situation typique sur la même émotion. Deux fois dix minutes.

Deuxième étape : trouver le remède

Il est possible de continuer le jeu lors d'une séquence ultérieure avec le·a même partenaire ou un·e autre. Les deux personnes se concentrent alors sur la question : quels remèdes seraient envisageables pour moi dans cette situation ? Encore une fois, nous écoutons avec attention, nous posons des questions, nous réfléchissons ensemble et nous comparons avec notre propre expérience.

Troisième étape : changer la vision de l'émotion

Nous pouvons également nous entrainer de la même façon à la troisième étape, qui sera décrite dans le chapitre suivant. La question serait alors : quelle vision de la difficulté émotionnelle nous aiderait dans la situation en question ?

Exemple

Quelqu'un me fait des reproches pleins de colère. Je suis blessé·e, je sens la colère monter en moi. Mais je fais une pause juste avant d'exploser. Je respire et je crée de l'espace à l'intérieur. Cet espace me permet d'accéder à quelque chose de nouveau : une autre façon de réagir, inhabituelle pour moi. Je ne tombe pas dans la tendance habituelle quasi automatique à me défendre, je ne me lance pas non plus dans une contre-attaque. Je peux peut-être demander : « Qu'est-ce que tu veux dire en fait ? Est-ce que je t'ai blessé·e ? » L'autre personne saisit la possibilité de me raconter ce qui l'énerve et où je l'ai blessée. Je fais en sorte de maintenir cet espace intérieur et d'écouter avec le cœur. Je reçois le message de l'autre personne. Je suis touché·e, je sens à quel point j'ai blessé la personne et je peux exprimer mon regret. À son tour la personne entend cela et elle est touchée …

Comment cela est-il possible ? En faisant une pause, je me suis rappelé qu'en réalité je voudrais comprendre ce qui chez moi énerve les autres et que cela peut aider de le leur demander simplement avant d'exploser. Le fait de s'arrêter ouvre un espace dans lequel nous pouvons nous rappeler ce qui est vraiment important pour nous. Ce rappel nous permet de choisir une attitude ou une méthode adaptée qui active nos qualités intérieures, comme dans cet exemple la patience, le courage et un questionnement sincère. Le remède nous amène à expérimenter la qualité correspondante. Nous pouvons ainsi sortir de la colère et accéder à la compassion.

Lorsque nous ne ré-agissons pas automatiquement, nous pouvons agir librement. Un enseignement classique de l'entraînement bouddhiste consiste à nous rappeler des choses les plus importantes de notre vie dans cet espace libre généré par la pause, par exemple notre orientation intérieure (refuge, bodhicitta). Se rappeler nos propres priorités sera le point crucial qui nous permettra de passer de la pause au remède.

La difficulté consiste le plus souvent à ne pas retomber dans le vécu émotionnel une fois que nous sommes dans cet espace libre. Car l'autre personne continue probablement de faire ses remarques blessantes, avec un comportement qui déclenche nos émotions. Il nous faut donc stabiliser cet espace intérieur et ne pas accorder d'attention à ces déclencheurs. C'est là que se révèlera la force de la méthode appropriée: elle nous permet de nous relier à une qualité intérieure puissante au cœur d'une situation difficile. Et cette force est plus grande que l'emprise de la saisie émotionnelle. Naturellement nous devons appliquer la méthode avec la force intérieure nécessaire et elle doit être adaptée à chaque situation.

Troisième étape : changer de perspective sur les émotions

Dans la troisième étape, nous transformons notre vision de l'émotion. Il ne s'agit pas de transformer l'émotion elle-même, le poison reste du poison, comme dans la nature. Mais les poisons peuvent être utilisés pour guérir, si nous savons les manier habilement. Traditionnellement, cette étape est appelée « transformation », ce que beaucoup comprennent comme une transformation de l'émotion perturbatrice, comme s'il s'agissait d'alchimie. Ce n'est pas du tout le cas. Il ne s'agit pas non plus de changer l'attitude des autres, mais de transformer notre propre vision et attitude concernant l'émotion.

Voici quelques exemples de points de vue utiles qui transforment notre attitude vis-à-vis des émotions difficiles :

- Les difficultés nous aident à rester conscients et vigilants.
- Les difficultés et les problèmes sont nos meilleur·e·s enseignant·e·s.
- Plus il y a d'émotions difficiles, mieux c'est ! Elles nous aident à garder le cap sur l'essentiel.
- Les émotions sont un miroir de notre évolution intérieure, nous les remercions !
- Les difficultés nous ramènent dans le flux de la conscience pleine de compassion.
- Ce n'est que grâce aux difficultés que nous pouvons grandir.
- Ce n'est que grâce aux problèmes que nous pouvons nous éveiller.

Dans son livre Les Émotions, Guendune Rinpoché les décrit de la façon suivante[13] :

- On ne peut pas développer la générosité sans rencontrer le manque.
- On ne peut pas développer l'endurance sans situation difficile.
- On ne peut pas développer la patience sans expérience désagréable.
- On ne peut pas développer la compassion sans rencontrer la souffrance.

On peut même aller jusqu'à des affirmations telles que :

- Les personnes qui nous posent un problème nous aident davantage que le Bouddha car elles permettent de dissiper la saisie de soi.
- Nos émotions sont le miroir bienvenu de nos tendances habituelles.
- Nos ennemi·e·s sont nos meilleur·e·s ami·e·s, ils nourrissent la force de notre cœur.

13 Résumé des explications de Karma Tchakmé Rinpoché dans le *Grand Paon*, publié en français sous le titre « Les émotions », enseignement par Lama Guendune Rinpoché, Éditions Dzambala, ISBN-13 : 978-2906940062 (p. 73–75 de l'édition allemande).

Devenir un véritable « guerrier du cœur » est l'attitude de base de l'entraînement bouddhiste. Nous pouvons, avec les autres, aller peu à peu vers de nouvelles façons de voir, telle que celle-là. Lorsque nous voyons le positif dans les difficultés, nous pouvons y faire face de façon créative.

Prendre l'émotion comme maitre

Les Tibétains disent : « L'émotion est le lama qui vient nous rendre visite, elle veut nous enseigner quelque chose. Au lieu de la rejeter, cultive l'attitude qui consiste à la regarder avec intérêt : « Voyons ce que je peux apprendre de cela. » Les émotions perturbatrices s'élèvent le plus souvent lorsque quelque chose ne se passe pas comme nous l'avions prévu. Si nous relevons le défi, nous pouvons apprendre beaucoup de choses de ces situations et obtenir instantanément une compréhension plus profonde de nous-mêmes et des autres. C'est également l'attitude de base dans le travail psychothérapeutique :

> Apprenons autant que nous pouvons des difficultés de notre vie.

Ce qui aggrave les difficultés, ce sont les réactions émotionnelles et ce sont justement celles-ci qui stimulent la sagesse et la compassion. Ce sont nos enseignant·e·s spirituel·le·s[14].

En réalité les étapes deux, trois et quatre décrivent différentes possibilités que nous avons dès que nous faisons une pause dans la réaction émotionnelle (étape 1). Nous passons de la pause à une des trois étapes suivantes en fonction de celle qui convient sur le moment. Le plus important est d'abord de créer un espace. Pour cela nous n'avons pas forcément besoin de savoir comment nous allons procéder ensuite. Nous pouvons nous rappeler d'adopter cette nouvelle vision avec des phrases telles que :

- N'ayons pas peur des émotions. Elles ne nous tuent pas.
- Elles vont nous aider à mieux nous connaitre.

14 Pour les explications sur ce type de point de vue, consulter le recueil de textes sur le *Lodjong, la grande voie vers l'éveil*, éd. Norbu.

- Toutes les émotions passent. Moins nous saisissons, plus elles passent vite.
- La vigilance dans la détente nous enseignera tout.
- Moins il y a de saisie, moins il y a de souffrance.
- Tout est bienvenu et se dissout dans la conscience.
- Comprendre la nature de l'esprit a une influence décisive sur notre vision, même si nous ne comprenons pas la nature de la vague émotionnelle.

En profondeur nous savons que :

- Les émotions sont dans notre propre esprit, elles ne viennent pas de l'extérieur.
- Les émotions n'ont pas de substance, elles sont simplement des mouvements dans l'esprit lui-même.
- Les émotions s'élèvent dans l'esprit et s'y dissolvent d'elles-mêmes à nouveau.

Nous rencontrons les difficultés émotionnelles, en sachant que tous les mouvements mentaux sont de la même nature fondamentale. Ils apparaissent sans être saisissables. Ils sont l'expression de la dynamique de l'esprit, nous pouvons en faire une expérience nette et en même temps ils sont « vides », dépourvus de noyau d'être, de substance. Si nous ne les saisissons pas, tous les mouvement mentaux se dissolvent sans laisser de trace. Les émotions n'ont pas de substance. Elles nous montrent la nature de l'esprit. Tous les « films » émotionnels nous enseignent la nature des apparitions mentales, quel que soit leur contenu. Plus il y en a, mieux c'est ! Plus nous maitriserons de défis, plus notre connaissance sera stable.

Changer de perspective à la manière du bouddhisme tantrique

Jusqu'ici, ces instructions faisaient partie de ce que nous pourrions appeler le « bouddhisme grand public ». Ce sont des instructions relativement connues et enseignées publiquement. Cependant, il existe des méthodes supplémentaires concernant le travail sur les émotions qui se sont diffusées en Inde à partir du IVe s. environ. C'est l'approche du Vajrayāna ou bouddhisme tantrique, qui utilise les émotions comme miroir de notre être véritable.

Cette approche n'est pas complètement inconnue dans la psychothérapie ; de tels procédés se retrouvent surtout dans les méthodes qui utilisent les visualisations positives pour générer un profond changement de la façon de voir. Nous utilisons alors les ressources inhérentes de l'esprit pour regarder les difficultés émotionnelles d'un œil neuf, « éveillé ».

Dans le Vajrayāna, nous nous entrainons à voir avec le cœur ou avec le regard d'un bouddha. Lorsque nous réussissons à plonger complètement dans la vastitude d'un tel esprit, nous ne voyons plus les émotions qui s'élèvent comme des ennemies à combattre, mais comme des manifestations spontanées de l'esprit éveillé qui nous donnent l'occasion de reconnaitre leur nature véritable, de lâcher prise plus profondément et d'entrer dans une véritable détente. Tous les mouvements mentaux sont bienvenus ; nous n'avons pas besoin de leur faire la guerre. Ils nous mettent simplement au défi de nous ouvrir encore plus profondément à la conscience de la compassion éveillée. C'est là qu'ils se dissolvent instantanément.

Dans cet état d'esprit profondément positif, détendu et conscient, les émotions sont vécues comme étant sans durée. Elles s'élèvent brièvement sous forme de désir, de colère et autres, mais elles se dissolvent immédiatement dans l'immensité. La colère retombe immédiatement en elle-même, l'ouverture de l'esprit est irrésistible ; c'est la compassion qui gagne et qui devient même encore plus forte qu'avant l'émotion. Le désir peut se montrer, mais il se dissout immédiatement. L'amour est le vainqueur et il est même plus fort qu'auparavant, car il a intégré l'énergie du désir.

L'énergie qui était bloquée dans les émotions perturbatrices est libérée par le lâcher-prise et se révèle dans les véritables qualités de notre esprit, qui apparaissent ainsi de plus en plus clairement. Nous sommes comme « transformé·e·s ». Mais il est plus juste de dire que ce qui était caché est alors révélé. Cela peut paraitre très simple, mais c'est en réalité un travail en profondeur qui consiste à transformer nos perceptions ancrées et il n'est pas possible (même si nous en avons très envie) de sauter les deux premières étapes.

Nous pouvons devenir ami·e·s avec les émotions à condition qu'elles ne puissent plus être dangereuses pour nous. Et cela n'est garanti que si nous arrêtons de nous laisser déterminer par elles (première étape) et que si nous parvenons à les dissoudre au moyen des remèdes (deuxième étape). Sinon, la colère va par exemple s'élever en nous et d'un seul coup, notre compassion a complètement disparu. La colère va se répandre et tout renverser sur son passage. Pour éviter cela, nous appliquons d'abord les méthodes utiles pour créer de l'espace et gagner en marge de manœuvre et ce n'est qu'après que nous pouvons utiliser les émotions pour entrer dans une conscience plus vaste.

Quatrième étape : voir la nature véritable des émotions

Pour pouvoir reconnaitre la nature véritable de l'esprit et des émotions, nous procédons de façon progressive. Tout d'abord, nous examinons l'esprit calme, sans pensées conceptuelles. Plus tard, nous nous consacrons à l'examen de l'esprit agité avec ses nombreux mouvements émotionnels et conceptuels. Pour cela, nous détournons le « regard » intérieur du contenu du vécu, des déclencheurs des émotions et nous le tournons vers la qualité du vécu, vers sa véritable nature. Nous ne nous occupons pas de ce qui nous arrive, mais nous regardons avec nos antennes intuitives comment nous ressentons le vécu, la conscience elle-même.

Nous reconnaissons alors que les émotions n'ont aucune substance, qu'elles n'ont aucune force en elles-mêmes et qu'elles ne sont qu'une dynamique, comme tous les autres mouvements mentaux. Cela nous permet d'acquérir la certitude qu'il n'y a là rien à corriger, simplement à reconnaitre. Dans la vision directe, les émotions sont reconnues comme étant « vides », sans noyau d'être, sans force inhérente. Elles sont percées à jour. Et lorsque cette vision est active, il n'y a plus de raison de s'effrayer ou de lutter, même pas en présence d'émotions fortes. Tout ce qui s'élève dans l'esprit a la même nature : cela se dissout à nouveau dans l'instant même où nous cessons de nourrir le processus émotionnel solidifiant. Tout est reconnu dans sa nature insaisissable. Même les blocages les plus graves n'ont pas de substance, rien de solide. C'est ce que nous voulons dire lorsque nous parlons de « vide ». Ils n'ont de solidité apparente qu'aussi longtemps que nous les prenons pour quelque chose de solide. Lorsque la fixation se dissout, la tension émotionnelle se dissout aussi, dans le même instant. Nous avons trois façons possibles de procéder :

- Nous examinons le vécu émotionnel et nous découvrons qu'il est insaisissable et qu'il n'a pas de substance.
- Nous examinons celui qui fait l'expérience, « moi », le soi-disant sujet, le sentiment du moi et nous découvrons que ce « je » ne peut pas non plus être trouvé et qu'il n'a pas de substance, pas de noyau d'être.
- Nous examinons « l'autre », le soi-disant objet, le déclencheur ou l'objet de notre émotion, en sachant que ce qui est décisif ici, c'est de poser le regard sur sa nature et de ne pas s'accrocher à des caractéristiques que nous puissions décrire. Ainsi, nous découvrons à nouveau qu'il n'y a là rien de saisissable, pas de substance, c'est un pur processus.

Lorsque nous parlons ici d'« examiner », nous ne parlons pas d'un processus analytique mais d'un regard direct qui ne cherche pas une réponse conceptuelle et qui va sans détour au cœur du vécu. Nous regardons la nature véritable de notre expérience, que ce soit l'esprit agité d'émotions, de pensées, d'images ou de perceptions, ou l'esprit calme sans contenu particulier. Il est donc parfaitement indifférent de savoir de quel vécu il s'agit : sa nature profonde est toujours identique, comme le sont les différentes manifestations de l'eau : qu'elle soit agitée de grosses vagues ou de vaguelettes, ou lisse comme un miroir, sa nature profonde est d'être toujours de l'eau.

Reconnaitre la nature véritable de l'émotion correspond à entrer dans la conscience non-duelle. En principe, il est possible à tout moment de faire l'expérience de la vision directe de la nature insaisissable de l'Être. Néanmoins, faire cela avec le·a client·e ne rentre habituellement pas dans le cadre thérapeutique. La quatrième étape consiste alors à reconnaitre la nature de l'esprit dans l'instant même où nous faisons l'expérience d'une émotion. Cette compréhension sera ensuite mise à profit dans la cinquième étape pour rechercher de façon ciblée les difficultés émotionnelles et pour étendre cette compréhension à tous les domaines. Il est le plus souvent nécessaire d'être accompagné par des enseignant·e·s de méditation expérimenté·e·s pour apprendre ces étapes[15].

Le fait de «regarder à l'intérieur» est d'autant plus facile que l'esprit est agité d'un mouvement fort, par exemple une colère soudaine. La colère est une émotion forte et claire. Lorsqu'elle s'élève, nous regardons immédiatement vers l'intérieur: où est-elle? Où trouver la colère? Alors notre attention est détournée de l'histoire qui nous met en colère et s'oriente directement vers l'expérience: C'est comment d'être en colère? Qui est en colère? Où est la colère? Est-ce qu'elle est dans le cœur qui bat? Dans le visage qui rougit? Dans les vibrations de mon ventre? Dans les pensées qui s'élèvent?

Les émotions comme expression dynamique de l'esprit

On pourrait penser que l'esprit calme est particulièrement bon et qu'il faudrait le préférer à l'esprit agité. Pourtant, les mouvements mentaux émotionnels vifs, dans leur nature profonde, ne sont pas différents des mouvements de l'esprit calme ou de la conscience calme. Qu'ils soient rapides ou lents, diffus ou clairs, chargés d'émotions ou calmes, tous les mouvements mentaux sont de la même nature: nous ne pouvons pas plus saisir une pensée de colère qu'une pensée de clarté. Elles s'élèvent, mais elles ne sont pas saisissables. Nous appelons cela le caractère inséparable de l'apparition clairement perceptible et de la nature insaisissable, le clair et le vide. De la même façon que, dans un océan, nous pouvons percevoir les vagues sans pouvoir les saisir, les vagues émotionnelles sont l'expression de la dynamique de l'esprit, comme tous les autres mouvements mentaux, qu'il s'agisse de compréhension ou de confusion.

Plus les mouvements mentaux sont reconnus comme étant la dynamique naturelle de l'esprit, moins nous sommes irrités par leur apparition; sans saisie, nous pouvons les laisser couler sans obstacle. Ce que nous venons d'entendre, de lire ou de vivre n'empêche aucunement que s'élève ensuite une nouvelle expérience de vie, d'écoute ou de lecture. Il n'y a pas de blo-

15 Pour des explications plus détaillées, consultez le chapitre B.1.

cage. Les mouvements mentaux n'ont pas besoin d'être chassés, car ils n'ont pas de substance et ils ne s'empêchent pas les uns les autres.

Les émotions nous montrent la nature, l'essence de tous les mouvements mentaux: une dynamique sans substance. Lorsque nous reconnaissons cela, elles nous montrent la nature essentielle de l'esprit. L'esprit éveillé et l'esprit confus ont la même nature; seulement les contenus de l'expérience diffèrent. Que nous regardions un beau film ou un film horrible, une scène de violence ou la vie d'un Bouddha, l'illusion ou la conscience, tous les films «enseignent» de la même façon la nature de l'esprit et de toutes les apparences.

Cette nature fondamentale se révèle dans la compréhension non-duelle et est alors appelée «conscience intemporelle», jñāna en sanscrit, yéshé ou rigpa en tibétain. Elle est au-delà des mots, mais pour pouvoir la désigner, on dit qu'elle est vaste comme l'espace, sans centre ni limite, claire et inobstruée, la nature toujours identique et non saisissable de l'expérience, capable de faire des différences fines et conscientes, la perfection inhérente de toutes les expériences.

Cinquième étape : prendre les émotions comme chemin

La quatrième étape nous donne la certitude que les émotions sont sans substance et qu'elles n'ont aucun pouvoir. Elles n'ont pas de force propre pour se maintenir. Elles n'ont que la force de l'importance que nous leurs accordons. Prendre les émotions comme chemin d'éveil signifie les stimuler pour voir et revoir encore leur nature véritable et pour dissoudre tous les voiles émotionnels et cognitifs qui pourraient encore rester. Le message de la cinquième étape est: plus nous perçons à jour des émotions, plus notre connaissance de la nature de l'esprit se stabilise. Mais attention: il ne faut pas sauter les étapes précédentes. La cinquième étape est expliquée ici pour compléter le tableau et pour permettre une vue d'ensemble, complète, de cette voie.

Pour le·a pratiquant·e, les émotions servent donc à nourrir la compréhension. Elles sont stimulées de différentes façons pour voir encore et encore la nature profonde, fondamentale, de l'esprit dans laquelle elles se dissolvent.

Nous acquérons ainsi une « certitude inébranlable » dans une détente parfaite; même les provocations les plus fortes ne déclenchent plus aucune saisie[16].

Pour pouvoir pratiquer la cinquième étape, les émotions doivent d'abord avoir été maitrisées au moyen des quatre premières étapes, c'est-à-dire que nous pouvons (1) nous arrêter dans la réaction émotionnelle à tout moment et (2) appliquer les remèdes. Notre vision des émotions (3) doit avoir changé fondamentalement, de sorte que nous n'agissons plus sous le coup de leur influence, ou que nous ne les fuyons pas, mais que nous les considérons comme une chance et que nous reconnaissons leur véritable nature (4) lorsque nous prenons conscience d'elles.

Lorsque ces bases sont présentes, ce qui n'est habituellement pas le cas, nous pouvons (5) « jouer avec le feu » et stimuler les émotions pour les prendre comme chemin d'éveil. Pour cela, nous nous entrainons sans cesse à la quatrième étape : percer à jour la nature des émotions. C'est, en effet, jouer avec le feu, car lorsque nous stimulons l'émotion, nous devons être surs de ne pas nous laisser happer par elle et donc de ne pas risquer de renforcer encore les schémas émotionnels.

Nous pouvons par exemple stimuler le désir, en cherchant concrètement des situations qui suscitent une forte envie ou en pensant à de telles situations. Cependant, avant de nous laisser emporter par le désir et avant de réagir, c'est-à-dire avant de tomber dans le panneau, nous regardons sa nature véritable pour nous libérer complètement de son attraction. Mais nous devons être bien solide, nous ne devons pas nourrir de fascination sous-jacente pour cette énergie du désir et par exemple ne pas prétendre que la passion sexuelle ordinaire est une pratique spirituelle.

La même chose vaut pour la colère. Nous nous mettons dans des situations où nous nous imaginons de la façon la plus vivante possible des situations qui nous mettent vraiment en colère. Avant que l'esprit ne s'y plonge com-

16 Dans *Les Émotions*, Guendune Rinpoché présente pour la cinquième étape de longs développements sur le yoga du sommeil profond comme aide pour dissoudre le manque de conscience et passe brièvement en revue les autres émotions. Le commentaire tibétain contient dans ce passage des instructions sur la pratique du *Vajrayāna* et des Six Dharmas de Naropa qui ne peuvent être mis en pratique en réalité que dans la vie d'un yogi.

plètement, c'est-à-dire avant de se laisser emporter à des pensées, des paroles ou des actions sous le coup de la colère, nous regardons au cœur de l'émotion. Là aussi, il s'agit de ne pas nourrir d'identification subtile avec la colère.

En outre, il existe la pratique qui consiste à provoquer des situations qui génèrent en nous des émotions fortes. Pour cela, nous pouvons recourir à toutes sortes de comportements non conventionnels : porter des vêtements inhabituels, s'asseoir par terre dans le supermarché, etc., pour ensuite dissoudre par la vision directe les émotions qui s'élèvent.

L'orgueil se révèle dans des situations qui stimulent le fait d'être centré sur nous, par exemple par des félicitations, des compliments ou des critiques. Là aussi, nous regardons la nature de cette suffisance ou de cette vulnérabilité et nous nous demandons si ce que nous prenons pour le point central de l'expérience, ce « moi » qui se sent si incroyable, insignifiant ou vexé, existe vraiment ? Nous pouvons également pratiquer cela avec les sentiments de solitude.

Pour travailler sur l'envie et la jalousie, nous imaginons des situations de concurrence, de rivalité, d'envie et de jalousie, où les autres possèdent plus que nous ou maitrisent quelque chose mieux que nous, ou alors nous nous mettons concrètement dans ces situations pour regarder encore et encore la nature de cette expérience.

L'ignorance et le sommeil peuvent également être utilisés comme base de pratique pour la reconnaissance de la nature de l'esprit. Nous pouvons chercher de façon ciblée des états de manque de conscience, ils sont comme des bancs de brouillard : des états d'esprit diffus, peu clairs, de fatigue, de somnolence, d'épuisement. Nous plongeons dans ce brouillard tout en maintenant une conscience fine, qui permet de reconnaitre la véritable nature de ces états de l'esprit. Lorsque cela arrive, l'obscurcissement mental disparait et la nature de l'esprit claire et ouverte se révèle.

Devenir inébranlable grâce à la détente complète

Dans ses explications sur la cinquième étape, Chakmé se réfère aux pratiques bouddhistes qui sont connues depuis le XIe siècle, comme les « Six Dharmas (yogas) de Naropa». C'est là une spécialité du bouddhisme tibétain et nous ne les trouvons pas sous cette forme précise dans les autres traditions, bien que les expériences qui y sont liées puissent tout à fait être connues par ailleurs. Ces méthodes sont pratiquées en retraite, lorsque nous cherchons particulièrement à prendre le vécu émotionnel comme chemin : ici, les quatre premiers yogas sont pertinents, c'est pourquoi nous allons les présenter brièvement.

La pratique de la chaleur intérieure travaille essentiellement à reconnaitre la nature véritable de la joie. Les visualisations stimulent l'énergie du désir et dans cette expérience «flamboyante», nous invitons la bénédiction de la nature de l'esprit, ouverte et joyeuse ; alors l'énergie emprisonnée dans l'attachement à la joie et au bonheur est libérée de l'identification et se révèle comme expérience des quatre qualités illimitées que sont l'amour, la compassion, la joie et l'équanimité.

La pratique du corps illusoire s'effectue entre les sessions de méditation où nous travaillons avec toutes les émotions et en particulier avec l'orgueil, la colère et la jalousie, c'est-à-dire les poisons mentaux basés sur la comparaison avec les autres. Une partie de l'exercice consiste à faire exprès de se provoquer mutuellement, par exemple en faisant des compliments démesurés à nous-mêmes ou à quelqu'un d'autre qui pratique cet exercice avec nous. Puis, nous nous critiquons nous-mêmes ou les autres en nous mettant plus bas que terre ; une douche écossaise de compliments et de reproches successifs. Cet exercice travaille sur nos points faibles et peut devenir très dynamique. C'est ainsi que, lors de sa première retraite, Guendune Rinpoché rentrait dans la chambre d'un autre pratiquant et lui «volait» tous ses bols d'offrande. Il les installait chez lui et attendait que son collègue les découvre, rouge de colère, ce qui était une belle occasion pour tous les deux de percer à jour la nature de la colère. Le corps illusoire signifie faire, en continu et quoi qu'il arrive, l'expérience de la véritable nature de notre être.

La pratique de la luminosité claire, que nous appelons aussi claire lumière, se déroule dans le sommeil profond. Nous nous rendons compte que le sommeil, en tant que forme extrême de l'opacité mentale et du manque de conscience, où nous sommes habituellement comme évanouis, est également marqué par une conscience claire et subtile, c'est l'esprit clair, en repos, sans la moindre activité.

Pour finir, la pratique du yoga du rêve perce à jour, par la conscience, la nature de l'esprit agité dans le sommeil et ce, grâce à une série d'exercices qui commence par le rêve lucide, jusqu'à ce que l'esprit actif nocturne se révèle comme étant la conscience parfaitement éveillée et non-duelle. Voici donc les quatre grands yogas.

Les deux autres yogas ne sont pas importants pour expliquer les cinq étapes du travail avec les émotions dans cette vie. Il s'agit d'un transfert de la conscience, qui se détache du corps dans la mort et qui accède à une dimension d'esprit éveillé (phowa) et de l'utilisation pour l'éveil des apparitions illusoires dans la transition postérieure à la mort (bardo). Ces deux pratiques aident à se préparer au moment de la mort et à la transition dans la vie suivante.

Les yogis pratiquent dans la journée la chaleur intérieure sur le coussin de méditation et le corps illusoire entre les sessions de méditation. Dans le sommeil profond, ils pratiquent la claire lumière et en phase de rêve, le yoga du rêve. Ainsi, ils sont occupés vingt-quatre heures sur vingt-quatre et mettent à profit toutes les situations pour placer tous les états d'esprit sur le chemin de l'éveil[17].

Ces dernières explications ne sont pas d'une grande importance pour la pratique psychothérapeutique. Mais elles peuvent nous servir d'inspiration. Le message central est : tout, sans exception, peut être utilisé pour la pratique de la conscience ! Lorsque nous traversons des difficultés dans la

17 *Le Grand Paon*, base de ces explications, mentionne la pratique des « quatre *mudrās* » (sceaux). Le *karmamudrā*, l'union sexuelle avec un·e partenaire comme pratique de conscience, sert à dissoudre le désir. Cela nécessite un degré élevé de détente et de conscience pour ne pas se laisser emporter par la saisie de soi. Le *samayamudrā*, la pratique de la chaleur intérieure (*tummo*), stimule cette énergie intérieurement, sans partenaire. Dans le *jñānamudrā* (*moudra* de la conscience), nous nous visualisons nous-mêmes comme un bouddha en union sexuelle : l'intégration parfaite des qualités masculines et féminines inhérentes. Dans le *mahāmudrā*, tous les phénomènes sont reconnus dans leur unité fondamentale de manifestation, de clarté et de vacuité. Ici, la manifestation, la compassion, la joie et la clarté sont considérés comme des aspects masculins et la vacuité, la sagesse et l'ouverture comme des aspects féminins.

vie, ces situations ne sont qu'une stimulation et pas un cas d'urgence. Nous pouvons regarder l'expérience, ces films mentaux qui se déroulent avec une intensité et une précision incroyables, mais qui n'ont aucune substance. Il s'agit, dans toutes ces situations, de pratiquer le cœur-esprit d'amour, de compassion et de sagesse. Maintenir la vision pénétrante de la nature de l'être rend la conscience pleine d'amour véritablement «inébranlable». Même les provocations les plus fortes ne déclenchent alors plus de saisie. C'est pourquoi, dans la cinquième étape, nous travaillons avec des provocations pour pouvoir être vraiment utiles, même dans les situations graves. Il s'agit de stimuler et de libérer les contenus émotionnels qui ne sont pas encore parvenus à la surface.

Ces cinq étapes ont pour effet de nous rendre flexibles, ouverts et souples et en même temps de nous donner une perception plus fine, sans peur des émotions. À ce moment-là, nous avons en réalité plus d'émotions qu'auparavant, car nous étions alors entourés de nos cuirasses; du moins nous percevons maintenant beaucoup plus d'émotions chez nous et chez les autres, mais nous avons appris à y faire face et nous connaissons leur véritable nature. Le cœur devient plus réceptif, très fin, il résonne facilement et, en même temps, il y a là une grande perméabilité, une fluidité, qui n'oppose aucune résistance à cette expérience et qui ne s'y attache pas non plus.

B. Le travail intérieur avec les cinq émotions fondamentales

Les premières pages de ce chapitre B donnent une vue d'ensemble du champ de forces des cinq tendances émotionnelles fondamentales et des cinq aspects correspondants de la conscience éveillée. Les sous-chapitres suivants décrivent ces cinq tendances fondamentales une par une, avec leurs traits et leurs caractéristiques essentielles. Pour travailler chaque tendance fondamentale, nous présenterons trois «clés» pour la pratique personnelle avec chaque émotion. Pour finir, un résumé pratique présentera la façon dont les cinq étapes discutées dans les sous-chapitres A.1 à A.5 (s'arrêter, appliquer le remède, changer la vision, reconnaitre la nature de l'émotion et prendre l'émotion comme chemin) peuvent être appliquées à chacune de ces tendances émotionnelles de base.

Cinq tendances émotionnelles fondamentales

Pour décrire de façon plus détaillée encore le travail avec les émotions perturbatrices, nous nous limiterons à cinq tendances émotionnelles de base en nous appuyant sur l'entraînement bouddhiste de l'esprit:

1. le manque de conscience (ignorance, peur)
2. la colère (rejet, fureur, rage, agressivité)
3. l'orgueil (arrogance, condescendance)
4. le désir (attachement, dépendance)
5. la jalousie (envie, rivalité)

Identifier ces cinq tendances fondamentales permet aux pratiquant·e·s de l'entraînement bouddhiste d'établir une sorte de schéma de base clinique; pour la personne non initiée, cela remplace le diagnostic différencié de la psychothérapie. Ainsi, même sans avoir de diagnostic fin, la personne ordinaire peut voir laquelle de ces tendances fondamentales est active dans l'instant et elle sait donc en même temps quel remède appliquer. Nous partons du principe que ces voiles émotionnels peuvent être suffisamment dissous pour que la conscience intemporelle de l'éveil se révèle; une expérience que, visiblement, beaucoup de pratiquant·e·s ont déjà faite.

C'est la raison pour laquelle ces cinq tendances perturbatrices fondamentales sont présentées dans le bouddhisme tibétain exactement de la même façon que les cinq familles de bouddhas et que les cinq aspects de la conscience intemporelle éveillée: sous la forme d'un maṇḍala, c'est-à-dire sous la forme d'une fleur de lotus de cinq couleurs (voir illustration page xx oder hier einfügen). Dans la tradition bouddhiste, le lotus représente l'éveil, car il prend racine dans la vase et, dès que son bouton s'élève au-dessus de l'eau, il épanouit sa fleur dans une pureté immaculée, symbole de notre esprit qui se révèle dans l'éveil dans toute sa pureté, sans être entaché d'aucune façon par les obscurcissements émotionnels passés.

Lorsque nous considérons de plus près la symbolique détaillée du lotus, nous voyons que les cinq émotions perturbatrices se répartissent sur le centre et les quatre pétales et qu'elles représentent ensemble le monde de notre perception émotionnelle marqué par la confusion. Le centre bleu, où se situerait le fruit, symbolise le manque de conscience, la cause de toutes les autres tendances perturbatrices. Sur les quatre pétales se trouvent, en regardant toujours depuis le centre : en haut la colère sur le pétale blanc, à droite l'orgueil sur le pétale jaune, en bas le désir sur le pétale rouge et à gauche la jalousie sur le pétale vert.

Cinq éléments comme caractéristiques de notre esprit

Ces tendances émotionnelles fondamentales sont associées aux couleurs des énergies élémentaires de notre monde, en correspondance étroite avec les cinq éléments de la nature.

1. La couleur bleue représente le ciel et l'espace illimité dans lequel tout se déroule, symbole de vastitude et d'infini.
2. La couleur blanche représente l'eau qui coule, qui peut mousser, qui est symbole de cohésion et de continuité.
3. La couleur jaune représente la terre qui porte tout et génère tout, symbole de stabilité et de fiabilité.
4. La couleur rouge représente le feu qui éclaire tout mais qui consume également tout, symbole de chaleur et de vitalité.
5. La couleur verte représente le vent qui apporte la pluie, fait pousser tout ce qui est vert et qui fait bouger les feuilles, symbole de dynamisme et de force.

Notre esprit a les mêmes caractéristiques naturelles: vastitude, continuité, fiabilité, vitalité et dynamisme. Si ces qualités sont empêchées ou limitées par les voiles émotionnels, cela colore notre perception, comme si nous portions des lunettes émotionnelles. Bien sûr, nous ne voyons pas la colère comme quelque chose de rouge, ce n'est pas cela que nous voulons dire. Les couleurs ne sont que des indications symboliques des qualités fondamentales de l'esprit et des familles de bouddhas correspondantes.

Cinq aspects de la conscience intemporelle

Une fois que nous nous sommes libéré·e·s des tendances émotionnelles fondamentales, les qualités de l'esprit se révèlent comme les cinq aspects de la conscience intemporelle, que nous appelons également sagesses. Celles-ci sont dans le même ordre:

1. la conscience semblable à l'espace: sans centre ni limites, vaste comme l'espace qui permet tous les mouvements;
2. la conscience semblable au miroir: inobstruée, claire et continue comme les reflets dans un miroir;
3. la conscience de l'égalité: toutes les expériences sont «vides» de la même façon, insaisissables;
4. la conscience toute discriminante: vivante, différenciée, unique, elle établit des différenciations fines;
5. la conscience toute perfectionnante: un état d'être fluide, dynamique, parfait en soi, accomplissement complet.

Ces cinq aspects de la conscience ou de la nature de l'esprit sont présents simultanément, comme les couleurs que nous pouvons voir dans les différentes facettes d'une pierre précieuse taillée.

Les autres émotions peuvent être comprises comme des combinaisons des cinq tendances de base. Nous les appelons les perturbations émotionnelles secondaires. Il en existe des combinaisons innombrables. L'impatience par exemple a des composantes de colère, de désir et de manque de conscience (peur, inquiétude). Mais il existe également de l'impatience orgueilleuse et de l'impatience jalouse.

Dans la relation d'aide, il est généralement suffisant de déceler les tendances émotionnelles fondamentales et leurs causes profondes. Établir un diagnostic psychopathologique peut conduire à se fixer sur le tableau clinique. Des termes descriptifs tels que réaction de protection, sentiment d'abandon, insécurité et exaltation de soi par protection sont par exemple plus compréhensibles que l'expression « troubles narcissiques de la personnalité ». Les formulations descriptives sont plus proches du vécu et permettent de deviner que ces schémas émotionnels peuvent être dissous en travaillant sur soi-même.

L'esprit comme le champ pur des cinq familles de bouddhas

Lorsque l'énergie que les schémas émotionnels contiennent est libérée, ce sont les qualités de la conscience éveillée qui se révèlent. Tant que nous considérons la nature ultimement instable des tendances émotionnelles, il est relativement facile de rester relié au potentiel éveillé caché derrière toutes les forces émotionnelles qui génèrent ces symptômes. C'est comme si nous pouvions voir le potentiel du bouddha derrière chaque expérience émotionnelle. Chacun de nous est un bouddha potentiel et c'est le chemin de guérison qui le libère en nous. La tradition du Mahāyāna considère qu'il y a un grand nombre de bouddhas ; elle décrit la libération comme le passage d'un état voilé à un état éveillé, symbolisé par le maṇḍala (champ) des cinq dhyāni bouddhas, dans le même ordre que le lotus ci-dessus.

1. Le bouddha Vairocana se révèle lorsque nous dissolvons l'expérience d'ignorance, marquée par la peur.
2. Le bouddha Akṣobhya se révèle lorsque nous dissolvons l'expérience de rejet et de colère.
3. Le bouddha Ratnasambhava se révèle lorsque nous dissolvons l'expérience d'orgueil et de comparaison.

4. Le bouddha Amitābha se révèle lorsque nous dissolvons l'expérience de désir et d'attachement.
5. Le bouddha Amoghasiddhi se révèle lorsque nous dissolvons l'expérience de jalousie et de rivalité.

Ici, les noms des bouddhas, leur ordre et l'iconographie associée ne sont pas indispensables à nos considérations. Le message important est celui-ci : nous avons en nous le maṇḍala complet, quintuple, autant celui des émotions que celui des bouddhas. Ainsi, les cinq aspects de la conscience intemporelle et non-duelle sont présents en nous à tout moment, même si nous n'en avons pas conscience.

La vision qui nous guide sur notre propre chemin de guérison ainsi que dans l'accompagnement de nos client·e·s est celle de ce que nous serions tous une fois que notre potentiel inné serait libéré et que le bouddha intérieur se révèlerait. C'est là le sens profond de ce que nous voulons dire lorsque nous parlons d'une « nature de bouddha » en chacun de nous : nous exprimons ainsi la profonde confiance que nous pouvons vraiment tous guérir et nous éveiller. Nous savons à quel point les tendances émotionnelles sont coriaces, en particulier celles qui trouvent leurs racines dans la petite enfance. Et nous savons à quel point ces forces peuvent former un caractère. Pourtant, plus les troubles sont puissants, plus il est important de rester relié au potentiel de guérison.

Tous les problèmes et troubles psychiques peuvent être vus comme une combinaison des cinq émotions de base, combinaison qui conduit à un nombre infini de formes individuelles du problème de base, toujours identique dans le saṃsāra, à savoir le fait de tourner inutilement autour de nous-mêmes et de nos émotions. Cela génère de la souffrance qu'on appelle dans les milieux bouddhistes, pour simplifier, « la saisie de soi ». Le fait de connaitre ces tendances émotionnelles fondamentales étant au centre d'une exploration de soi dans le bouddhisme et dans l'entraînement de l'esprit, nous accordons une attention particulière ici à ces cinq émotions de base.

Sur le principe du maṇḍala (voir le lotus page xx) : les pôles opposés que sont la colère et le rejet (devant) et le désir (derrière) sont reliés l'un à l'autre par le manque de conscience (au centre). Il est facile de passer de l'un à l'autre. Lorsque le désir est déçu, il se change souvent en rejet, il devient de la colère ou de la haine. De la même façon, la jalousie et l'orgueil sont reliés par le manque de conscience : lorsque l'orgueilleux perd, il devient jaloux et lorsque le jaloux, l'éternel second, arrive enfin au sommet, il tombe souvent dans l'orgueil et fait un mauvais usage de son pouvoir, exactement comme son adversaire orgueilleux. C'est ce principe d'alternance en croix des deux couples émotionnels qui rend ce modèle du maṇḍala particulièrement intéressant, car il permet de voir que le facteur du manque de conscience nous fait souvent passer d'une émotion à son opposée. Le lotus à quatre pétales représente, sous la forme du maṇḍala des cinq émotions, le monde des perturbations émotionnelles, de l'absence de liberté et de la saisie de soi (saṃsāra). Lorsque ces énergies sont libérées, nous pouvons faire les mêmes expériences de vie que dans le monde de l'éveil, de la liberté et de la paix (nirvāṇa).

Pour chacune de ces cinq émotions, nous allons maintenant considérer les cinq étapes : s'arrêter, appliquer des méthodes utiles, changer la vue, reconnaitre leur véritable nature et utiliser l'émotion comme chemin d'éveil.

1. Le manque de conscience

Les formes les plus importantes de manque de conscience sont l'opacité mentale, l'indifférence, le doute et les vues erronées – et la base de tout cela est l'attachement à un soi, l'ignorance fondamentale caractérisée par un sentiment d'insécurité ou de peur.

Ignorance fondamentale

Le manque de conscience est un voile qui empêche la connaissance directe et immédiate qui mène à la bouddhéité. Cela se rapporte à deux choses :

(a) ne pas être conscient de la véritable nature de tous les phénomènes et

(b) ne pas être conscient de la manière dont ces phénomènes se manifestent à un niveau relatif.

Une personne ayant la pleine connaissance de l'être comprend la véritable essence de tous les phénomènes comme étant dynamique, intangible, sans substance et dépourvue d'un noyau d'être. En même temps, elle comprend exactement comment les phénomènes, grâce à leur caractère vide et insaisissable, se manifestent de manière clairement perceptible par le jeu des conditions interdépendantes. Une telle personne comprend l'interaction entre les aspects ultime et conditionnel de la réalité et est ainsi libérée de l'ignorance fondamentale. Elle comprend profondément que ces deux aspects de la réalité sont inséparables.

L'ignorance signifie également considérer un « je » comme réel. Ce sentiment fondamental d'un moi, basé sur le manque de conscience, signifie que « l'autre » est également considéré comme réel. Et c'est là que naissent les émotions pénibles : « moi » ici, avec mes émotions, différent et séparé de tout ce qui est perçu comme « l'autre ». Cette division de l'expérience en sujet et en objet empêche la libération. C'est ce que l'on entend par dualité : la croyance en la séparation entre celui·le qui fait l'expérience et l'expérience qui est faite.

C'est de l'attachement à un soi-disant moi séparé que nait la tension ; tous les conflits ont leur origine ici. En raison d'un manque de conscience, nous ne voyons pas que ce soi-disant moi est en fait une conscience dynamique. Il n'y a pas de moi permanent dans le sentiment du moi, c'est seulement un mouvement mental sans substance. Par ignorance, nous défendons et dorlotons ce moi qui n'existe pas vraiment. Nous sommes tellement pris au piège de notre saisie de soi qu'il n'est guère possible d'avoir un autre point de vue que celui du moi.

Lorsque nous examinons le sentiment du moi, nous ne trouvons rien qui puisse être identifié comme un moi ou une âme. Mais lorsque nous portons notre regard vers l'extérieur, le sentiment du moi et des autres trouve facilement confirmation : il nous suffit de toucher quelque chose. Dans le contact physique, nous sentons les limites de notre corps et celles de l'autre : nous sommes ici et l'autre est là. Mais comment cela se passe-t-il dans l'esprit ? L'« autre » n'est-il pas aussi notre propre perception ? Aucune personne éveillée n'a encore trouvé de moi et les scientifiques non plus.

Du philosophe français René Descartes vient la célèbre phrase: «Je pense, donc je suis.» Il voulait résoudre le dilemme de ne pas pouvoir déterminer avec certitude s'il y a un moi. Mais un moi stable ne peut pas découler du fait de penser. La pensée est dynamique et en changement constant. La vraie question est de savoir s'il y a quelqu'un qui pense. Les pensées sont des mouvements momentanés de l'esprit. Où sont les pensées d'hier? Tout change, rien ne reste. Où dans ce changement est-il censé y avoir un moi permanent?

En plus de cela, certain·e·s méditant·e·s font l'expérience d'être complètement libéré·e·s de la pensée conceptuelle et non conceptuelle; il y a simplement la conscience. Où est le moi alors? Peut-être pouvons-nous le trouver dans l'observation de cette expérience? Mais cette observation est aussi un processus et elle disparait également avec une détente encore plus profonde. Où est le moi alors?

Le «moi» est simplement un terme utile pour communiquer. Moi et les autres ne sommes ni un, ni séparés, ce sont des expériences dynamiques. Dans l'expérience, il n'y a pas à trouver de noyau d'être permanent, qui nous définirait comme un individu séparé et constant, qui pourrait être une base suffisante pour une identification permanente et une séparation claire vis-à-vis du monde. Le «moi» est un processus, en conditionnement réciproque et en dépendance vis-à-vis de tout ce qui nous entoure, une conscience dynamique – un flux d'expérience vivant et insaisissable sans noyau fixe, sans «quelqu'un».

Là où nous soupçonnons l'existence d'un noyau d'être individuel, il n'y a en réalité qu'un espace de conscience ouvert et dynamique, qui n'est en outre pas différent chez les autres. Cet espace de conscience dynamique n'a pas besoin d'être défendu, car il ne peut être blessé – c'est simplement un espace ouvert. Le territoire du soi-disant moi est en réalité un champ de force karmique sans propriétaire. S'identifier à cela, c'est manquer de conscience. Comprendre qu'il n'y a rien à défendre, c'est la sagesse.

Mon corps, ma famille, mes amis, mon équipe, mon pays – la saisie de soi ne connait pas de frontières. Elle embrasse tout ce à quoi elle veut s'identifier et rejette tout ce qui est vécu comme menaçant et désagréable. Pour devenir libre, toutes ces identifications doivent être dissoutes. Tout le jeu des émotions s'explique par nos identifications, l'attachement à l'agréable et le rejet du désagréable. La question est toujours : qu'est-ce que je veux avoir et de quoi est-ce que je veux me débarrasser ? C'est le double mouvement de la saisie de soi : attirer et repousser, basé sur l'hypothèse de l'existence réelle d'un moi.

L'identification crée la base de la souffrance. Plus nous considérons notre bol de céréales comme notre bol personnel, plus il devient difficile de le mettre à la disposition des autres. Si nous considérons qu'une chose est à nous et que quelqu'un d'autre veut l'utiliser aussi, un conflit surgit parce qu'alors elle est moins à nous. Nous ne partageons pas notre voiture privée aussi facilement que nous le faisons dans le covoiturage ou dans un bus public. Cela s'applique également lorsque nous identifions quelque chose comme n'étant pas à nous et que nous voulons le garder loin de nous parce qu'il nous répugne. Si quelqu'un qui ne veut pas non plus de cette chose tente de nous la donner, un conflit surgit : nous poussons alors tous les deux la chose mal-aimée dans un sens et dans l'autre. Tous les problèmes découlent donc de ce « nous voulons, nous ne voulons pas ».

Nous avons besoin des mots « je », « moi » et « mien » pour exprimer l'appartenance. Simplement, nous ne devons pas nous laisser berner par eux. Ce sont des termes abstraits et statiques qui décrivent un processus dynamique et vivant. Le « je », tout comme le « tu », est un peu différent à chaque instant. Les identifications fixes ne sont pas appropriées car rien de stable ne peut être trouvé. Nous pouvons utiliser les termes « je », « vous » et « nous », ainsi que « mon », « ton » et « notre » et être conscients qu'ils décrivent des processus dynamiques, sans identification. Ainsi, quelqu'un peut conduire notre voiture sans qu'il y ait de conflit.

Autre exemple : en cherchant une chemise, nous voyons une belle chemise tachée dans un magasin. « Dommage pour le commerçant, mais ce n'est pas mon problème. » On achète la chemise à côté. Au moment du déballage, notre enfant la salit. « Ma chemise ! » Une réaction émotionnelle forte peut s'ensuivre. Une tache similaire à la précédente, mais une réaction complètement différente, car une identification forte provoque des réactions fortes.

Nous pouvons vivre de manière non duelle dans la dualité – être conscient·e de la dimension ultime sans « moi » et « les autres », dans un monde relatif où il y a bien moi et les autres. Nous utilisons les mots «je» et «vous» sans établir de séparation.

Un autre exemple: en rêve, je vois brûler ma belle maison et j'éprouve une véritable panique, que je ressens encore dans toutes les cellules de mon corps à mon réveil. Mais dès que je réalise que c'était un rêve, les émotions se dissipent. Nous pouvons transposer cela dans la vie de tous les jours: si nous sommes conscients que notre expérience est de nature onirique, dynamique, influencée par d'innombrables conditions, alors il n'y a plus de problèmes solides – nous pouvons tous les résoudre. La compréhension sape les bases de l'attachement et de l'aversion. Il s'agit d'adopter un point de vue aussi souple que possible, sans trop adhérer à ce soi-disant moi. Ensuite, nous apprenons également à gérer les différentes forces qui conduisent à l'émergence de problèmes ou à la joie, à l'ouverture et à l'amour. Tout nait de l'interaction dynamique de différentes forces – plus nous agissons avec souplesse et sagesse dans ce champ de forces, mieux c'est.

Opacité mentale, indifférence, doute malsain et vues

Opacité mentale

Nous avons beaucoup de mécanismes par lesquels nous essayons d'éviter les choses désagréables. Le plus important d'entre eux est peut-être le réflexe de regarder ailleurs et de ne pas vouloir voir. Cela ne vaut pas seulement pour les situations extérieures mais aussi et surtout pour nos schémas intérieurs. Ce souhait, le plus souvent inconscient, de ne pas se rendre compte de notre vécu intérieur s'exprime sous la forme d'une lourdeur, d'une absence, d'une apathie, d'une opacité mentale et d'un esprit embrumé. Le manque d'acuité et de légèreté nous empêche de voir et de reconnaitre les choses clairement, ce que nous souhaitons inconsciemment. Nous sommes comme «étanches». Malheureusement, ces stratégies d'évitement sont également actives chez les personnes qui voudraient en réalité être conscientes ou même qui enseignent la vigilance et la pleine conscience.

Indifférence

De la même façon, l'indifférence, le désintérêt, le manque de curiosité sont l'expression de cet évitement. Nous excluons certains domaines de notre vie parce qu'ils sont «trop» pour nous. Nous ne voulons rien avoir à faire avec ces sujets-là, ces difficultés ou ces opinions qui sont dangereuses pour nous. En soi, ce n'est pas un problème, surtout lorsque c'est une décision consciente. Néanmoins, nous devons accepter que, dans tous ces domaines que nous évitons, nous ne pouvons pas développer de compréhension en raison de ce manque de conscience; ils s'étiolent, ou bien alors les schémas inconscients actifs en eux continuent à agir sans frein.

Doute malsain

Le doute malsain est une troisième forme de manque de conscience. Le doute sain est un signe d'intelligence et d'une liberté émotionnelle suffisante afin de ne pas se laisser tromper et de ne pas croire aveuglément. Ce doute nous aide à clarifier les situations confuses. Ce n'est pas de ce doute sain dont il est question ici. Lorsque le manque de conscience provoque des doutes, nous n'arrivons plus à penser clairement car chaque pensée est remise en question par une autre pensée. À peine nous sommes-nous résolu·e·s à franchir une étape que nous voyons déjà mille raisons de ne pas le faire. Le doute névrotique sape la confiance en notre propre perception, en la pensée et bloque l'action. Nous devons avoir un minimum de confiance pour au moins essayer de faire quelque chose. L'intellect en tension trouve d'innombrables excuses pour ne pas s'ouvrir aux situations. En réalité, nous avons peur de faire des expériences douloureuses, ce qui nous empêche malheureusement aussi de faire des expériences de libération.

Vues

Un quatrième aspect du manque de conscience, ce sont les «vues»: nous saisissons émotionnellement des opinions sur la réalité que nous ne voulons soumettre à aucune vérification. Les exemples traditionnels de vues qui empêchent l'éveil lorsque nous nous accrochons à elles de façon dogmatique sont la croyance en un moi stable, individuel, qui existerait vraiment, ou que l'éveil serait impossible, ou que nos actions n'auraient aucune conséquence. Lorsque nous remettons en question nos propres a priori et que nous acceptons de réfléchir aux autres opinions, alors même les vues erronées ne sont pas si graves; elles peuvent être clarifiées. Mais sans ouverture, il ne saurait y avoir ni recherche, ni espace pour l'évolution. S'accrocher aux vues signifie que nous cimentons notre connaissance partielle ou notre ignorance. Cela devient presque impossible de corriger les éventuelles erreurs dans nos interprétations. Même les vues justes peuvent être figées en dogmes et détournées de leur usage pour des buts personnels. Seule la réelle flexibilité de l'esprit, au-delà des opinions, nous en protège: la «vue juste» des éveillés n'adopte aucun point de vue.

Échange en groupe sur le manque de conscience

Ce passage est inséré ici pour vous inciter, lecteur·rice·s, à échanger avec vos ami·e·s sur des thèmes déterminants comme les émotions fondamentales et à vous intéresser ensemble à l'exploration de ce domaine. Cet échange dans un groupe de formation EPT avait été précédé d'une méditation dans laquelle chaque participant·e s'est ouvert·e au vécu de l'ignorance et du manque de conscience sur la base de différents souvenirs. Puis voici ce qu'ils·elles en ont dit:

Participant·e 1: Mon vécu de l'ignorance est que je deviens moins vivant, comme sourd, avec moins d'émotion, comme une façon de fonctionner routinière. Comme dans une bulle sombre dans laquelle je ne vois pas comment je me sens. Cette bulle de bien-être me protège des changements. Je ne veux pas être dérangé dans cette bulle confortable de non-conscience. Lorsque ma femme essaie de percer cette bulle, je résiste jusqu'à ce que je n'y tienne plus moi-même. Ce qui m'aide à en sortir, c'est que j'ai confiance en ce qu'elle ne me dérange pas pour rien et qu'elle est bienveillante. Puis je peux alors m'ouvrir petit à petit à de nouvelles choses. Sinon je serais en permanence dans la résistance pour pouvoir rester dans l'ignorance. Bien sûr, je peux me dire aussi que cela est douloureux parce qu'alors je ne suis plus vraiment vivant.

Participant·e 2: Lorsqu'il y a un élan à changer, je suis tout de suite dans la réaction émotionnelle.

Tilmann: Derrière la réaction se cache une peur: «Fiche-moi la paix!», c'est la peur du changement, la peur de l'inconnu. Parfois cela a pour conséquence que nous avons le réflexe de faire le mort. Qu'est-ce qui nous en fait sortir? Qu'est-ce qui peut nous motiver?

Participant·e 3: Le désir de vie. La confiance. Lorsque je n'ai pas la confiance et que je pense que l'autre ne me veut que du mal, alors je continue à résister. Le chemin doit être un peu facilité pour que les peurs ne s'élèvent pas trop rapidement.

Participant·e 4: Dans le cas d'une émotion douloureuse, j'essaierais de réfléchir pour dissiper cette ignorance. Je tenterais de comprendre ce qui se cache derrière et comment je peux en sortir. Vu que je souffre, je cherche à comprendre.

Participant·e 5: Je remarque que la croyance en l'identité est très liée à cette ignorance. J'ai besoin de la confiance qu'il est possible de sortir de cette ignorance. Il y a comme un désir de liberté. Vous connaissez le proverbe: la connaissance vous rendra libres.

Participant·e 6: La connaissance, c'est le pouvoir.

Tilmann: Et l'ignorance, c'est l'impuissance et la peur. La conscience apporte la clarté. C'est une tâche difficile de se pencher sur notre propre tendance à vouloir être moins conscient, il est incroyablement séduisant d'être ainsi bercé, d'être dans une demi-clarté dans laquelle nous ne reconnaissons rien et dans laquelle le temps passe de façon agréable. Il faut alors avoir la ferme résolution de regarder.

Sortir de la peur

La peur est toujours là où règne le manque de conscience et dans les domaines qui ne nous sont pas familiers. Cela vaut également pour l'angoisse humaine fondamentale ou angoisse existentielle. Elle est toujours présente lorsque nous n'avons pas conscience de la nature de l'être, c'est-à-dire lorsque nous ne savons pas qui nous sommes réellement, sans point de référence extérieur, et comment les choses continuent dans les phases d'incertitude, par exemple après la mort. De la même façon, le doute névrotique, la saisie dogmatique des opinions et l'obstination sont fondamentalement l'expression de la peur.

Comme toutes les émotions, la peur a un sens. Elle nous rend vigilant, nous permet de voir que nous ne savons pas, que nous évoluons dans un espace non familier et que nous pouvons être en danger. En fait, elle est une incitation à regarder plus précisément, à ressentir et à « faire attention » dans le sens le plus vaste du mot, donc une incitation à être conscient. Malheureusement, comme toutes les autres émotions, la peur tend à acquérir une certaine autonomie et à s'élever même si elle n'est pas appropriée dans l'instant. La peur devient un réflexe devant l'inconnu et l'incertain, parfois même devant la vie elle-même avec tous ses aléas.

Lorsque nous en arrivons au point que la peur s'élève en permanence, comme un réflexe, elle n'est plus une aide bienveillante qui nous aide à être plus conscient, au contraire elle nous bloque dans notre disponibilité à être pleinement dans la vie. Nous sommes alors comme emmurés dans les peurs et il nous faut une énorme confiance pour ouvrir la porte de cette prison et oser avancer dans l'inconnu. Le plus souvent, il faut connaitre une souffrance insupportable avant de pouvoir ressentir le désir véritable d'ouvrir cette porte et de s'avancer avec courage dans l'inconnu. Il nous faut presque étouffer. Ce n'est qu'alors que nous nous disons : « De toute façon, cela ne peut pas être pire. » C'est le moment où nous lâchons le contrôle. Nous faisons davantage confiance à l'ouverture qu'à la protection que nous avons mise en place par peur. Ce qui est petit nous est familier, l'ouverture en revanche nous semble être une entreprise risquée. Pourtant, heureusement, l'ouverture ne se fait pas en une seule fois mais de façon progressive. L'ouverture est le « refuge » des bouddhistes ; cela peut sembler paradoxal mais c'est pourtant vrai : rentrer pleinement avec corps, parole et esprit dans l'ouverture totale, dans la fluidité, c'est là la protection véritable qui nous aide également au moment de la mort.

L'éveil est ouverture totale. Ouverture qui devient notre nouveau « chez nous ». Les êtres éveillés incarnent la guérison complète ainsi que cet état d'être ouvert et fluide. Par leur exemple et leurs instructions, ils nous apportent leur soutien, ce qui permet à notre cœur-esprit de s'ouvrir comme une fleur de lotus. Les pétales de la conscience intemporelle se déploient. Par bonheur, il y a beaucoup de personnes prêtes à nous aider, qui nous encouragent à continuer à avancer sur le chemin de l'ouverture et à laisser entrer l'amour et la compassion dans notre cœur. Par leur exemple, elles nous précèdent ; lorsque nous regardons autour de nous, nous trouverons peut-être quelqu'un dans notre entourage immédiat qui nous inspire cela.

Ce qui nous empêche d'aller dans l'ouverture, c'est la peur : peur d'être blessé·e·s, peur de souffrir, peur de ne pas exister, peur de n'être personne, peur de ne pas être aimé·e·s … Sans peur, il n'y a aucune émotion perturbatrice. Beaucoup d'émotions peuvent être considérées comme une défense face à une menace supposée. La peur de la soif, de la faim, de la fatigue, de la critique, de la perte, du rejet, des choses désagréables : la peur est partout. Le besoin de protection met en place un cercle de défense qui est notre prison. En profondeur, il y a les angoisses existentielles, que nous ressentons parfois sous forme de peur de l'inconnu et de la mort. La peur est le ressenti d'une menace pour le « moi » et nous la ressentons dans notre corps : nous tremblons, nous nous sentons oppressé·e·s, nous transpirons, notre cœur bat plus vite, nous avons une diarrhée, nous sommes figé·e·s, nous sommes surexcité·e·s, nous avons des vagues de chaleur ou de froid. Nous avons peur que les structures familières s'effondrent, peur de perdre le contrôle ou l'autonomie, d'être limité·e·s dans notre vitalité et bien d'autres choses encore. La peur est un état de tension du corps et de l'esprit. Elle s'accompagne souvent de la sensation d'une présence concentrée à tous les niveaux.

Lorsque nous allons vers la porte de la prison, nous avons peur qu'elle ne s'ouvre pas et lorsque nous sortons, nous avons peur de ne pas retrouver le chemin. La peur est partout car il nous suffit de faire le moindre pas pour rencontrer quelque chose de nouveau. L'inconnu déclenche la peur. Comme le changement est toujours accompagné de nouveauté, nous avons tout simplement peur du changement. Le désir a peur de ne pas recevoir ce qui est agréable. La colère a peur de faire l'expérience de ce qui est désagréable. L'orgueil a peur d'être rabaissé. La jalousie a peur de perdre ce qu'elle aime ou de ne pas être assez bien. Toutes les émotions perturbatrices ont la peur en commun car le manque de conscience joue un rôle dans chacune d'elles. C'est pourquoi, dans l'Abhidharma, la peur n'est pas décrite comme une émotion séparée. Considérer qu'il y a là quelqu'un qui doive se protéger est la cause véritable de la peur.

La peur nous empêche davantage que ce qu'elle nous sert. Pour ce qui est des dangers imaginaires, elle est de toute façon contreproductive et pour les dangers réels, la sagesse serait meilleure conseillère. Nous n'avons pas besoin de connaitre la peur pour être performant physiquement ou mentalement ; il vaut mieux développer un véritable intérêt ou la confiance, l'amour, la compassion, la sagesse … Oui, la peur peut nous réveiller mais le plus souvent elle nous paralyse si elle dure longtemps. Au niveau thérapeutique, nous pouvons dire que nous « suivons le chemin de la peur » car c'est là que se nichent les blocages. La peur est un signal que quelque chose ne va pas mais il n'est pas toujours facile de dire quoi précisément. La peur recouvre souvent une émotion sous-jacente, comme si elle la cachait cette émotion. Car dans de nombreux cas, la peur a pour effet que nous ne voulons pas voir ni sentir de plus près. Bien sûr, la peur stabilise aussi le vivre ensemble social, mais comme cela serait encore mieux s'il était stabilisé par la compassion et le fait de prendre soin les uns des autres ! La peur empêche la communication car elle est l'expression du manque de confiance en nous-mêmes et en les autres.

Gagner davantage de conscience sur tout cela nous amène obligatoirement à nous rendre compte de choses désagréables. C'est pourquoi nous devons être résolu·e·s à cultiver la conscience. Lorsque nous nous apercevons des choses difficiles qui sont en nous et chez les autres, nous commençons intérieurement à chercher des solutions ; pour cela nous devons d'abord supporter d'avoir des sensations d'incapacité et d'impuissance. Certes, nous y voyons plus clair, mais nous n'avons pas encore la possibilité d'intégrer ces nouveautés et d'en faire un chemin. En réalité, le manque de conscience n'a rien de positif, sauf la possibilité de le dissiper. Il nous empêtre dans des réactions qui sont causes de souffrance ; le plus dévastateur est que nous ressentons à peine cette douleur ainsi que l'élan pour en sortir. Le manque de conscience a pour effet que nous ne faisons pas la différence entre ce qui apporte du bonheur et ce qui apporte du tourment.

Trois clés pour sortir du manque de conscience (exercice B.1)

Remarque: pour chacune des cinq émotions de base, nous allons aborder «trois clés» pour le travail avec ces schémas émotionnels. Au-delà de cela, nous n'avons pas proposé d'exercices spécifiques, ce sont simplement ces trois clés qui doivent être pratiquées autant que possible.

Comment pouvons-nous nous libérer du manque de conscience? Étant donné que nous avons affaire là à différentes formes de schémas émotionnels, il nous faut un procédé qui agisse à différents niveaux. Une des formes du manque de conscience est le déficit de connaissance, de compréhension. Ce déficit peut être comblé par des textes ou par des enseignements. Pour cela nous pouvons étudier, faire des formations, avoir des entretiens. Mais l'ignorance fondamentale qui consiste à nous prendre, nous et les autres, comme existant concrètement, le problème constitutif de la perception dualiste, nous ne pouvons le dissoudre que par l'introspection personnelle (contemplation et méditation). Là, l'étude ne suffit pas. C'est pourquoi l'entraînement bouddhiste travaille à plusieurs niveaux. Ce sont d'abord les Trois Entraînements: conduite bénéfique, calme mental et sagesse:

1. La base est la conduite bénéfique, en sanscrit śīla, d'être attentif et bénéfique en pensée, en parole et en action.
2. Cette base permet que l'esprit se calme et fasse l'expérience d'un profond calme mental, samādhi.
3. Et cela est à son tour la condition de la compréhension profonde, connaissance de l'être ou sagesse, prajñā.

Ces trois éléments sont l'essence de la voie bouddhiste telle qu'elle est enseignée dans toutes les traditions. En soutien de cela, le Bouddha a enseigné les trois formes de pratiques, les Trois Sources de sagesse: l'étude, la contemplation et la méditation.

- Étudier : nous écoutons des enseignements, nous échangeons avec les autres à leur sujet et nous étudions des textes pour acquérir une compréhension intellectuelle.
- Contempler : puis nous établissons le lien entre ce que nous avons entendu et notre propre expérience en contemplant profondément leur contenu, jusqu'à ce qu'une compréhension profonde s'installe. Ce processus s'appelle la contemplation.
- Méditer : la compréhension qui jaillit de la contemplation nous amène au-delà des questions-réponses dans un processus d'ainsité spontané. Ne plus vouloir changer les choses, c'est cela la méditation.

Étudier

L'étude des enseignements de sagesse nous donne une compréhension intellectuelle. Il est particulièrement important d'être très clair sur les actions et sur les attitudes qui sont bénéfiques et celles qui ne le sont pas. Si nous voulons nous libérer nous-même de la souffrance, nous ne devons pas faire de mal aux autres ; c'est la base de tout le chemin. L'enseignement utilise plusieurs exemples pour nous montrer ce qu'est un comportement intelligent avec pour objectif la libération de la souffrance. Il forme notre bon sens : nous apprenons à faire la différence entre ce qui apporte le bonheur et ce qui apporte la souffrance.

L'étude change notre façon de voir et ainsi nos réactions et nos actions. Écouter et lire des enseignements est une partie nécessaire du chemin d'éveil. Les instructions traditionnelles qui aident à dissiper le manque de conscience traitent des quatre vérités des nobles (voir chapitre D), des quatre pensées fondamentales qui tournent l'esprit vers l'essentiel (voir chapitre C.1), des effets des actions (karma), des douze liens de l'émergence conditionnée de la souffrance et de la libération, l'interdépendance, la possibilité d'éveiller notre potentiel, les six qualités libératrices (pāramitās) et les explications sur la nature de l'esprit.

Pour que l'étude ait vraiment un effet de clarification et qu'elle change notre être, nous devons avoir de l'intérêt. Cet intérêt ne concerne pas seulement le dharma, l'enseignement, mais aussi la personne à côté de nous, les évènements du monde et les sciences. Cet intérêt concerne tout ce qui peut nous être utile pour mieux comprendre nous-même et les autres. Il s'agit d'un intérêt pour le monde. Nous devons devenir curieux·ses. Cet intérêt fondamental est ouverture à la nouveauté. Il a pour effet que nous sommes généralement ouvert·e·s et réceptif·ve·s jusque dans nos moindres cellules. L'intérêt est le remède fondamental à notre ignorance.

Contempler

Outre l'écoute et l'étude, nous devons appliquer les enseignements à nous-mêmes: « Qu'est-ce que tout cela a à voir avec moi ? » La contemplation consiste à considérer quelque chose en profondeur. Cela nous change davantage. Lorsque nous contemplons avec des questions, nous recevons les premières réponses, puis il y a le plus souvent une petite pause, la question s'approfondit, nous entrons davantage dans le ressenti, de nouvelles réponses apparaissent, puis à nouveau le calme, puis peut-être une nouvelle réponse, etc. En contemplant ainsi, nous comprenons de plus en plus en profondeur. La simple contemplation d'une seule instruction, comme celle sur l'impermanence, peut déjà changer toute notre vie. Les priorités sont réajustées, certaines choses gagnent en importance, d'autres deviennent moins urgentes – nous changeons plus profondément.

Méditer

La contemplation, qui est pour l'essentiel encore conceptuelle, nous conduit vers le non-conceptuel, l'état d'être simple, la méditation. Nous apprenons à être dans l'instant, pleinement conscient·e·s. La méditation commence avec le souhait d'accéder à un état d'être détendu. Cependant nous ne méditons pas seulement pour nous détendre mais aussi pour libérer en nous une compréhension intime non conceptuelle. Celle-ci peut certes s'exprimer sous la forme de concepts mais c'est en réalité une compréhension profonde de l'ainsité des choses, telles quelles sont. Cette compréhension libère et nous conduit dans l'état d'être non-duel, parfaitement détendu. Au début, il s'agit d'établir une stabilité mentale. Puis nous pouvons appliquer des méthodes classiques de pleine conscience, comme la méditation sur le souffle ou la méditation marchée. Nous apprenons à être conscients de chaque mouvement, de chaque mot, de chaque pensée. La méditation nous aide à percevoir de façon plus clair, sans juger et sans refouler. Plus nous sommes détendus, plus notre attention devient précise et claire.

Notre premier exercice de pleine conscience (voir exercice A.1) peut consister à conduire la voiture en conscience : j'éteins la radio, je ressens la position de mon corps et toutes les autres sensations, je ressens ce qui se passe en moi et autour de moi, je suis simplement en train de conduire. J'amène au centre de mon attention les différentes actions que j'accomplis le reste du temps de façon automatique et je me réjouis de la qualité de perception qui s'installe alors. Je sens la façon dont mon corps s'incline légèrement dans les virages en même temps que ma voiture, comment les pensées passent et que je ne suis plus attaché·e à ce qui advient. La joie de vivre réside dans l'attention aux détails. De la même façon, je peux choisir de m'entrainer en faisant la vaisselle, en tondant la pelouse ou en faisant d'autres travaux routiniers, puis l'étendre ainsi à d'autres domaines.

Guendune Rinpoché parlait souvent du développement de « l'œil de sagesse ». Cet œil regarde vers l'intérieur et perçoit nos propres émotions et états d'esprit. La voie directe pour mieux comprendre et devenir plus sage est de prendre conscience de nos erreurs et insuffisances. Nous devons être prêts à pratiquer toute notre vie. Nous ne nous entrainons pas à la conscience pour ensuite la mettre de côté. En outre, plus nous pratiquons, plus cela est plaisant.

En résumé, il y a donc trois méthodes pour développer la conscience : l'étude, la contemplation et la méditation qui génèrent trois qualités essentielles : le comportement bénéfique, le calme mental et la sagesse.

Première étape : s'arrêter dans la réaction émotionnelle de ne pas vouloir voir

Nous disons « stop ! » à tout comportement qui obscure l'esprit, nous faisons une pause et nous renonçons à réagir automatiquement. Nous nous donnons du temps pour mieux regarder, écouter, réfléchir et nous nous rappelons comment faire mieux : couper court aux projections, ne pas leur accorder autant de crédit, considérer d'autres points de vue, ne pas se laisser bercer par l'indifférence, ne pas accomplir d'autres actions négatives, limiter les dégâts, demander de l'aide et prendre du recul pour étudier d'autres façons de faire.

Deuxième étape : appliquer des méthodes utiles au manque de conscience

Grâce à la pause, nous pouvons appliquer des remèdes : étudier et contempler des textes utiles, nous tourner davantage vers l'essentiel, nous souvenir d'exemples inspirants, pratiquer la pleine conscience, être en empathie avec les autres pour mieux comprendre, accomplir des actions bénéfiques, chercher de l'aide, essayer d'autres façons de faire, échanger avec les autres, stimuler l'esprit et éveiller l'intérêt.

Troisième étape : changer de perspective vers une attitude d'exploration

Il s'agit de mettre en place une attitude d'exploration même si nous avons l'esprit embrumé. Cultiver une posture ouverte, intéressée et oser faire le pas pour accéder à une vision de nous-mêmes radicalement différente : contempler que nous sommes l'expression de la conscience éveillée, comme des « bouddhas en herbe », ce qui nous permet d'avoir l'intuition de ce que peut être l'esprit vaste des bouddhas. Nous ne considérons plus les états d'esprit voilés comme des ennemis mais comme des aides pour comprendre l'esprit plus en profondeur. L'ignorance, l'opacité mentale et le doute sont des défis bienvenus qui nous encouragent à lâcher prise davantage, à aller davantage vers la vie, à approfondir notre détente intérieure et à retrouver l'accès à la conscience éveillée. Nous reconnaissons, nous nous détendons, nous accédons à la fluidité dans l'ouverture, la compréhension et l'amour, ainsi notre vie gagne en énergie et petit à petit les émotions deviennent nos amies.

Plutôt que d'être convaincu·e·s que le monde nous attaque et que nous sommes des victimes, nous découvrons à quel point nous contribuons activement à former le monde tel qu'il est et nous faisons face différemment aux situations. Nous prenons l'initiative, nous participons et nous assumons nos responsabilités. En outre, nous pouvons nous regarder ainsi que les autres comme de potentiels bouddhas et donc entrer plus facilement en contact avec les qualités inhérentes. Peut-être pouvons-nous voir avec notre œil intérieur que notre interlocuteur·rice, dans son agressivité, porte en lui, en elle, quelque chose de merveilleux ? Cela nous donne la possibilité d'entrer en contact avec ses couches les plus profondes et de ne pas réagir à la surface. Nous nourrissons moins nos émotions car notre attention reste sur l'essentiel : ce qui est sain en nous et chez les autres.

Aussi, nous tournons tout notre intérêt vers l'exploration des différentes manifestations du manque de conscience : les mécanismes de protection, la somnolence, l'esprit embrumé, le sommeil – pour en apprendre davantage.

Quatrième étape : voir la nature véritable de l'opacité mentale

Il s'agit ici de reconnaitre la véritable nature des états d'esprit embrumés et de découvrir qu'ils n'ont pas d'existence concrète. L'opacité mentale se libère au moment où nous la reconnaissons exactement, de la même façon que l'idée de sujet et d'objet. La « méthode » consiste à regarder dans les yeux le sentiment du moi, donc celui·le qui se prend pour réel·le (le sujet) ou regarder directement le déclencheur de l'émotion (le soi-disant objet). Cette vision directe dissout les deux illusions et nous faisons l'expérience d'une ouverture intérieure étonnante. Les expériences de manque de conscience se révèlent comme la nature vive et ouverte de notre esprit.

Nous avons de plus en plus confiance en l'ainsité simple, nous pouvons nous oublier nous-mêmes et faire l'expérience qu'il n'y a vraiment rien à défendre. La certitude sur la nature de l'esprit libère de la peur. Nous faisons l'expérience de l'ouverture sans contrôle. La méditation du mahāmudrā est un lâcher-prise total, comme lorsque nous nous endormons, mais en toute clarté. Lorsque nous lâchons prise complètement, en pleine conscience, nous découvrons qu'il n'y a pas de moi.

La peur est remplacée par la présence, la familiarité, la conscience et la sagesse. La peur montre le problème mais pas la solution. Celle-ci ne se trouve que lorsque la conscience effrayée se détend. Le déblocage permet une conscience panoramique, une compréhension plus profonde et une action sensée. Mais l'absence de peur en soi n'est pas une preuve de sagesse! Elle peut être également l'expression d'un manque de sagesse, une absence d'empathie, une naïveté, une absence d'émotion et une erreur de jugement sur nous-mêmes et sur les autres.

Cinquième étape: prendre le manque de conscience comme chemin

Lorsque nous avons l'habitude de regarder dans les états d'esprit troubles et embrumés, nous pouvons les chercher de façon ciblée pour faire encore et encore l'expérience de la clarté lumineuse de la nature de l'esprit et pour dissoudre les voiles de la conscience. Dans l'expérience directe des états d'esprit embrumés se révèle la conscience intemporelle de l'espace de tous les phénomènes. La pratique consiste à dormir et à rêver autant que nous voulons et donc se laisser aller consciemment dans des états d'esprit somnolents, tout en regardant ce qu'est la nature de cette expérience. Ce faisant nous redécouvrons sans cesse la nature de l'esprit. Plus les moments d'ignorance sont vécus de cette façon, plus la compréhension se renforce jusqu'à ce qu'une certitude totale s'installe sur le fait que l'ignorance n'a jamais existé, que les voiles n'étaient que des manifestations illusoires de l'esprit et qu'ils avaient déjà la nature de la conscience intemporelle.

2. La colère

Les premières réflexions sur le sujet de la colère se trouvent déjà dans le contexte de l'application des cinq étapes dans le chapitre A.1. Nous souhaitons maintenant approfondir un peu ce sujet.

En réalité, toutes les émotions de rejet comme la colère ou la haine reflètent notre désir. Derrière le fort «désir de ne pas avoir» se cache de façon marquée un «désir d'avoir» et vice versa. L'attachement et l'aversion vont toujours ensemble. Dès qu'un désir est déçu et que nous expérimentons quelque chose d'importun, nous ressentons du rejet et de la colère. Un fort désir peut mener facilement à de violents accès de colère car les deux se nourrissent des idées inflexibles sur la façon dont les choses doivent être.

L'irritation montre que quelque chose est important pour nous et que nous nous sentons attaqué·e·s; il s'agit de «nous». Il peut s'agir simplement d'une expérience désagréable et douloureuse à laquelle nous ne voulons pas nous exposer. La colère tente de rayer de la carte tout ce qui est désagréable. Elle cherche à éviter qu'il nous soit fait du mal. La rage est indignation de ce que les choses ne sont pas comme nous voudrions qu'elles soient. Lorsque nous sommes personnellement identifié·e·s à nos opinions sur la façon dont le monde devrait être, nous prenons pour un affront personnel tout écart de cette norme souhaitée. La colère est une révolte contre le monde tel qu'il est. Pourtant au lieu d'améliorer la situation, elle est le plus souvent un facteur aggravant: l'agression génère de la défense et de la contre-attaque et la situation se fige, se solidifie. Personne ne lâche, tout le monde a raison et tout le monde se bat pour les meilleures raisons du monde.

Comment un simple vécu désagréable peut mener à l'agression

En réalité, tout commence par une pensée ou un sentiment désagréable. Il peut s'agir d'une perception extérieure (dans le toucher, la vue, l'ouïe, le gout ou l'odorat) ou d'une idée. Nous évaluons ce vécu comme étant désagréable. Mais au lieu de laisser simplement passer cette impression, nous nous y intéressons, ce qui entretient le malaise. Plus nous nous y intéressons, plus nous gagnons en impatience et en colère. Nous avons de plus en plus de rancune vis-à-vis de cette chose désagréable, cela peut devenir de l'animosité et finalement de la haine. Nous ressentons le désir impérieux de nous débarrasser de cette chose désagréable. Elle doit disparaitre tout de suite sinon nous devenons agressif·ve·s ! L'attaque nous apparait de plus en plus comme un moyen de choix. Nous pensons pouvoir ainsi changer quelque chose; nous espérons au moins pouvoir trouver du soulagement.

La colère obscurcit l'esprit et ne recule pas devant les paroles dévastatrices et les actions néfastes. Si la chose désagréable apparait de nouveau, nous n'en restons pas à un éclat de colère isolé. La moutarde nous monte au nez de plus en plus vite pour des raisons de plus en plus infimes. Notre caractère se transforme. Nous vivons dans la colère, nous sommes amer·ère·s et nous ressentons le monde comme étant hostile et agressif. Pour nous défendre, nous sommes sans cesse dans l'attaque. Nous commençons à ressentir de la joie à distribuer des coups. Nous devenons hargneux·ses et malveillant·e·s. Nous sommes plein·e·s de chagrin, de douleur, d'amertume et de haine et nous entretenons des pensées hostiles. Le poison mental de la colère nous intoxique de plus en plus. Nous ne connaissons plus la paix. Nous sommes comme une corde trop tendue, hautement sensible, prête à casser. Ceux·celles qui touchent nos points sensibles doivent s'attendre à des réactions fortes. Des groupes entiers et même des nations peuvent connaitre une telle tension de sorte que la moindre provocation suffit pour déclencher une guerre.

Nous nous sentons comme « nous ici » sur notre territoire qui doit être défendu contre « les autres là-bas ». Fermement convaincu·e·s que l'agression vient de l'extérieur, nous sommes de moins en moins prêt·e·s au compromis. De plus en plus, nous ressentons même les situations désagréables du quotidien comme des attaques ciblées contre notre bien-être. Nous nous sentons attaqué·e·s par tout et par tout le monde. Nous nous battons pour convaincre les autres de notre opinion. Ce faisant, nous ressentons même nos proches comme étant réticent·e·s. Dans notre colère, nous voyons les personnes que nous avons aimées uniquement comme des causes constantes d'agacement. Quoi qu'elles fassent, ce n'est jamais ce que nous souhaitons. Tout est perçu comme une provocation. Cela peut mener à ce que nous nous mettions de plus en plus en retrait : « Ça m'est égal ! Ils ne me comprennent pas de toute façon. Maintenant, je ne m'occupe que de moi. Même s'ils me posent des questions, je ne réponds plus. » Refus, colère et déception peuvent mener à la dépression; de la même façon, il est bien connu que la sortie de la dépression est souvent précédée par une nouvelle émergence de colère refoulée.

La colère est rarement présente dans sa forme pure; elle est souvent accompagnée de sentiments mêlés, par exemple la culpabilité. Nous savons que quelque chose ne va pas chez nous lorsque nous nous mettons en colère. Nous sentons que nous ne pensons plus clairement, que nous n'agissons plus de façon sensée, que nous sommes peut-être dans l'erreur. Nous essayons de masquer cette sensation par une multitude d'arguments qui justifient pourquoi nous devons nous sentir et agir exactement de cette façon-là. Lorsque nous avons la sensation très nette que notre colère est en réalité inappropriée, nous allons tenter de la détourner et de la masquer.

Une personne en colère a souvent peur. Lorsque nous voyons sa peur, notre compassion s'éveille et nous pouvons nous comporter différemment envers elle. Peut-être pouvons-nous trouver les mots compatissants pour lui montrer que sa crainte a été entendue. Nous ne sommes plus en relation avec la colère de l'autre personne, mais avec son besoin de protection. Nous nous comportons de telle sorte qu'elle puisse se détendre.

Un mouvement de rage peut également s'élever sans qu'il y ait de déclencheur net, il cherchera et trouvera naturellement un objet approprié pour faire remonter à la surface la colère latente. La sensation désagréable rencontre alors le terreau fertile d'un esprit enclin à réagir avec colère. C'est la tendance ou la vision émotionnelle qui est décisive.

Pour illustrer cela : peut-être devons-nous faire une confession à une personne, ce qui, pensons-nous, la mettra certainement en colère. Mais il est possible qu'elle réagisse calmement, car elle a sur la situation une vision, une perspective différente de celle que nous avions imaginée. Ce sont toujours l'état d'esprit et la vision de la personne elle-même qui vont déterminer si elle va ressentir de la colère et du rejet. La vision colore la perception. Une perspective bienveillante, compréhensive et détendue ne se prêtera pas à l'émergence de la colère.

La façon dont nous évaluons une situation dépend des schémas émotionnels actifs dans l'instant. Ceux-ci sont la conséquence des expériences passées et des tendances émotionnelles que nous avons cultivées. Elles sont le karma, les conséquences de notre pensée, de notre ressenti et de nos actions passées. Pour amener de la confiance dans une vue marquée par la défiance, il faut des impressions positives qui permettent à notre vision du monde de s'ouvrir et de se détendre.

La pensée et l'action bénéfiques favorisent une vision ouverte et positive. Des affirmations telles que « ceux qui me critiquent me font un cadeau » fonctionnent, si nous possédons le « coussin karmique », c'est-à-dire une bienveillance stable et bien ancrée. Sans cet ancrage, notre vision positive s'effondrera rapidement sur elle-même. Pour la maintenir, nous avons besoin de la force intérieure qui découle des expériences bénéfiques. Nous accentuons sans relâche la source de cette force intérieure par des actions et des pensées bienfaisantes, qui ont pour effet de modifier durablement notre vision. Cela demande de la patience. De nombreux remèdes pour les émotions nous permettent d'avoir une autre attitude vis-à-vis de nous-mêmes et du monde, grâce à quoi nous nous positionnons différemment envers nos émotions. La véritable cause de la colère est la tendance à nous prendre pour plus important que les autres.

Autres aspects de la colère

Le rejet de « ce qui ne va pas » libère une force émotionnelle qui réussit habituellement à changer la situation, malheureusement pas toujours dans le sens du meilleur. Si nous parvenons à mieux canaliser l'énergie qui consiste à vouloir changer une situation pour le mieux, elle peut être très utile. La colère est une tentative pour ne plus nous sentir aussi démuni·e·s et exposé·e·s ou vulnérable·s aux situations. Elle nous donne une sensation de force et de vitalité ; en réalité elle dissimule le souhait d'avoir une action sur le monde. La colère contient une énergie potentiellement constructive, qui clarifie, mais seulement si nous restons vigilant·e·s et que nous ne devenons pas blessant·e·s. L'erreur consiste à croire que le fait de doubler ou de tripler l'agression, la tension verbale ou agressive pourrait amener les choses dans la bonne direction. Si notre interlocuteur·rice a fondamentalement confiance en nous, une brève colère n'est pas dangereuse, car tout le monde sait que notre attitude de base est positive. La colère peut consumer beaucoup de bienveillance et d'amour si nous nous laissons emporter par elle. C'est pourquoi elle doit être exprimée de la façon la plus constructive possible. Dès que la colère explose, tâchons de poursuivre de façon positive. Nous pouvons trouver des moyens plus habiles d'attirer l'attention sur le dysfonctionnement que d'exploser et puis de ramasser les débris …

Il existe une sainte colère, née de la compassion sage et qui ne connait aucune pitié pour le faux. Elle prend les démons par le col et les laisse se débattre jusqu'à ce qu'ils abandonnent. Cette colère n'est pas issue de la saisie de soi, elle est au contraire parfaitement ancrée. À ce moment-là, nous nous surpassons parce que nous sentons que c'est juste. En outre, la colère peut également aider à mettre en place une communication sincère. Nous exprimons soudainement quelque chose que nous n'avons pas osé dire jusque-là et idéalement nous le faisons de sorte que personne ne se sente personnellement attaqué. Exprimer une critique en parlant de nous …

Par ailleurs, la colère a une fonction de pose de limites, elle protège le moi blessé. En particulier dans le cas de traumatismes causés par des actes de violences ou des abus, il est nécessaire d'accomplir des étapes intermédiaires pour mettre en place des limites saines pour le moi. Le fait de ressentir la colère et de l'autoriser en fait partie. La colère qui n'est pas exprimée se tourne le plus souvent vers l'intérieur, elle nous alourdit, nous paralyse et nous rend tristes. Lorsque la colère refoulée refait surface, c'est le signe d'un processus de guérison qui est en route.

Lorsque nous renonçons à projeter notre emportement, nous allons nécessairement moins nous protéger qu'auparavant. Notre cœur s'ouvrira à nos propres émotions et nous pourrons également mieux écouter celles des autres. Lorsque nous nous ouvrons et que nous faisons preuve de compréhension, cela peut passer pour de la faiblesse, car la force émotionnelle de la colère diminue. Mais combien plus grande est la force qui réside dans la reconnaissance de nos propres défaillances, dans l'ouverture du cœur et dans la capacité à céder au bon moment ! Lorsque nous sommes ancré·e·s en nous-mêmes de façon stable, nous n'avons pas besoin de la colère pour détourner de nous les attaques, les tentatives de manipulations et les opinions erronées. Être ancré·e·s dans la vérité suffit. Lorsque nous avons suffisamment de conscience, nous n'avons pas besoin de colère, nous avons surtout besoin d'un regard vaste et compatissant.

Avant de traiter dans ce qui suit la façon de se débarrasser de la colère, nous souhaitons insister sur le fait que la première étape consiste à accepter notre propre irritation et notre propre potentiel d'agressivité. Il ne s'agit surtout pas de refouler la colère et de faire mine de devenir un ange. Il vaut mieux exprimer la rage de façon modérée que de la refouler. Une fois que nous avons appris à l'exprimer, nous pouvons également nous habituer à lui donner une expression de plus en plus constructive et de moins en moins blessante. Mais si nous ne faisons pas le premier pas qui consiste à accepter en nous-mêmes la colère, nous ne pourrons pas faire les pas suivants.

Trois clés pour sortir de la colère (exercice B.2)

Dans l'entraînement bouddhiste de l'esprit, lorsqu'il s'agit de travailler avec la colère, nous pensons tout d'abord à la patience, à la compréhension et à la compassion.

Patience

La patience, ce n'est pas seulement le fait de rester impassible, accepter les choses difficiles et attendre qu'elles passent. La véritable patience nous détend et nous aide à développer une compréhension qui nous permet d'être endurant·e·s. S'entrainer à la patience consiste à cultiver consciemment la capacité à se détendre face aux choses désagréables et surtout face aux soi-disant «petites» choses: lorsque quelque chose nous énerve, lorsque nous sommes pris·e·s dans la circulation, lorsque quelque chose prend plus de temps que prévu, lorsque nous ratons quelque chose ou que quelqu'un fait encore la même erreur que nous lui avons déjà signalée plusieurs fois …

Dans les textes traditionnels, les moyens pour développer la patience sont les mêmes que ceux qui nous aident à faire face à la colère. Le chapitre sur la patience dansle Précieux Ornement de la Libération de Gampopa offre une bonne vue d'ensemble des méthodes de l'entraînement bouddhiste. Gampopa y présente 9 considérations et 5 contemplations[18]. Les voici résumées:

1. Lorsque nous considérons l'absence de liberté de la personne qui nous fait du mal, nous réalisons que cette personne est prise dans ses propres émotions, qu'elle n'est pas libre d'agir différemment comme nous le présumons habituellement.
2. Nous considérons de quelle façon nous avons contribué à cette situation difficile par nos pensées, nos paroles et nos actions et
3. de quelle façon nos propres schémas et opinions émotionnelles contribuent à nous faire ressentir de la colère.
4. Si nous n'étions pas allé·e·s vers cette situation, ces difficultés ne se seraient pas élevées. Nous avons avancé nous-mêmes vers cette personne ou ces situations. Ainsi nous en sommes responsables et nous nous acceptons pleinement avec amour là-dedans.
5. En outre, une part de la responsabilité de notre colère réside dans notre grande sensibilité qui nous empêche de rester détendu·e·s.
6. Avec un certain humour, nous pouvons nous demander: qui est en fait le plus stupide? Celui·lle qui dit ou fait quelque chose d'énervant par aveuglement ou celui·lle qui s'énerve de cela?
7. Nous pouvons également ajouter: est-ce que cela a du sens de se mettre en colère? Qu'est-ce que cela apporte de toute façon?
8. En outre, nous pouvons considérer l'utilité de l'expérience de colère. Si rien ni personne ne nous met au défi, comment reconnaitrions-nous où sont nos attachements et sur quoi nous avons à travailler?
9. Cette situation provocante, difficile est comme un cadeau qui viendrait de notre maitre pour que nous regardions dans le miroir.
10. Sans les défis de ce genre, comment pourrions-nous prendre conscience de notre négativité et dissoudre nos tendances difficiles? Pour nous libérer des anciens schémas, nous avons besoin de telles situations!

18 Gampopa, dans le *Précieux Ornement de la Libération*, «9 considérations sur la pratique de la patience» (p. 216 sv.) et «S'entrainer à la patience par la prise de conscience de 5 choses», Éditions Padmakara, 1999.

11. Ceux·lles qui nous causent le plus de problèmes sont en réalité nos meilleur·e·s ami·e·s sur la voie de la libération et ainsi nous apprenons à les apprécier à nouveau.
12. Il peut également être utile de se rappeler que ce qui nous cause des difficultés ainsi que la situation elle-même et toutes les émotions qui s'élèvent dedans sont une «suite de phénomènes impermanents» c'est à dire: «cela aussi passera», car tout est changement.
13. Finalement, après nous être bien préparé·e·s par tout ce qui précède, nous développons de la compassion pour notre interlocuteur·rice en prenant conscience de la souffrance de l'autre personne et en nous mettant à sa place. Nous nous rendons compte que cette personne veut être heureuse, exactement comme nous. Cela fait monter en nous des sentiments chaleureux et empathiques.
14. Ainsi s'installe la conscience que la seule solution à un conflit consiste à accepter profondément les parties difficiles en nous-mêmes et chez les autres, à les voir en toute conscience et à travailler avec elles de façon constructive. La pleine acceptation des autres et de nous-mêmes est ici le point central.

Ces 14 contemplations permettent un changement radical de notre vision et des situations qui déclenchent la colère. Ceci correspond à la troisième étape («changer la vision sur les émotions») des 5 étapes abordées dans le chapitre A. Pour nous motiver à cultiver la patience, base de ces contemplations, nous considérons les nombreux avantages de la persévérance jusqu'à voir profondément dans quelle mesure elle facilite la vie de tout le monde.

Comprendre

Quand il y a de la colère, il faut avoir une compréhension multidimensionnelle de nous-mêmes, de l'autre personne, de l'action des empreintes émotionnelles (forces karmiques) et de la nature des émotions semblables aux rêves.

- Me comprendre moi-même consiste à connaitre mes motivations, mes schémas et à m'accepter avec amour avec cela.

- Comprendre l'autre consiste à se mettre à sa place : dans son vécu, dans sa vision, dans ses motivations et ses schémas et l'accepter avec tout cela avec amour.
- Comprendre l'action des forces karmiques consiste à sentir que des causes et conditions très éloignées jouent un rôle émotionnel dans le vécu d'aujourd'hui.
- Comprendre que les émotions sont d'une nature semblable aux rêves consiste à reconnaitre leur nature insaisissable et insubstantielle.

Revenons brièvement sur les deux derniers points. Les causes et conditions karmiques qui ont pour conséquence que de la colère s'élève en nous ou chez quelqu'un d'autre remontent souvent très loin et nous ne pouvons plus les influencer de façon rétroactive. Notre chance réside dans la possibilité d'une action nouvelle sur la situation.

Peut-être pouvons-nous l'illustrer par un exemple : j'ai fait quelque chose avec une bonne intention mais cela a été totalement mal compris, l'autre personne est furieuse. Elle ne veut pas entendre, elle est convaincue d'avoir bien compris et maintenant c'est moi que cela met en colère … Imaginons que la situation remonte à des décennies en arrière : à ce moment-là, il n'est pas vraiment possible de la clarifier. Si je me comporte de façon intelligente, je vais essayer ici et maintenant de semer les graines d'une nouvelle sorte de relation entre nous deux. J'arrête de me débattre avec l'ancienne aversion de l'autre, au lieu de cela je fais seulement ce qui a une action positive sur la situation d'aujourd'hui, je me tourne vers ce qui est vraiment constructif et je n'essaie plus de dissiper les réserves et les hésitations de l'autre personne.

C'est la même chose avec le karma : nous ne comprenons pas vraiment pourquoi certaines personnes viennent vers nous avec réserve et d'autres les bras ouverts ; il semblerait que cela ait quelque chose à voir avec nous-mêmes et c'est peut-être le résultat de nos propres schémas, de ce que nous dégageons. Au lieu d'avoir du ressentiment pour les réactions difficiles ou d'attendre passivement des réactions positives, nous agissons dans la situation présente de sorte qu'une grande force positive en découle pour l'avenir. C'est la seule chose qui soit vraiment sensée.

La colère se dissout lorsque nous voyons notre propre film émotionnel. En regardant la réalité en face, nous pouvons reconnaitre que notre perception est déformée. Nous pouvons également examiner qui se sent en colère ici : où est ce moi ? Nous ne trouvons rien de concret. Lorsque nous comprenons profondément que cette personne tangible, qui doit s'affirmer, se défendre ou attaquer les autres, n'existe pas, la colère retombe d'elle-même. Elle se dissipe dès qu'elle n'est plus nourrie; qu'est-ce, en fait, qui la fait apparaitre de façon si solide ? Quels sont les besoins et les peurs qui se cachent derrière notre colère ? Comment pourrions-nous y répondre de manière plus adaptée ?

Un autre élément important qui nous aide à trouver l'issue est également de penser à la mort possible à tout moment. Est-ce que nous souhaitons vraiment donner autant d'ampleur à cette colère, alors que demain nous ne nous reverrons peut-être plus ? Penser à la mort possible permet de mieux voir ce qui est important. Chaque jour, chaque adieu peut être le dernier …

Compassion

La compassion est ici la possibilité de sentir ce que sentent les autres, de voir avec leurs yeux et de réagir avec un cœur chaleureux. Intérieurement, nous nous mettons à la place de l'autre personne. La pitié en revanche relie nos propres expériences douloureuses avec l'expérience de l'autre et reste souvent emprisonnée dans notre propre vécu. Dans la compassion en revanche, nous sommes en résonance avec l'autre, nous agissons de façon spontanée et avec empathie pour diminuer cette souffrance que nous ressentons. Dans l'entraînement bouddhiste de l'esprit, la compassion est définie comme le souhait de diminuer la souffrance des autres, suivi de l'action appropriée.

Par ailleurs, lorsque nous pensons à quel point nous sommes nous-mêmes pris dans les émotions, nous nous adoucissons et devenons plus compatissant·e·s avec les autres, qui le sont également. Tant que nous partons du principe, dans notre colère, qu'une personne pourrait être différente si elle le souhaitait, la situation bloquée ne va pas évoluer. Dans une très large mesure, les autres ne sont pas aussi libres que ce que nous croyons inconsciemment ou que ce que nous souhaitons ; ils et elles sont tout aussi pris dans leurs schémas émotionnels que nous. L'autre ne peut pas changer aussi facilement que ce que nous voudrions. Nous n'avons réellement qu'une toute petite marge de manœuvre émotionnelle, mais c'est justement elle que nous utilisons maintenant pour accéder à une nouvelle vision, grâce à la compréhension et à la compassion. Regarder les choses avec compassion nous permet de percevoir de manière complètement différente les irritations qui peuvent s'élever et de les traiter différemment …

Nous apprenons à ne pas nous juger mais plutôt à nous pardonner lorsque nous rentrons dans un état émotionnel. Nous autorisons nos propres émotions, nous travaillons avec patience sur nous-mêmes et avec nos peurs. Nous savons qu'il y aura des rechutes, donc nous sommes réalistes avec nous-mêmes et nous modérons nos attentes vis-à-vis de nous-mêmes. L'idéal est de pratiquer la respiration du cœur expliquée dans le chapitre F (tonglen) avec nous-mêmes, nous nous acceptons avec nos erreurs et avec nos défaillances (exercice F.1). Nous n'avons pas besoin de devenir quelqu'un d'autre, mais nous pouvons apprendre à faire face de façon plus habile à nos émotions. Je me souviens (Tilmann) d'un jeune père de quatre enfants qui disait avec inquiétude: « Je n'arrive pas à brider ma colère. Prendre trois respirations avant de parler me parait impossible! ». Néanmoins il a continué à s'entrainer patiemment à contrôler ses impulsions. Au bout de deux ans, il m'a dit, rayonnant: « Maintenant j'y arrive presque toujours. Lorsque je me sens en colère, je prends une profonde respiration et je prends refuge. Cela étant fait, tout parait beaucoup moins grave! ». À partir de là, il a su de plus en plus souvent interrompre l'émergence de la colère au bon moment. C'est d'une telle patience dont nous avons besoin. Continuons toujours à travailler.

Première étape: s'arrêter dans la réaction émotionnelle de colère

Il s'agit d'abord de dire «stop», «pause, j'ai besoin de recul!». Nous faisons une halte pour ne pas nous laisser emporter par la colère. Nous ne nous permettons pas de blesser les autres, que ce soit de façon émotionnelle ou physique, en sachant qu'ils auront grand peine à s'en remettre. Nous nous rappelons que la violence entretient la spirale de l'agression et nous tirons un trait: «N'exprimer la colère que de façon à ce qu'elle ne blesse personne.» Ainsi, nous prenons la résolution de ne pas nous laisser emporter à faire certaines actions, par exemple: nous ne battrons personne, nous ne tuerons personne, nous éviterons les paroles qui blessent les autres etc. Nous passons donc d'abord un accord intérieur pour poser des limites et, dans la situation concrète, nous nous tenons à ce contrat.

À l'intérieur de ces limites, nous commençons à travailler sur nous-mêmes pour essayer des formes plus adéquates de gestion de la colère: nous pouvons tourner notre attention sur les sensations du corps, compter les respirations ou modifier la situation, par exemple en changeant de posture physique ou en quittant la pièce. Nous pouvons intérieurement évaluer l'intensité du vécu (de 0 à 10) pour prendre du recul. Dans tout cela, nous nous entrainons à l'acceptation de soi et nous prenons bien soin de nous, en nous accordant du temps et de l'espace.

Peut-être nous pouvons même utiliser cet espace pour ensuite demander de l'aide, prendre une profonde inspiration, parler à la première personne, rester calme, nommer nos propres besoins, écouter l'autre. Le simple fait de nommer la sensation peut aider: «Il y a de la colère», ou de nous dire «J'ai de la colère, mais je suis davantage que la colère».

Il existe d'autres mesures pour contrer l'escalade: si quelqu'un (par exemple dans une relation de couple) ne se sent pas vu, se sent comme submergé, nous pouvons recourir à des interventions de thérapie comportementale comme les célèbres «carton jaune» et «carton rouge». Il y a même des couples qui montent sur une table de cuisine stable ou qui vont délibérément dans les toilettes pour y continuer la dispute. Cela leur est difficile de maintenir la querelle dans un espace aussi réduit … Nous pouvons également faire une promenade ou nous assoir sur le coussin de méditation. Ces méthodes nous aident à sortir de l'identification avec l'émotion.

Deuxième étape: appliquer des méthodes utiles à la colère

Parmi les remèdes, nous comptons les 14 contemplations qui ont été citées dans ce chapitre comme moyens de développer la patience. En outre, il est utile d'accomplir de nombreux petits actes positifs, car ils mettent notre esprit dans une disposition fondamentalement bienveillante. En outre, nous nous entrainons à tout ce qui nous aide à développer une compréhension plus profonde de nous-mêmes et des autres ainsi qu'à développer l'équanimité et la compassion (voir le détail dans le chapitre F).

Afin que les méthodes, par exemple la respiration du cœur, soient efficaces même dans les moments émotionnellement difficiles, nous devons nous y entrainer de façon répétée dès que nous allons à peu près bien et jusqu'à ce que nous les ayons intégrées. Si nous les pratiquons souvent dans la détente, elles se glissent dans notre vie presque sans que nous le remarquions et elles sont ainsi à notre disposition dans les situations de stress. L'objectif de tous ces remèdes est d'accéder à un esprit ouvert et chaleureux où les autres sont tout aussi important·e·s que nous-mêmes et nous-mêmes tout aussi important·e·s que les autres. L'unité de l'amour, de la compassion et de la sagesse que l'on appelle également l'esprit d'éveil (bodhicitta) est le remède universel.

Dans tout ce qui précède, il s'agit de recouvrer la flexibilité intérieure. Le monde ne va pas cesser de nous agacer. Pour pouvoir aider les autres, nous devons apprendre à gérer cet agacement et à prendre garde à ne pas toujours tomber dans le piège de la victimisation. Nous renforçons notre propre capacité d'action en nous rappelant: « Je peux faire quelque chose. »

Même si ce sont seulement des « activités soupapes » qui ont un effet de détente: le sport, la danse, écouter de la musique ou en faire, aller se promener, jardiner, rendre visite à des ami·e·s … Faire des choses positives nous aide à réduire la tension de base. La joie et le bonheur ne dépendent pas de ce que nous faisons mais de comment nous le faisons. Nous avons d'abord besoin d'activités qui nous détendent, puis nous apprenons à relâcher directement l'esprit sans avoir besoin de faire quoi que ce soit: se tourner vers l'intérieur en silence, méditer, ne rien faire.

Au-delà de cela, nous pouvons faire une rétrospective de la journée, de nos sensations et nous tourner vers les émotions qui les accompagnent, comme le sentiment d'impuissance, le désespoir et le surmenage et les tenir toutes ensemble dans une conscience pleine d'amour (voir les exercices F.1 à F.4). Au niveau émotionnel, nous trouverons souvent un·e enfant blessé·e, nous nous sentons renvoyé·e·s au temps de l'enfance, au sentiment de ne pas être vu·e·s, ne pas être pris·e·s au sérieux, ne pas être compris·e·s. Nous sommes en colère contre une figure d'autorité mais en réalité c'est la petite fille de 3 ans qui lutte contre son père ou sa mère …

C'est un soulagement pour tous·tes lorsque nous lâchons nos idées fixes, lorsque nous nous libérons des attentes, que nous sortons de nos rôles, que nous n'exigeons pas trop de nous-mêmes et des autres et que nous ne nous laissons pas irriter par des sentiments de rejet. Nous arrêtons de chercher des coupables, car c'est de toute façon trop complexe. Il s'agit davantage de réconciliation: pardonner et demander pardon. Nous pouvons chercher un dialogue ouvert pour mieux comprendre l'autre. Peut-être pouvons-nous l'espace d'un instant laisser de côté le sujet de la dispute. Il est rare qu'un sujet soit important au point de mériter la querelle qui l'enflamme. Et même sur les sujets importants, cela dépend beaucoup de la façon de se disputer. Il est souvent beaucoup plus intelligent de donner la priorité à la rencontre personnelle, en particulier lorsqu'il s'agit de personnes avec des opinions diamétralement opposées aux nôtres. Lorsque la relation humaine repart sur une bonne base parce que chacun·e se sent respecté·e et écouté·e, nous pouvons parler des choses qui étaient difficiles auparavant. C'est alors que souvent nous trouvons de nouvelles solutions, sans avoir besoin de recourir aux anciennes discussions interminables.

Nous pouvons créer la base d'une vie avec moins d'agressivité en encourageant le véritable bonheur et en prenant activement soin de la satisfaction intérieure. Au lieu de vouloir changer le monde, nous travaillons sur nous-mêmes. Nous nous ouvrons au soin et à l'amour des autres, nous cultivons la détente et nous laissons émerger des émotions, des sentiments qui relient. Nous nous entrainons à renoncer à ce qui est inutile, nous nous aidons les un·e·s les autres et nous faisons de petits cadeaux …

Troisième étape: changer de perspective sur la colère

Dans la troisième étape, il s'agit d'adopter une autre façon de voir: nous pouvons considérer cette situation agaçante comme un enseignement bienvenu et même nous en réjouir. Ces situations nous enseignent la vigilance, la compassion et la sagesse, toutes choses dont un bon samouraï a besoin, elles nous encouragent à développer les qualités nécessaires pour pouvoir aider les autres. Toutes les situations sont des aides et des indications sur le chemin, des défis bienvenus pour lâcher prise encore davantage et nous tourner vers les véritables sources du bonheur. Ainsi la pratique devient plus énergique car la colère se transforme en une amie.

D'une certaine façon, plus il y a de l'effervescence, plus c'est intéressant et plus l'esprit devient clair. Ce qui est captivant là-dedans, c'est de découvrir comment nous pouvons nous détendre avec ces défis. « Est-ce que je réussirai à rester ancré·e dans l'amour et la compassion même maintenant ? ». Lorsque l'on nous envoie des piques, est-ce que nous réussissons à rester flexibles, ouvert·e·s et modeste·s? Les situations difficiles le sont parce que nous touchons nos limites et que les résistances s'éveillent en nous. Elles nous montrent où nous sommes figé·e·s et où nous sommes identifié·e·s.

Si par exemple nous avons affaire à quelqu'un de très irritable, nous pouvons le voir comme notre maitre de patience, de compassion et de compréhension. Si nous ne réussissons pas à rester calme, nous remarquons les endroits où notre pratique doit s'approfondir. Lorsque nous le regardons ainsi, nous accueillons les moments où les autres nous énervent: c'est là que nous ressentons les points ou nous sommes coincé·e·s.

Dans chaque situation qui nous met en colère, nous pouvons essayer de trouver deux autres façons de considérer le contexte – cela aide énormément;

par exemple, penser que la personne a les meilleures motivations, qu'elle agit par amour ou par attention, ou simplement partir du principe qu'il s'agit d'un malentendu ou que nous n'avons pas trouvé la bonne façon de dire, etc.

La respiration du cœur (chapitre F) est bien sûr une merveilleuse méthode pour accéder à une autre façon de voir, car nous nous relions avec bienveillance aux autres. En fait, toutes les méthodes classiques de l'entraînement bouddhiste nous ouvrent à une nouvelle vision.

Le simple rappel de notre propre «refuge» (chapitre C: clarifier le sens de notre propre vie) nous aide à nous souvenir de l'essentiel et change notre orientation intérieure.

Nous pouvons également réfléchir aux aspects positifs de cette personne qui est difficile pour nous, ou imaginer qu'elle est notre meilleure amie. Nous nous entrainons de façon ciblée à voir les choses depuis la perspective de notre interlocuteur·rice, voire de notre adversaire: à nous voir comme l'ennemi·e et à le·a voir comme nous, jusqu'à ce que se soit installé un échange complet du vécu intérieur.

Cela nous aide à donner aux autres la victoire et à prendre sur nous les défaites, à être nous-mêmes plein de respect et d'indulgence au lieu d'attendre que cela vienne des autres et à aller vers les autres au lieu de les rejeter.

Nous pouvons contempler la profondeur de la souffrance de tous les êtres et le fait qu'ils cherchent le bonheur exactement comme nous. Cela a pour effet que nous nous préoccupons de plus en plus du bien de tous·tes et que nous adoptons une perspective large, dans laquelle nous ne considérons pas les autres comme des rivaux·les dans la quête du bonheur mais que nous leur souhaitons d'être profondément libéré·e·s de la souffrance et de connaitre un bien-être total.

Nous pouvons également méditer sur nous-mêmes comme étant le Bouddha de la famille du Vajra, Akṣobhya, qui représente l'état d'être entièrement libéré de la colère et la conscience inobstruée, délivrée de tous les blocages et semblable au miroir.

La méditation sur nous-mêmes et sur tous les êtres comme étant le Bouddha Avalokiteśvara est encore plus connue mais identique en essence. Ce faisant, nous entrons dans l'espace ouvert de la compassion éveillée de tous les bouddhas et nous considérons tous les mouvements mentaux comme des aides pour comprendre plus en profondeur l'activité spontanée de l'esprit de bouddha. La colère qui s'élève n'est alors plus considérée comme notre colère, mais comme une expression dynamique de la conscience. La colère est incluse dans cette vision essentielle des choses. Nous regardons sa véritable nature et son énergie forte, qui était bloquée jusqu'à présent, se libère et apporte de nouvelles compréhensions et de la compassion. Nous appliquons ainsi la façon de voir d'un bouddha pour qui la colère n'est pas un problème. Elle est simplement une énergie ou un processus.

Quatrième étape: voir la nature véritable de la colère

Il s'agit ici de reconnaitre dans la colère la nature de l'esprit. Pour cela, nous regardons directement les états d'esprits d'emportement et nous découvrons qu'ils n'ont pas d'existence concrète. Ils sont comme «vides» c'est à dire sans noyau d'être. Le rejet se libère au moment où il est compris. La colère est constituée de mouvements mentaux qui sont sans substance. Quel que soit le contenu de la rage, nous faisons du processus d'attachement et de rejet l'objet même de la pratique.

Pour l'exprimer de façon technique, il y a deux façons de voir: (a) considérer le sentiment du moi, c'est-à-dire celui·le qui est en colère (le soi-disant sujet) ou (b) regarder directement dans la colère (l'objet). En réalité, il s'agit là d'un seul et même vécu que nous prenons d'une façon légèrement différente comme objet de la vision intuitive: tantôt nous regardons davantage dans le sentiment du 'moi', tantôt davantage dans le sentiment de 'l'autre' dans ce que nous percevons comme le non-moi. Ce faisant, nous lâchons prise directement dans le centre de la colère et nous remarquons que l'observateur·rice et l'observé sont inséparables. C'est dans ce moment de fusion avec la colère que se révèle la nature de l'esprit. Cela est même plus facile lorsque l'emportement est fort car, avec des sentiments plus faibles, il est plus difficile de lâcher la distance de l'observation. Le meilleur champ d'expérimentation est celui des sentiments de colère qui s'élèvent dans la méditation. À ce moment-là, nous aurons peut-être la présence d'esprit de lâcher prise en eux. Lorsque nous comprenons, il ne reste que l'esprit clair et libre. Notre bouillonnement intérieur disparait immédiatement, on ne trouve plus aucune colère. C'est une découverte étonnante: la colère est illusoire.

Cinquième étape: prendre la colère comme chemin

Maintenant nous pouvons utiliser la colère comme chemin d'éveil: nous nous exposons consciemment à des provocations, voire nous stimulons consciemment l'agacement et la rage en pensant à des choses qui nous mettent en colère. À chaque fois que nous ressentons nettement l'émotion, nous regardons encore dedans, pour découvrir à nouveau sa véritable nature et percer l'illusion. Stimuler ces tendances au rejet permet d'en prendre conscience et la vision directe les dissout. Tous les états d'esprit de colère ont la nature de l'esprit – le fait qu'ils se dissolvent permet de voir nettement la qualité de la conscience, semblable au miroir, entièrement inobstruée et fluide. Le principe est le même pour toutes les émotions: stimuler l'émotion et la reconnaitre dans sa véritable nature. Dans l'Entrée dans la pratique du bodhisattva, Śantideva écrit[19]:

> «Ceux qui ne se préoccupent pas de leur propre souffrance
> sauront vaincre la haine et tous les autres poisons mentaux.
> Ceux qui obtiennent de telles victoires sont de véritables héros.
> Les autres ne font que tuer des cadavres.»

3. L'orgueil

Le manque de conscience, c'est-à-dire la peur et la croyance en un moi, s'associe au désir d'être quelqu'un de particulier ou au rejet de n'être personne de particulier pour former l'orgueil.

L'arrogance, qui n'est donc fondamentalement pas différente du manque de conscience et du désir, contient nécessairement une tendance à la colère

19 *Bodhicaryāvatāra*, chapitre 6, verset 20

et à la jalousie. Les orgueilleux·ses font inévitablement l'expérience du rejet quand leur propre importance est remise en question. Lorsqu'ils·elles se laissent toucher par cette « insulte », ils·elles se mettent en colère. Mais le plus souvent ils·elles refoulent ce sentiment désagréable. Si quelqu'un leur dit : « Tu es stupide ! », ils·elles se mettent en colère s'ils·elles s'identifient à cela. Sans orgueil, cette affirmation ne poserait aucun problème. La saisie de soi est le point de départ de l'orgueil.

Le·a prétentieux·se s'identifie à des qualités réelles ou supposées, qui n'ont pas forcément besoin d'être les siennes propres. Nous pouvons aussi nous identifier aux qualités des autres, par exemple avec les qualités supposées de quelqu'un dans la famille, par exemple : « ma fille est super douée, la meilleure de sa classe ! » Pour l'orgueilleux·se, cela n'a aucune importance qu'une qualité soit vraiment présente ou pas, il suffit que nous croyions qu'elle est présente. Il peut même s'agir d'erreurs dont nous sommes fiers. Un·e cambrioleur·se peut par exemple être fier·ère d'être un·e bon·ne cambrioleur·se et de ne connaitre aucune maison qui lui résiste. Un escroc peut être fier de ses capacités à mentir et d'obtenir tout ce qu'il veut. Il s'agit ici d'un orgueil qui porte sur des qualités supposées, qui sont en réalité des défauts. La prétention s'identifie aussi aux erreurs des autres, par exemple : « Notre fils bat tous ceux qui se mettent en travers de son chemin, personne ne peut rien lui faire ! ».

L'orgueil trouve toujours quelque chose à quoi se raccrocher, même si c'est l'absence totale de toutes qualités comme par exemple : « C'est moi qui vais le plus mal de tous, j'ai la pire maladie, personne ne souffre autant que moi, ma dépression est la plus profonde de toutes. » Tout cela, c'est de l'orgueil.

À ce moment-là, il s'agit d'être quelqu'un de particulier et de recevoir une attention particulière. Si ces identifications orgueilleuses et saugrenues sont remises en question et que quelqu'un par exemple sous-entend qu'il y aurait peut-être des personnes avec des maladies plus graves, la colère se montrera tout de suite, un signe certain d'orgueil caché. Cette identification avec notre propre maladie est une variante du point six ci-dessous, « l'orgueil complètement égaré ».

Sept types d'orgueil

Comme nous avons déjà pu le voir dans cette courte introduction, l'orgueil a une vaste palette de formes. L'entraînement bouddhiste en distingue sept:

Arrogance

La première forme est l'arrogance, définie comme «croire que nous sommes très supérieur·e·s aux personnes autour de nous». Il s'agit donc d'un rapport aux personnes équivalentes à nous, qui, dans un certain domaine, ont exactement autant de qualités que nous. Nous croyons pourtant, leur être très supérieur·e·s alors que nous sommes en réalité tout aussi qualifié·e·s qu'elles. C'est ce qu'on appelle l'arrogance et cela s'accompagne souvent d'une insolence dédaigneuse et agressive dans le rejet des personnes qui nous sont équivalentes. Nous essayons par de petites remarques de les rabaisser.

Condescendance

La deuxième forme d'orgueil est la condescendance. Cela signifie «se sentir très supérieur·e·s à ceux·lles qui nous sont inférieur·e·s». Cela désigne donc la relation aux personnes qui ont moins de compétences que nous-mêmes et envers lesquelles nous sommes condescendant·e·s. Cette forme de dédain obligeant ou d'attention hypocrite est marquée par l'attitude: «Je dois m'abaisser à son niveau». Nous sommes tellement convaincu·e·s d'être supérieur·e·s que le simple fait de répondre à l'autre est déjà une grande obligeance. La parole condescendante est une caractéristique de ce sentiment de supériorité qui est souvent mêlé de mépris pour ceux·lles qui ont moins de capacités que nous-mêmes.

Présomption

La troisième forme d'orgueil est la présomption dans le sens particulier de «se sentir supérieur·e·s à ceux·lles qui en réalité nous sont supérieur·e·s». Cette forme grave d'orgueil regarde d'en haut ceux·lles qui ont plus de qualités, de capacités et de compétences que nous. Nous ne voyons ni nos propres erreurs ni les qualités des autres. Nous ne percevons pas qu'ils·elles nous sont supérieur·e·s et nous pensons par exemple les surpasser en compétence dans leur domaine de spécialité. Dans un groupe, quelqu'un de nouveau peut penser qu'il sait tout mieux que les autres. Sans regarder précisément les qualités que possèdent les personnes présentes, il prend la direction et amène le tout à l'échec avec une grande assurance. Lorsque des spécialistes ne sont pas particulièrement éloquents, nous pouvons avoir l'impression qu'ils·elles ne sont pas compétents et que nous savons tout faire mieux qu'eux·elles. Il s'installe un sentiment de présomption bien qu'ils sachent beaucoup plus de choses que nous. La présomption bloque notre capacité à absorber et donc à apprendre. Il n'y a aucune possibilité de montrer la voie à quelqu'un de présomptueux.

Prétention

La prétention est une variante de la présomption. La prétention signifie « penser de soi-même que nous sommes à peine inférieur·e·s à des personnes qui nous sont largement supérieures ». Nous rencontrons une personne qui est très supérieure à nous en compétences, en capacités, en vision, en compréhension, en expérience et nous pensons : « Il ne m'en manque pas beaucoup. Je suis déjà presque comme elle. Elle m'est certes encore un peu supérieure mais il ne m'en manque qu'un tout petit peu. Je serai bientôt meilleur. » Nous remarquons certes les qualités de l'autre, mais nous sous-estimons complètement l'écart qui sépare nos propres compétences de celles de cette personne. Nous tombons donc dans la plus grande présomption et nous affirmons être meilleur·e·s parce que les qualités supérieures de ladite personne ne peuvent pas être ignorées et sont simplement évidentes.

Fatuité

La fatuité, le cinquième type d'orgueil, consiste « à imaginer détenir des qualités supérieures à celles qui sont réellement présentes ». Cela traduit un manque fondamental de réalisme, qui joue un rôle dans toutes les formes d'orgueil. À la différence des autres formes que nous avons vues jusqu'à présent, il ne s'agit pas ici de se comparer aux autres, mais simplement du regard que nous posons sur nous-mêmes. Nous pouvons être orgueilleux·ses même sans les autres. Nous pouvons vivre seul sur une ile ou en retraite totale et croire que nous sommes doté·e·s d'énormes qualités, par exemple que nous sommes particulièrement courageux·ses, ou compatissant·e·s, ou patient·e·s, un·e formidable nageur·se, etc. La fatuité ne connait aucune limite. Tant que nos qualités imaginaires ne sont pas mises à l'épreuve de situations concrètes, nous pouvons continuer à croire que nous les possédons.

L'orgueil parfaitement égaré

Cette forme d'orgueil est vraiment le comble. La définition est: «nous croyons posséder des qualités dans un domaine où nous ne possédons aucune qualité» ou «nous prenons même des défauts et des manques comme base de l'orgueil.»

Dans la première variante, il n'y a pas vraiment de base à l'orgueil. Nous pensons être généreux·se·s, mais nous ne donnons jamais rien. Nous pensons être compatissant·e·s, mais nous ne nous intéressons pas aux autres. Nous croyons détenir une certaine qualité sans qu'il y ait le moindre signe de cela. Une erreur totale. Nous vivons donc dans la croyance d'être très accessibles à la critique mais nous ne demandons jamais à être critiqué·e·s et nous faisons taire immédiatement tout reproche dès qu'il est exprimé. Nous pensons qu'il est facile de parler avec nous, mais en réalité nous n'écoutons jamais.

La seconde variante de cet orgueil parfaitement égaré consiste à être fier·ère·s d'une chose qui est en réalité une erreur, par exemple, être fier·ère·s d'être arrivé·e·s tout en haut en écrasant les autres. C'est là l'orgueil des ambitieux·ses, qui ne se préoccupent pas le moins du monde du bien des autres. Ils·elles sont égoïstes, mais ils·elles considèrent que c'est une qualité. Cela peut même en arriver au point que quelqu'un d'absolument sans scrupules socialement se donne en exemple de compassion. Il peut même faire passer son comportement abrupt pour de la compassion: «Pour le bien des autres, pour les renforcer …» Malheureusement, il existe ainsi des personnes qui sont fières d'avoir tué un grand nombre de personnes, tout en croyant être très compatissantes. Il existe également des pacifistes militant·e·s dont tout le comportement est guerrier. Ils·elles sont convaincu·e·s d'être de nature paisible mais ils·elles sont en réalité plein·e·s d'intolérance et en guerre contre les convictions des autres. Ces manifestations excessives d'orgueil ne se manifestent pas toujours comme des caractéristiques stables. Qui ne connait pas ces moments d'orgueil où nous nous réjouissons d'avoir trompé quelqu'un, même s'il ne s'agit que du·de la gardien·ne du parking.

Suffisance (vanité)

Pour terminer, nous en venons à une forme particulièrement fondamentale d'orgueil, la suffisance. Elle est définie comme « la satisfaction de soi en lien avec la vision que ces agrégats constituent mon 'moi' ». Nous nous identifions aux « agrégats », c'est-à-dire à notre apparence extérieure et à nos capacités mentales. C'est ce que nous faisons tous·tes en réalité. Cela devient de la suffisance dès lors que nous prenons plaisir grâce à ces organes, ces os, ces muscles et la peau de ce corps composé, que nous nous regardons dans le miroir et que nous pensons : « Ah, comme je suis devenu beau ... » ou alors nous nous identifions à nos qualités mentales, nous nous réjouissons du merveilleux son de notre propre voix et nous sommes fier·ère·s de laisser se déployer nos propres capacités. Nous prenons notre beauté, notre force et notre flexibilité mentale pour une conquête personnelle, nous nous y identifions et nous nous en nourrissons avec vanité. Comme cela est alors difficile lorsque notre voix se casse, que notre peau se couvre de rides et que notre mémoire s'affaiblit ! Nous allons nous épuiser à retenir la roue du temps, mais en vain. Prenons garde de ne pas nous identifier à des qualités impermanentes. Il est absolument essentiel de nous efforcer d'avoir accès aux véritables qualités inhérentes à notre état d'être humain et de baser le sentiment de notre propre valeur sur elles, sans orgueil. Comme ces qualités n'appartiennent à personne et qu'elles sont communes à tous, elles sont également un bon remède à notre orgueil.

Autres aspects de l'orgueil

L'orgueil protège, car les « petites choses de ce monde » ne nous touchent plus autant. Depuis notre tour d'ivoire, le monde parait loin, les souffrances et les problèmes nous touchent à peine. L'orgueil donne une certaine stabilité, car les orgueilleux·ses sont complètement centré·e·s sur eux·elles-mêmes et trouvent là une grande confiance en eux·elles. Cela donne une sécurité trompeuse dans l'interaction avec les autres. Lorsque l'orgueilleux·se vacille, c'est aussi cette confiance en lui·elle apparente qui vacille, mais aussi longtemps qu'elle tient, les remarques des autres l'affectent à peine. Les véritables orgueilleux·ses ne se préoccupent pas de l'opinion des autres. Seule compte de toute façon leur propre estimation. L'orgueil est un corset émotionnel qui donne de la tenue et qui nous étouffe en même temps ; dès qu'il tombe, la personne s'effondre.

L'arrogance nous donne un sentiment de richesse et d'opulence. Mais des doutes peuvent s'élever soudainement : « Qu'ai-je vraiment à donner ? Qui m'aime ? Je n'ai pas du tout ces qualités. » De tels doutes sont ressentis comme des échecs et sont vite chassés. La vanité résiste au travail intérieur et n'accepte aucune aide. Les idées doivent venir de nous, sinon elles ne peuvent pas être bonnes ! Nous ne pouvons rien dire à un·e orgueilleux·se. Il·elle vit dans sa tour d'ivoire, entouré·e de courtisans serviles. Il·elle n'est pas du tout prêt·e à se remettre en question. Les orgueilleux·ses sont assis·ses dans leur forteresse de l'affirmation de soi et c'est par principe qu'ils·elles ne se remettent pas en question. Une poignée de qualités suffit comme fondation pour ériger une bâtisse d'orgueil. Ils·elles ne veulent pas regarder en profondeur, car c'est dans la profondeur qu'attendent les doutes et cela leur fait peur. Un·e orgueilleux·se n'est pas en mesure de regarder ses propres faiblesses intérieures avec « l'œil de la sagesse ». S'il·elle remarque un défaut chez lui·elle, cela lui serait très douloureux que les autres le remarquent aussi. Cette capacité à l'auto critique est diamétralement opposée à l'orgueil. La fierté s'effondre dès que nous voyons nos défauts. Nous avons donc ainsi le plus grand remède à l'orgueil. Reconnaitre et admettre ses propres défauts est précisément ce qui dissipe l'arrogance.

Pour un·e orgueilleux·se, le contact avec les autres se résume à ce qu'ils soient son public. En fait, les autres ne sont là que pour applaudir et pour dire à quel point il·elle est magnifique. S'ils ne font plus cela, ils n'appartiennent plus au cercle des proches. La tour d'ivoire devient de plus en plus haute. Les contacts sont divisés en admirateurs potentiels, qui peuvent encore être utiles et en ennemis potentiels qui pourraient saper la position de l'orgueilleux·se.

Pour lui·elle, il y a deux préoccupations: éviter les défaites, la critique, l'humiliation et obtenir la victoire, les louanges, la gloire, la reconnaissance. Ces deux préoccupations déterminent sa vie. Il est évident qu'il·elle n'est pas toujours tout en haut de l'échelle sociale, il y a des supérieurs hiérarchiques et des gens qui sont effectivement plus compétents que lui. Le·a vaniteux·se est préoccupé·e par la question: «S'agit-il de quelqu'un à qui je dois témoigner du respect parce qu'il se trouve encore au-dessus de moi, ou est-ce que je peux déjà le mettre dans la classe de ceux qui me sont inférieurs?» En tant que personne orgueilleuse, je vais voir comment me rapprocher de mes supérieurs pour ensuite les dépasser. Je vais devenir comme eux pour ensuite les devancer dès que l'occasion s'en présentera.

Le·a prétentieux·se peut certes désigner certaines personnes comme ses ami·e·s mais il ne s'ouvre jamais vraiment à eux·elles. Ils·elles sont utilisé·e·s pour ses propres objectifs. Lorsque ses ami·e·s ne lui servent plus, il·elle s'en libère pour pouvoir continuer à monter. Ses ami·e·s bien intentionné·e·s deviennent alors un bagage encombrant parce qu'ils·elles ne sont peut-être plus aussi habiles sur l'échelle sociale, qu'ils·elles ne sont pas aussi bien vu·e·s et apprécié·e·s que lui·elle-même. Quelqu'un chez qui l'orgueil est vraiment la caractéristique la plus marquante n'a pas d'ami·e·s à son propre niveau. Il ne connait pas les relations entre personnes équivalentes en échange fluide. C'est pour cela qu'une de ses émotions caractéristiques est la solitude. Quelqu'un qui n'a pas d'ami·e·s devrait se demander s'il ne s'agit pas d'un problème d'arrogance.

Il y aura des moments où malgré le souhait d'être admiré·e, s'élèvera également le souhait d'un échange d'égal à égal. Mais en raison de son comportement inapprochable et de sa tendance à attirer l'attention des autres sur leurs erreurs et à les rabaisser, ceux-ci n'auront aucune envie de rentrer en contact plus proche avec lui.

L'exagération fait partie de l'orgueil. Les petites performances sont amplifiées et la contribution des autres est oubliée. Les histoires que nous racontons ont toujours le même gout : celui de montrer à quel point nous sommes merveilleux·ses. Nous forçons l'admiration et nous exagérons nos qualités, nos performances sportives, nos voyages, nos expériences, nos victoires, nos aventures amoureuses, pour nous rendre intéressant·e·s. L'exagération grossière peut être utilisée comme remède à l'orgueil. La tentative du·de la présomptueux·se de se parer des plus belles couleurs se dissipe alors dans un rire commun, dans une détente commune. Nous exagérons jusqu'à ce que notre amplification devienne de toute évidence absurde et qu'elle soit inoffensive pour tous·tes.

L'orgueil est probablement le plus grand obstacle sur le chemin spirituel. Il ferme les portes de la bénédiction ainsi que celles de l'aide des enseignant·e·s et de la communauté. Il ferme la porte à la compassion et aux autres êtres. Au début, la vanité est une sensation agréable. Nous nous sentons bien, satisfait·e·s de nous-mêmes, mais nous n'avançons pas. Il nous faut du temps pour que l'orgueil devienne si désagréable que nous voulons nous en débarrasser. Travailler sur la fierté signifie redescendre et passer d'un relatif bien-être au monde inconfortable de nos propres manques et défaillances. La prétention, du moins au début, n'est pas douloureuse, elle nous endort et nous rend aveugles.

Lorsque l'orgueil s'effondre, c'est un réveil douloureux : nous voyons nos erreurs et nous devons admettre que nous sommes tout à fait normaux·les, exactement comme les autres, peut-être même pire qu'eux·elles. Nous tombons du monde des dieux pour arriver sur terre. Mais sans cela, rien n'est possible. Plus tard, nous nous sentirons mieux, nettement plus léger·ère·s qu'à l'époque où nous portions le lourd fardeau orgueilleux de nos identifications. Nous pouvons plus facilement entrer en contact avec les autres. Ils vont dire : « Ah ! Tu es humain maintenant ! » Nous trouvons des ami·e·s et tout devient plus léger, insouciant. Nous ressentons de la joie et de la gaieté, parce que nous n'avons plus besoin de défendre notre image.

L'orgueil tel qu'il est décrit dans les textes bouddhistes est la dernière émotion qui se dissipe sur le chemin de l'éveil. La raison en est que les tendances à la saisie de soi qui demeurent, essayent encore pendant longtemps de se nourrir des qualités qui s'élèvent de plus en plus. Dissiper l'arrogance lorsque nous possédons peu de qualités est déjà relativement difficile et lorsque s'installent de véritables capacités, cela ne sera en aucun cas plus facile, car nous avons l'impression qu'il y a maintenant de véritables raisons d'être fier·ère·s. Nous pouvons devenir fier·ère·s de la profondeur de notre méditation, de notre façon de faire face aux situations sans peur, de prendre sur nous les charges émotionnelles, en bref, toutes les qualités qui s'élèvent, tous les progrès sur le chemin peuvent être détournés en nourriture pour la suffisance orgueilleuse. La saisie de soi s'approprie les qualités a posteriori. Ce qui aide vraiment, alors, c'est de s'abandonner complètement à la bénédiction et de pratiquer la dévotion, ainsi que de reconnaitre que ces qualités ne sont pas basées sur nos propres actions mais qu'elles sont l'expression spontanée de l'état d'être naturel lorsque «je» ne bloque plus le chemin.

Trois clés pour sortir de l'orgueil (exercice B.3)

La dissipation de l'orgueil augmente la joie de vivre, si de véritables qualités prennent sa place. S'installe alors quelque chose de complètement nouveau qui guérit le manque profond d'estime de soi. Trois qualités-clés: simplicité, dévotion, amitié.

Simplicité

Simplicité désigne ici le courage d'être simplement comme nous sommes, sans nous cacher. Tant que nous nous efforçons d'être le·a meilleur·e, nous sommes trop compliqué·e·s. Nous ne cherchons pas à faire de notre mieux simplement, sans arrière-pensée, nous essayons plutôt d'arriver tout en haut, de prendre une position d'excellence ou de maintenir notre position. Nous rejetons les critiques sans les écouter. Il est très difficile de nous enseigner quoi que ce soit. Partout, le conseil, même le mieux intentionné, rencontre de la résistance. En revanche, il nous est facile de voir les erreurs chez les autres.

Être simple signifie abandonner cette défense de soi compliquée et avoir le courage de n'être personne de particulier mais simplement normal·e avec toutes les qualités naturelles. Être simple nous rend flexibles. Vu que nous ne sommes personne de particulier, nous pouvons de temps en temps laisser notre place à d'autres. Nous devenons plus souples pour être au service, ou diriger, en fonction de ce que la situation demande. Nous nous laissons guider et nous sommes prêt·e·s à guider les autres, puis à nous retirer si nécessaire. Avant, nous étions encombrant·e·s comme une armoire à glace, maintenant nous pouvons nous couler dans la situation, vu que nous sommes davantage dans la simplicité – il n'y a pas d'obstacle de principe pour que nous puissions nous ouvrir aux autres.

Dévotion

La dévotion est une forme d'ouverture de cœur. S'en remettre aux conseils et à la guidance de quelqu'un qui connait le chemin mieux que nous est un remède pour les orgueilleux·ses. Lorsque nous admettons que nous avons besoin d'aide, nous ne sommes déjà plus si orgueilleux·ses. Le besoin d'être guidé·e·s et de recevoir de l'aide s'accompagne de la capacité à voir les qualités des autres. Nous reconnaissons alors que les autres peuvent réellement être un modèle pour nous.

Lorsque l'orgueil se dissipe, nous ne cessons pas de développer des qualités, mais nous remarquons qu'elles ne viennent pas de l'identification au moi. Nous découvrons que ces qualités proviennent au niveau ultime de la nature de bouddha et nous avons de la gratitude pour le fait que les aides extérieures nous aient montré le chemin vers le bouddha intérieur. Cela n'a plus rien à voir avec une estime de soi exagérée. Il y a quelque chose de très libérateur dans la découverte que les qualités sont d'autant plus présentes que nous sommes moins identifié·e·s. Nous n'avons pas besoin de créer quoi que ce soit. La dissipation réelle de la saisie de soi est directement proportionnelle à l'apparition de toutes les qualités. Elles sont l'expression inhérente de la nature de l'esprit et nous n'avons besoin de rien faire pour cela; il nous faut juste les laisser se développer, nous abandonner à elles!

La dévotion est la modestie qui consiste à ne pas se mettre en travers de tout ce qui est bon. Nous sommes juste là, maintenant. Une prière de bodhisattva dit:

« Puissé-je être pour eux la terre qui les porte.
Puissé-je être pour eux le pont qui les fait traverser... »

Nous serons pour les êtres exactement ce dont ils ont besoin, là maintenant. La modestie, c'est cela. Nous aidons, nous sommes au service, sans idées préconçues, partout où nous pouvons et nous n'avons pas besoin d'être qui que ce soit de particulier. L'humilité est un signe que la simplicité s'installe. Lorsque nous sommes simplement et naturellement, nous sommes également modestes et humbles dans le meilleur sens du terme. Lorsque nous sommes à l'écoute des besoins de la situation et que nous suivons l'esprit d'éveil, l'orgueil n'a aucune chance.

Amitié

L'amitié se développe entre personnes qui se respectent mutuellement et qui se considèrent comme étant de valeur équivalente, qui échangent et se rencontrent dans le naturel et la normalité. Se rencontrer au niveau naturellement humain là où nous sommes tous égaux, est un remède à l'orgueil. Cela comprend également le fait de montrer ses propres faiblesses. Que nous ne sommes pas le·a meilleur·e partout. Nous sortons de notre tour d'ivoire et nous nous rendons là où les êtres humains se rencontrent et nous sommes un être humain parmi d'autres.

Pour moi (Tilmann), Guendune Rinpoché est l'exemple de quelqu'un qui était entièrement naturel, impossible d'être plus humain. Il était tellement humain, tellement normal qu'il n'y avait aucune distance. Parfois il y a eu des situations où les gens venaient le voir et voulaient poser leur tête sur ses genoux, dans son giron. Il les a pris, les a caressés, il n'y avait aucune distance. Il était pour tous un ami. Le temps ne jouait aucun rôle. Il ne renvoyait pas les gens en disant « Maintenant vous devez partir, j'ai plus important à faire. » Il était ouvert, accueillant et complètement naturel : entièrement humain.

Dissiper l'orgueil

Première étape : s'arrêter, ne pas se faire avoir par l'orgueil

La première étape consiste à s'arrêter et à refuser de collaborer avec l'orgueil. Nous mettons un frein à nos tendances à faire la roue comme un paon et nous nous détendons. Nous ne cédons pas à la tentation de l'arrogance. Pour que cela soit possible, nous devons déjà remarquer que la fierté se répand dans notre pensée, nos sensations et dans l'action. La vanité est souvent séduisante et agréable. Notre visage rayonne d'assurance et de bien-être. Nous retrouvons de l'entrain, la conversation se fluidifie et nous commençons à nous mettre vraiment en scène. On se sent bien là-dedans. Attention ! Faisons une pause, ne suivons pas la piste de l'orgueil.

Nous nous abstenons immédiatement de tout comportement prétentieux comme par exemple exagérer dans nos récits et souligner nos qualités. Notre décision intérieure est de ne plus favoriser l'orgueil mais d'être « simplement normal ». C'est juste cela que nous cultivons maintenant. Cette profonde résolution de ne pas se laisser embobiner par l'arrogance doit être précédée par la prise de conscience de ses conséquences dévastatrices. S'arrêter dans la réaction émotionnelle nous donne la possibilité de continuer différemment. Peut-être y aura-t-il un blanc, une légère gêne, mais ensuite nous parlons tout à fait normalement, de façon naturelle et nous rions de nous-mêmes. Cela est possible parce que nous ressentons de la joie à n'être personne de particulier : « L'orgueil ça suffit ; maintenant, célébrons la normalité ! ».

Pour sortir de la vanité, nous devons remarquer à quel moment nous devenons artificiel·le·s. La vanité a quelque chose de forcé. C'est ainsi que s'exprime le besoin que nous avons de montrer aux autres à quel point nous sommes quelqu'un de génial, de particulier. Nous jouons un rôle. Il s'agit ici de se détendre là-dedans et de laisser tomber le masque. Là-derrière se cachent le plus souvent des émotions douloureuses de solitude, d'incertitude, de peur, de ne pas vouloir admettre la vérité ou que nous avons besoin d'aide, toutes choses que nous voudrions cacher aux autres. Mais c'est justement de cela qu'il s'agit. Nous allons apprendre à nous dévoiler avec toutes ces émotions entièrement normales, sans en faire tout un cinéma. Les exercices présents dans ce livre nous aident à cela. Lorsque nous nous montrons, cela conduit à une véritable rencontre d'être humain à être humain. Superman et Superwoman sont des fictions. Nous devenons maintenant de vrais êtres humains, avec des émotions comme tout le monde. Ce n'est qu'alors que nous pouvons nous tourner vers les autres, plein·e·s de compassion et ressentir la joie et la légèreté véritables. Avoir la compassion et l'amour comme moteur de nos rencontres nous permet d'entrer dans la fluidité.

Au fond, les orgueilleux·ses sont inflexibles, même s'ils·elles peuvent être de merveilleux·ses animateurs·rices, capables de faire rire tout le monde. Mais cela n'est pas une véritable flexibilité. Celle-ci se révèle lorsque nous pouvons passer de la joie au sérieux et à la sympathie profonde avec quelqu'un qui a, là maintenant, de toutes autres émotions, puis passer à nouveau à la légèreté, sans être fixé·e·s dans aucun rôle: c'est cela le véritable état d'être naturel.

Deuxième étape: appliquer des méthodes utiles contre l'orgueil

Dans cette deuxième étape est bienvenu tout ce qui peut nous aider à accéder à un état d'être compatissant, relié, sensible. Nous pourrions pour cela établir une longue liste de remèdes, mais nous n'allons évoquer ici que les plus importants. Je trouve (Tilmann) que la «prise de refuge» est particulièrement utile. Par cela, je veux dire m'en remettre à la guidance des éveillés par une prière insistante, tout en admettant que j'ai besoin d'aide. Lorsque je remarque à quel point je me fourvoie dans mon orgueil, à quel point j'ai besoin d'aide et que je réussis alors à prendre refuge, la vanité n'est déjà plus un véritable problème.

Puis, nous pouvons également pratiquer la «respiration du cœur» (chapitre F), car à l'instant où nous sommes ouvert·e·s à recevoir de l'aide, nous remarquons à quel point les autres ont également besoin de soutien; alors un véritable échange peut se mettre en place via un cœur ouvert. Nous ne pratiquons jamais la respiration du cœur à partir d'une position d'orgueil, elle déploie au contraire toute sa force dans un état d'être relié et humble. Dans la respiration du cœur, nous ne sommes pas le grand héros qui libère le monde entier de la souffrance, mais un être humain avec ses faiblesses et ses difficultés qui a conscience que les autres ont, eux aussi, les mêmes fragilités et qui est maintenant prêt à partager les difficultés des autres et à les soutenir avec joie et amour.

Il s'agit moins d'appliquer des méthodes que de développer une sensibilité fine et de percevoir également l'orgueil caché, qui se dissimule derrière la fausse modestie ou les sentiments d'infériorité, les peurs d'échouer et le trac. Nous percevons en nous tout ce qui sépare, tout ce qui met à distance et qui est très autocentré, tout ce qui est présent en permanence dans l'arrogance ainsi que d'autres aspects désagréables de ma propre posture prétentieuse. Nous admettons notre orgueil vis-à-vis de nous-mêmes et des autres, nous ne le cachons plus, nous essayons de comprendre ce qui se cache derrière. Nous pourrions presque dire pour notre propre intérêt, parce que nous voulons nous guérir de la vanité, nous nous entrainons à servir les autres, c'est-à-dire à leur rendre de petits services ou à leur faire des cadeaux, des gestes d'attention. Nous apprenons à véritablement estimer les autres.

Dans la «crise d'orgueil», il est très utile de développer une conscience de nos propres limitations. Nous voyons que nous n'avons aucune raison d'être orgueilleux·ses. Cela est déjà révélé par la simple question: «si j'étais vraiment aussi extraordinaire que je le pense, pourquoi ne suis-je donc pas encore éveillé?» Lorsque nous y regardons de plus près, nos soi-disant qualités se révèlent être d'une nature purement mondaine. Nous ne sommes pas en mesure de nous libérer nous-mêmes (sans parler des autres) du saṃsāra.

Nous pouvons en outre nous rappeler l'impermanence des qualités dont nous sommes tellement fier·ère·s: de tout cela, qu'est-ce qui nous aide vraiment dans les crises relationnelles, la maladie, la vieillesse et la mort? Les véritables qualités, dès qu'elles s'élèvent vraiment, ne sont pas notre propre œuvre, mais elles sont l'expression de la nature de l'esprit lui-même et ne sauraient donc être sources d'orgueil. Les véritables qualités se manifestent grâce au lâcher prise et non pas sur la base de la saisie d'un soi.

Oui, cela aide aussi de voir à quel point nous sommes réellement insignifiant·e·s et interchangeables, malgré toute notre unicité. De quoi nos ami·e·s se souviendront-ils avec gratitude quand nous serons mort·e·s : de nos performances ou de notre humanité ? Cela fait du bien de contempler ses propres faiblesses et de prendre conscience de ses propres erreurs. En tant qu'orgueilleux·ses, nous avons besoin de « l'aiguillon » de la honte saine pour accéder à une nouvelle posture plus ouverte. Si la vanité est un problème, nous pouvons méditer sur la véritable constitution de notre propre corps pour dissiper l'idée exagérée de notre propre attractivité.

Nous allons développer le courage et la confiance qui nous permettront de montrer nos émotions, nos peurs et nos faiblesses. Nous avouons notre désir d'amour et d'attention comme également notre dépendance vis-à-vis des autres, nous apprenons à estimer la critique constructive, nous n'évitons plus les situations difficiles et nous nous construisons un sentiment sain de notre propre valeur avec la confiance en nos qualités réelles.

Nous ressentirons le besoin d'entretenir des amitiés entre égaux·les et de nous ouvrir aux soins et à l'amour des autres. Nous nous entrainons à une relation ludique à nous-mêmes et nous devenons flexible dans nos rôles : être tantôt en haut, tantôt en bas, parfois aider, parfois se faire aider. Nous ressentons la joie de voir les autres comme plus important·e·s que nous-mêmes, de les laisser être au centre et d'être en mesure de nous mettre en retrait, jusqu'à ce que nous ressentions nettement ce sentiment satisfaisant du « nous ».

Pour cela, il est utile de développer la conscience des qualités des autres et d'estimer les qualités de nos parents, de nos maitres, de nos proches, de nos ami·e·s et de nos collègues, tout en accordant une importance particulière à la contemplation de l'égalité essentielle de nous et des autres dans notre être véritable, la nature de bouddha.

Dans l'entraînement bouddhiste, nous pouvons également appliquer des méthodes spéciales comme les prosternations, les prières de refuge, les louanges, les contemplations de la bodhicitta, les méditations de tonglen, le guru yoga et la pratique de tcheu pour n'en citer que quelques-unes. En réalité, toutes les méthodes du chemin d'éveil appliquées avec sincérité contribuent à dissiper l'orgueil.

Troisième étape : changer de perspective sur l'orgueil

Le processus que nous avons déjà décrit se poursuit grâce au fait de prendre l'orgueil comme notre maître. Nous entrons ainsi dans un état d'esprit de plus en plus vaste et bienveillant, dans lequel tous les êtres humains et les autres êtres vivants ont la même importance et la même valeur. Ils sont reconnus dans leur égalité fondamentale : ils aspirent tous au bonheur et veulent éviter la souffrance et notre esprit à tous·tes fonctionne de la même façon. Nous avons les mêmes émotions, nous connaissons des difficultés et des joies similaires avec de simples différences individuelles minimes, une fois que nous nous considérons indépendamment de la culture, des rôles, du sexe, de l'âge et des possessions.

Nous évaluons nos propres erreurs et nos propres qualités de façon plus réaliste. C'est déjà un changement dans notre vision des choses. Pour cela, nous n'avons aucunement besoin de nier nos qualités, mais nous les mettons au service de tous·tes. Au lieu de nous demander dans quelle mesure cette situation peut nous être utile, nous nous demandons : comment pouvons-nous être utiles à la situation ? Un changement radical. Être vraiment au service de l'ensemble de la situation, s'engager profondément pour le bien de tous·tes, avec humilité, sans se faire remarquer, en apportant sa contribution à ce monde, tout cela est un remède à l'orgueil. Mais celui-ci aime bien revenir par la porte de derrière : nous ne sommes pas là pour devenir le serviteur le plus célèbre et le plus humble de ce monde. C'est en toute simplicité que nous donnons ce que nous avons de mieux.

Nous ne pouvons pas dissiper l'orgueil simplement en changeant notre comportement ; mais c'est une partie incontournable du processus que de s'entrainer à une nouvelle attitude. Encore et encore, nous invoquons en nous l'esprit du service sincère, de la dévotion et de la compassion. Encore et encore, nous nous distançons des pensées d'orgueil jusqu'à ce que nous puissions en rire.

Le changement dans la perspective devient net lorsque nous ne nous prenons plus aussi au sérieux et que nous pouvons rire de nous-mêmes. Lorsque l'orgueil recule, nous partageons l'état d'être simple avec les autres d'une façon de plus en plus naturelle, juste comme cela... Quelques instants dans l'état d'être naturel et relié; que voulons-nous offrir de mieux aux autres? Pleins d'humour, les «conseils pour les orgueilleux·ses» de Guendune Rinpoché nous sont d'une grande aide:

> « Si j'étais vraiment aussi extraordinaire que je le pense, alors je devrais être éveillé·e depuis longtemps ! Pourquoi errerais-je donc encore dans le cycle des existences ? Pourquoi suis-je encore coincé·e dans la confusion émotionnelle ? Cela prouve bien que je ne suis pas aussi intelligent·e et sage que je le pense. Cela montre qu'il me manque la force positive de rencontrer les bouddhas précédents et de suivre vraiment les maitres éveillé·e·s. Sinon, je serais déjà éveillé·e depuis longtemps ! Heureusement que quelqu'un me prend maintenant par la main et me montre le chemin. Sans la bénédiction du lama je serai fichu·e. Il me montre mes erreurs et comment je peux m'en libérer. Ce n'est que grâce à la bénédiction du Bouddha, du dharma et de la sangha que je peux m'en sortir. Il me faut prendre les choses en main car j'erre déjà depuis des temps sans commencement dans le saṃsāra ; il n'y a aucune raison d'être fier·ère. Des millions et des millions d'êtres vivants ont déjà trouvé l'éveil et je suis toujours coincé·e[20]. »

Lorsque je raisonne de cette façon, l'orgueil cède. – Peut-être connaissons-nous des pensées comme: «Ils peuvent être heureux que je me joigne à eux! C'est vraiment un renforcement important à ce projet lorsque quelqu'un comme moi se présente! Le directeur devrait être content que j'en fasse partie!» Lorsque nous pensons comme cela, nous sommes aveugles à toute l'aide et à la patience que nous recevons de la part de nos parents, de nos professeur·e·s, de nos formateur·rice·s, de nos ami·e·s, de nos frères et sœurs, de nos supérieur·e·s, de nos compagnons et de nos collègues, afin que nous

20 Instructions personnelles de Guendune Rinpoché à l'auteur (T. Borghardt), 1992.

puissions trouver notre voie dans ce monde. Ils·elles s'occupent tous·tes de nous et nous montrent comment fonctionne ceci ou cela. Ainsi, s'élève une attitude d'esprit de gratitude pour tout ce que les autres, et naturellement aussi la nature, nous offrent. Nous commençons à vivre dans une conscience de l'interdépendance mutuelle où nous sommes tous·tes, nous dépendons tous·tes les uns des autres et de la nature.

L'orgueil pur

Dans le Grand Paon, la troisième étape de chaque émotion consiste à entrer dans la vaste conscience des bouddhas, par exemple dans la conscience que nous sommes – comme tout le monde – en réalité des bouddhas comme Tārā, Avalokiteśvara ou le Bouddha de la Médecine. Entrer dans cette conscience pure est ce que l'on appelle cultiver « l'orgueil vajra » (indestructible). C'est l'estime de soi pur, un sentiment inébranlable de notre propre valeur, basé sur les qualités inhérentes de l'esprit et entièrement dépourvu d'un attachement à un soi-disant moi. L'orgueil vajra ou indestructible n'est pas soumis aux influences émotionnelles ; c'est vivre dans la conscience de toutes les qualités éveillées. Il n'y a là aucune hésitation, aucune irrésolution, c'est une confiance en soi absolue, dépourvue de croyances en un soi personnel, durable, doté d'une existence séparée. Nous pourrions dire que c'est une confiance inébranlable en notre « soi véritable », en cette dimension de l'être, qui nous est commune à tous·tes, une abondance de qualités dépourvues de centre, dépourvues de propriétaire, un état d'être libre et fluide sans point central. C'est pourquoi il n'y a là aucune peur, c'est pourquoi les êtres éveillés sont si imperturbables. Le « point central », si même on peut dire qu'il existe, est la bodhicitta sans scinder la réalité en un moi et les autres. L'orgueil vajra c'est exactement cela : la bodhicitta inébranlable qui s'exprime dans l'action spontanée pour le bien de toute la situation.

Quatrième étape: voir la nature véritable de l'orgueil

Dans la quatrième étape, il s'agit de libérer l'orgueil dans sa véritable nature; pareil comme pour les autres émotions. Nous allons regarder dans l'impulsion ou la pensée d'orgueil, regarder directement dans les états d'esprit orgueilleux et égocentrés. Il nous faut la vigilance pour percevoir l'émotion, dans ce cas l'orgueil. Dans ce vécu d'arrogance, il y a la sensation du centre de l'émotion, où l'énergie est la plus dense, c'est justement là que nous regardons, c'est justement vers cela que nous nous tournons par une rapide volteface de notre attention. Ce «sentiment dense» peut être localisé dans le corps, dans le ventre, dans le cœur, dans la tête ou bien nous avons l'impression que c'est un espace mental situé dans le centre de pensées qui ne peuvent pas être localisées. Nous allons simplement là où nous ressentons la plus grande intensité et nous regardons ce qui se passe.

Cinquième étape: prendre l'orgueil comme chemin

La cinquième étape, prendre l'orgueil comme chemin, est possible une fois que nous avons déjà reconnu la vanité dans sa véritable nature. Alors nous nous mettons consciemment dans des situations où notre fierté sera stimulée; peut-être lorsque nous bénéficions de l'attention de nombreuses personnes pour quelque chose que nous savons bien faire, le genre de situation qui nous fait oublier nos propres manques et qui nourrit l'orgueil. Dès que nous avons une sensation claire d'arrogance, nous regardons directement dans cette émotion. Nous le ferons probablement tout le reste de notre vie … Fuir l'orgueil et éviter les situations dans lesquelles il peut s'élever n'aide pas du tout, comme par exemple ne plus enseigner parce que notre «ego» pourrait s'en nourrir. De cette façon, l'orgueil ne se dissipera jamais. Nous ne faisons que l'éviter; en secret, il se maintient comme avant. C'est mieux de s'exposer et de le prendre par les cornes. Travailler directement avec, au lieu de l'éviter; cela est valable pour toutes les émotions.

Nous laissons l'orgueil s'élever consciemment pour à chaque fois voir sa nature vide, insaisissable, semblable aux rêves, ce qui permet de dissiper la saisie de soi ; plus nous connaissons des moments de vanité, plus nous avons d'occasions de voir la nature de l'esprit et le fait que celle-ci est toujours aussi insaisissable. La compréhension qui s'installe alors est appelée la conscience intemporelle de l'égalité de tous les phénomènes.

Ce qui sape les bases de l'orgueil, c'est de reconnaitre la nature de celui·le qui est orgueilleux·se, le sujet, le moi. Lorsque nous faisons l'expérience que ce soi-disant « moi » n'existe pas réellement, que celui·le qui pense, cet·te observateur·rice est « vide », qu'il·elle n'a donc pas de noyau intérieur que nous pourrions appeler le moi, alors nous reconnaissons que toutes les qualités avec lesquels l'orgueil s'identifie n'appartiennent à personne. Elles sont présentes et actives spontanément et sans noyau d'être, sans centre. Réaliser cela coupe l'orgueil à la racine.

De nombreux maitres bouddhistes nous ont expliqué que la fierté est difficile à dissiper et qu'elle accompagne les pratiquant·e·s de façon subtile même dans les étapes élevées du chemin d'éveil. C'est pourquoi nous ne devons pas laisser tomber ce travail. Ou plutôt, lâcher prise là en particulier, de façon systématique, pour déraciner les identifications pleines d'orgueil jusqu'à ce que la saisie de soi ne se nourrisse plus de rien et finisse par se dissiper réellement. Dans une de ses *Instructions du cœur*, Guendune Rinpoché dit[21] :

> « Lorsque les pratiquants du dharma deviennent de plus en plus bornés et dogmatiques et qu'ils croient faire partie d'une élite qui a la sagesse infuse, alors leur pratique est entachée de jalousie et d'orgueil et n'a plus rien à voir avec le véritable dharma. Pour corriger cette grave confusion, il faut prendre conscience de son propre orgueil et développer l'ouverture. Chaque jour et en toute situation, nous devrions nous efforcer de rester dans cette ouverture et cette présence de l'esprit. C'est là la véritable discipline, grâce à laquelle notre pratique s'approfondit jour après jour. Si nous ne remarquons pas notre orgueil, nous

21 Guendune Rinpoché, *Instructions du cœur d'un maitre du Mahamoudra (Herzensunterweisungen eines Mahamudra-Meisters*, non traduit en français), p. 250 sv, Norbu Verlag, 2010.

serons de plus en plus tendus et susceptibles de développer des émotions de colère dans nos rapports avec les autres. Cette colère peut même se diriger vers le maitre et vers la pratique du dharma. C'est là le plus grand danger pour un pratiquant. »

4. Le désir

Dans l'entraînement bouddhiste de l'esprit, le terme désir est utilisé dans un sens très vaste, pas seulement pour désigner le désir sexuel ou la passion. Lorsque nous considérons qu'une expérience est agréable et que nous voulons en avoir davantage, le désir est déjà là. La qualification « agréable » (agréable pour moi) est suivie d'une saisie qui voudrait prolonger l'expérience. Souvent, nous ne nous en rendons pas compte. La saisie est déjà là lorsque nous souhaitons avoir dans notre salon la jolie fleur que nous avons vue dans le pré. Le désir dans le sens d'un kleśa, c'est-à-dire d'une émotion obscurcissante, désigne le fait de vouloir avoir un objet que nous prenons pour existant réellement. Cela peut être un objet concrètement présent, une personne, ou un objet imaginaire, tel que la réputation, le prestige, le bonheur etc.

Prenons l'exemple d'une tasse. Nous percevons ses caractéristiques et nous pensons : « Elle me plait ! » fasciné·e·s, nous la regardons de plus près. L'attirance se renforce et nous développons le souhait de la posséder : « Ah ! comme ce serait bien de l'avoir à la maison ! » Ce souhait peut dans certains cas avoir comme conséquences des actions concrètes : nous l'achetons et nous la prenons chez nous. Avec le temps, nous nous habituons à elle et nous développons un véritable attachement. Si quelqu'un d'autre veut boire du thé, nous lui proposons plutôt une autre tasse. C'est difficile pour nous de nous séparer de notre tasse. Nous voulons toujours boire dedans. Éventuellement, il peut même se mettre en place une dépendance et pour pousser l'exemple jusqu'au bout, nous pouvons ne plus être en mesure de boire dans une autre tasse.

Nous pouvons remplacer la tasse par n'importe quel autre objet du désir, tout ce que nous avons dit vaut également pour les personnes qui nous attirent. Ce processus que nous avons décrit peut être à tout moment interrompu dès le premier élan de vouloir avoir. Nous nous rappelons par exemple que les objets éphémères comme cette tasse ne sont pas des sources de bonheur durables. Cela est plus difficile lorsque la dépendance est installée. Nous devons alors faire une cure de désintoxication pour recouvrer notre liberté intérieure. Les processus se déroulent de la même façon avec tous les objets du désir, que ce soit la cigarette ou notre petit·e ami·e, les enfants ou la voiture. L'attachement s'imprègne de plus en plus, devient une habitude et va parfois jusqu'à la dépendance. Il nous prend notre liberté, provoque de la tension et nous fait accomplir des actions causes de souffrance sur la base de cette volonté d'avoir et de défendre.

Nous faisons bien des efforts pour maintenir fermement l'objet de notre attachement dans notre domaine d'influence. Nous essayons de mettre en place une relation entre nous et l'objet (ou la personne) qui doit agir comme une colle. Tout ce qui pourrait perturber cette relation est considéré comme ennemi. Nous nous laissons même aller à des actions de colère, d'agressivité et de destruction, simplement parce que nous voulons protéger quelque chose à quoi nous sommes attaché·e·s. Nous avons peur de la séparation, peur de perdre notre relation privilégiée avec l'objet, peur de nous retrouver seul·e·s avec une sensation de vide et d'insatisfaction. Nous cherchons à fuir le vide intérieur, nous nous embarquons dans de multiples attachements et aversions pour échapper à la confrontation à notre réalité.

L'attachement comme base de toutes les émotions

Nous trouvons de l'attachement et de la fixation dans toutes les émotions perturbatrices. S'il n'y a pas de saisie sur ce que nous désirons ou rejetons, il n'y a pas de vague émotionnelle. Le désir se fixe sur ce qui est agréable, la colère se fixe sur ce qui est désagréable et derrière tout cela, il y a la fixation sur un «moi» supposé. Dans toutes les émotions perturbatrices et obscurcissantes se trouve un désir correspondant. Nous voudrions avoir la paix et nous nous mettons donc en colère si quelqu'un perturbe cette paix. Orgueilleux·ses, nous sommes attaché·e·s à ce que nous croyons être ou voulons être. De la même façon, sans saisie de ce que nous désirons, il n'y a pas d'envie ni de jalousie. Lorsque nous voulons avoir quelque chose, cela nous dérange que quelqu'un d'autre possède ce que nous n'avons pas encore, ou qu'il en ait plus que nous. C'est parce que l'attachement est tellement omniprésent et génère tellement de tension que nous pratiquons autant la fluidité et l'état d'être détendu·e·s comme attitude de base.

Il est entendu que ces capacités à saisir et à fixer sont des aptitudes mentales absolument nécessaires. Nous en avons besoin à chaque fois que nous voulons regarder quelque chose de plus près. Mais cette saisie et cette fixation se solidifient, se figent et ont pour conséquence que nous ne pouvons plus lâcher, même lorsque nous le voulons. Inconsciemment, nous pensons ne pas pouvoir lâcher, ou ne pas être en droit de lâcher. En tant que mécanisme quasi automatique, l'attachement et la saisie continuent à faire tourner notre roue de hamster, nous ne pouvons pas arrêter de penser, nous avons peur d'abandonner le contrôle. Que peut-il donc se passer de si grave, s'il nous arrive plus souvent de décider de laisser simplement passer les perceptions sensorielles, les pensées, les émotions ? Est-ce que nous sommes alors moins heureux·ses ? Est-ce que la saisie permet de trouver le bonheur ? L'attachement ne peut apporter aucun bonheur véritable. Étant dans l'ignorance, l'attachement nous fait tomber dans des dépendances et nous perdons notre liberté. Nous n'avons pas conscience de pouvoir trouver le bonheur, indépendamment de tous ces objets et ces personnes désirées dans un esprit libre et fluide. Peut-être avons-nous déjà fait ces expériences d'être heureux·ses dans l'ainsité simple. Ces moments sont peu spectaculaires et souvent nous ne leur accordons pas assez d'attention. Nous sommes juste assis·e·s sur notre canapé, détendu·e·s, à regarder le vaste ciel, sur un banc, dans un parc et nous ressentons comment c'est d'être, ou simplement nous respirons de façon fluide, ce n'est rien de particulier. Nous ne pouvons pas saisir la joie, elle disparait dès que nous nous y attachons. Mais dans l'ignorance de cette sagesse de vie en soi banale, nous nous attachons encore et encore dans notre recherche de bonheur aux expériences agréables, joyeuses, heureuses et cela nous parait inimaginable d'être heureux·ses différemment. C'est cela l'ignorance : le contraire de la sagesse. Ce qui cause de la souffrance, nous le prenons pour le bonheur, pour quelque chose d'indispensable et ce qui apporte le bonheur, nous le prenons pour de la souffrance et quelque chose de dangereux.

Nous reconnaissons la saisie lorsque nous nous mettons en colère, lorsque nous perdons quelque chose et que nous souffrons de cette perte ou de cette séparation. Le fait d'avoir ou de ne pas avoir des choses n'indique en aucun cas à quel point nous sommes dans la saisie. Quelqu'un peut parfaitement posséder beaucoup de choses et en même temps être parfaitement généreux. C'est une question d'état d'esprit.

En réalité, nous sommes attaché·e·s à l'expérience du bonheur et nous pensons qu'elle est intrinsèque aux personnes ou aux objets qui nous paraissent agréables. Quelle confusion ! Ce qui nous rend heureux, c'est notre propre ouverture d'esprit, la situation agréable n'est que le déclencheur. Même les expériences désagréables ou les privations peuvent nous rendre heureux·ses, si cela nous ouvre l'esprit. Si notre action se tourne vers le fait de rendre les autres heureux·ses (et que nous sommes alors en mode « nous ») alors notre propre aspiration au bonheur est incluse là-dedans. Nous pouvons même prendre sur nous les désagréments personnels pour créer globalement une situation meilleure. Nous voyons de quelle façon nous sommes plus heureux nous-mêmes lorsque nous pouvons aider. C'est ainsi que s'installe la capacité, qui rend heureux, à supporter la souffrance. Nous voyons que la souffrance et la joie dépendent de nos priorités et de notre vision personnelle. Au bout du compte, tout dépend de notre attitude ou de notre état d'esprit.

Avec les personnes, il s'agit de transformer la saisie en soutien, en amour véritable qui ouvre l'espace. L'attachement étouffe l'amour. Une relation devient heureuse lorsque nous nous ouvrons encore et encore à l'expérience fraiche et que nous laissons partir ce qui est ancien, de sorte que l'amour puisse se révéler. Puis nous pouvons nous offrir mutuellement les différentes formes d'amour. L'amour est sollicitude et cadeau et cela n'apporte que le bonheur. La souffrance vient de l'attachement et du contrôle ; le défi dans les relations c'est de passer de la saisie au don.

La saisie prend racine dans la peur et donc nous passons notre temps à prendre des mesures de prévention pour être prêt·e·s à toutes les éventualités pour pouvoir apaiser notre vide, notre inquiétude et notre désir. Nous ne voulons pas ressentir de manque. Ainsi nos possessions vont se multiplier encore et encore. Si nous sommes encore en mesure de partager nos avoirs avec les autres, cela veut dire que le désir et la peur n'ont pas encore pris complètement le contrôle. Nous gardons tout ce qui pourrait servir, par exemple, un bout de ficelle. Si mon mari veut jeter ce bout de ficelle, cela me met en colère. Ainsi, beaucoup de petites choses sont là pour faire face à des situations qui pourraient un jour arriver. Bien sûr cela est pertinent, mais dans une certaine limite. Là-derrière se cache la crainte d'entrer en contact avec l'expérience désagréable: «Je n'ai pas ce dont j'ai besoin.» Si nous pouvons supporter ces expériences et même en elles continuer à être heureux, cela ouvre considérablement notre espace libre intérieur.

Lorsque nous faisons un retour sur nous-mêmes pendant un certain temps, nous rencontrons deux expériences désagréables de manque. La première est l'ennui: le temps ne passe pas. Nous aimerions bien avoir quelque chose qui vienne nous distraire. Quelque chose qui nous stimule et qui nous fasse sortir de ce trou. Nous cherchons désespérément la distraction. Nous avons faim, nous avons «soif» et nous nous sentons tellement vide que nous avons absolument besoin de quelque de chose de l'extérieur, de nourriture, de pensées ou d'idées pour remplir ce vide. Le désir c'est ça: ne pas pouvoir faire face à ce que nous prenons pour du vide en nous. Si nous pouvons nous ouvrir en lui, il disparait. L'ennui est le signe d'un esprit tendu, en recherche. Nous pouvons nous détendre dans et à travers l'esprit, jusqu'à ce que nous arrivions pour ainsi dire «de l'autre côté», parfaitement détendu·e·s et frais·ches. Une fois que nous connaissons cette expérience, nous n'avons plus peur de l'ennui, la peur de s'ennuyer terriblement retient beaucoup de gens de méditer. Pourtant lorsque nous nous détendons, le désœuvrement ne dure pas longtemps. Tant que nous ne sommes pas sorti·e·s de l'ennui, nous ne sommes pas encore détendu·e·s.

La seconde grande difficulté est la solitude: se sentir seul·e·s et séparé·e·s. Nous voulons sortir de cette prison dans laquelle nous nous sentons complètement abandonné·e·s à nous-mêmes. Il nous faut de la communication, de l'échange, de l'ouverture. Si nous pouvons nous ouvrir véritablement dans la rencontre avec l'autre, alors nous n'avons plus cette sensation de solitude. Ceux·lles qui se rencontrent dans l'ouverture vibrent ensemble, leurs contours fixes s'estompent. C'est peut-être là le besoin principal dans le désir sexuel : se fondre dans l'autre et fusionner. Mais si nous restons dans le désir, nous continuons à nous sentir seul·e·s et séparé·e·s, même quand nous sommes avec d'autres. Même en participant à une grande fête, nous pouvons nous sentir terriblement seul·e·s parce-que nous n'arrivons pas à nous ouvrir. Nombreux·ses sont ceux·lles qui pensent qu'ils·elles ont besoin du contact avec les autres pour s'épanouir. Mais si nous nous ouvrons intérieurement à l'être, nous faisons cette expérience de nous sentir Un·e, relié·e ou non séparé·e et cela permet une grande liberté intérieure. Nous ne sommes pas dépendant·e·s des autres pour pouvoir sortir de la solitude, comme l'ennui, elle est une tension et une recherche. Elle se dissipe lorsque nous nous détendons.

Le souhait de trouver la satisfaction véritable pourrait nous motiver à travailler à la transformation de l'énergie du désir. La satisfaction des désirs n'apporte pas de contentement véritable. À peine sont-ils un tant soit peu exaucés que le désir suivant arrive, c'est comme boire de l'eau salée, cela n'étanche pas la soif. Le désir n'est pas un besoin fondamental, il ne peut pas être satisfait. La soif ou la faim sont des besoins élémentaires, nous pouvons les combler, ils ne sont pas insatiables. En réalité le fondement du désir, c'est le besoin d'accomplissement de calme et de paix. C'est de cela que nous devons nous occuper, de cet accomplissement intérieur. C'est de cela qu'il s'agit aussi dans le désir sexuel : paix, accomplissement, rencontre, fluidité, ouverture et amour, il s'agit des qualités de l'être bien plus que de l'acte sexuel. La description suivante qu'en fait un ami explique cela :

« Un jour, j'étais plein de désir sexuel, très excité, mais je suis allé à une soirée de contes qui présentait des histoires soufies. Là-bas mon excitation est brusquement partie, c'était très calme. La soirée était plus satisfaisante et plus fine, plus légère que l'excitation sexuelle. Ce n'était pas simplement un substitut, c'est comme si j'avais changé de niveau. La satisfaction au niveau du cœur. J'ai vu alors clairement à quel point le désir est impermanent. On fait une nouvelle expérience et on saute dessus. Je pense quand même qu'une conférence intellectuelle n'aurait pas eu le même effet. Dans les histoires qui étaient racontées, on sentait de l'amour véritable, j'étais touché dans mon cœur et cela a détendu la tension et l'appétit sexuel. »

Autres aspects du désir et de l'avidité

Le désir et l'attachement recèlent une grande richesse. Comme tout le reste, ils ne deviennent un problème que lorsque la fixation se met en place. Le simple fait que le désir s'élève ne fait de mal à personne. Il se dissipe rapidement s'il n'y a pas d'identification. Le problème, c'est l'attachement à l'émotion, pas l'émotion elle-même. Elle peut même être utilisée comme carburant sur le chemin. Tout le monde sait à quel point l'attachement peut être stressant. Alors pourquoi lui accordons-nous toujours la préférence, plutôt que l'état d'être détendu·e·s ? Parce-que il a des aspects nettement positifs :

Le désir c'est de l'intérêt et cela nous amène en contact, en échange avec le monde et cela apporte de la joie ! Ainsi, nous avons l'impression que le désir serait la condition de la joie et du contact. Lorsque nous parlons d'éliminer l'attachement, nous craignons involontairement de perdre la joie, le contact, nos partenaires et nos amis. Nous pensons que le désir et l'attachement sont la colle de nos relations, quel malentendu fondamental ! Nous pouvons aussi nous intéresser par amour et rentrer en contact par joie de vivre. Moins il y a de saisie, plus nous sommes capables d'aimer. Le véritable liant de nos relations, ce sont l'amour, la responsabilité et le soin que nous y apportons. Cela libère les relations de ces oscillations entre vouloir avoir et ne pas vouloir avoir. Nous pouvons désirer sans fixer, un désir détendu.

Le désir dit oui au monde : dans la posture « je suis ici et c'est ça que je veux » résonne une attitude fondamentalement positive et créative vis-à-vis de la vie. Cela contient un oui fondamental à soi, aux autres et aux nombreuses choses merveilleuses de ce monde. Pourtant nous pouvons dire oui à notre existence et la savourer, sans chercher à saisir les belles expériences. Cela devient possible lorsque nous relions la joie vis-à-vis de l'unicité du vécu présent à la conscience de son changement constant, nous dégustons l'expérience dans la détente.

Le désir développe la capacité de faire des différences fines : le souhait de connaitre la satisfaction la plus grande possible affine notre capacité à distinguer les différentes qualités d'objets ou de personnes similaires en apparence. La recherche du meilleur millésime, de la plus belle musique, du meilleur modèle, du meilleur « ceci ou cela » affine notre capacité de discrimination.

L'intérêt détendu développe cette capacité sans le stress qui fait que nous ne pouvons pas nous réjouir des expériences sonores, gustatives ou relationnelles qui sont normales mais non optimales. L'amour et la compassion pourraient également forger cette capacité mais dans une autre direction.

Le désir apporte une grande intensité d'affection: le meilleur exemple, ce sont les amoureux·ses dont les pensées tournent toujours autour de la personne aimée. Nous pensons à tout. Les amoureux·ses essaient de lire les pensées: qu'est ce qui pourrait lui apporter de la joie? L'état amoureux recèle une intensité d'attention et d'affection qu'il est difficile de surpasser et qui ne disparaissent pas lorsque le désir et les peurs qui y sont attachées diminuent. Il se révèle alors des qualités d'attention sans stress, joyeuses, dépourvues de cette mesure d'identification et une sensibilité fine qui apporte de la joie à cette personne ainsi que le bonheur de lui donner exactement cela.

Lorsque nous sommes attaché·e·s à ce qui est agréable, nous allons développer du rejet contre les sensations qui n'offrent pas satisfaction. Le désir n'est pas satisfait de ce qui est là maintenant. Lorsque nous somme satisfait·e·s, nous ne sommes pas dans le désir. Cultivons donc la satisfaction, la frugalité, nous serons les premier·ère·s que cela rendra heureux.

Trois clés pour sortir du désir (exercice B.4)

Se détendre

La détente signifie la capacité de rester dans la fluidité, autant dans les situations agréables que désagréables. Être détendu·e·s rend heureux·ses, mais pour cela il faut aussi être prêt·e·s à renoncer et à laisser la situation comme elle est là maintenant. Nous renonçons, nous lâchons et nous accédons à un état d'être détendu. Cette attitude qui consiste à pouvoir lâcher ce qui est tentant et à ne pas saisir est nécessaire pour sortir du cinéma du désir. En fait, il s'agit de ne plus chercher le bonheur à l'extérieur, mais de le trouver en nous-mêmes. Il n'est pas toujours facile de détendre un désir. Mais lorsque nous réussissons à lâcher, nous ferons l'expérience de cette liberté et de cette joie décontractée qui s'installe alors. Le bonheur lié à cet état d'être détendu deviendra alors lui-même le stimulant qui nous aidera à ne plus accorder d'attention au désir qui s'élève.

Être généreux

La générosité : donner rend libre. Cela chasse le désir et l'attachement. La tendance à vouloir avoir est guérie par le don. Nous nous entrainons alors à donner et à recevoir, à apporter de l'aide et à accepter l'aide. Dans le contexte thérapeutique, nous pratiquons cette générosité qui consiste à offrir à l'autre notre attention pleine et entière. On dit bien que l'on «prête» son oreille ... Dans cette écoute profonde, nous faisons un cadeau aux gens grâce à notre intérêt vis-à-vis de leur vie. Le don nous libère de l'emprise du désir. En comparaison, le fait de vouloir avoir devient inintéressant, car le don et l'échange nous satisfont plus profondément.

Aimer

Aimer signifie être profondément intéressé·e·s par le bien-être de l'autre. L'amour donne ce qui fait du bien. Il ne calcule pas. Plus nous allons dans l'amour, moins nous sommes dans l'attachement, le désir et la manipulation. L'amour libère le don des intentions cachées et ainsi, l'autre peut recevoir en toute liberté. Il·elle a le droit d'être simplement heureux·se et de se nourrir de cet amour sans être engagé·e à donner quelque chose en retour. Il est probable que cette personne transmette à son tour ce cadeau de joie et d'amour de son côté dans sa vie, c'est la façon de faire naturelle. Il existe des méthodes pour développer l'amour, la bonté et la bienveillance ; la plus importante à mes yeux (Tilmann) est la respiration du cœur (tonglen) ; j'en parlerai plus tard. Mais rien n'est plus efficace que d'aimer tout simplement, c'est-à-dire de rencontrer toute personne que nous croisons avec une bienveillance profonde et un intérêt sincère. Dans chaque situation, nous pouvons nous ouvrir à l'amour.

Première étape : s'arrêter, poser des limites au désir, prendre du recul

La première étape consiste à dire « stop » et à prendre du recul vis-à-vis des impulsions de désir, car les suivre mènerait à des complications et à la souffrance. C'est pour cela que nous n'allons pas insister pour obtenir satisfaction. Par respect pour nous-mêmes et pour les autres, nous nous arrêtons au milieu de la vague émotionnelle et nous mettons un terme aux projections qui exagèrent les qualités de l'objet de notre attachement. Nous mettons tout en œuvre pour ne pas nous laisser entrainer à des actions négatives. Peut-être devrions-nous pour cela passer un accord clair avec nous-mêmes et avec les autres pour nous libérer de notre addiction. Nous faisons tout ce qui peut nous aider à ne pas suivre les fantasmes et les illusions du désir.

Deuxième étape : appliquer des méthodes utiles contre le désir

La deuxième étape consiste à appliquer des remèdes comme la contemplation sur l'impermanence et sur la véritable nature de l'objet désiré. Grâce à la pause, nous pouvons nous donner une nouvelle direction. Cela nous permet également de demander de l'aide, de clarifier les priorités, d'accomplir des actions positives, de développer la générosité et la véritable bonté.

Dissiper le désir grâce à des contemplations

- Nous pouvons contempler l'impermanence de la personne ou de l'objet désiré.
- Nous pouvons contempler l'impermanence de la joie que nous espérons ressentir en satisfaisant ce désir.
- Nous pouvons contempler les aspects moins attirants de la personne désirée. Pour cela nous tournons notre attention sur les nombreux signes de changement (fatigue, âge, maladie, excréments, ballonnement, transpi-

ration, odeur …) donc sur des aspects de la personne qu'habituellement nous ne voulons pas voir. Il ne s'agit pas ici de développer du rejet, mais d'enlever les lunettes du désir et de parvenir à un regard plus équilibré et plus réaliste.

- Une contemplation particulièrement « dégrisante » que le Bouddha a recommandée pour nous aider à sortir en particulier du désir physique consiste à nous imaginer à quoi ressemble le corps de la personne désirée sous la surface de la peau, couche par couche, organe par organe. Est-ce qu'elle reste toujours aussi désirable pour nous ?
- Ou bien nous imaginons à quoi ressemblera la personne désirée à 60 ans, à 80 ans ou à 100 ans. Est-ce que nous l'aimerons toujours, lorsqu'elle sera vieille, fragile ou malade ? Nous pouvons appliquer également cette contemplation à des objets ou à des projets avec de légers changements. Non seulement cette contemplation est « désillusionnante » mais elle permet également de mettre en avant ce que nous aimons véritablement chez cette autre personne et ce que nous apprécions ou ce qui nous motive profondément dans cette relation.
- Nous pouvons également contempler l'idée de notre propre mort : si nous mourrons demain soir, est-ce que nous souhaitons toujours suivre les impulsions de notre désir, ou bien y a-t-il autre chose de plus important ? Comment utiliserons-nous mon temps si nous mourrons dans trois ans ? Penser à la mort nous permet de clarifier les priorités pour cette vie comme pour la mort. Cela peut nous aider à nous détacher du désir. Souvent nous réalisons à quel point il est peu important de satisfaire notre désir en regard de notre possible mort prochaine.
- Nous pouvons en outre contempler la prison que sont les cycles du désir. L'attachement conduit au désir, celui-ci conduit à la tension et à des actions qui n'apportent qu'une satisfaction à court terme, ce qui conduit encore une fois au désir, ce qui amène à la déception avec la frustration et de nouveaux désirs … Nous pouvons prendre conscience de cette roue de hamster alimentée par l'envie, la déconvenue l'espoir et la crainte. Cela peut aussi nous aider dans des situations concrètes à lâcher les désirs dont il n'est pas vraiment important qu'ils soient satisfaits. Il s'agit de se détacher de tous les comportements addictifs.

Pratiquer la détente et le lâcher-prise

- Nous pouvons également penser à quel point l'expérience du désir est semblable à un rêve, comment elle est sans substance, insaisissable et qu'elle disparait en un instant, que ce sont des rêves pleins d'espoir que nous avons déjà faits de nombreuses fois. Nous pouvons nous souvenir du fait que nous, comme l'objet de notre désir, sommes impermanents et ne sommes pas une source durable de joie.
- Dans la méditation, nous pouvons nous entrainer à ne pas nous attacher aux pensées qui s'élèvent. Nous percevons les sons et nous les laissons simplement passer. Plus tard, nous pouvons nous entrainer avec les pensées émotionnelles. Plus nous nous entrainons à lâcher prise, plus ce sera facile de dire: «Cela est très intéressant, mais nous le laissons de côté parce que cela conduit à des complications inutiles.» Nous devenons plus sages et nous développons la capacité à suivre cette sagesse. À chaque fois que c'est possible, nous cultivons un état d'être détendu.
- Nous pouvons nous entrainer de façon ciblée à développer la satisfaction vis-à-vis de notre situation présente et à pratiquer le renoncement au lieu de rentrer dans des complications.
- Nous pouvons également regarder directement dans le désir ou l'insatisfaction, dans ce qu'ils sont vraiment. Ces émotions ne se trouvent nulle part, le désir est une attitude mais pas une chose. Faire l'expérience qu'il n'y a là rien à trouver enlève toute force au désir. Il nous suffit de laisser passer la vague du désir, de simplement attendre jusqu'à ce qu'elle ait transité, car elle n'a pas de substance et ne reste pas. C'est pour cela que nous pouvons considérer le désir comme un maitre qui nous enseigne le lâcher-prise.

Savourer un bonheur plus profond

- Nous pouvons aussi nous occuper directement d'être réellement heureux·ses en nous offrant de la détente dans le quotidien, en laissant s'installer l'ouverture et en vivant les qualités que nous avons toujours voulues vivre. Nous nous occupons de façon active de notre satisfaction intérieure. Pour cela, nous devons néanmoins surmonter les moments de manque d'entrain et découvrir les joies de l'action disciplinée. Cela nous rend moins avides et moins dépendant·e·s vis-à-vis des objets de notre attachement. Nous sommes détendu·e·s et donc plus libres.

- Nous savourons une véritable qualité de vie en nous tournant vers des sources fiables de bonheur qui apportent la paix intérieure. Nous échangeons notre bière du soir devant la télé contre le bonheur de parler avec des gens. Nous nous ouvrons à l'attention et à l'amour. Nous nourrissons et nous nous laissons nourrir. Nous passons d'une satisfaction superficielle à des formes d'être profondément épanouissantes. Le point crucial est d'établir réellement le contact auquel nous aspirons. L'intimité et la proximité s'instaurent lorsque nous laissons venir ces émotions. Alors nos attachements auront moins de force.
- Nous pouvons adopter une attitude de partage généreux. Cela consiste à nous mettre à la place des autres et à leur apporter de la joie concrètement ou en esprit, même à ceux·lles pour qui cela n'est pas particulièrement facile. Ce qui rend particulièrement joyeux·ses, c'est de ne pas perdre de vue le bien de tous·tes et d'adopter une perspective vaste dans notre action. Pour cela, nous ne considérons pas que les autres sont des rivaux·les dans le bonheur, mais que ce sont des ami·e·s à qui nous souhaitons que leurs vœux les plus profonds se réalisent.

Méthodes spéciales

- Dans le cas de tendances particulièrement coriaces, il est utile de passer des accords clairs avec soi-même pour dissiper les comportements spécifiquement néfastes.
- Il est également possible de faire des dons régulièrement ou d'accomplir des offrandes symboliques pour s'habituer au cadeau.
- La méditation de la respiration du cœur (tonglen), qui consiste à donner et à prendre en charge, sert particulièrement à développer l'amour et les autres forces du cœur.

Dans le soutra demandé par le pratiquant laïque Ugra il est dit:

«Ce que nous donnons est nôtre.
Ce que nous gardons à la maison n'est pas nôtre.

Ce que nous donnons a de la valeur.
Ce que nous gardons à la maison n'a aucune valeur.
Ce que nous donnons, nous n'avons pas besoin de le protéger.
Ce que nous gardons à la maison, nous devons le protéger.
Ce que nous donnons ne nous fait aucun souci.
Ce que nous gardons à la maison nous cause du souci.
Ce que nous donnons nous conduit directement à l'éveil.
Ce que nous gardons à la maison nous conduit directement aux actions néfastes.
Ce que nous donnons apporte une grande prospérité.
Ce que nous gardons à la maison n'apporte aucune prospérité.
Ce que nous donnons devient un trésor inépuisable.
Ce que nous gardons à la maison va s'épuiser[22]... »

Troisième étape : changer de perspective sur le désir

Parfois le désir est considéré comme un ennemi. Mais nous pouvons simplement l'explorer pour le comprendre plus profondément. Alors, il révèlera ses qualités innées d'intérêt, d'attention et d'ouverture vis-à-vis des autres. Lorsque nous nous tournons vers la signification émotionnelle plus profonde du désir, les attachements extérieurs tombent. Nous faisons l'expérience de son énergie claire qui est tournée vers le contact et la satisfaction avec la possibilité d'aimer. Le désir nous montre que nous avons besoin de quelque chose. Malheureusement il est souvent peu clair au début de quoi il s'agit vraiment. Nous prenons l'attachement et le désir comme des défis bienvenus, des encouragements à lâcher prise plus profondément et à nous tourner vers les véritables sources du bonheur. Notre pratique devient plus énergique, car le désir devient notre ami. Les méditations où nous nous voyons nous-mêmes comme des aspects de Bouddha (Tchenrézi, Tārā ...) nous permettent en outre d'entrer dans la vastitude de l'amour et de la générosité dépourvus d'attachement. C'est là-dedans que nous voyons que les

22 Gampopa, *Le Précieux Ornement de la Libération*, chapitre 12, p. 190.

projections du désir qui s'élèvent sont une expression de notre appréciation profonde pour l'être. C'est là le cadeau de la troisième étape.

Quatrième étape : voir la nature véritable du désir

La quatrième étape consiste à regarder directement la nature des états mentaux d'attachement et de saisie de soi et de voir leur « vacuité », leur absence d'existence concrète. L'attachement se libère dans un moment de compréhension. Faire l'expérience de la nature véritable du désir signifie voir la nature de l'esprit. À cet instant-là, nous remarquons en même temps qu'il n'y a là personne qui désire ou qui aime, mais que cet esprit désirant est au fond simplement ouverture. Nous voyons que l'envie est d'une nature illusoire, sans noyau d'être, sans rien de solide. Il n'existe rien qui reste dans ces mouvements de désir et d'avidité.

Cinquième étape : prendre le désir comme chemin

Lorsque nous avons fait cette expérience qui consiste à voir la nature « vide » du désir, il est possible de la stimuler pour « faire bouillir » les tendances à l'attachement et pour les éliminer complètement. Nous les stimulons en pensant consciemment à des objets ou à des personnes que nous désirons ; à chaque fois que le désir est assez fort, nous regardons sa nature véritable et nous faisons encore et encore l'expérience que l'envie n'a ni substance ni pouvoir. Il s'ouvre alors la conscience intemporelle discriminante sans qui que ce soit qui désire.

5. La jalousie et l'envie

La jalousie associe la colère et l'orgueil, le désir et le manque de conscience. C'est un sentiment de colère, d'envie ou d'hostilité lorsque nous voyons ou entendons parler du bien-être des autres[23]. Le·a jaloux·se souhaite avoir ce que l'autre possède, que ce soit une chose, une qualité ou une personne. La jalousie s'élève lorsque quelqu'un d'autre se réjouit de quelque chose que nous considérons comme nôtre, ou que nous aimerions considérer comme nôtre. Elle comporte également l'envie et la rivalité; l'attitude cupide, jalouse et qui rivalise peut se porter sur toutes sortes d'objets, de personnes et de qualité désirables.

Le·a jaloux·se a peur de devoir partager un avantage ou de devoir le perdre au profit de quelqu'un d'autre. Il·elle a peur d'être exclu·e du bonheur. La jalousie est donc là avant la perte, dans la simple pensée d'une perte possible. Nous ne nous mettons pas à être jaloux·se si notre partenaire nous trompe, la simple idée suffit.

La jalousie apparait lorsque ce que nous désirons menace de nous échapper ou quand nous croyons que c'est inaccessible. Tout en nous se ferme, nous ne pouvons plus nous réjouir de la beauté ou du bien-être des autres. Dès que nous remarquons quelque chose de désirable chez les autres, la comparaison s'installe: «Est-ce que je possède cela, moi aussi? Est-ce que je suis aussi bien que lui·elle?» La réponse peut être: «OK, ça, je le possède aussi, alors je peux à nouveau me détendre.» La sensation d'être exclu·e·s se rajoute souvent à l'envie et à la fermeture. Nous pouvons avoir l'impression que deux de nos ami·e·s s'entendent mieux entre eux·elles qu'avec nous et nous ne pouvons pas nous réjouir avec eux·elles parce que nous aimerions être à leur place. Nous voudrions peut-être nous-mêmes être le·a meilleur·e ami·e de cette personne et ne pas la partager avec d'autres. Là derrière se cache le sentiment de devoir renoncer à quelque chose, une douloureuse sensation de manque ou de vide. Quand nous nous sentons riches, complet·ète·s, la jalousie ne s'élève pas.

Personne ne souhaite être jaloux·se. Contrairement à l'orgueil, la jalousie n'est jamais un sentiment agréable. Elle nous mange de l'intérieur, mais il est

23 Le premier Mipham Rinpoche définit dans l'introduction au *Procédé des experts* (*Mipham Ké-djoug*): «La jalousie fait partie de la catégorie de la colère et consiste, sur la base de l'attachement au gain, à l'honneur, etc., à ne pas supporter le bien-être des autres et à être profondément agité mentalement. Elle encourage le malheur et l'erreur qui consiste à ne pas pouvoir laisser l'esprit calme.» (traduction du tibétain) difficile d'en sortir. L'impression est trop forte de ne pas être aussi heureux·ses que les autres. Nous avons tellement le souhait d'être aussi comblé·e·s qu'eux que nous ne pouvons pas lâcher aussi facilement que ça. Nous sommes en prison. L'issue en serait la capacité de se réjouir avec les autres mais c'est justement cela qui est inaccessible.

Les lunettes de la jalousie

Les jaloux·ses dévalorisent la joie des autres pour ne pas devoir trop souffrir de leur propre sentiment de manque. Le pire c'est lorsque notre partenaire aime quelqu'un d'autre profondément et n'a jamais été aussi heureux·se que maintenant. Plus nous prenons sa joie pour un grand bonheur, plus c'est une menace pour nous. Nous ressentons le désir de détruire leur bonheur. Ça peut même aller jusqu'à ce que cette colère jalouse se dirige sur la personne, ou l'objet du désir lui-même d'après la logique : « Si moi je ne peux pas m'en réjouir alors personne ne doit s'en réjouir ! »

Cette énergie destructrice peut également se tourner contre nous-mêmes si nous ne trouvons aucune autre soupape. Les états mélancoliques sont souvent des états de jalousie tournés vers l'intérieur. Comme nous ne pouvons pas nous réjouir, nous sommes mélancoliques, nous ne nous ouvrons pas à la joie, nous ne pouvons pas nous délecter avec les autres et nous nous fermons. Si nous admettions qu'il est agréable de vivre dans ce monde, nous devrions nous poser la question du pourquoi nous sommes toujours aussi grincheux·ses. Nous préférons voir le monde sous une lumière terne : « Le monde n'est rien que souffrance. » C'est là une vision mélancolique et jalouse du monde qui ne tient pas compte des découvertes d'un réel chemin d'éveil : une fois que se dissipent les tendances génératrices de souffrance, ce qui reste, c'est la joie pure !

La jalousie est souvent accompagnée du soupçon que les autres pourraient penser mal de nous. Nous insinuons également qu'ils agissent de façon jalouse avec nous et que ce qui compte pour eux·elles c'est d'être mieux que nous. Lorsque nous avons fait quelque chose de bien, nous avons l'impression que tous·tes les autres sont jaloux·ses de nous. Nous portons les lunettes de la jalousie et nous voyons la convoitise partout sans voir la nôtre. Nous pensons que les autres jugent en permanence les actions de tout le monde et qu'ils·elles se comparent avec nous, comme c'est le cas chez nous sans que nous nous en rendions compte. Nous ne remarquons pas que nous sommes nous-mêmes jaloux·se et que nous pensons constamment ne pas être assez bien et ne pas avoir assez.

Le·a jaloux·se envie aux autres leur bavardage léger, leurs petites joies, leurs fêtes et plein d'autres choses. Après une fête, au cours de laquelle deux de mes amis ont discuté sans moi, j'ai l'air soupçonneux : est-ce que maintenant ils·elles me considèrent différemment d'avant ? Nous sommes toujours armé·e pour le pire parce que quelqu'un a peut-être dit quelque chose contre nous ou va nous mettre des bâtons dans les roues. Être toujours sur le qui-vive est le fardeau du·de la jaloux·se chronique ; si nous pouvions, nous préfèrerions pouvoir contrôler les regards de notre partenaire …

L'absence de jalousie peut être un signe d'orgueil car il n'y a aucune matière à cela : « Les autres ne m'arrivent pas à la cheville. Pourquoi est-ce que je devrais être jaloux de qui que ce soit ? » Néanmoins dès que l'image orgueilleuse que l'on a de soi s'effondre et que les doutes s'élèvent vis-à-vis de nos propres qualités, la jalousie va s'installer tout de suite.

La rivalité est une autre forme de la jalousie, malheureusement elle est souvent le moteur dans la compétition avec les autres. Il est très rare que ce soient réellement des compétitions « sportives » où nous pouvons nous réjouir si les autres sont meilleur·e·s que nous. Cette rivalité se retrouve dans tous les domaines de notre société et même dans les amitiés, lorsqu'il y a une comparaison constante avec les autres. Nous voudrions avoir plus de reconnaissance que les autres, plus d'argent, plus d'influence, plus de connaissances, plus d'ami·e·s, etc.

Si cela est vraiment notre but, il y a la possibilité de se retrousser les manches et de se dire : « Au travail ! Je vais leur montrer ! » L'ambition, la jalousie, l'envie et la rivalité permettent de dégager une énorme énergie, une énergie infatigable et insatisfaite, tournée vers une amélioration constante, que ce soit au niveau des performances sportives, du succès personnel, du chiffre d'affaires d'entreprise ou même du succès dans les domaines sociaux ou spirituels.

L'aspiration ambitieuse basée sur la rivalité recèle (malheureusement!) une efficacité incroyable. Avec cette motivation, nous pouvons faire beaucoup de choses pour notre propre bien, pour notre famille ou groupe, mettre beaucoup de choses en mouvement. Cette énergie est bel et bien merveilleuse, mais nous ressentons en elle quelque chose de compulsif, une incapacité à s'assoir calmement et à juste profiter. Nous ne sommes pas tellement détendu·e·s et heureux·ses. Un jour, Guendune Rinpoche nous a dit:

> « Si vous suiviez le chemin spirituel avec au moins autant d'énergie que vous mettez en œuvre pour les buts mondains ! Qu'est-ce que vous ne feriez pas pour un match de foot ! Mais pour le travail intérieur, qui est en réalité beaucoup plus important, vous vous découragez beaucoup trop facilement ! »

Pour nous débarrasser de cette attitude de rivalité, l'entraînement bouddhiste de l'esprit nous encourage à développer l'attitude opposée: la victoire pour les autres, les défaites pour nous-mêmes[24]. Une telle attitude est réellement courageuse: vouloir moins pour soi et en plus être heureux! Ce que notre société prend pour du courage, c'est en fait souvent de la stupidité. Par esprit de concurrence et de recherche de profit, nous nous exposons souvent nous-mêmes, les autres et le monde entier à des risques inutiles. Le manque de sagesse et de compassion est effarant. Si le bien de toutes les personnes impliquées nous tient vraiment à cœur, alors nous pouvons nous réjouir partout où la joie est présente. L'intérêt véritable pour le bien de tous·tes chasse la jalousie, l'envie et les attitudes de concurrence.

24 *Voir* Lodjong – La grande Voie vers l'Éveil, *p 108. Djamgueun Kongtrul Lodrö Thayé y cite, dans un commentaire sur l'entraînement de l'esprit en 7 points des maîtres bouddhistes Kadampa : «J'offre aux êtres, mes maîtres, tout gain et toute victoire et je prends toutes les pertes et les défaites sur moi.»*

Trois clés pour sortir de la jalousie (exercice B.5)

Pour chasser la jalousie et l'envie, il semble qu'une communication directe et sincère soit particulièrement importante, associée à l'équanimité, la joie et la capacité de se réjouir avec les autres.

Communication sincère

La communication sincère, ouverte et directe empêche que nous tombions dans la jalousie. Elle met en place une grande transparence qui permet de mettre un terme aux intrigues dans le dos des autres. Si nous sommes jaloux·ses et envieux·ses de quelqu'un, le mieux est de chercher le contact direct, d'échanger ouvertement avec cette personne, car sinon les difficultés sont quasiment inévitables. Dans la rencontre directe, nous ne pourrons probablement pas cacher que cela est difficile pour nous de chercher la discussion et que nous avons des blocages. Mais nous allons découvrir que l'autre est un être humain comme nous, avec ses faiblesses et qualités. Cela n'a aucun sens de nourrir de l'aversion car cette personne est comme nous, un être humain. Le plus souvent, un échange personnel suffit.

Si le contact direct n'est pas possible, nous pouvons pratiquer la respiration du cœur. Pour cela, nous imaginons que la personne est assise en face de nous et que nous parlons. Nous lui demandons comment elle va et nous écoutons nos réponses intuitives. Nous essayons d'être sensibles, nous lui racontons intérieurement comment nous nous sentons. Nous nous déclarons prêt·e·s à une «coexistence bienveillante» , ce serait déjà un bon début. Nous demandons ce qu'elle souhaite et nous écoutons. Peut-être, nous lui souhaitons le bonheur et nous imaginons lui envoyer notre soutien. C'est là une possibilité pour nous préparer à une conversation directe ultérieure.

Équanimité

Pour plus d'équanimité, il s'agit en premier lieu de ne pas juger sur la base des attachements et du rejet. Sans évaluation et sans jugement, la jalousie ne fonctionne pas. Nous pouvons nous entrainer à cela dans la méditation, en ne jugeant plus nos propres pensées et émotions. Dans le quotidien, nous nous entrainons à prendre les autres et nous-mêmes comme nous sommes. Nous arrêtons de critiquer et d'alimenter l'esprit jaloux et râleur qui n'est jamais satisfait.

L'équanimité consiste également à avoir accepté profondément que de temps en temps, nous sommes moins fort·e·s que d'autres, moins grand·e·s, moins habiles, moins intelligent·e·s, moins aimé·e·s, moins quoi que ce soit. C'est ce que nous enseigne la vie. Nous ne pouvons pas toujours être mieux ou même aussi bien que les autres et encore moins lorsque nous vieillissons et que plus personne ne s'occupe de nous. Acceptons que cela est comme ça. Soyons normaux·les, même lorsque nous sommes encore jeunes et que nous avons la vie devant nous. Nous pouvons nous épargner le stress de vouloir avoir ce que nous n'avons pas, d'être celui·le que nous ne sommes pas !

La solution réside dans l'acceptation du fait que nous sommes simplement comme nous sommes. Lorsque nous ne voulons être personne de particulier, nous ne sommes pas non plus envieux·ses des autres, la comparaison cesse immédiatement dès que nous nous acceptons nous-mêmes dans notre ainsité. Dès que nous essayons de convaincre les autres de notre importance et de nos qualités exceptionnelles, nous sommes en porte-à-faux.

Trungpa Rinpoché a décrit un jour la sensation d'être un des grains de sable sur la plage, qui se sent aussi ouvert, vaste et libre que le ciel au-dessus du rivage. Nourrissons cette sensation d'être simplement un grain de sable parmi tous les innombrables autres ; personne ne fait la différence entre nous et le grain de sable d'à côté. Être simplement ce grain de sable inconnu parmi de nombreux autres semblables, cela ouvre l'esprit à être aussi vaste que le ciel. Quelqu'un comme cela ne se sent plus séparé des autres grains de sable, ni séparé du ciel au-dessus. L'esprit est libre, parce qu'il n'y a plus d'aspiration au sens de ce moi.

Joie

Développer la joie innée à l'esprit détendu et la capacité à se réjouir avec les autres qui nait de la compassion sont particulièrement essentiels en cas de jalousie. Pour développer ces qualités il existe un moyen trop peu pratiqué :

prier, faire des souhaits sincères pour le bien-être de tous, des prières de souhaits que tous·tes soient heureux·ses et content·e·s, qu'ils·elles connaissent tous·tes la joie suprême de l'éveil et qu'ils·elles atteignent tous·tes l'éveil idéalement avant nous. Les prières ancrent l'esprit dans ce qui est bénéfique de la même façon que les mantras. Nous pouvons faire le souhait de contribuer à la joie des autres de toutes les façons possibles et d'être une aide pour eux·elles.

Nous devons sentir que les prières sont justes, sinon elles nous semblent être de l'auto-manipulation. Dès que nous remarquons en nous de la jalousie, nous pouvons faire le souhait correspondant, quelque chose qui exprime la bienveillance pour cette personne, ne serait-ce que : « Je te souhaite de ne pas avoir mal à la tête aujourd'hui ! Puisse ma jalousie rester en moi et ne pas te causer du tort. » Si cela nous permet d'ouvrir l'espace intérieur en nous, nous pouvons souhaiter de plus en plus de bonheur et toujours en accord avec nous-mêmes.

Les prières des grands éveillés peuvent nous inspirer, nous servir de modèle et nous aider à trouver nos propres mots. Nous regardons en nous : quelle prière touche mon cœur ? Il n'y a que ce type de prière qui nous ouvre le cœur à la joie. Nous pouvons aussi noter nos propres formulations. Dans les prières, nous faisons des souhaits pour tous les êtres : puissent-ils être à l'abri de la souffrance. Puissions-nous trouver le bonheur véritable. Puissent le bien-être et les qualités augmenter. Puissent-ils tous obtenir l'éveil le plus rapidement possible ! Tout cela, nous le dédicaçons à l'éveil de nous tous. Nous prenons garde de rester toujours en mode « nous » .

Si nous utilisons l'inspiration des prières traditionnelles pendant que nous formulons nous-mêmes nos prières, la prière va se libérer en nous et devenir tout à fait spontanée. Cette prière spontanée pour le bien de tous, n'a alors plus besoin de parole formulée. Il peut être suffisant de réciter toujours la même prière du cœur ou un mantra (formule de prière) tel que Om Mani Padme Hung[25]. Le son portera en lui toutes les prières que nous avons déjà récitées, il sera l'expression de toutes les pensées positives que nous lui associons.

25 Le mantra du Bouddha de la compassion éveillée (Avalokiteśvara) cité ici simplement en exemple signifie quelque chose comme : « Puissent les qualités de la compassion éveillée être ressenties partout grâce à la bénédiction des éveillés. »

Mais rien ne surpasse la joie apportée par l'humour. C'est pourquoi ce serait un cadeau pour tous·tes si nous gravions le conseil suivant dans notre cœur et que nous ne l'oublions jamais:

> «Pour finir, je ne soulignerai jamais assez à quel point il est important de s'amuser et de ne pas prendre soi-même ou la vie trop au sérieux. Une des plus grandes lacunes de nombreux systèmes spirituels traditionnels consiste à ce qui nous amène trop souvent à prendre la vie beaucoup trop au sérieux … Si je devais établir une série de principes pour le chemin spirituel de la guérison, le numéro un serait que nous devrions rire autant que possible chaque jour et idéalement rire de nous-mêmes. Cela viendrait avant toute forme de prière, de méditation, de chant ou de changement d'habitudes alimentaires. Les problèmes du quotidien nous paraissent toujours moins importants lorsque nous les considérons avec humour et amour[26].»

Dissiper la jalousie

Première étape: s'arrêter dans la réaction émotionnelle jalouse

Nous remarquons notre jalousie et nous disons avec résolution: «Non, je ne me laisserai pas induire en erreur par toi. Je ne parlerai pas des autres de façon désobligeante ni ne leur nuirai en aucune façon.» Nous faisons une pause, nous prenons une nouvelle orientation (refuge), nous pratiquons la respiration du cœur, nous faisons des prières de souhaits de tout ce qui parait juste. Nous mettons un terme aux tendances jalouses, nous prenons du recul et nous nous détendons. Là-derrière se cache la résolu-

26 Anita Moorjani, *Diagnostic incurable mais revenue guérie à la suite d'une NDE : Mon voyage de guérison des frontières de la mort aux portes de la vie*, Guy Trédaniel Éditions, 2012.

tion profonde de ne pas suivre la piste de la jalousie. La motivation de nous en débarrasser vraiment nait du fait que nous voyons ses conséquences de souffrance, que nous aspirons à la véritable liberté et à l'autodétermination lorsque nous voulons trouver la compassion, la joie et la paix intérieure et que nous souhaitons apprendre à aimer vraiment.

Deuxième étape: appliquer des méthodes utiles contre la jalousie

S'arrêter dans la réaction jalouse ouvre la possibilité d'appliquer les remèdes tels que clarifier notre direction intérieure, pratiquer la respiration du cœur et des souhaits.

Nous mettons à profit les situations dans lesquelles les autres sont heureux·ses pour nous réjouir avec eux·elles. Nous développons une joie sincère vis-à-vis du bien-être et des capacités de tous·tes. Au lieu de rivaliser, nous pensons: «Super qu'il sache faire cela aussi bien!»

Nous arrêtons de comparer et nous acceptons la situation telle qu'elle est: tout le monde récolte ce qu'il a semé, ce n'est pas possible autrement. Nous sommes riches parce que nous avons trouvé le chemin d'éveil, pourquoi nourririons-nous l'illusion qu'avoir plus nous rendrait plus heureux·ses! «Les riches» ne sont pas obligatoirement plus comblé·e·s, nous possédons tous·tes fondamentalement les mêmes qualités, tout le monde a le même potentiel de bonheur.

Nous nous concentrons donc sur le fait d'accéder à notre propre nature de bouddha et cessons de penser en termes de performance et de compétition. La vie est trop courte pour cela, nous allons la consacrer à des choses plus essentielles.

Avec courage, nous cherchons à échanger directement avec des rivaux·les potentiel·les, nous parlons des situations difficiles et nous parlons de nos pensées récurrentes de jalousie. Nous verbalisons ce qui nous touche et ce qui nous tient à cœur. Nous regardons en face notre sentiment de manque, nous montrons nos faiblesses et nous dévoilons notre souhait d'amour et de considération.

Nous mettons en place un sentiment sain de notre propre valeur, nous offrons la confiance à nous-mêmes et aux autres et nous reconstruisons immédiatement la confiance qui a pu être ébranlée. Nous nous réjouissons du succès, du bien-être et des actions bénéfiques des autres comme s'il s'agissait de notre propre expérience. Nous donnons aux autres davantage que ce qu'ils espèrent et nous apprenons à ne pas enchainer nos ami·e·s et nos amoureux·ses par des comportements possessives. Nous nous engageons pour que les autres aillent mieux que nous-mêmes. Nous prenons pour modèle ceux·lles qui agissent avec une persévérance enthousiaste pour le bien de tous·tes et autant que possible avec eux·elles.

Troisième étape: changer de perspective sur la jalousie

Le début d'une nouvelle vision peut consister à considérer la jalousie comme une enseignante qui attire notre attention: « Regarde, tu te compares aux autres et tu te prends là un peu trop au sérieux! » Nous voyons la jalousie comme une occasion de continuer à travailler sur nous.

Ce nouvel état d'esprit consiste également à maintenir toujours la capacité à se réjouir avec les autres, même si ce qui arrive de positif se produit chez la concurrence. Lorsque cette attitude de base joyeuse devient familière, le contraste avec la jalousie sera impossible à occulter. La jalousie ne pourra plus s'enraciner car nous pouvons retrouver facilement cet état d'esprit fondamentalement positif.

Le bouddhisme tantrique nous invite à échanger la vision de la saisie de soi contre la vision de l'éveil où il n'y a plus de comparaison. Tout est considéré comme la manifestation de l'esprit de Bouddha. Même les impulsions émotionnelles sont la manifestation dynamique d'un seul et même esprit. Ce que nous en faisons dépend de notre vision: peut-être que nous nous rappelons cette sensation d'être un des innombrables grains de sable sous le vaste ciel; une vision dans laquelle tout est parfait tel que c'est.

Lorsque la vision de saisie de soi laisse place à la vision de l'éveil, alors il n'y a plus personne qui s'identifie aux pensées de jalousie et l'énergie qui était bloquée là-dedans est à la disposition du bien de tous·tes.

La jalousie comme amie dit : « Holà ! Rappelle-toi de la conscience éveillée ! » Grâce à ce rappel, nous nous ouvrons rapidement encore à cette vision nouvelle. L'énergie qui était bloquée dans la jalousie est libérée et nous pouvons faire beaucoup de choses pour les autres avec force et détente en même temps.

Quatrième étape : voir la nature véritable de la jalousie

Pour reconnaitre la véritable nature de la jalousie, nous regardons directement dans une expérience de convoitise. Nous n'y trouvons aucun centre, aucun moi qui fait l'expérience de cette jalousie, nous reconnaissons que tout ce théâtre est sans substance, sans couleur ; une manifestation de l'esprit semblable à un rêve, sans force innée, avec laquelle nous pourrions traiter à notre guise. Là où nous supposions quitter le noyau de la jalousie, nous découvrons une ouverture dépourvue de point central. Notre énergie est à nouveau fluide et libre et il est impossible de retrouver cette identification jalouse.

Cinquième étape : prendre la jalousie comme chemin

Lorsque la nature essentielle de la jalousie est reconnue, nous pouvons chercher des situations qui stimulent notre convoitise, où les autres sont meilleur·e·s que nous et où la compétition s'installe. À chaque fois que la comparaison, la jalousie ou la rivalité s'élèvent, nous regardons dans cette sensation d'être jaloux·se et c'est ainsi que nous prenons la jalousie comme chemin d'éveil. Nous la réveillons pour, à chaque fois, voir la nature vide de ce vécu émotionnel. C'est alors que se révèle la conscience intemporelle toute perfectionnante. Celle-ci reconnait que la situation telle qu'elle est, est en elle-même parfaite et accomplie – aussi imparfaite qu'elle soit d'un point de vue ordinaire. La jalousie n'est jamais satisfaite ; la conscience toute perfectionnante au contraire reconnait que la nature de chaque expérience est parfaite et accomplie, rien à changer pour que ce soit une expérience d'éveil.

Cette autre vision de l'être, pleine de bienveillance et dépourvue de jalousie est décrite par Guendune Rinpoché[27] :

> « Un bodhisattva s'intéresse aux autres et il est touché lorsqu'ils souffrent. Il leur souhaite de tout son cœur d'être heureux et libres de souffrance. Lorsqu'ils connaissent le bonheur, il se réjouit profondément, car leur bonheur est tout ce qui compte pour lui. Lorsqu'une telle bienveillance est présente, toute sorte de jalousie et de compétition disparait ainsi que l'orgueil, la colère et l'envie. Un bodhisattva n'a pas le souhait d'être mieux ou plus heureux que les autres. Dans son cœur, il n'y a pas de place pour la jalousie et ainsi il connait une joie durable, une paix véritable et une stabilité profonde. Libéré de tout intérêt personnel, il ne s'attache plus aux objets après lesquels il courait jusque-là. Ils sont reconnus comme étant des projections de l'esprit et il trouve la paix intérieure. Cette paix nait de l'intérêt pour les autres et c'est ce que nous appelons le calme mental. Libéré d'attachement, il peut connaitre un bonheur profond et l'esprit se tourne vers les autres êtres avec le seul souhait qu'ils soient heureux et qu'ils puissent se libérer. »

Résumé : Prendre un nouveau départ sur la scène de notre vie

Ces cinq schémas émotionnels de base décrivent le spectacle que nous jouons jour après jour. Jusqu'à présent, toute la pièce était écrite par les émotions. Peut-être pouvons-nous sentir maintenant que cette pièce de théâtre est une projection de nos propres façons de voir. Nous pensons peut-être qu'il s'agit là d'une tragédie. Mais, en jetant un coup d'œil derrière les coulisses, nous pensons en même temps à une comédie. Et sur la scène de nos projections, nous pouvons changer de rôle. Si le vieux rôle ne nous plait plus, nous

27 Guendune Rinpoché, *Instructions du cœur*, page 255 (édition allemande).

pouvons l'abandonner. Et pourquoi pas une nouvelle pièce, par exemple le « chemin de la libération » ?

Nous utilisons notre marge de manœuvre décisionnelle pour donner au jeu une nouvelle direction. La voie est ouverte devant nous, tous les rôles doivent être attribués à de nouveaux·elles acteurs·rices. Nous pouvons changer les démons en anges, mais cela demande naturellement de l'entraînement. Nous devons nous glisser dans leur peau. Nous nous entrainons à agir différemment avec nos projections, afin que la légèreté imprègne de plus en plus ce jeu et que le spectacle de la libération se produise réellement. Il y aura des défis, mais pas de problèmes.

Notre spectacle changera en fonction de notre lâcher-prise. Nous découvrons des espaces libres et nous nous comportons différemment. Lorsque nous développons la pleine conscience, nous pouvons faire des pauses et prendre de nouveaux chemins. Nous pouvons accorder notre attention à d'autres émotions : la compassion est beaucoup plus agréable que la colère. Nous découvrons le jeu de l'amour, de la joie, de la générosité, etc. Nous décelons qu'ils sont eux aussi simplement des mouvements de notre propre esprit. Mais ce jeu-là ne cause pas de souffrance et aide les autres à passer de la tragédie à l'état d'être léger. Nous prenons conscience que tout est une manifestation de l'esprit sans substance, le jeu illusoire de l'esprit dynamique. Penser, parler, agir, tout cela se fait et personne ne s'identifie. Nous sommes libres dans ce jeu.

Pour sortir du drame actuel, nous pouvons nous imaginer que le rideau tombe, nous avons une pause pour reprendre notre souffle, pour nous recentrer. Nous avons une idée de ce à quoi pourrait ressembler notre nouveau rôle plus authentique. Le rideau se lève et l'acte suivant commence. Jusqu'ici, la pièce était complètement improvisée ; nous n'avions aucune idée de là où ça allait et qui était le metteur en scène.

Maintenant, nous devinons que nous pouvons agir, décider de nombreuses choses et c'est cela que nous essayons de faire. Nous avons envie d'une pièce plus joyeuse. Nous nous entrainons à être plus souples, à jouer davantage avec nous-mêmes sans faire un problème de tout. Nous nous donnons une petite impulsion pour monter sur scène, dans ce nouvel acte deux et pour nous glisser dans ce nouveau rôle. Bien entendu, ce n'est qu'un jeu. Nous nous serons bientôt habitué·e·s à ce rôle.

Et puis le rideau tombera à nouveau … Nous apprendrons quelque chose de nouveau et nous nous précipiterons plein·e·s d'enthousiasme vers le troisième acte. C'est ainsi que notre vie évolue d'un acte à l'autre.

Un jour nous mourrons, c'est le dernier acte de cette vie. Notre attitude au moment de la mort sera le fruit de notre vie : comme nous sommes devenus courageux·ses ! Mais pour autant, ce n'est pas la fin du spectacle : le rideau se lève à nouveau et notre numéro commence dans l'état après la mort... Plus nous y allons avec résolution, plus les nouveaux départs seront faciles : une nouvelle vie nous est offerte.

C. Être au clair sur le sens véritable de notre vie

Pour mettre en scène, dans le théâtre de notre vie, le « nouveau départ » que nous venons d'évoquer, nous devons être au clair sur la direction que notre vie doit prendre. Qu'est-ce qui est vraiment important pour nous ? Il s'agit ici du sens de notre vie personnelle. C'est une préoccupation absolument essentielle et qui se cache derrière de nombreuses crises émotionnelles, qui sont souvent des « crises de sens » sous des dehors émotionnels. Nous souhaiterions donner un sens plus profond à notre vie, mais nous devons trouver nous-mêmes de quelle orientation il s'agit. La direction n'est en aucune façon prédéterminée par une quelconque instance extérieure, par Dieu ou par la nature ; elle ne se trouve qu'en prenant contact avec nos préoccupations intimes les plus profondes.

Les personnes extérieures ne peuvent pas savoir quelles sont les qualités qui nous inspirent le plus et de quelle façon nous pouvons le plus facilement avoir accès à notre être fondamental, à notre « nature de bouddha ». Il n'y a que nous qui puissions définir notre objectif de vie de sorte qu'il soit réellement une inspiration durable, une force profondément motivante qui nous guide pour surmonter les difficultés et les problèmes et qui nous aide à écrire les uns après les autres les « actes » sur la scène de notre vie. Pour donner libre cours à cette force, nous avons besoin d'être au clair sur le sens de notre propre vie, en explorant personnellement ce qui nous motive profondément dans notre façon de nous ouvrir à la vie, de l'accepter et aussi d'y trouver de la joie.

De nombreuses personnes, dont beaucoup cherchent un soutien psychothérapeutique, sont dans l'incertitude vis-à-vis de la direction véritable de leur vie. Une psychothérapie essentielle, tournée vers l'essentiel va et « doit » les aider à être au clair sur le sens de leur vie. Cela se fait sans la moindre manipulation, simplement en ressentant intérieurement les qualités qui nous inspirent; c'est un processus qui se poursuit tout au long de notre vie, en sachant que notre ressenti de ce pour quoi nous vivons réellement s'affine de plus en plus.

Lorsque nous sommes relié·e·s au sens de notre vie, à notre motivation fondamentale, nous gagnons en stabilité et en force intérieure. Nous pouvons nous laisser guider par ces qualités qui donnent du sens, nous orienter en fonction d'elles, elles nous servent de boussole dans les situations difficiles.

Ces qualités deviennent notre « refuge »: une expression bouddhiste qui décrit la direction centrale de notre vie, vers l'éveil; une orientation qui nous protège des incertitudes et nous offre protection, sécurité et confiance. Lorsque nous maintenons le cap sur ces qualités, elles nous apportent de la clarté et une certitude inébranlable de la direction à prendre, exactement comme une boussole. Être au clair avec le sens de notre vie est donc un outil important dans le travail avec nous-mêmes et avec les client·e·s[28].

28 Ces contemplations fondamentales se retrouvent dans de nombreux écrits classiques de l'entraînement de l'esprit tibéto-bouddhiste, par exemple: 1. *le Précieux Ornement de la libération de Gampopa*, 2. *Mahamoudra – le flambeau du sens ultime de Djamgueun Kongtrul Lodrö Thayé*, 3. *Mahamoudra de Guendune Rinpoché*, 4. *Mahamoudra – l'océan du sens ultime du Karmapa Wangchouk Dordjé*.

Contempler nos propres priorités (exercice C.1)

Cet exercice est constitué de sept étapes dont chacune peut faire l'objet d'une contemplation séparée. Lorsque ces étapes nous sont devenues familières, l'ensemble de ces contemplations peut constituer une partie de notre pratique quotidienne. Il est particulièrement adapté comme ouverture de la méditation du matin. Les exercices ultérieurs de ce chapitre permettent à tous·tes d'approfondir ce premier exercice.

1. Développer de la gratitude

Avant même d'en venir à nos propres priorités, il s'agit de jeter la base de la gratitude et de l'estime pour notre existence humaine. Pour cela, les questions centrales que nous devrions nous poser encore et encore sont: pour quoi pourrions-nous, ici et maintenant, aujourd'hui, être reconnaissant·e·s? Qu'est-ce que nous apprécions particulièrement dans notre situation de vie actuelle? Les réponses sont ici tout à fait individuelles. Peut-être aurons-nous au début de la peine à trouver des réponses. Mais n'arrêtons pas, même si cela devient très simple: «Je suis reconnaissante de pouvoir respirer.» Continuons jusqu'à avoir établi une longue liste de grandes et de petites choses dans notre vie pour lesquelles nous pouvons avoir de la gratitude malgré toutes les difficultés; par exemple le fait qu'il y ait aussi des gens qui se préoccupent avec nous de ces sujets-là et qui partagent leur expérience, ceci depuis des siècles. Le fait que le trésor de sagesse de l'humanité soit transmis d'une génération à l'autre et qu'ainsi nous puissions en bénéficier aussi... Cela permet de sentir à quel point notre vie est réellement précieuse.

2. Contempler l'impermanence

Puis nous contemplons notre propre mortalité et l'impermanence de toute chose. Oui, nous aussi, nous allons mourir et nous ne savons absolument pas quand. Cela peut être tout à fait inattendu et beaucoup plus tôt que ce que prévoient les statistiques. Nous nous rappelons à quel point tout est changement dans la nature et que notre propre expérience est en évolution constante. Cela signifie que même notre situation de vie actuelle ne se maintiendra que peu de temps. Nous faisons émerger la sensation de l'urgence qu'il y a à utiliser cette condition précieuse pour ce qui nous est véritablement important. Cela permet de prendre conscience du fait qu'il n'y a pas de temps à perdre.

3. Contempler la direction à prendre

Puis nous nous posons pose d'autres questions : qu'est-ce qui est vraiment important pour nous maintenant ? Si nous imaginons notre mort prochaine, qu'est-ce qui est (ou serait) notre plus grande priorité ? Qu'aimerions-nous faire maintenant, concrètement ? Comment est-ce que nous mettons en pratique ce qui nous tient à cœur ? Comment est-ce que nous souhaitons utiliser cette situation précieuse ? Qu'est-ce que nous aimerions faire et qu'est-ce que nous aimerions abandonner ?

4. Contempler les véritables sources de bonheur

Pour continuer à filtrer nos priorités, nous nous demandons en même temps : où pouvons-nous trouver le véritable bonheur dans la vie, dans la mort et après ? Où pouvons-nous trouver ce que nous cherchons profondément ? Quelles sont les qualités émotionnelles et spirituelles qui sont particulièrement importantes pour nous ? Comment est-ce que nous souhaitons vivre pour ne rien avoir à regretter dans la mort ? Est-ce l'amour, la simplicité, un état d'être naturel, la compréhension, une légèreté insouciante … ? De quoi s'agit-il vraiment pour nous ? Quelles sont les vertus intérieures qui nous inspirent et qui relèvent de la réalisation de notre moi véritable, éveillé ? (voir pour cela les exercices C.2 et C.3)

5. Se donner une direction claire

Puis, intérieurement, nous nous tournons résolument vers ces qualités, vers ce qui est absolument crucial pour nous et nous les ressentons dans chaque cellule de notre être (voir exercice C.4). Nous ancrons notre orientation intérieure sur ces vertus (notre « refuge » personnel) comme une résolution, un accord que nous passons avec nous-mêmes pour mettre à profit toutes les situations pour éveiller en nous ces qualités essentielles et les pratiquer.

6. Pratiquer les qualités de cœur

C'est ainsi que commence la pratique intérieure qui consiste à développer ces qualités dans notre propre courant d'esprit. Pour cela, placer la conscience sur le souffle en association avec les vertus (la respiration du cœur ou tonglen) est particulièrement utile.

7. Intégrer ces qualités en toutes les activités

Ensuite, il ne nous reste plus qu'à pratiquer cet esprit d'éveil dans toutes les situations de la journée. Il y aura bientôt des signaux clairs, indiquant que ces qualités éveillées nous sont devenues familières.

Contempler les qualités qui nous inspirent profondément (exercice C.2)

Pour approfondir ce premier exercice, je voudrais vous inviter, lectrices et lecteurs, à essayer sur vous-même cette séquence d'entraînement et à vous poser pour cela les questions suivantes :

- Quelles sont pour moi les qualités le plus inspirantes de la vie ?
- Quel est le sens le plus important de ma vie ?
- Vers quoi est-ce que je souhaite tourner mon processus de guérison ?

Comme tous les autres exercices, vous pouvez enregistrer celui-ci, l'écouter à tout moment, appuyer sur la touche pause pour vous donner du temps, ou vous pouvez simplement le lire très lentement, en laissant chaque étape faire son effet sur vous, jusqu'à sentir que le processus est achevé.

Je vais à un endroit où je me sens bien.

Là, je m'installe dans une position détendue.

Puis je m'ouvre au ressenti direct de toutes les sensations corporelles.

Je ressens entre autres le flux du souffle, les sensations du contact avec le sol et la surface sur laquelle je suis assis·e ou allongé·e.

Je m'ouvre aux sensations les unes après les autres dans la plante des pieds, les orteils, le dessus du pied, la cheville, les mollets, les cuisses, le bassin, dans tout le bas de mon corps.

Je m'ouvre également aux sensations dans le haut de mon corps.

Je m'ouvre au ressenti de l'espace autour du corps, des sensations de vastitude et de mobilité.

Partout où je ressens de la tension dans mon corps (que ce soit dans les épaules, la nuque, le ventre …), je lui permets de se détendre et je fais revenir du mouvement.

Je lâche particulièrement dans le ventre car il n'y a rien à défendre. Le ventre peut se détendre et s'assouplir. Je ressens ses mouvements et je laisse le souffle circuler.

En inspirant et en expirant, je suis conscient·e de tout mon corps.

En inspirant et en expirant, je permets à mon corps de se détendre.

Ainsi l'esprit se détend également. Inspirer. Expirer.

En inspirant et en expirant, je me relie au flux de la vie, aux sensations de vie dans le corps et dans l'esprit. Je ressens comment tout cela est partout vivant.

Dans cette conscience détendue et reliée au corps, je me demande ce qui est le plus important pour moi dans cette vie (et peut-être même au-delà de cette vie).

Quelle est la priorité pour moi ?

Quelles sont les qualités qui sont pour moi les plus importantes ?

En inspirant et en expirant, je me laisse tout l'espace pour ressentir la qualité d'être dans laquelle je souhaite vivre, la qualité pour laquelle je pense que cela vaut le coup de vivre.

Pour rendre cette qualité plus consciente et pour l'ancrer, je lui attribue un mot, une expression ou une image, puis je lâche et je continue de respirer.

Puis je me repose la même question : quelles sont les qualités qui sont pour moi les plus importantes ?

Encore une fois je laisse s'élever les réponses intérieures, un ressenti de la qualité dans laquelle je voudrais vivre.

Je verrai certainement apparaitre différentes images intuitives, des ressentis ou convictions, toujours accompagnés d'un sentiment de joie et d'inspiration : « Oui, c'est comme cela que je voudrais être, c'est comme cela que je voudrais vivre ! »

Nomme cette qualité ou laisse émerger une image qui en est l'expression.

Reviens sans cesse au souffle et ressens cette qualité également dans ton corps.

Pose-toi à nouveau cette question : quelles sont les qualités que je voudrais inviter dans mon courant d'être ?

À quelle qualité est-ce que je souhaite donner d'avantage d'espace pour qu'elle puisse se déployer pleinement ?

Dans quelle qualité est-ce que je souhaite m'épanouir ?

Pour finir, demande-toi : est-ce que ce sont là toutes les qualités qui m'inspirent ou bien y a-t-il encore autre chose qui demande mon attention et qui est particulièrement important pour moi en ce moment ?

Puis, pour mettre ces qualités en relation avec ta propre fin de vie demande-toi : est-ce que je souhaite que ces qualités déterminent mon dernier souffle ?

Ou bien y a-t-il d'autres qualités qui seront particulièrement importantes au moment du processus de la mort ?

Quelles sont les qualités qui doivent orienter mon courant d'esprit au moment de la « grande transition » ?

Est-ce que ces qualités ou ces forces m'inspirent jusque dans les racines de mon être, ou bien y a-t-il besoin d'autre chose encore pour déployer les forces d'une inspiration plus profonde ?

Dans mes séances individuelles (Tilmann), j'essaie de faire ressentir chacune de ces qualités personnelles importantes et ce qu'elles signifient. Lorsque quelque chose n'est pas évident, je pose des questions ou je demande à la personne de me citer des exemples de sa vie.

La liste de ces qualités décrit en réalité une perspective personnelle de l'éveil. Lorsqu'elles sont actives chez une personne éveillée et qu'elles sont ainsi dépourvues de toute saisie de soi, alors ce sont des qualités éveillées. Toutes ces qualités affaiblissent la saisie de soi et la dissipent. Même si quelqu'un ne cite que trois qualités, cela suffit, car elles sont toutes reliées les unes aux autres. Ainsi la qualité de l'amour est reliée avec le souhait d'être motivé·e·s par l'amour dans les rencontres avec les autres, de se tourner vers eux avec amour et de ne pas penser à soi en premier lieu. Cela contient déjà l'équanimité, la détente et de nombreuses autres qualités. Dès que nous tirons le fil de ces qualités que nous avons nommées, les autres viennent peu à peu, car elles sont toutes liées.

Ainsi, il n'y a pas de générosité sans amour et sans compassion. Nous voulons comprendre comment apporter du soutien à nous-mêmes et aux autres avec amour et compassion. Cela stimule également la sagesse, qui est donc dans le sillage de la générosité, de l'amour et de la compassion. Elles sont toutes reliées entre elles. C'est la même attitude d'esprit ouverte qui traverse toutes ces qualités comme un fil rouge, elles sont inséparables, l'une est la condition de l'autre. Lorsque notre inspiration intérieure réelle devient claire, nous savons également d'où vient la sève de notre vie et pourquoi elle se tarit parfois. Puis nous pouvons commencer à mettre en forme activement notre propre processus d'éveil. Ce processus se déroule au fur et à mesure que nous nous rappelons, le plus souvent possible, ces qualités qui sont la puissance de notre vie. L'orientation intérieure est l'essence même de notre processus de guérison.

Mettre par écrit les qualités profondément inspirantes (exercice C.3)

À la suite de la contemplation des qualités qui nous inspirent le plus, il est bon de noter lesquelles se sont avérées particulièrement importantes pour nous. Comme il peut y en avoir de nombreuses dans certains cas, il s'agit en outre de filtrer les plus importantes et de les souligner dans notre liste pour que nous puissions y consacrer nos forces de façon ciblée.

Nous pouvons faire cela seul·e·s, mais nous pouvons aussi peut-être proposer cet exercice dans notre cercle d'ami·e·s. Pour cela, il est nécessaire d'être disposé·e·s à partager avec les autres nos préoccupations les plus intimes. Il faut en outre avoir du papier, des crayons et le temps de nous écouter les un·e·s les autres et d'ouvrir la discussion à ce sujet. Lorsque ces qualités inspirantes sont accueillies dans le groupe, nous voyons à quel point nos préoccupations les plus importantes sont individuelles et en même temps tout à fait voisines.

Dans le cadre de la formation en psychothérapie essentielle, nous nommons par exemple les qualités suivantes : la générosité, la vitalité, l'amour, la simplicité, un cœur généreux, la légèreté, un état d'être dansant et dynamique, la liberté intérieure, la sagesse, la compréhension, le courage, l'absence de crainte, la créativité, la patience, la sagesse et la bienveillance, la compassion, l'amabilité, la chaleur du cœur, l'honnêteté, la sincérité, la capacité à pardonner, la douceur, la confiance, la clarté, la présence, la gratitude, la libéralité, l'acceptation, la compétence, la souplesse, la satisfaction, le naturel, savourer la vie, l'amour pour soi-même, l'ouverture, la joie, la capacité saine à s'engager pour des valeurs et des besoins, la résolution, le respect, la dignité, la capacité à être en lien, l'humour, l'habileté, le dynamisme, l'absence de préjugés, l'équanimité, la détente, l'équilibre, l'authenticité, être dans le flux, la flexibilité, la souplesse, la solidité, être ancré, être centré, la force, la sécurité, le sentiment de communauté, l'amitié, la modestie, la confiance en soi …

S'éveiller dans les qualités de cœur

Dans la pratique bouddhiste, se tourner intérieurement vers ces qualités qui nous inspirent particulièrement correspond à se tourner vers l'éveil, vers ce que nous appelons également « le refuge ». Néanmoins, le terme de refuge est une traduction maladroite, car il ne s'agit pas de « fuir » quoi que ce soit, mais bien davantage de se « tourner vers » ce qui nous tient vraiment, ce qui nous donne de la clarté, une direction et bien sûr aussi une protection.

«S'éveiller» se dit en sanscrit bodhi; ainsi un bouddha est un «éveillé». S'éveiller à une liberté intérieure non voilée est le sens véritable de l'entraînement bouddhiste de l'esprit. Les qualités de l'éveil sont visibles extérieurement chez les éveillés et intérieurement nous pouvons en faire l'expérience dans notre propre esprit. On les appelle les qualités libératrices (pāramitās), qui nous «mènent sur l'autre rive», ou simplement les qualités de notre «nature de bouddha». Ce que nous voulons dire par là, c'est que nous avons tous en nous naturellement des qualités qui se révèlent d'elles-mêmes dès que se dissipent les blocages qui les empêchent et les voiles qui les masquent. Ces qualités sont notre véritable force motrice sur le chemin de l'éveil. Nous pouvons les pressentir, car elles sont déjà actives en nous.

Il existe une prière qui exprime ce chemin de pensée et ces expériences, c'est la prière de refuge de Śantideva, maitre bouddhiste indien du VIIIe siècle, qui est souvent utilisée dans la tradition tibétaine:

> «Jusqu'à l'éveil je prends refuge dans le bouddha, dans le dharma et dans la communauté suprême (sangha).
> Puissé-je, par la force positive des qualités libératrices telles que la générosité, etc.,
> Réaliser l'éveil parfait pour le bien de tous les êtres.»

Si nous souhaitons exprimer cela de façon un peu moins bouddhiste, cela peut se faire de la façon suivante:

> «Afin de réaliser le sens véritable de ma vie,
> je me tourne vers les qualités inspirantes de l'éveil (buddha).
> Pour cela je m'appuie sur une compréhension libératrice de la nature de l'être (dharma)
> Et sur des ami·e·s et des accompagnant·e·s spirituel·le·s authentiques (sangha).
> Puissé-je, grâce à la pratique des qualités libératrices
> telles que la générosité, l'amour, la simplicité, etc.,
> Réaliser l'éveil parfait pour le bien de tous.»

En ressentant les qualités qui sont pour nous au premier plan, nous pouvons avoir une vision intérieure de comment et pourquoi nous souhaitons vivre. En les mettant en œuvre du mieux que nous pouvons, cette vision continue à se développer. Elle devient plus nette, elle inclut de nouvelles expériences et gagne en force. Pour continuer à la clarifier, nous pouvons la comparer aux descriptions traditionnelles des qualités de l'éveil dans lesquelles s'expriment les expériences et les objectifs de vie des générations passées. Lorsque nous les comparons aux descriptions typiques issues de la tradition, nous pouvons affiner notre vision personnelle du sens de la vie jusqu'à ce que nous parvenions à une vision intérieure qui fasse complètement sens pour nous. Il ne reste plus alors que la mise en pratique …

Buddha, dharma et sangha correspondent au but, au chemin et aux aides. Même si les termes sanscrits ne nous parlent peut-être pas beaucoup, nous avons très certainement besoin d'une grande clarté sur notre objectif ou le sens de notre vie, sur le chemin qui est à parcourir pour le réaliser et sur les ressources et les aides que nous avons à disposition pour cela.

Pratiquer les qualités qui sont importantes pour nous, qui donnent du sens, c'est cela notre chemin d'éveil. Celui-ci suit la trace des qualités pour lesquelles nous souhaitons vivre et c'est pourquoi elles sont également déterminantes dans notre travail thérapeutique.

De la même façon que nous, de nombreux·ses client·e·s en psychothérapie souhaitent trouver une orientation claire et des outils d'aide à la décision pour les innombrables situations de leur vie : quels sont leurs objectifs de vie ? Vers où va le courant de leur vie ? Comment pouvons-nous les aider à trouver cela ? Et comment pouvons-nous leur permettre de réaliser cela ? Comment pouvons-nous soutenir et activer ces qualités en eux ? En tant que thérapeute, nous sommes les auxiliaires de ces qualités, le soutien de leur objectif de vie.

Lorsque nous faisons les deux exercices ci-dessus, nous voyons clairement que le simple fait de contempler ces qualités a un effet bénéfique. Si nous pratiquons cette contemplation de façon régulière, son effet n'en sera que plus durable, en particulier si nous ressentons ces qualités avec chaque cellule de notre corps (voir exercice 3). Cela accroit les forces positives en nous, les « facteurs mentaux bénéfiques ». Cela crée des circuits positifs et les forces mentales qui ne nous font du bien ni à nous, ni aux autres (les «facteurs mentaux non bénéfiques») ne sont plus nourries comme avant. De la même façon que dans la pratique bouddhiste de la prise de refuge, la psychothérapie essentielle se tourne donc de façon soutenue vers le renforcement des qualités bénéfiques qui sont pour le·a client·e au cœur du sens de sa vie.

Lors des crises existentielles, le besoin de clarifier notre propre objectif de vie est particulièrement important. Ce n'est qu'une fois que le sens de notre vie est à nouveau clair dans notre cœur que nous pouvons trouver la force de nous mettre en chemin vers cet objectif. En outre, il faut également être au clair sur les personnes qui peuvent nous y aider. Il est plus facile de parcourir le chemin de l'éveil, comme celui de la guérison, si nous avons le soutien d'ami·e·s, d'aides, d'accompagnant·e·s et d'exemples compétents (c'est notre sangha), la communauté de celles et ceux qui se tournent vers les mêmes qualités. Ce sont tout d'abord celles et ceux qui connaissent le chemin et qui sont prêt·e·s à nous guider et à nous soutenir sur ce chemin.

Outre nos propres qualités innées et les personnes qui nous inspirent, nous pouvons également compter sur des textes, des enregistrements audio, des vidéos comme ressources, sans oublier la nature. Nous prenons contact de façon ciblée avec ces moyens, car ils stimulent notre propre orientation intérieure fondamentale.

La ressource la plus profonde est le fond de notre être, notre «nature de bouddha», d'où s'élèvent toutes les qualités. Notre refuge est ce que nous guide, l'inspiration que nous ressentons dans ces qualités qui nous tiennent profondément à cœur. Ce «phare» donne une orientation à notre pensée, à notre parole et à notre action, il motive tout en nous pour réaliser ces qualités.

Ainsi, nous sommes constamment en mouvement vers cette source d'inspiration. L'inspiration centrale est l'éveil lui-même, le fait d'entrer dans un état d'être authentique et véritable. Comment pouvons-nous maintenant rester en lien avec ces qualités dans le quotidien? Qu'est-ce qui fait que nous accédons à ces qualités? C'est lorsque nous nous en rappelons encore et encore, avec tout notre corps!

Ressentir les qualités inspirantes dans chacune de nos cellules (exercice C.4)

Sous sa forme abrégée, l'exercice suivant peut faire partie de notre pratique quotidienne:

Tout ce qui est passé (aujourd'hui, à l'instant, la dernière situation),
Laisse-le tomber comme si ça disparaissait dans la terre …
Expirer profondément t'aidera à lâcher complètement.
Quant à l'avenir, tu n'as pas besoin de t'en occuper, il viendra tout seul.
Puis demande-toi ce qui est vraiment important pour toi:
Dans quel état d'esprit est-ce que je voudrais prendre
Ma prochaine inspiration et ma prochaine expiration?
Prends dix respirations en conscience …
Puis inspire, expire, dans la qualité qui te tient à cœur …
Ouvre maintenant tes six sens:
Ressens les sensations corporelles sans en privilégier aucune …
Vois sans rien regarder …
Entends sans rien écouter …
Sens sans suivre quoi que ce soit avec ton odorat …
Goute sans t'accrocher à quoi que ce soit …
Ressens ce que cela fait d'être conscient …
Un esprit vif, ouvert, des sens ouverts, des yeux ouverts …
Détendu sans vouloir quoi que ce soit …
Rappelle-toi maintenant une des qualités fondamentales
Qui te tiennent à cœur.
Ressens-la en toi. Respire avec elle …
Ressens-la dans chacune de tes cellules.
Laisse ton esprit devenir un avec cette qualité …
Pendant au moins trois respirations,
Sois dans le ressenti direct de cette qualité,
De la façon dont elle te remplit complètement
Et t'inspire encore et encore …

Si tu le souhaites, rajoute encore une autre qualité …
Reste en elle jusqu'à ce qu'elle soit profondément ancrée en toi …
Une fois que le moment sera venu, retourne à l'activité, à l'action,
En préservant cet état d'esprit.

Quelques réflexions pour poursuivre : comment régler la boussole

À chaque transition, à chaque passage d'une situation à une autre, nous pouvons nous rappeler l'essentiel. Que nous sortions de la maison, montions dans un bus, que nous ayons du temps entre deux patient·e·s ou rencontrions quelqu'un etc., dès que quelque chose de nouveau se présente, « nous prenons refuge », c'est-à-dire que nous nous rappelons l'essentiel : la source de notre force pour cette nouvelle situation.

Nous utilisons tout espace entre deux situations pour calibrer à nouveau la boussole : qu'est-ce qui est essentiel là maintenant ? Ce qui peut aider, c'est de ressentir d'abord le corps, de se détendre, puis de tourner notre cœur vers ces qualités et de les sentir dans tout le corps grâce à la respiration. Cela pourrait être un exercice de trois minutes pour notre propre pratique de conseil et d'accompagnement.

L'expiration peut nous aider à accéder à une détente plus profonde, comme si nous lâchions tout en même temps que ce souffle qui s'écoule, comme si nous apportions une conclusion à ce qui est passé. Cela peut être comme une douche, un sentiment de fraicheur et de chatouillis qui traverse tout notre corps et qui s'écoule vers le bas. Et ne pas réfléchir à cela, ne pas réfléchir à la prochaine chose ou à la prochaine personne qui va arriver.

Il s'agit de s'ouvrir à cet espace où rien n'est installé, comme si c'était une feuille de papier vierge. L'état d'être simple, dans l'instant présent non fabriqué. Dans cette ouverture, nous nous relions aux qualités naturelles de l'esprit et nous nous autorisons à nous ouvrir en elle, à respirer en elle. Puis nous passons à la situation suivante : nous faisons venir le·a prochain·e patient·e, nous nous tournons vers quelqu'un ou vers nos dossiers, nos courriels, etc.

Ce réglage de la boussole au début d'une situation peut aussi être souligné par une prière, par la lecture d'un texte inspirant, par un mantra ou la visualisation d'un bouddha. En réalité, nous prenons refuge dans nos propres qualités éveillées innées.

Ces qualités innées ne sont pas une conquête ou un accomplissement personnel car elles se trouvent autant en nous que chez tous les autres. Au début, je peux peut-être les ressentir comme étant «miennes», mais si je regarde plus précisément, je remarquerai qu'elles apparaissent d'autant plus nettement qu'il y a moins de «moi». Ce ne sont pas des qualités fabriquées, conditionnées, ce sont les qualités originelles de l'esprit. Elles sont le refuge véritable.

Dans le processus thérapeutique, nous restons très connecté·e·s à elles pendant que nous faisons venir à la conscience les difficultés, les défis, les thématiques personnelles à travailler. Nous faisons alors attention à ne pas nous laisser emporter dans le travail avec ces sujets difficiles; au contraire, il s'agit de rester relié·e·s autant que possible, en continu, avec l'expérience de l'ici et maintenant, tout en légèreté, avec toutes ses qualités. L'éveil signifie: être vif, réveillé, conscient, sans la sensation d'un point central ou d'une séparation, dans la fluidité, la créativité, être relié, être actif spontanément pour le bien de toute la situation …

Surmonter une crise de sens (exercice C.5)

Je voudrais (Tilmann) aborder la question du sens de la vie à partir d'une autre perspective. Quel est le sens de notre vie lorsque tout s'écroule? Cela peut générer une crise grave que je caricature quelque peu dans l'exemple suivant (mais malheureusement, cela correspond à un exemple concret).

Imaginons que, malgré toutes nos qualifications, nous ne trouvions pas de travail, que nous ne puissions pas subvenir à nos besoins et à ceux de nos proches par le fruit de notre propre activité et que nous nous sentions complètement inutiles. Comme nous n'avons pas d'argent, nous devons rester tout le temps à la maison. Nous sommes insatisfaits de nous-mêmes et nous nous disputons avec notre partenaire … Cela peut aller jusqu'à passer l'essentiel du temps devant la télévision, à surfer sur Internet ou juste à rester au lit parce qu'il n'y a plus aucune raison de se lever. Il est également possible que nous fassions des efforts tous les jours et que nous continuions à mener notre vie péniblement, à nous occuper des enfants, mais sans avoir de perspectives. Peut-être nous commençons à boire pour ne plus y penser.

Il est probable que nous commençons par rejeter la faute sur les autres (le gouvernement, les banques, la société et les riches) mais le plus souvent nous nous accusons nous-mêmes d'être aussi incapable. Ce sentiment de culpabilité et d'échec pèsera lourd sur nos épaules. Quel est le sens de notre vie dans une telle situation ?

Pour pousser la question à l'extrême, nous pouvons imaginer : nous vivons dans un pays en crise, nous sommes au chômage et en plus de tout cela, nos jambes sont paralysées par un grave accident. Qu'est-ce qui nous empêche de mettre fin à nos jours ? Dans une telle situation, qu'est-ce qui donne du sens à notre vie ? Nous devons procéder progressivement, par étapes les plus petites possibles.

Les dix étapes suivantes peuvent être réparties sur plusieurs jours, voire sur plusieurs semaines. À chaque fois, nous ne passons à la suivante que lorsque nous nous y sentons vraiment prêt·e·s et, le lendemain, il est même mieux de recommencer au début, jusqu'à ce que nous ayons la sensation d'avoir intégré chaque étape. Il peut être utile de noter nos pensées et nos émotions et d'adapter les réflexions à notre propre situation.

Étape 1 : parvenir à une évaluation crue et réaliste de la situation

Nous réfléchissons : oui, il y a de nombreuses causes et circonstances qui sont responsables de notre situation présente, qui sont peut-être en partie les conséquences de la façon dont fonctionnent notre pays et la société d'aujourd'hui. Peut-être certaines personnes malveillantes et égoïstes ont-elles une part de responsabilité, sans doute aussi le matérialisme qu'on retrouve même chez les gens simples. Peut-être que nous avons aussi été trop naïf·ve·s, trop peu conscient·e·s et il se peut que certains de nos manquements jouent un rôle dans la situation telle qu'elle est maintenant. Tout cela est vrai. Nous voyons de quelle façon dans toutes les situations, que ce soit le chômage, un divorce, un accident ou une maladie, il existe des causes et des conditions dont nous pouvons nous plaindre avec raison ; et ensuite ?

Se plaindre n'apporte pas de véritable solution. Ce qui aide, c'est une évaluation crue et claire de la situation : elle est catastrophique et nous ne pouvons pas nous attendre à recevoir de l'aide de l'extérieur pour l'instant, ou peut-être y avons-nous déjà recouru. En outre, attendre une aide extérieure nous maintient dans l'impasse, il nous est difficile de mobiliser nos propres énergies. Nous sommes coincé·e·s dans la situation la plus difficile de notre vie ; il nous semble qu'il n'y a pas d'issue et nous pouvons enfin nous l'avouer. Ce n'est pas facile mais c'est nécessaire.

Nous pouvons nous demander ce que cela apporte de voir la situation aussi clairement...

Étape 2 : parvenir à une acceptation de la situation

Voir la situation de façon claire et réaliste nous permet de travailler avec elle. Même si cela nous est très difficile, nous acceptons que les choses soient en ce moment comme elles sont : la crise est là, il y a le chômage, la pauvreté, le handicap, la solitude, etc., tout ce que nous n'avons jamais voulu avoir. En nous confrontant aux faits, nous sortons du déni et nous pouvons saisir la situation plus en profondeur. L'acceptation réduit quelque peu les blocages, la rancune disparait et une nouvelle attitude s'installe. Maintenant se pose la question de savoir si quelque chose dans cette situation peut changer.

Étape 3 : voir que le changement est possible dans l'absolu

Il s'agit de voir si la situation peut être modifiée. Là, il se peut que nous nous perdions dans des réflexions sur la façon dont la société, le système économique et d'autres conditions extérieures devraient changer et à quel point il est impossible de recouvrer une parfaite santé. Mais il est difficile d'avoir une influence sur ces conditions. Elles sont le résultat de nombreux facteurs, dont la plupart sont hors de notre portée.

Pourtant il y a du changement partout dans la société, dans la famille, dans notre propre corps. Tout change, la vie est processus, expression de forces dynamiques. Nous nous sentons sans cesse différent·e·s, nous voyons émerger des humeurs différentes, tantôt nous sommes complètement désespéré·e·s, tantôt nous voyons une lueur d'espoir; tantôt nous nous sentons profondément fatigué·e·s, épuisé·e·s, tantôt nous ressentons à nouveau une énergie fraiche dans notre corps. Lorsque nous regardons plus précisément, nous voyons que rien ne reste pareil. Le vécu change, même si c'est parfois très subtil. Le changement est la loi de la vie.

Étape 4: reconnaitre que la conscience de l'individu est le lieu du changement

Les actions, les mots et les pensées d'individus innombrables influencent notre vie. Si nous mettons de côté les forces de la nature, nous voyons que notre monde est constitué de la somme des effets de notre pensée et de nos actions, un gigantesque réseau d'influences mutuelles. Ce que pensent, disent, font les autres sur la base de leur conscience a une influence, un effet, une action sur notre vécu, notre famille, nos relations.

Mais trop souvent, nous nous sentons victimes des conditions, des changements de conditions et de circonstances. Comment pouvons-nous avoir une influence sur ce changement continu et le mettre à profit à partir de notre fauteuil roulant? Cela doit se faire dans notre propre conscience.

Étape 5: comprendre que nous devons commencer par nous-mêmes

Ce que pensent les autres (et ce qu'ils disent et ce qu'ils font), nous ne pouvons pas l'influencer directement, nous n'avons cette possibilité que pour nous-mêmes. C'est quelque chose que nous pouvons faire à tout moment, même si cela nous parait difficile. Nous pouvons apprendre à diriger nos pensées et à tourner notre esprit dans une certaine direction.

En travaillant avec notre propre esprit, nous pouvons mettre en place des changements très surprenants dans la direction que nous souhaitons. Nous pouvons tourner consciemment notre esprit vers quelque chose de bienfaisant; nous occuper de quelque chose qui nous intéresse, nous tourner vers quelqu'un, laisser circuler la bienveillance … Cela stimulera probablement même d'autres personnes à aller avec nous dans cette direction. C'est pourquoi nous nous concentrons sur les changements immédiats et bienfaisants que nous pouvons opérer, à savoir : notre propre attitude.

Étape 6 : être au clair sur la direction à prendre

Mais quelle direction devons-nous prendre dans le travail sur notre propre esprit ? Où est-ce que nous voulons aller vraiment ? Pour cela, les qualités qui sont les plus importantes pour nous sont décisives. Peut-être pouvons-nous noter les qualités qui nous inspirent particulièrement, les qualités telles que l'amour, l'amitié, la compréhension, peut-être la simplicité, peut-être la créativité … Faisons une liste aussi longue que nous voulons de toutes les qualités pour lesquelles cela vaut la peine de vivre. Puis soulignons celles qui nous tiennent particulièrement à cœur. Ces qualités ont la capacité de donner un sens à notre vie. Elles décrivent par exemple comment nous nous sentirions en étant une personne en fauteuil roulant, heureuse même au chômage. Qu'est-ce qui nous anime intérieurement, quelles qualités du cœur nous donnent la force de tirer le meilleur parti de notre vie ?

Étape 7 : mettre consciemment ces qualités au centre de notre vie

Lorsqu'il est clair pour nous quelles sont les qualités qui nous inspirent vraiment et nous donnent de la force, nous avons la possibilité de nous mettre en route dans cette direction. C'est comme si nous changions le réglage de notre boussole pour vivre avec énergie cette vision intérieure. Traverser la vie peut être comparé à un voyage en territoire inconnu. Il nous faut un bon sens de l'orientation et une boussole au réglage fin nous sera utile, particulièrement dans les situations difficiles, inévitables, où nous nous sentons désespéré·e·s et où nous préfèrerions tout laisser tomber. Les qualités nous servent d'orientation sur la façon dont nous voulons vivre et nous nous y reportons encore et encore. Grâce à elles, nous donnons à notre vie un sens tout à fait personnel, nous nous dirigeons vers ce qui nous tient le plus à cœur.

Il faut juste que nous fassions preuve d'une véritable résolution, que nous prenions notre vie en main là maintenant, encore et encore de cette façon et que nous tournions notre esprit dans cette direction.

Étape 8 : vérifier régulièrement la direction

Pour développer de la constance dans notre travail intérieur, nous devons nous rappeler notre direction sans cesse, avec suffisamment d'intensité et donner à ces qualités la possibilité de se développer dans notre esprit, de sorte qu'elles inspirent nos pensées, nos paroles et nos actions. Quelqu'un qui doit encaisser un coup du sort (et qui, comme dans notre exemple, doit vivre avec un handicap) ne peut pas mener une vie heureuse et pleine de sens en le décidant une seule fois. Il faut un travail continu et ce sera important de recourir régulièrement à ces qualités et de les ancrer profondément en nous (voir exercice C.3).

Pour cela, nous avons besoin de faire des pauses pour voir grâce à notre boussole intérieure si nous allons toujours dans la direction souhaitée ; ces interruptions sont des moments de contemplation. Peut-être pourrons-nous mettre en place chez nous un petit endroit qui nous rappelle ces qualités par sa mise en place et les objets qui s'y trouvent : une fleur, une peinture, une bougie …

Étape 9 : nourrir les qualités jusqu'à l'ouverture complète

Il se peut que nous nous inquiétions de la vitesse à laquelle nous oublions, dans l'agitation du quotidien, les qualités que nous avons mises au centre de notre vie parce qu'elles lui donnent du sens. Pour les nourrir et les ancrer, il faut une pratique quotidienne jusqu'à ce qu'elles deviennent parfaitement naturelles, expression libre et constitutive de notre être. C'est de cela que parle tout le chemin bouddhiste et cela est probablement vrai pour d'autres traditions spirituelles. Même en fauteuil roulant, nous pouvons nous éveiller !

Étape 10: inspirer les autres à faire la même chose

Et naturellement, nous partageons cela avec tous ceux que nous rencontrons et à qui nous pensons. Nous leur offrons, par nos pensées, nos paroles et nos actions concrètes, les qualités de l'état d'être simple. De cette manière, nous mettons en mouvement, dans notre entourage, un changement utile, dans un contexte en changement constant, fait de facteurs innombrables qui dépendent les uns les autres.

L'important dans la vie, ce sont ces qualités qui lui donnent un sens et qui nous motivent à donner à notre vie la forme que nous souhaitons, grâce à nos forces créatives bienfaisantes. Lorsque nous partageons en groupe nos «joyaux du cœur» personnels, nous sommes probablement en résonance avec presque toutes les qualités qui sont nommées. Nous avons l'impression d'être une seule personne.

Les qualités qui sont importantes pour d'autres pourraient aussi faire partie du sens de notre propre vie: respect, compassion, amour, générosité, amitié, bonté, sagesse, compréhension, conscience, clairvoyance, clarté, confiance, sécurité, état d'être vertueux, fiabilité, motivation pure, fraicheur, joie, présence, ouverture, douceur, sentiment de communauté, chaleur du cœur, habileté, liberté, absence de désir, paix de l'âme, pureté du cœur, comportement bénéfique, gratitude, équanimité, honnêteté, franchise, authenticité, totalité, patience, endurance, simplicité, naturel, dynamisme, courage, absence de crainte, détente, équilibre.

Évidemment, cela fait des millénaires que ces qualités inspirent les gens, elles ne sont pas spécifiquement personnelles. Ce qui nous inspire profondément nous relie aussi avec presque tous les hommes et les femmes, comme si c'étaient des qualités innées et que le cœur de l'humanité connaissait leur effet bienfaisant.

Résumé: sept étapes pour ancrer le sens de la vie en nous (exercice C.6)

En collaboration avec Wolfgang Erhardt, j'ai pu (Tilmann) lister les sept étapes suivantes comme résumé des exercices ci-dessus.

- Tout d'abord, je ressens mon corps et je m'ancre, en particulier grâce aux sensations des pieds et de l'assise. Puis, pendant quelque temps, je renforce la conscience des sensations du souffle pour arriver pleinement dans la situation.
- Ensuite je prends conscience des qualités qui sont pour moi essentielles (comme dans les exercices C.2 et C.3) en les nommant et en les ressentant dans mon corps.
- Je fais «comme si» et j'essaie d'imaginer devenir complètement ces qualités. Je les ressens dans tout mon être comme si elles s'étaient déjà pleinement épanouies en moi.
- Je permets à ce ressenti de s'élargir encore et je sonde son centre.
- Puis je demande à mon intuition la plus profonde de me montrer un symbole de ces qualités.
- Ensuite je me tourne vers la question: quelle est maintenant la prochaine étape? De quoi ai-je besoin dans ma vie maintenant pour mettre cela en œuvre?
- Pour finir, j'ancre le symbole en imaginant différentes situations de vie dans lesquelles il m'inspire et m'accompagne. Et je termine l'exercice par quelques moments de silence.

Les exercices de ce chapitre servent à prendre conscience de notre propre «refuge». Les mots tibétains pour cela sont kyab su drowa. Kyab signifie un lieu sûr, su équivaut à «vers là» et drowa signifie aller. Il s'agit donc d'un mouvement, d'une direction, de se mettre en mouvement vers ce qui est pour nous un lieu sûr ou une aspiration claire, là où nous avons la certitude: «C'est par là que je vais! C'est là qu'est ma confiance. Là je n'ai pas peur.»

Notre refuge est notre intuition de ce vers quoi nous voulons aller. Nous sommes des êtres très différenciés; c'est pourquoi l'énumération des qualités du refuge et les symboles que nous utilisons pour elles doivent être parfaitement personnalisés.

Une participante à un stage n'avait jamais travaillé sur ce sujet. Voici un extrait de notre dialogue qui permettra de mieux comprendre le travail avec le symbole.

Tilmann : Où veux-tu réellement aller ? Quelle est ton orientation intérieure ?

Participante : Je ne peux pas du tout la nommer mais j'ai l'image d'un arbre.

T. : Un arbre ? À quoi penses-tu, qu'est-ce que tu ressens lorsque tu vois un arbre ?

P. : Ses racines.

T. : Que représentent les racines ?

P. : Le fait d'être reliée à l'essentiel.

T. : À quoi penses-tu d'autre lorsque tu penses à cet arbre ?

P. : Aux branches : elles vont dans l'infini, elles vont dans tout l'espace.

T. : Ce qu'il y a d'universel dans l'espace ?

P. : Oui c'est cela, ce qui se nourrit de l'essentiel doit traverser tout l'espace. C'est cela que je ressens comme mon refuge.

Cette femme a pu ressentir et nommer ses qualités du cœur sous la forme d'une image. Cette image a continué à l'accompagner et derrière elle se cachait toute la palette de son vécu et la direction dans laquelle elle était attirée, qui constitue son évolution intérieure. L'image était amplement suffisante pour renforcer sa direction intérieure, il n'y avait pas besoin d'en dire davantage.

Nous avons tous nos propres symboles ; ils ont une force particulière car ils s'adressent à l'inconscient de façon plus puissante que les concepts. Les symboles bouddhistes classiques qui représentent les qualités de l'éveil sont l'empreinte du pied du Bouddha, la fleur de lotus et la roue du dharma à huit rayons. Le Bouddha lui-même n'a été utilisé comme symbole de l'éveil qu'à partir du IIIe siècle av. J.-C., dû à l'influence des sculpteurs grecs dans le royaume du Gandhara. Avant cela, il n'était pas représenté en tant que personne (cf. le trône vide du Bouddha dans les grottes d'Ajanta).

Respirer consciemment avec les qualités de cœur (exercice C.7)

Nous pratiquons la « respiration du cœur » comme expliqué précédemment (voir aussi chapitre F). L'inspir et l'expir se font dans le ressenti de ces qualités qui nous inspirent profondément, comme si elles étaient situées au cœur. Puis, nous étendons cette pratique à toutes les activités.

- Respirer avec ces qualités dans le cœur…
- Ressentir tout le corps avec ces qualités…
- Entendre et écouter avec ces qualités …
- Voir, sentir, gouter avec ces qualités …
- Percevoir avec ces qualités …
- Être allongé, assis, debout, marcher et danser avec ces qualités …
- Parler et chanter avec ces qualités …
- Être avec ces qualités …

Cela permet de développer une présence consciente « dans le ressenti du cœur » dans cette vie, en relation constante avec ce qui nous importe énormément.

Se rencontrer à deux avec la respiration du cœur (exercice C.8)

Pour ce petit exercice, nous nous installons à deux face à face (ou nous imaginons être assis en face de quelqu'un), comme si nous voulions méditer. Cependant, cette fois, nous nous regardons sans rien faire (!) et nous restons intérieurement reliés aux qualités du cœur. Nous continuons cela jusqu'à ce que nous soyons dans le calme total et dans une détente chaleureuse.

Nous nous entrainons à apporter dans la rencontre avec l'autre cette conscience pleine d'amour gagnée dans notre pratique individuelle. Nous avons besoin de cela pour pouvoir apporter notre soutien aux autres sur leur chemin. C'est pour cela que nous offrons à l'autre tout l'espace possible et que nous prenons garde de ne pas nous laisser prendre par nos pensées sur l'autre.

D. Quatre prises de conscience, quatre vérités à découvrir

Habituellement, les médecins et les thérapeutes procèdent en quatre étapes lorsque des patients viennent les voir avec des troubles ou des maladies :

1. Ils analysent le problème.
2. Ils analysent les causes du problème.
3. Ils examinent dans quelle mesure la guérison est possible et établissent des objectifs de thérapie.
4. Ils expliquent la thérapie et encouragent les patients à la suivre.

Ces quatre étapes se déroulent de façon plus ou moins explicite dans toute thérapie et c'est exactement de la même façon que le Bouddha a procédé il y a 2 500 ans. Il les a expliquées dans son premier enseignement à Sarnath, près de Bénarès, où il a présenté quatre prises de conscience qui correspondent au processus thérapeutique classique. Mais, contrairement à la thérapie individuelle, celles-ci peuvent être appliquées à tout le monde. Ces quatre étapes sont connues comme « les quatre nobles vérités » et elles constituent la trajectoire de base de la psychothérapie de l'éveil. Pourtant, il s'agit là de quatre prises de conscience auxquelles parviennent tous ceux qui contemplent en profondeur notre existence :

1. Il existe l'expérience d'une tension quasi permanente (« souffrance ») ; ce n'est pas seulement le cas lorsqu'il y a des douleurs ou des choses désagréables, mais c'est présent sous forme d'une tension fine également lors d'expériences agréables et même dans tous les états de méditation dualiste.
2. On peut reconnaitre des causes à cette tension ; il s'agit en premier lieu d'identifications émotionnelles qui déclenchent une saisie et deuxièmement de facteurs cognitifs dans lesquels un « moi » se voit comme séparé des « autres », ce qui génère de la tension.
3. Il existe l'expérience d'être parfaitement libre de tension ; c'est ce que nous appelons l'éveil, on s'éveille à une conscience parfaitement ouverte et fluide.

La guérison est possible! C'est un état dans lequel nous sommes toujours exposé·e·s aux expériences désagréables de la vie, simplement nous ne réagissons plus selon les anciens schémas à ces difficultés inévitables.

4. Il existe un chemin fiable que nous pouvons suivre pour accéder à cet état libéré de toute tension inutile et nous libérer ainsi de toute souffrance de réaction. La thérapie garantit le succès.

Ces quatre vérités ou prises de conscience contiennent une analyse approfondie de l'être sur la base de quatre questions fondamentales:

1. De quoi souffrons-nous? Qu'est-ce qui nous pèse, de quoi est-ce que nous voudrions nous libérer?
2. Quelles sont les causes réelles et profondes des formes de souffrance, grossières autant que subtiles? De quoi est-ce que nous devons nous libérer pour qu'elles diminuent?
3. Dans quelle mesure est-il possible de se libérer de la souffrance? Quelles formes de souffrances peuvent se dissiper? L'éveil est-il possible? Quel potentiel de guérison est-ce que nous ressentons?
4. À quoi ressemble un chemin d'éveil? Quelles sont les prochaines étapes? À quoi faut-il faire particulièrement attention? Comment le travail thérapeutique peut-il venir en soutien de l'éveil?

La logique interne de ces quatre étapes est évidente, elles se suivent les unes les autres. Nous partons de notre propre vécu. Outre tout ce qui est beau et merveilleux, il contient toujours une certaine portion de souffrance, de tension, de stress, d'insatisfaction et en même temps le souhait d'être moins stressé, de moins souffrir et d'être plus heureux. Constater cela et l'accepter intérieurement constitue la première étape.

Maintenant, au lieu de tolérer simplement cette situation insatisfaisante, nous regardons en face nos tendances émotionnelles et nos façons de penser et de voir pour y trouver les forces qui génèrent précisément cette forme de souffrance. Ainsi nous verrons petit à petit quelles sont les causes de la souffrance et de l'insatisfaction. Pour que cette analyse soit pertinente au niveau thérapeutique, elle doit inclure également le parcours de vie (traumatismes de l'enfance, troubles de l'attachement, privations, etc.). Regarder en face ces causes profondes et les accepter est la deuxième étape, tout aussi nécessaire.

Puis, nous nous demandons s'il y a une autre possibilité de fonctionner que selon les tendances habituelles, pour sortir de cette tension et de cette insatisfaction latentes. Fondamentalement, il s'agit de la question : le bonheur existe-t-il vraiment ? Existe-t-il une fin à la souffrance comme le dit l'enseignement bouddhiste, ou existe-t-il au moins la possibilité de dissiper certaines formes de souffrance ? L'éveil existe-t-il ? Quel niveau de liberté, de joie et de bonheur l'être humain peut-il connaitre réellement ? Ou pour le dire familièrement : « Docteur, est-ce que ça se soigne ? Est-ce que nous devons accepter que ce sera toujours comme ça ? Ou bien y a-t-il une issue ? »

Instinctivement, nous regardons autour de nous pour voir si nous découvrons des exemples inspirants, des gens qui ont réussi à se libérer ou à s'éveiller plus ou moins complètement. Pour cela, le témoignage du Bouddha ne suffit pas tout à fait, car son éveil remonte à très longtemps. Il nous faut avoir des exemples vivants de cet éveil, contemporains de nous. C'est en regardant les exemples vivant actuellement que nous pouvons mesurer nos chances réalistes de guérison ou tout du moins les deviner. Toujours à la condition que nous soyons structuré·e·s d'une façon fondamentalement similaire et que nous ayons des possibilités semblables à ceux qui nous inspirent. Trouver des modèles de guérison et d'éveil et se laisser inspirer par la possibilité d'une guérison complète est la troisième étape.

Lorsque nous rencontrons des personnes qui sont des exemples de cette guérison intérieure complète ou que nous entendons parler d'elles, nous nous demandons logiquement comment nous pouvons nous-mêmes suivre un chemin similaire, comment travailler et à quoi faire attention. Nous nous référons naturellement aux expériences de ceux et celles qui connaissent le chemin et nous mettons ces connaissances et ce chemin de guérison en relation avec notre propre expérience et nos propres préoccupations. Parcourir le chemin constitue donc la quatrième étape décisive, ou le quatrième processus.

La première vérité correspond au diagnostic du problème : nous prenons connaissance du problème avec lequel le·a patient·e arrive, la forme spécifique de souffrance qu'il connait.

La deuxième vérité est le diagnostic des causes: nous examinons la cause réelle de la souffrance. De quelles tendances s'agit-il? Comment devons-nous aborder la chose?

La troisième vérité correspond à l'objectif thérapeutique: la guérison est possible, c'est-à-dire le rétablissement ou l'éveil.

La quatrième vérité est la thérapie: la voie qui consiste à éliminer les causes de la souffrance, c'est le chemin de guérison ou d'éveil.

Utiliser les quatre vérités comme pratique quotidienne (exercice D.1)

Au quotidien, nous pouvons faire de ces quatre prises de conscience essentielles des instructions de pratique à appliquer et cette pratique peut nous accompagner jusqu'à la fin de notre vie, précisément sous cette forme:

1. La vérité de la souffrance, percevoir notre propre état de tension: nous nous interrogeons et nous observons dans quelle mesure la souffrance, le stress, la tension, l'insatisfaction, les crispations sont présentes en nous.
2. La vérité des causes de la souffrance, nous observons les causes de notre propre tension: nous tournons le regard vers notre état intérieur et nous regardons de quelle façon certains états d'esprit, certains schémas de pensée, habitudes ou forces émotionnelles génèrent une souffrance évitable.
3. La vérité de la fin de la souffrance, accéder à un état d'être détendu: nous nous interrogeons et nous voyons la possibilité d'être libéré du stress et de faire des expériences de bonheur, d'ouverture et de paix.
4. La vérité du chemin qui mène à la fin de la souffrance, suivre le chemin qui mène à comprendre et à apporter de la détente dans tous les schémas générateurs de souffrance: nous nous interrogeons, nous reconnaissons et nous suivons le chemin de la guérison, de l'éveil. Pour cela, nous utilisons toutes les méthodes et les remèdes utiles à cela.

Ces quatre étapes font partie du quotidien de tout·e pratiquant·e de l'entraînement bouddhiste de l'esprit. Elles sont l'expression directe des quatre prises de conscience fondamentales, connues comme les « quatre vérités des nobles ». Lorsque nous les intégrons à notre pratique et que nous examinons notre esprit dans ce sens-là, notre compréhension s'approfondit de plus en plus. Nous comprenons alors le lien avec le travail thérapeutique :

1. Identifier les trois formes de stress

Lorsque nous faisons l'état des lieux de notre propre comportement (c'est-à-dire notre « diagnostic médical » personnel), nous ne pouvons pas faire l'économie du constat que le stress, la tension et la souffrance sont omniprésentes dans notre vécu, à savoir sous trois formes :

- Nous ressentons de la tension dans les expériences indiscutablement désagréables, ce qui suscite des émotions telles que « nous n'aimons pas ça », « la situation n'est pas satisfaisante », « nous avons un problème » et éventuellement « nous aimerions bien trouver un remède » ou « nous avons besoin d'aide ». Nous constatons divers sentiments d'insatisfaction.
- Nous faisons l'expérience de la souffrance causée par le changement des expériences agréables. Les situations de vie agréables, les relations amoureuses, les amitiés, les liens familiaux que nous avons appris à apprécier, les bons côtés de notre vie professionnelle, notre propre état de santé et naturellement le temps qu'il fait : tout cela change. Lorsque l'agréable se change en désagréable, nous le vivons comme une perte, nous aimerions retenir les choses, mais nous sommes maintenant forcé·e·s de supporter le changement, la séparation, les adieux. Cette sorte de souffrance nous oblige à faire un « travail de deuil » permanent, à lâcher prise sur ce qui appartient au passé.
- Dans les profondeurs de notre être, il y a une autre couche de souffrance : la souffrance causée par la perception dualiste basée sur la séparation de toute expérience entre sujet et objet. C'est cette tension subtile est presque toujours présente, mais le plus souvent, nous ne remarquons pas. Elle est la cause de la sensation de séparation. Les signes que cette souffrance est bien là sont la volonté de contrôle, la quête d'unité, de paix profonde et de fusion.

2. Observer les différents causes de ce stress

L'observation continue permet de mettre en évidence les causes de cette souffrance, c'est le «diagnostic des causes». En font partie les schémas émotionnels réactifs, le «rainurage biographique» c'est-à-dire les tendances issues d'expériences passées et marquées par des structures de personnalité rigides, fixations et identifications. En fin de compte, ces dernières sont basées sur un manque de conscience de la façon dont l'esprit fonctionne, sur des «voiles cognitifs», donc sur une distorsion permanente de la perception. Nous faisons l'expérience des situations avec de la résistance ou alors avec du désir, de la saisie et de l'attachement.

3. Contempler la possibilité d'être libre de ce stress

Lorsque nous reconnaissons les causes, «l'objectif de la thérapie» devient également plus clair: il apparait possible de mettre un terme à cette souffrance. Les personnes qui incarnent à nos yeux cette liberté intérieure nous donnent la certitude nécessaire qu'il est fondamentalement possible de parvenir à la pleine santé psychique et mentale: la guérison est possible! Le nirvāṇa est paix réelle ou véritable bonheur, profonde harmonie, communion et satisfaction grâce à la dissipation des causes de la souffrance. L'éveil (bodhi) est un état d'être fluide, un cœur pleinement ouvert, libéré des voiles émotionnels et cognitifs, associé à un état d'être léger et spontané en lien avec la compréhension du non-soi, de la conscience intemporelle, non duelle, dans laquelle les qualités innées peuvent se déployer et agir librement dans toute leur abondance, de façon naturelle et spontanée, sans blocage.

4. Parcourir le chemin de la libération

La thérapie, la voie de la guérison est évidente. Nous nous mettons au travail et nous suivons ce qu'on appelle le sentier octuple: pour cela nous travaillons 1) sur notre compréhension, 2) sur notre motivation, 3) sur notre communication, 4) sur notre comportement éthique, 5) nous nous consacrons à des moyens d'existence bénéfiques, 6) nous développons une aspiration profonde à un état d'être authentique, 7) nous nous ancrons dans la pleine conscience, 8) nous accédons au recueillement intérieur grâce à une conscience de plus en plus profonde.

Première découverte: la souffrance se trouve partout

Un exemple tiré du travail thérapeutique: un client arrive avec un «burn-out», il est totalement épuisé depuis plusieurs mois, à la suite d'une forte charge émotionnelle depuis longtemps. Sortir de cet état de burn-out est sa demande directe et donc le but de la thérapie. D'un côté, il s'agit naturellement d'aider le client à mieux faire face à cette souffrance évidente de la situation qu'il vit comme étant désagréable et de travailler les causes émotionnelles de son tourment (sur-identification, peur de l'échec, attentes élevées). Mais dans la «psychothérapie de l'éveil», il s'agit également à long terme de procéder à une réduction fondamentale du stress, qui est finalement le même pour tous. Les points suivants qui réduisent les trois formes de stress sont donc valables pour la plupart des gens:

1. Il s'agit tout d'abord de développer la capacité d'accepter les situations désagréables de la vie (les charges mentales, émotionnelles et physiques), de travailler avec elles, de ne pas les renforcer par notre rejet mais plutôt d'y faire face, de la façon la plus détendue possible.
2. En même temps, il s'agit de rester relâché·e dans les situations de bonheur, de ne pas lutter, avec crainte, contre le changement inévitable, de ne pas apporter de stress dans ces situations en elles-mêmes agréables, mais de les utiliser pour connaitre une détente profonde, une joie véritable.
3. En outre, nous découvrons que dans toutes les situations, même dans l'état d'être simple, nous sommes accompagné·e·s par une certaine tension de base, un sentiment de séparation, un besoin de contrôle, une inquiétude ou une tension intérieure qui ne disparait presque jamais. Cette tension de base semble être toujours là, le matin quand nous nous réveillons, dans les moments de calme, dans toutes les expériences. Elle accompagne le

sentiment du « moi », c'est-à-dire qu'elle est toujours présente dès qu'un soi-disant « moi » est au centre de la perception. Elle est la tension de base dualiste qui vient du fait que, dans la perception, un soi-disant sujet est ressenti comme étant distinct de l'objet du vécu. Selon l'enseignement bouddhiste, c'est ici que réside la cause profonde de tout stress : c'est un « stress existentiel », par lequel nous faisons l'expérience d'une séparation existentielle. Nous sommes séparé·e·s de notre propre vécu, du corps, de l'environnement, dans une lutte subtile et permanente. En profondeur, il y a l'aspiration à la paix, à un état d'être détendu·e. Cette paix va se trouver lorsque nous aurons clarifié tous ces domaines-là.

Retournons à notre exemple : une fois que nous avons dans le cœur les trois points ci-dessus, nous ne nous contenterons pas d'aider notre client en burn-out à travailler sur les déclencheurs émotionnels de son épuisement. Pendant la thérapie, nous garderons un œil également sur ces couches plus profondes de stress pour ouvrir au client, s'il le souhaite, un chemin de détente de plus en plus profonde. Pour cela, il peut être utile de lui recommander des adresses ou des personnes auprès de qui il pourra trouver un accompagnement compétent dans la méditation.

L'objectif est de nous oublier nous-mêmes de plus en plus souvent, en pleine conscience (!). Cet oubli de nous-mêmes est une qualité essentielle pour être vraiment heureux, car elle nous permet de vivre pleinement et d'accéder à une grande fluidité dans l'expérience et dans l'action. La demande thérapeutique est d'apaiser la souffrance évidente mais nous savons que trois couches plus profondes se cachent là-dessous : rejeter le désagréable, s'attacher à l'agréable et se séparer en profondeur du vécu.

Qu'il s'agisse d'un divorce, d'un deuil, de l'âge ou de la maladie, peu importe. Avant, il y avait quelque chose d'agréable qui n'est plus là : une relation amoureuse, une amitié, la jeunesse ou la santé. Nous ne souffrons pas tellement de ce qui est, par exemple du fait de n'avoir pas de partenaire, mais nous nous préoccupons sans cesse du fait que ce qui était agréable et que nous connaissions bien n'est plus. Dans la souffrance évidente se cache la souffrance causée par le changement. Et c'est là-dedans, à son tour, que se cache la souffrance causée par la perception dualiste. Pour le dire simplement: c’est la tendance à vouloir tout observer et tout contrôler, même dans le calme méditatif profond.

Au fond, il n’y a aucune autre façon d’accéder au bonheur que de se débarrasser de toutes ces causes intérieures de stress et de malheur. Tout le monde sait que rien ne peut nous rendre véritablement heureux·ses, si nous ne savons pas nous détendre – que ce soient les compagnons de vie les plus merveilleux, les meilleures vacances, le coucher de soleil le plus splendide, le plus grand profit, la meilleure réputation et les circonstances de vie idéales. Oui, c’est aussi simple que cela: la tension mentale inutile empêche la joie et le bonheur.

La détente intérieure au contraire apporte la joie et le bonheur quelles que soient les circonstances extérieures. Rester détendu·e intérieurement en toute situation, sans la moindre tension inutile, c’est là la voie de l’éveil et du bonheur. Ce qui n’est pas facile, c’est d’être détendu·e dans toutes les situations, libre des schémas de réaction basés sur nos identifications.

Le bonheur est d’accéder à la conscience elle-même. L’état d’être détendu·e et conscient·e est par nature joyeux. Nous connaissons probablement cette expérience, par exemple lorsque nous venons de recevoir un massage très bienfaisant qui nous a profondément relaxé·e·s. Lorsque nous ouvrons les yeux après ce massage, parfaitement conscient·e·s et en même temps tout à fait détendu·e·s, nous ressentons joie et chaleur, un ressenti plein d’amour et de gratitude. Il est également possible d’accéder à cette joie sans massage, à un état d’être détendu et éveillé. La joie, le bonheur intérieur sont toujours là lorsque l’esprit se détache de toutes les attentes et de toutes les craintes. L’état d’être détendu est une source inépuisable de bonheur. Porter cela dans le cœur fait partie de la psychothérapie de l’éveil.

Deuxième découverte: la souffrance est le résultat d’un manque de conscience

De nombreuses causes sont à l’origine de la souffrance, du stress et de la tension dans le corps et dans l’esprit. Mais là aussi, l’analyse peut se concentrer sur une cause essentielle: dès que notre esprit se ferme, c’est qu’il y a un manque de conscience à l'œuvre et ainsi une certaine fermeture de l'esprit ou du cœur. Développer une conscience pleine d'amour permet de mettre un terme à cette fermeture. Ou en d'autres termes: la compassion et la sagesse libèrent de la souffrance. Elles sont les deux piliers de l'entraînement bouddhiste; les développer permet de développer un «cœur sage» comme l'a exprimé Jack Kornfield dans le livre auquel il a donné ce titre.

Où est-ce que nous manquons de conscience? C'est au sujet de la nature de l'être et de ses caractéristiques fondamentales et immuables. Car toute fermeture du cœur et de l'esprit provient du fait de ne pas voir, de ne pas ressentir les caractéristiques essentielles de l'être. Cette non-conscience génère des fixations et des blocages qui nous empêchent de vivre dans le flux naturel d'un cœur sage.

Nous ne sommes pas conscient·e·s de toute l'étendue du changement qui réside au cœur de chaque chose et de chaque expérience. Cela génère l'illusion de la solidité, la peur à l'égard de la non-solidité de l'être et aussi une saisie très énergivore et un rejet des situations, des sentiments, des pensées, des expériences et des choses qui changent de toute façon.

Il nous faut avoir une conscience plus profonde de nous-mêmes, de ce que nous appelons le «moi», de sa nature processuelle, en changement constant. Croire en un moi solide, en une personne solide, en soi et chez les autres nous cause sans cesse des désillusions, alors qu'avoir conscience de la nature dynamique de notre être est une source intarissable de joie de vivre. Nous croyons à la stabilité là où elle n'existe pas, nous croyons en une âme solide, en un noyau d'être de l'individu qui existerait de façon immuable, là où on ne voit que de l'ouverture dynamique dès qu'on y regarde de plus près.

Nous n'avons pas conscience de la nature processuelle et en changement constant de nos émotions et de nos expériences sensorielles. Nous les prenons pour quelque chose de tout à fait concret, stable et fiable, ainsi nous leur donnons un grand pouvoir sur nous. Cela vaut aussi pour les pensées, les souvenirs et les impressions sensorielles; en réalité, ils sont tous de nature changeante, ce sont des formations dynamiques de notre esprit. Lorsque nous prenons conscience de ce phénomène dans toute son envergure, nous pouvons agir de façon légère et ludique avec nos expériences et nos pensées.

Nous ne voyons pas clair, cela veut dire que nous ne sommes pas pleinement conscient·e·s de la raison pour laquelle nous faisons telle expérience, de la raison pour laquelle il nous arrive ceci ou cela. Parfois la vie nous semble être un jeu du hasard ou quelque chose d'injuste, parce que nous ne voyons pas les effets subtils de nos attitudes, de nos pensées, de nos paroles et du reste de nos actions. Nous ne voyons pas l'habile intrication des relations de cause à effet qui traverse toute notre vie.

Le plus souvent, nous ne sommes pas non plus conscient·e·s du trésor que nous portons en nous : savons-nous à quel point notre esprit peut être détendu, ouvert et plein d'amour dès que nous nous relâchons complètement ? Nous ne voyons pas que la liberté du cœur à laquelle nous aspirons est déjà là ; pour ainsi dire « au coin de la rue », simplement en faisant l'expérience de ce qui est dans la conscience « ordinaire » de la détente totale.

Ou en d'autres termes, nous n'avons pas vraiment conscience de l'abondance de qualités que le cœur-esprit détendu porte en lui. Dans la tradition bouddhiste, nous appelons cette abondance de qualités innées notre nature de bouddha. Lorsque nous n'avons pas conscience de ces qualités, que nous sommes enfermé·e·s dans nos voiles, nous doutons de notre propre capacité à aimer et à pouvoir « être simplement », le cœur ouvert. Si nous affinons notre ressenti, nous voyons que ces voiles qui apparaissent si solides se révèlent être insaisissables et sans substance. Ils n'ont pas de force propre et ils ne peuvent pas dissimuler notre être véritable une fois que nous ne les entretenons plus.

Chaque instant de manque de confiance nous emmène dans des états d'esprit fermés, marqués par la fixation, la volonté, la saisie, associés à la souffrance, au stress et à la tension. Lorsque nous perçons à jour ces mécanismes, nous sommes très motivé·e·s pour sortir de la saisie et de l'attachement et grâce à la conscience fluide qui s'installe alors, pour faire l'expérience d'états de grande clarté, de liberté et de bonheur.

Même après que nous avons évoqué certains aspects du manque de conscience, nous ne voyons peut-être pas encore pleinement les liens directs entre d'un côté la conscience, la liberté et le bonheur et, de l'autre, le manque de conscience et les expériences de fermeture et de souffrance. Pour cela nous avons besoin d'un examen et d'une prise de conscience précis, jusqu'à ce que nous fassions l'expérience directe qu'une conscience accrue de «ce qui est» apporte de la liberté et de nouvelles possibilités, un soulagement des émotions oppressantes, jusqu'à être entièrement libre de peur et de souffrance.

Des compréhensions qui aident à se libérer de la souffrance

Ce que nous avons montré dans ces quelques paragraphes sur les liens entre le manque de conscience et la souffrance correspond aux enseignements traditionnelles bouddhistes concernant les causes de la souffrance, qui peuvent être résumées comme suit[29] :

- La stabilité totale ne se trouve nulle part; nous décelons partout le changement, l'impermanence et la non-solidité comme caractéristiques de l'être (anitya).
- Nous ne saurions rencontrer un soi fixe, un noyau d'être stable ou une âme individuelle permanente; au contraire, nous trouvons un vécu dynamique que nous percevons comme étant continu et personnel et qui évolue en permanence sous l'influence de différentes forces (anātman).
- De même les pensées, les émotions et les autres états d'esprit n'ont aucune stabilité dans le temps; si nous ne les saisissons pas, ils disparaissent en un instant et notre vécu se révèle être le jeu constant de formations mentales (saṃskāra).
- Il s'avère que notre vie n'est pas simplement manipulée de l'extérieur par les autres, elle n'est pas non plus le résultat de la providence suivant un plan préalablement établi, ce n'est pas non plus une simple suite de hasards; le monde dont nous faisons personnellement l'expérience se révèle être le résultat des effets d'actions innombrables reliées les unes aux autres au niveau mental, verbal et corporel, qui colorent en outre notre vision (karma).

29 Le terme entre parenthèses est l'expression en sanscrit désignant l'enseignement bouddhiste correspondant.

- Nous découvrons qu'il n'existe pas seulement un vécu dépourvu de liberté, plein de souffrance, avec ses fixations et ses peurs, mais qu'il existe aussi un état d'être parfaitement libre, clair et fluide (saṃsāra et nirvāṇa).
- En outre il s'avère que les voiles émotionnels et cognitifs, qui sont la base de notre perception pleine de tension, n'ont pas en eux-mêmes la capacité de nous garder captif; ils se dissipent dès qu'ils ne sont pas entretenus, ce qui permet de révéler le potentiel inné de notre esprit, ce qu'on appelle la nature de bouddha (tathāgatagarbha).
- Nous découvrons de quelle façon le manque de conscience conduit à attribuer une réalité solide aux choses extérieures et à nous identifier au corps, aux perceptions sensorielles, à la pensée et au ressenti comme étant «moi» et «mien». Il devient évident que ces présupposés erronés nous conduisent à vouloir obtenir l'agréable et éviter le désagréable et que nous nous embrouillons automatiquement dans des réactions émotionnelles, ce qui crée de la tension et de la souffrance. En même temps, nous voyons de quelle façon la non-identification et la non-saisie, tout aussi automatiquement, amènent à la détente et à la libération; nous découvrons l'émergence conditionnée de la fermeture et de la liberté (pratītyasamutpāda).

Ainsi il y a beaucoup à découvrir et tout cela sert à approfondir et à libérer la conscience. Ce faisant, l'amour et la compassion apparaissent sous un jour plutôt peu romantique ni sentimental; nous reconnaissons simplement que, malgré toutes nos différences personnelles, nous sommes vraiment tous et toutes dans le même bateau. Fondamentalement, nous sommes pris·es dans les mêmes illusions, nous faisons l'expérience de la même souffrance et nous portons en nous les mêmes souhaits de bonheur et de liberté du cœur. Ces instructions sur la deuxième vérité nous permettent d'effectuer une analyse détaillée des causes profondes des problèmes psychiques.

Troisième découverte: la liberté existe, la souffrance peut prendre fin

Dans le contexte thérapeutique nous pouvons définir l'éveil comme étant la guérison mentale complète. Ainsi un·e éveillé·e parfait·e (buddha) est une personne parfaitement guérie avec une santé mentale parfaite. Le bouddhisme définit son but de la bouddhéité comme étant la libération totale de tous les états d'esprit de fermeture (kleśa), de tous les voiles émotionnels et cognitifs (āvarana), accompagnée par le déploiement de toutes les qualités innées (pāramitā).

Il ne s'agit donc pas ici de parler de santé physique ou de contourner les lois de la naissance, de la vieillesse, de la maladie et de la mort, valables pour tous les corps humains; il ne s'agit pas non plus d'une santé éternelle ou de réaliser une vie éternelle dans un corps physique. Nous parlons ici d'un tempérament réellement sain et d'un cœur-esprit parfaitement sain, non voilé, conscient et plein d'amour.

Le bouddha a connu l'éveil, mais au début il n'était pas du tout certain de pouvoir en parler. Nous vous épargnons ici toute l'histoire, mais il était difficile d'exprimer cet éveil avec des mots. L'enseignement sur la vérité de la dissipation de toute souffrance décrit ce qui est en nous sous forme de potentiel: compréhension profonde, réalisation de la conscience intemporelle, libération complète, bouddhéité et activité éveillée pour le bien de tous. Cette vision de la guérison parfaite nous donne un aperçu du but ultime de l'entreprise thérapeutique.

La troisième vérité traite de la fin de la souffrance. C'était un point essentiel dans la discussion que le Bouddha a eue avec ses cinq premiers disciples. Par sa présence, le Bouddha leur a montré que l'éveil était possible et il a pu leur faire la promesse suivante: «Pour vous aussi, la possibilité de l'éveil existe.»

Ils demandèrent: «Comment peux-tu l'attester?»

Il répondit: «Personne ne peut être témoin de mon éveil, sauf peut-être la terre.» Et il toucha la terre avec le bout de ses doigts. C'est pourquoi on le voit souvent dans ce moudra où il touche la terre. Puis il est dit qu'en réponse, la terre aurait tremblé. Nous n'avons pas besoin de croire qu'il y a eu un tremblement de terre, mais ce que l'on veut dire ici, c'est que l'ainsité en elle-même est témoin de l'éveil. Être en harmonie avec la nature et avec tout ce qui atteste de la vérité de la cessation de la souffrance. Cette fin, c'est ce qu'on appelle le nirvāṇa, la paix.

Est-il naïf de croire que nous pouvons vraiment devenir « sain·e·s », dans le sens le plus complet – au niveau émotionnel, être équilibré·e·s, joyeux·ses et pouvoir faire face à tout – tout en préservant nos capacités de survie ? Sans rien prendre personnellement ? Sans jamais être déséquilibré·e·s ? Sans nous énerver contre les choses désagréables et provocantes, sans pour autant les réprimer ou les contourner ? Un état d'une telle stabilité nous est-il accessible ?

Ainsi, l'éveil des grands maitres est décrit comme une guérison définitive : ils font certes l'expérience des choses agréables comme des choses désagréables, mais ils demeurent dans un état d'équilibre intérieur stable, car ils ne s'identifient plus, de façon saine, ni avec le vécu ni avec la personne qui fait l'expérience.

Chez nous autres, les schémas de réaction émotionnelle sont à l'œuvre en permanence et les voiles cognitifs troublent notre vison de la réalité. Nous sommes donc tous·tes « en chemin » et notre santé se révèle dans notre capacité à revenir rapidement à l'équilibre intérieur. Ainsi, dans cette perspective, la guérison est un processus dynamique, un chemin continu de rétablissement parmi de nombreuses forces déstabilisantes. En le regardant ainsi, nous sommes donc tous sur notre chemin de guérison. C'est également ce que nous voulons exprimer lorsque nous disons dans l'enseignement bouddhiste : « L'éveil s'accomplit dans l'instant. »

Imaginons comment serait une personne complètement saine ? (exercice D.2)

Cet exercice simple nous aide à être plus au clair sur notre propre vision de la santé et de l'éveil : quel est notre véritable objectif thérapeutique ? Dans ce qui caractérise la santé et l'éveil, qu'est-ce qui est possible pour nous ?

> Pour faire cet exercice, il nous faut simplement du temps, une feuille de papier et un stylo.

Puis nous contemplons: qu'est-ce pour nous un individu sain?

Jusqu'à quel point est-ce que nous pouvons nous éveiller?
Qu'est-ce que cela donne si nous mettons réellement en œuvre nos compréhensions en étant en pleine possession de toutes nos capacités d'esprit et de cœur?
Nous laissons notre esprit jouer avec une vision réaliste d'une guérison complète … et nous l'écrivons sous forme de notes.
Dans la seconde partie de l'exercice, nous pouvons partager ce que nous avons noté avec quelqu'un qui, si possible, aura également fait cet exercice.
Dans la discussion qui s'ensuivra, nous arriverons probablement à un ressenti encore plus précis de ce qui est le plus important pour nous en termes de guérison.

Il s'agit ici d'évoquer dans notre expérience l'éveil et la guérison, d'entrer dans l'esprit de l'éveil, la bodhicitta, le cœur-esprit ouvert, sage et plein d'amour. Citta en sanscrit signifie cœur ou esprit et bodhi signifie éveil. L'éveil est ouverture totale. Lorsque nous parlons de «cœur», nous parlons de la conscience dépourvue de point central, dénuée de tout égocentrisme, libérée de l'illusion qu'il y a là quelqu'un, un noyau d'être. C'est une conscience spontanée qui n'a pas besoin de centre; une abondance de qualités que personne ne possède en propre.

Ici, la guérison ou l'éveil signifie: vivre dans l'abondance des qualités naturelles, être pleinement dans le flux. C'est la manifestation libre de toutes les qualités et capacités innées. La thérapie et l'entraînement de la conscience stimulent l'émergence de ces qualités naturelles innées. Nous aidons les gens à se donner de l'espace pour que ces qualités puissent apparaitre. C'est ce qui donne les meilleurs résultats à long terme, parce que cela n'est pas le fruit d'efforts. Nous ne créons aucune qualité, nous les laissons simplement émerger. Nous ouvrons les rideaux. La bouddhéité est stable en ce qu'elle n'est pas basée sur un effort.

La véritable thérapie, exactement comme le chemin d'éveil, est basée sur le fait que nous amenons cette absence d'effort dans tous les domaines de la vie. Les schémas de personnalité rigides sont couteux en énergie. Lorsque cette énergie est libérée, les qualités innées peuvent se révéler.

Quatrième découverte: suivre le chemin de l'éveil est la voie de guérison

Pour suivre ce chemin, nous avons besoin d'une analyse précise de notre situation avec ses souffrances (première vérité) et leurs causes (deuxième vérité), puis nous devons savoir où nous voulons aller en réalité (troisième vérité). De ces trois premiers points découlent de nombreuses instructions et méthodes pour le chemin de l'éveil (quatrième vérité) qui peuvent également trouver une correspondance dans la pratique psychothérapeutique. Nous ne citerons ici que les pratiques les plus importantes de l'entraînement bouddhiste:

- Fondamentalement, il s'agit de pratiquer l'octuple sentier des nobles: la justesse dans la vue, dans la motivation, dans la parole, dans l'action, dans la façon de mener sa vie, dans l'aspiration, dans l'attention et dans la méditation profonde (chapitre A.1, exercice D.3).
- Cela inclut également de pratiquer les qualités libératrices: générosité, conduite bénéfique, patience, persévérance enthousiaste, stabilité méditative, sagesse, méthodes, prières de souhaits, force et conscience intemporelle (chapitres A, B et G).
- Nous prenons pour base la contemplation des quatre pensées fondamentales pour clarifier nos propres priorités: nous pensons au caractère précieux de cette vie, à son instabilité, aux causes et résultats de nos actions et aux sources réelles du bonheur et de la souffrance (exercice C.1).
- Cela clarifie notre propre orientation intérieure. Il s'agit maintenant de ne pas perdre de vue cette direction, le sens véritable de notre vie: se tourner vers le refuge (exercice C.5, C.6).
- Dans tout ce cheminement, nous pratiquons la conduite bénéfique, nous évitons de faire du mal à nous-mêmes et aux autres, nous nous soute-

nons les uns les autres dans la pratique bénéfique et nous cultivons la force positive et la confiance.

- Nous facilitons en particulier l'accès en nous à la compassion, à l'amour et à la sagesse et nous pratiquons cela dans tous les domaines (chapitre F).
- En complément et en soutien, nous appliquons immédiatement les remèdes aux émotions dès qu'elles s'élèvent (chapitres A et B).
- Nous renforçons ce processus en examinant notre propre esprit et en développant une vision réaliste de l'être, en sachant que nous finirons par laisser derrière nous toutes les opinions pour nous ancrer entièrement dans le vécu direct (chapitres E et G).
- La méthode principale consiste à cultiver la pleine conscience bienveillante dans tous les domaines d'être, à générer le calme mental et la vision profonde et à accéder à l'état d'être naturel (chapitre E).

La voie de l'éveil est décrite sous la forme de cinq chemins, de treize étapes et de quatre yogas, ce qui représente une sorte de carte routière pour anticiper les expériences qui peuvent s'élever et qui devront être traversées. L'entraînement bouddhiste n'est ni une religion, ni une philosophie mais un chemin (marga) que l'on parcourt par la pratique intérieure. Le Bouddha parlait toujours d'un chemin de libération et d'éveil, d'un chemin de transformation intérieure et de compréhension, d'un chemin qui se parcourt dans et par l'expérience personnelle.

Sur un chemin de ce genre, la croyance représente plutôt un obstacle, car elle empêche souvent l'exploration et la pratique personnelle et ainsi empêche ultimement la compréhension personnelle. Ce qui est néanmoins nécessaire pour le chemin, c'est d'avoir suffisamment confiance pour l'essayer.

Lorsque nous parcourons le chemin en suivant les instructions, nous faisons nos propres expériences et nous accédons à une compréhension de la nature de l'être, à une connaissance intérieure qui se densifie jusqu'à devenir une certitude. C'est pour cela que nous pouvons également décrire le chemin bouddhiste comme une science de la libération ou comme une science de l'esprit.

Au fil des siècles, les instructions originales ont toujours été reformulées et complétées, ce qui a conduit à un nombre important de traditions, de méthodes et de pratiques bouddhistes, dans lesquelles il est difficile de s'y retrouver. Dans la formation des thérapeutes, nous n'utilisons qu'une petite partie de ces instructions, à savoir celles qui sont directement pertinentes pour l'accompagnement des patient·e·s. Nous nous contentons de l'essentiel – ce qui est l'esprit de la Psychothérapie Essentielle.

L'octuple sentier: processus de guérison et pratique personnelle (exercice D.3)

Les quatre découvertes ou vérités décrites ci-dessus correspondent aux principes de base de toute action thérapeutique: anamnèse, diagnostic des causes, perspective de guérison, thérapie. C'est également comme cela que le Bouddha le voyait: il se considérait lui-même comme un médecin, le dharma comme une médecine, les pratiquant·e·s comme des patient·e·s et la pratique personnelle comme de la thérapie. Comme la médecine, la psychothérapie vise à dissoudre les causes de la souffrance, c'est-à-dire de la maladie. Le chemin bouddhiste de l'éveil ou de l'autoguérison est devenu célèbre comme le «sentier octuple des nobles». Il représente un «projet thérapeutique» ou il s'agit de pratiquer les huit facteurs suivants qui ont tous la guérison et l'éveil pour objectif:

1. Vue juste, compréhension profonde, sagesse
2. Mentalité droite, motivation compatissante
3. Parole juste, communication authentique
4. Action utile, respectueuse et aidante
5. Mode de vie bénéfique, profession non nuisible
6. Aspiration au vrai, intérêt pour l'essentiel
7. Conscience tout englobante, maintien d'une attention stable sur l'essentiel
8. Présence non distraite, méditation profonde, absorption dans ce qui est bénéfique

Ensemble, ces huit éléments décrivent un processus de guérison qui conduit à l'éveil. Ils se renforcent les uns les autres, comme dans un grand cercle ou un réseau de synergies positives: le huitième élément renforce le premier et le deuxième ainsi que tous les autres, tous les facteurs se renforcent mutuellement. Imaginons le Bouddha comme un médecin, qui présente ces huit éléments dans un échange. Il dirait:

«Tout d'abord, tu pourrais clarifier ta vue, ta compréhension, car tu dois savoir pourquoi la thérapie est nécessaire et où elle doit mener. Une fois que tu le sais, il s'agit de développer la motivation de guérir vraiment. Il s'agit de maintenir cette motivation pour faire d'abord le ménage dans trois domaines de ta vie: une communication authentique pleine d'amour et donc une parole vraie, une action utile qui ne nuit à personne et un mode de vie respectueux.

Pour le dire clairement: lorsque tu parles et que tu écris, fais attention à ne pas créer d'autres causes de souffrance mais à mettre en mouvement des forces bénéfiques. Dans ton action physique, prends garde de ne blesser personne, mais au contraire de contribuer au bien des autres. Agis avec prudence, respect et soutien.

Fais-en sorte d'exercer une profession utile et de donner une base saine à ton mode de vie, de sorte que tes moyens de subsistance ne soient pas basés sur des actions néfastes ou proviennent de sources négatives. Crée ainsi une bonne base pour tes efforts visant à la guérison car tu en as besoin pour faire des progrès dans le travail intérieur.

Ainsi, naturellement, tu vas sentir une aspiration pour l'entraînement de l'esprit et ta conscience va devenir pleine, s'approfondir et s'élargir sans grands obstacles, jusqu'à ce que tu accèdes facilement à une présence non distraite et détendue et à une méditation profonde. Dès lors que tu te dédies, plein d'énergie, à ces huit aspects du projet thérapeutique, ton être naturellement sain va se révéler de plus en plus clairement. Tu feras l'expérience des synergies de ces huit éléments et tu réaliseras l'éveil.»

En résumé il s'agit donc de:

1. Affiner, clarifier la vue et la direction.
2. Cultiver l'ouverture du cœur.
3. Communiquer de façon bénéfique.
4. Agir de façon bénéfique.

5. Avoir une influence bénéfique dans ce monde par mon activité professionnelle.
6. Tourner mon intérêt vers l'essentiel dans chaque situation.
7. Demeurer de façon non distraite dans l'essentiel.
8. Et cela jusqu'à ce que je m'épanouisse pleinement dans ce qui est bénéfique.

Dans la Psychothérapie Essentielle (EPT), nous travaillons avec ces huit aspects du chemin de guérison. L'éthique joue également un rôle important. Nous n'avons pas besoin de parler beaucoup des principes éthiques, mais si nous voulons que notre interlocuteur·rice aille bien, nous devons l'aider à ce que sa vie se déroule sur une bonne base éthique.

Comment continuer quand le but du traitement est atteint ?

Une question se pose: comment continuer une fois que l'objectif du traitement est atteint, c'est-à-dire une fois que la demande thérapeutique a été traitée avec succès? Par exemple, le·a client·e est venu·e nous voir pour des attaques de panique ou une névrose angoissée et à un moment ou un autre, la thérapie a apaisé ou supprimé ses symptômes de façon satisfaisante. Mais il se peut que la thérapie ait suscité des questions existentielles qui attendent une réponse et plus de travail personnel. Que faire? Nous ne pouvons quand même pas parcourir l'ensemble du chemin octuple en thérapie! Certainement pas et même pas dans la Psychothérapie Essentielle.

Une bonne attitude consiste à s'en tenir au cadre et aux instructions données par les caisses d'assurance maladie dans le cas des psychothérapies remboursées. Lorsque l'objectif du traitement est atteint, nous pouvons mettre un terme au traitement. De nous-mêmes, nous ne parlons pas de méditation. Mais nous pouvons avoir quelques indications dans notre cabinet qui invitent à d'autres considérations, par exemple: un bouddha, l'image de l'œuf utilisée dans la psychosynthèse d'Assagioli, une calligraphie zen, une icône de Marie, du Christ, etc. Si le·a client·e pose des questions à ce sujet (et seulement dans ce cas), nous pouvons y répondre. Bien évidemment, la situation est différente lorsque quelqu'un vient nous voir pour des sessions individuelles en Psychothérapie Essentielle et qu'il émet lui-même le souhait de poursuivre le chemin dans cette dimension plus profonde : à ce moment-là, et en accord avec le·a client·e, nous pouvons élargir nos sujets de travail.

E. Cultiver la conscience de l'essentiel

Le développement de la conscience[30] est le facteur central dans le processus de guérison mentale et émotionnelle comme sur le chemin de l'éveil. C'est pour cela que beaucoup de recherches sont faites, que beaucoup de choses ont été écrites à ce sujet et c'est à raison que l'ensemble du mouvement de la pleine conscience se base là-dessus. Avec deux autres enseignants du dharma, j'ai (Tilmann) déjà écrit une introduction assez complète sur le thème de la conscience[31]. C'est pourquoi nous allons nous contenter ici de n'évoquer que ce qui est le plus pertinent pour notre propos.

Les termes originels qui désignent l'attention ou la conscience (en pāli sati, en sanscrit smṛti et en tibétain drenpa) signifient tous se rappeler encore et encore ce sur quoi nous voulons poser l'esprit, c'est-à-dire garder le fil et placer notre attention sur ce qui est important. Selon moi, la meilleure traduction de sati serait « la conscience de l'essentiel ». Si c'est important pour nous d'observer le souffle, alors nous sommes conscient·e·s du souffle et nous nous rappelons encore et encore le souffle. Si c'est important pour nous de nous souvenir de la motivation altruiste, alors sati nous ramène encore et encore à cette motivation. Sati peut aussi nous « rappeler » l'état ouvert et détendu et nous rappeler le fait de nous tourner encore et encore dans sa direction. Ce rappel peut donc avoir différentes directions, mais il s'agit toujours d'être conscient·e·s de ce qui est pour nous, là maintenant, l'essen-

30 « Conscience » est utilisé dans le sens de la pleine conscience et *awareness*.
31 *Mahamoudra et Vipassana – Être conscient – Instructions sur la méditation de la vision profonde et pratique de retraite*, de Tilmann (Lhundrup) Borghardt, Ursula Flückiger et Fred von Allmen, Norbu Verlag, 2015 en allemand. À paraitre en français.

tiel. Nous nous rappelons où nous voulons être avec notre esprit, ce qui est important pour nous dans la situation présente. Sati a pour effet que nous ne nous laissons pas détourner de ce qui est essentiel.

La pleine conscience est de plus en plus au centre de l'attention, que ce soit comme complément à la thérapie ou comme méthode de thérapie en elle-même – comme par exemple le programme de réduction du stress basé sur la pleine conscience (Mindfulness-Based Stress Reduction, MBSR), qui est désormais reconnu comme étant très efficace. Il est basé entièrement sur le développement de la pleine conscience pour réduire le stress. Néanmoins, au sens large, il ne s'agit pas seulement de pleine conscience mais d'une conscience qui demeure de façon non distraite dans ce qui est bénéfique[32]. C'est là l'essence de l'entraînement bouddhiste. Ce qui est bénéfique, ce sont les qualités de l'esprit qui conduisent à la libération et à l'éveil. Grâce à une attention et à une conscience accrues, nous pouvons percevoir de plus en plus finement et nettement ce qui est vraiment bénéfique et ce qui rend le cœur-esprit plus libre, plus souple et plus éveillé.

Sati (la conscience de l'essentiel) prend le rôle du pilote intérieur: elle perçoit très finement et détecte, par exemple, les signes avant-coureurs d'un film émotionnel. Elle nous rappelle ce qui est bénéfique et elle nous rappelle de prendre soin de nous. Grâce à la confiance, la conscience (awareness) nous fait sortir des zones dangereuses qui déclenchent chez nous des émotions et nous permet de faire face de façon habile aux difficultés. La conscience nous aide à mettre en œuvre notre résolution à prendre soin de nous-mêmes et des autres. Elle stabilise. Elle aide à se recentrer dans une expérience bénéfique et elle apporte la joie. Elle oriente notre pensée.

Dans la thérapie, il est particulièrement utile d'avoir conscience du changement permanent, de la nature processuelle de notre être: les expériences s'élèvent sans cesse et se transforment continuellement en d'autres expériences. Rien ne reste, tout se transforme, tout est processus. Avoir conscience

32 Voir Gampopa, *le Précieux Ornement de la libération*, p. 230 : « L'essence de la stabilité méditative est le calme mental et l'essence du calme mental est que l'esprit demeure intérieurement focalisé en un point sur ce qui est bénéfique. » Au même endroit, on trouve une citation d'Asanga tirée du célèbre recueil *Bodhisattvabhūmi*, les *Terres des bodhisattvas* : « L'esprit focalisé en un point est un esprit qui demeure dans ce qui est bénéfique. »

de la nature processuelle de l'être nous permet de ne plus tomber dans la volonté de nous saisir de ce qui est impermanent.

La conscience nous rappelle en outre que nous pouvons à tout moment exercer notre influence sur le processus. Elle nous permet de moins nous attacher à l'idée d'un moi durable. Car nous pouvons également recourir à la pleine conscience pour examiner ce soi-disant « moi » : comment s'élèvent réellement les pensées au sujet de ce que nous appelons habituellement notre moi ? Qu'est-ce que la personnalité ?

La conscience peut commencer à se développer à partir d'une simple attention au souffle et elle va jusqu'à l'état pleinement conscient de l'éveil, naturellement consciente des vérités fondamentales de la vie. Nous pouvons décrire tout le chemin, depuis la première prise de conscience jusqu'à l'éveil parfait, comme un processus de conscience de l'essentiel qui s'accroit, s'élargit et s'approfondit.

Prenons la situation thérapeutique classique : nous prenons conscience d'un trauma et nous posons sur lui notre attention et notre regard intérieur, tout en restant relié·e·s aux sensations corporelles. Nous suivons une voie d'exploration et de pleine conscience. Nous examinons les émotions et leurs conditions d'émergence et nous envisageons la possibilité d'adopter de nouvelles attitudes, plus bénéfiques. C'est exactement ce qu'est le chemin d'éveil : une exploration.

Nous sommes des explorateur·rice·s attentif·ve·s et notre mission sera d'autant plus réussie que notre conscience sera fine. Plus nous sommes conscient·e·s et présent·e·s de façon continue, plus nous aurons de matière pour approfondir notre compréhension.

La pleine conscience signifie être présent. Elle se tourne vers des couches de plus en plus profondes de notre être. Elle fait des allers et retours entre le corps, les sensations, les pensées, les émotions, les impulsions, les impressions, les intuitions, les motivations, les états d'âme et commence à y voir de plus en plus de liens.

Néanmoins, nous ne sommes pas conscient·e·s de toutes les choses de la même façon. En réalité, nous faisons une sélection parmi les nombreuses impressions visuelles et auditives, les odeurs, les gouts et les autres perceptions corporelles ainsi que les pensées et les émotions. Là, présentement, vous êtes en train de lire. Vous privilégiez donc la perception visuelle et toutes les réactions intérieures à ce que vous lisez. Si vous arrêtez de lire, l'ouïe sera probablement plus présente, ou bien ce sera la perception du corps dont vous aurez davantage conscience. Ainsi, il se fait en permanence une sélection parfaitement raisonnable de ce sur quoi nous dirigeons notre esprit : conscience de ce qui est pour nous l'essentiel.

Dans l'exploration de l'esprit, c'est précisément cette possibilité de diriger l'attention intentionnellement et d'élargir la conscience que nous utilisons de façon ciblée dans certains domaines. Sur le chemin de l'éveil comme sur le chemin thérapeutique, nous sélectionnons des contenus de conscience bénéfiques et utiles. Après avoir exploré notre état émotionnel, nous nous tournons consciemment vers les qualités que nous voulons renforcer. C'est ce qu'on appelle « l'entraînement » dans la tradition bouddhiste, *bhavana* en sanscrit, *gom* en tibétain et qui est traduit le plus souvent par « méditation ». Méditer signifie « s'entrainer ».

À quoi nous entrainons-nous ? À demeurer dans une conscience bénéfique, dans des états mentaux favorables qui contribuent à nous ouvrir le cœur et à mieux comprendre, ou qui sont l'expression de cette ouverture du cœur et de cette compréhension plus profonde. C'est d'ailleurs exactement cela que nous faisons dans le processus thérapeutique.

Dans le processus thérapeutique, le thérapeute aide le·a client·e à explorer et à travailler de façon bénéfique le sujet qui le·a préoccupe. Ce sont donc deux personnes qui dirigent leur conscience dans la même direction, ce qui constitue une grande aide. Sinon, le·a client·e devrait faire cela tout·e seul·e, mais il lui manque la force et l'expérience pour tourner de façon bénéfique son esprit vers ces aspects difficiles de lui·elle-même. Le·a thérapeute assume la fonction de copilote et accompagne la conscience du·de la client·e dans un processus de ressenti, d'exploration, d'acceptation, de compréhension et de tentative d'adoption de nouvelles postures.

C'est le même processus qui se déroule avec les enseignant·e·s de méditation. Ils·elles demeurent dans ce qui est bénéfique, s'expriment à partir de ce qui est bénéfique et aident les personnes qui les écoutent à se stabiliser là-dedans.

Une fois chez elles, elles doivent continuer à pratiquer seules, de la même façon que les client·e·s qui continuent à s'entrainer le reste de la semaine. Et tant que nous ne pouvons pas le faire seul·e·s, nous recourons à une aide extérieure.

De nombreux exercices de ce livre peuvent être pratiqués seul·e·, c'est-à-dire sans accompagnement extérieur. Les exercices qui nécessitent un accompagnement par un·e thérapeute sont signalés comme tels. En presque chacun de nous, il y a des domaines émotionnels difficiles qu'il est quasi-impossible d'aborder seul·e·s. Soit nous les contournons habilement dès qu'ils « toquent à la porte », soit, en les abordant seul·e·s, nous tombons inévitablement dans nos réactions et jugements habituels, c'est-à-dire dans nos anciens schémas.

Pour sonder ces domaines et trouver de véritables solutions, nous avons besoin d'un soutien prudent ou parfois d'un miroir bienveillant et sans crainte. Nous avons besoin d'aide pour porter sur ces domaines un regard à la fois nouveau et attentif. Ce faisant, les thérapeutes comme les client·e·s pratiquent la conscience vigilante de l'essentiel; les processus thérapeutiques nécessitent de la conscience des deux côtés. Les processus de conscientisation présupposent la pleine conscience.

La situation thérapeutique est une sorte de séance de méditation à deux : notre rendez-vous est à dix heures et nous avons une heure devant nous. Nous nous préparons, nous arrivons à l'heure et nous sommes pleinement présent·e·s, car nous voulons utiliser le peu de temps que nous avons à notre disposition pour ce qui est essentiel. Ces conditions extérieures encouragent un degré accru de pleine conscience. Le·a thérapeute, également, est particulièrement attentif·ve car il·elle s'est engagé·e à apporter son soutien à des processus bénéfiques. Les deux personnes présentes sont donc dans une pleine conscience accrue : c'est une bonne condition pour que se déroule quelque chose d'utile.

La vie est toujours « dans le flux », même si cela est parfois cahoteux et difficile. Les thérapeutes nous aident quand nous nous sentons bloqué·e·s, que nous ne sommes plus dans le flux et que tout nous semble difficile. Grâce à leur soutien, nous découvrons des possibilités pour être davantage dans la fluidité. Pour cela, outre la mise en œuvre d'un savoir-faire thérapeutique, il s'agit toujours d'adopter une posture de base pleine d'amour, de bienveillance et de légèreté et de « danser » ensemble, à l'écoute l'un de l'autre et de franchir conjointement les différentes étapes dans un échange ouvert. La danse tourne autour des questions de savoir où « ça coince » et comment cela pourrait être plus fluide. Régulièrement, nous découvrons ainsi que nos problèmes soi-disant solides ne sont pas si solides que cela.

Lever les blocages et retrouver la fluidité

Vis-à-vis de nos blocages émotionnels, nous sommes comme des enfants qui construisent un barrage sur un ruisseau. Le barrage n'est jamais complètement étanche, l'eau le traverse d'une façon ou d'une autre, quitte à passer par-dessus. De la même façon, malgré tous les problèmes, la vie continue d'une façon ou d'une autre. Le travail thérapeutique facilite le processus. Nous avons affaire à des barrages que nous avons construits nous-mêmes, qui ont pu nous être utiles dans le passé mais qui sont à présent devenus des obstacles. Le plus souvent, nous avons oublié que nous avons nous-mêmes empilé les pierres. Au cours d'une séance thérapeutique, l'une de ces pierres devient un jour sujet de discussion. Cette pierre nous apparait d'abord comme étant très solide. Mais tout ce qui est touché par une conscience bienveillante et dépourvue de jugement se révèle être processus et non pas une chose solide.

Parfois, nous avons l'impression que notre vie est un torrent de montagne tumultueux, dont le cours est obstrué par de nombreuses pierres. Si nous pouvions, nous choisirions de les enlever toutes. Mais cela n'est pas du tout nécessaire. Les blocages peuvent être transformés grâce à la conscience, l'attention et la bienveillance. Alors nous découvrons qu'ils ne sont pas solides. En les acceptant avec bienveillance et en les perçant à jour avec conscience, nous faisons place à l'ouverture et au flux; tout cela devient plus perméable. Nous pouvons certes enlever certaines pierres et les mettre sur le côté, mais nous ne sommes pas une entreprise de nettoyage de torrent tumultueux. Notre flux de vie a besoin des tourbillons de la même façon qu'un torrent! La « biodynamique » doit être maintenue.

Nous pouvons apprendre à contourner les pierres car, dans notre flux de vie, nous rencontrerons de toute façon sans cesse de nouveaux défis. Il s'agit de savourer les petites cascades comme des stimulations bienvenues sur le chemin. Tant que cela coule, cela suffit. De toute façon, il y a certains défis dont nous ne pourrons pas nous débarrasser, comme par exemple le fait que notre corps représente un défi constant. Nous ne pouvons pas non plus changer nos prochains en spécimens dociles de leur espèce.

En réalité, nous n'enlevons aucune pierre, c'est simplement notre conscience de la situation qui change. L'image du barrage est certes utile, mais elle a ses limites. Il ne s'agit pas de croire que nous devons enlever les pierres de notre vie. Grâce à notre conscience bienveillante, nous les transformons en une expérience fraiche et désormais bénéfique. Ainsi, le fait d'avoir été abusé·e étant enfant peut être transformé par l'amour et la conscience, mais nous ne pouvons pas l'ôter de notre vie.

Fondamentalement, l'objectif du processus thérapeutique est le même que celui de l'entraînement bouddhiste : sortir de tout ce qui génère de la souffrance, percer à jour les schémas émotionnels et les vues erronées sur la réalité, supprimer les postures qui font obstacle, déployer et stabiliser les qualités innées – nos ressources – et accéder à un état plus libre qui développe la confiance dans notre propre être.

Le plus important est de trouver l'accès au potentiel le plus profond et de s'éveiller pleinement aux possibilités bénéfiques en nous, pour parvenir à un état de fluidité bénéfique. Ce qui est alors particulièrement salutaire, c'est lorsqu'une conscience précise permet que se resserre l'écart entre le vécu et la représentation que nous nous en faisons. Nous clarifions sans cesse notre orientation intérieure, ainsi que notre propre présence. Nous renforçons notre motivation à mieux sentir et à résorber nos filtres.

Cultiver la conscience en quatre étapes (Satipaṭṭhāna, exercice E.1)

1. Tout d'abord nous prenons conscience des cinq perceptions sensorielles primaires : la vue, l'ouïe, l'odorat, le gout et les sensations corporelles. Ce

sont là les cinq formations physiques ou formes sensorielles dont nous parlons dans l'enseignement bouddhiste. Pour nous entrainer, nous passons les sens en revue, l'un après l'autre et nous remarquons le vécu intense qui se déroule dans chacun de ces champs sensoriels.

2. Puis, nous percevons les mouvements plus ou moins émotionnels de la sixième conscience sensorielle, ce que nous appelons les formations mentales, c'est-à-dire les sensations, les pensées, les émotions et les mouvements mentaux qui s'élèvent, qu'ils soient de nature conceptuelle ou non conceptuelle. Ces mouvement mentaux comprennent le ressenti de ce qui est agréable et désagréable, le fait de constater, de structurer, de comparer, d'ordonner, de nommer, d'évaluer et de commenter les expériences sensorielles des cinq domaines des sens primaires. En outre, il se déroule également des dialogues intérieurs, nous pensons, nous réfléchissons, nous prévoyons, nous nous rappelons. Il s'élève des idées, des images, des impressions, des mouvements émotionnels et des impulsions d'action.
3. Nous détectons alors la présence d'états d'âme d'arrière-plan : nuances émotionnelles, alternance de qualités d'ouverture ou de fermeture, d'enfermement ou de liberté, de tension ou de détente. Cette perception des états d'âme et des états d'esprit mentaux est traditionnellement appelée pleine conscience de l'esprit.
4. Ces trois domaines de la perception (impressions sensorielles primaires, formations mentales et disposition mentale), qui ne sont pas vraiment séparés, nous offrent une abondance d'observations d'où émerge naturellement une compréhension des lois et des liens de causalité. Le Bouddha a appelé la perception de ces liens évidents entre les choses « la conscience des dharmas ». On peut comprendre par exemple comment le vécu corporel, la pensée, les émotions et le vécu mental s'influencent les uns les autres. Ou en vient à comprendre ce qui ouvre ou ce qui ferme le cœur-esprit, ce qui génère des expériences de souffrance ou de libération.

Dans notre pratique de conscience, nous avons la possibilité d'orienter notre attention de deux façons différentes : soit nous observons ce qui se passe, soit nous observons comment cela est ressenti. Le premier est davantage une attention factuelle, le second est davantage tourné vers les qualités de l'expérience.

Cela peut être illustré facilement à l'aide d'un exemple. Regardons un instant autour de nous et demandons-nous: «Qu'y a-t-il à voir?». Prenons le temps d'observer de façon attentive et si possible sans jugement. Faisons une petite pause, puis regardons à nouveau autour de nous en nous posant intérieurement la question: «C'est comment, de voir tout cela? Quel est le ressenti de cette expérience?». Prenons le temps de ressentir ce que cela fait, là maintenant, d'avoir une perception visuelle. Remarquons-nous la différence? C'est exactement de cela qu'il s'agit, dans le chemin d'éveil comme dans le processus thérapeutique. La pleine conscience ne reste pas une simple contemplation de facteurs extérieurs mais elle devient une conscience des qualités du vécu intérieur, donc une conscience de l'essentiel.

Passons encore une fois en revue les quatre domaines de la pratique de la conscience, tout d'abord avec une attention plus factuelle et donc la question: que se passe-t-il? Qu'y a-t-il à observer?

1. En ce qui concerne les formations physiques que sont le toucher, la vue, l'ouïe, l'odorat et le gout, la question qui nous guide est tout d'abord: que se passe-t-il? Qu'y a-t-il à percevoir? Nous apprenons là à percevoir sans réagir immédiatement par des étiquettes et des jugements.
2. Nous étendons ensuite aux formations mentales cette attitude détendue et sans jugement. Nous apprenons à «ne pas toucher» aux pensées, aux émotions, aux images, aux sons intérieurs, etc., à ne pas rentrer dedans.
3. Puis nous élargissons encore cela à l'esprit lui-même avec ses états d'âme intérieurs. Que nous nous sentions «bien» ou «mal», «ouvert·e» ou «fermé·e», quel que soit donc notre état du moment, nous en prenons conscience sans intervenir et sans nous y identifier.
4. Ainsi, nous percevons de façon de plus en plus nette que rien ne reste, que tout change. Nous constatons l'évolution omniprésente et les liens évidents, par exemple, entre certaines pensées et le vécu intérieur.

Maintenant, passons encore une fois en revue ces quatre étapes, mais avec la question du comment, c'est-à-dire la question de la qualité du vécu lui-même.

1. Commençons par les formations physiques: Dans la perception des cinq expériences sensorielles primaires (toucher, vue, ouïe, odorat et gout), nous plaçons notre attention sur la chose suivante: c'est comment de ressentir cela, de voir, d'entendre, de sentir ou de gouter? Il ne s'agit pas de déterminer si cela est agréable ou désagréable, mais simplement de se demander comment nous ressentons le fait de voir, par exemple. Quelle est l'essence d'une expérience visuelle ou corporelle? Est-elle saisissable? Combien de temps dure-t-elle? Pouvons-nous la distinguer de l'expérience suivante? Nous tournons notre attention sur la qualité unique, insaisissable de l'expérience présente.
2. Nous élargissons cette attitude aux formations mentales: c'est comment de penser, de ressentir, de voir émerger des images intérieures? C'est comment de faire l'expérience de tous ces mouvements intérieurs? Ici non plus, il ne s'agit pas de déterminer si cela est agréable ou désagréable, mais simplement d'observer la façon dont les pensées, les images, les impulsions s'élèvent, changent et la façon dont de nouvelles choses arrivent en permanence. Lorsqu'une expérience agréable ou désagréable s'installe, nous regardons: c'est comment de faire cette expérience agréable ou désagréable? Est-ce la nature de l'expérience qui varie ou bien est-ce seulement son contenu?
3. Nous appliquons la même chose aux états mentaux: comment ressentons-nous notre esprit? C'est comment d'être conscient·e·s? C'est comment de ne pas être conscient·e·s? Quelle est la qualité de l'expérience mentale dans chacune de ces situations? Avons-nous en permanence le même ressenti vis-à-vis de la conscience? Ou bien y a-t-il des différences? C'est comment d'être?
4. Lorsque nous observons les « dharmas », les lois de fonctionnement (comme par exemple celle du changement, de la processualité), nous plaçons notre attention sur cette observation – ici le ressenti du changement. C'est comment de ressentir? Y a-t-il quelqu'un qui a tous ces ressentis? Comment les expériences s'élèvent-elles et disparaissent-elles? Comment la joie et la souffrance apparaissent-elles et disparaissent-elles? Comment est-ce d'être dans l'empathie, d'aimer? Comment est-ce de générer une motivation bienveillante dans tout ce que nous faisons? Quelle consé-

quence cela a-t-il sur l'esprit? Percevoir les effets des différents états mentaux, les liens évidents entre eux, relève de la pratique de la conscience. La pleine conscience du dharma signifie tourner notre attention sur ce qui libère et ce qui nous conduit à l'éveil. C'est le plus essentiel.

Dans cet exercice, la seconde approche se base sur la première et approfondit notre présence. La pleine conscience devient conscience de «ce que c'est d'être». En réalité, nous ne pouvons pas séparer les deux approches. La première est plutôt liée au fait de détendre et de calmer l'esprit, la seconde vise davantage à développer la vision profonde: lorsque l'esprit est plus clair et plus calme, il va «voir» et comprendre.

Les questions de la seconde partie nous aident à renforcer ce processus de compréhension. De la même façon, les questions et les remarques du·de la thérapeute, formulées par empathie, aideront le·a client·e à ne pas seulement raconter son histoire mais à accéder à un ressenti et à une compréhension de liens évidents entre différents vécus qui libèrent. Il devient alors évident que notre monde intérieur n'est pas tant le produit des faits que de notre façon de retravailler et d'interpréter ces soi-disant faits. Ce monde-là, celui que nous interprétons sur la base des expériences que nous avons faites jusque-là, est beaucoup plus «réel», c'est-à-dire beaucoup plus pertinent dans le vécu subjectif, émotionnellement parlant, que les faits. Nous croyons à ce dont nous faisons l'expérience intérieurement.

Exercice de pleine conscience à deux (exercice E.2)

Pour l'exercice suivant, nous nous installons à deux pour nous accompagner mutuellement dans ce processus d'exploration en pleine conscience. Nous passons en revue l'un après l'autre les quatre sphères:

1. formations physiques des cinq sens,
2. formations mentales, pensées, images,
3. esprit et états d'âme et
4. observer les liens, les lois, les dharmas.

Chacun·e offre à l'autre un accompagnement sensible dans cette méditation d'exploration. Pour cela, le moyen principal, ce sont des questions :

Que ressens-tu, là maintenant, dans ton corps ?

1. Comment ressens-tu le fait d'avoir conscience
   des différentes parties de ton corps ?
   Que ressens-tu dans la sphère de l'ouïe ?
   De la vue ? De l'odorat ? Du gout ?
   C'est comment ?
2. Quels mouvements mentaux est-ce que tu perçois ?
   Que se passe-t-il là maintenant dans ton esprit ?
   C'est comment de penser, de ressentir ?
3. Quelle est l'état d'âme présent dans ton esprit là maintenant ?
   Le sens-tu plutôt fermé ou ouvert, plutôt joyeux ou soucieux ?
   Comment sens-tu cet état d'âme de l'intérieur ?
   C'est comment, d'en faire l'expérience ?
4. Puis, ensemble, nous examinons une loi, un lien.
   Cela peut être le changement constant
   ou l'observation des liens de cause à effet.
   Des questions utiles peuvent être :
   Y a-t-il dans ton vécu quoi que ce soit de stable ?
   Quelle est pour toi l'expérience la plus forte,
   celle de l'émergence ou celle de la disparition des expériences ?
   Quelle est en réalité la durée d'une expérience ?
   Comment se fait-il que l'esprit soit maintenant plus ouvert ou plus fermé ?
   Quel effet cela a-t-il si tu imagines ou si tu penses maintenant à quelque chose ?

L'idéal est que ce ne soit pas la même personne qui accompagne tout le temps mais que cette exploration se fasse ensemble. L'un·e des deux commence, puis l'autre réagit à la suggestion et initie l'étape suivante. Ainsi, nous sentons et nous disons à l'autre ce qui se passe dans notre corps, là maintenant et l'autre nous aide à le sentir et à l'exprimer de façon encore plus précise. Puis, de la même façon, nous aidons l'autre à ressentir son corps, ses sensations, à percevoir son état d'esprit et à tourner le regard vers les vérités libératrices. À tout moment, nous pouvons introduire des instants de silence dans lesquels nous avons le temps de ressentir. Mais cela peut également être une discussion fluide où nous passons en revue les quatre domaines l'un après l'autre. Si plusieurs duos font cet exercice en même temps, il est recommandé de faire sonner le bol de méditation (ou signal équivalent) à la fin de chacune des parties.

Nous prenons en tout environ une demi-heure et nous répartissons le temps en fonction. Nous sommes assis·e·s l'un·e en face de l'autre et l'un·e commence: « D'accord, je commence, je t'accompagne dans ton processus d'exploration. » Nous changeons au bout de quelques minutes et c'est l'autre qui mène le processus. Nous aidons notre partenaire à mieux ressentir en lui posant des questions: « C'est comment de ressentir cela ? » Jusqu'à ce que nous puissions ressentir et deviner ce qui se passe chez l'autre. Nous n'avons pas besoin de couvrir tout ce qu'il est possible de ressentir. L'accompagnant·e pose les questions et peut également refléter les réponses en les répétant. Il·elle aide l'autre à ressentir plus précisément et à formuler plus fidèlement. Nous changeons au bout de quelques minutes.

Ainsi, nous apprenons à tourner notre attention vers chacune de ces sphères, les unes après les autres. Ce sont des sphères auxquelles nous devons également penser dans la relation thérapeutique. Comment est-ce que nous allons et comment va l'autre au niveau corporel ? Qu'y a-t-il là à percevoir ? Quelles images, associations et pensées s'élèvent ? Quel est son état d'esprit, est-il ouvert ou fermé ? Quelles émotions apparaissent ? Quelles lois, quels liens, pouvons-nous discerner là ? Par exemple : « À quoi cela peut-il tenir que nous nous sentons maintenant particulièrement ouvert·e·s ou particulièrement fermé·e·s ? »

Pour terminer, nous pouvons proposer un espace d'échange libre sur ce qui a été utile et bénéfique dans cet exercice. Ainsi, nous ancrons ce qui a été bénéfique. Cela est nommé et laisse des traces plus marquées. En même temps, nous le ressentons avec chaque cellule de notre corps. En faisant revenir dans notre vécu ce qui a été bénéfique, cela prend plus de poids et cela laisse un souvenir plus fort.

Seize étapes pour cultiver la conscience en utilisant le souffle (Ānāpānasati, exercice E.3)

À la fois brève et profonde, la pratique de la conscience avec le souffle est tout à fait indiquée comme base pour l'entraînement de la conscience. Il y a deux mille cinq cents ans, le Bouddha a proposé en seize étapes un cycle complet de méditation du calme mental et de la vision profonde. Ces seize étapes reflètent entre autres les étapes de conscience qui se déroulent également lors d'un processus de guérison. L'exercice qui suit présente la partie principale du soutra Ānāpānasati, l'enseignement sur « comment cultiver la conscience avec l'inspiration et l'expiration[33] ».

> Ô pratiquants de la vertu ! Développer et exercer la conscience avec le souffle apporte de riches fruits et de grands bienfaits car cela perfectionne la quadruple pratique de la conscience. La conscience parachève les sept maillons de l'éveil qui accomplissent à leur tour la conscience véritable et profonde et la libération.

Pour le Bouddha, la méditation sur le souffle est une excellente méthode pour développer les quatre étapes de la pratique de la conscience évoquées précédemment et ainsi réaliser l'éveil. Le souffle est un magnifique support pour la conscience car c'est un processus automatique et naturel, reflet de notre ressenti et lien entre le corps et l'esprit. Nous prenons donc comme base de pratique quelque chose de parfaitement familier. Il est évident ici que, pour le Bouddha, il ne s'agit pas de se concentrer sur le souffle. Le souffle accom-

33 Issu du canon pāli, recueil des enseignements moyens n° 118, *Ānāpānasati sutta*, traduction de Tilmann. Ānā signifie inspirer, *pāna* signifie expirer, *sati* la conscience et *sutta* l'enseignement. Pour plus de détails vous pouvez lire les transcrites de trois stages d'été sur « Établir la pleine conscience » tenus par Lama Tilmann Lhundrup à Croizet en 2007, 2008 et 2009 : https://library.ekayana-institut.de/croizet-stage-dete-transcripts/

pagne simplement l'ensemble du processus de conscience et sert pour ainsi dire d'ancrage à un état non distrait. Le Bouddha dit (citations en italique):

Comment déployer et pratiquer la conscience avec le souffle ? Maintenant, nous allons dans la forêt, au pied d'un arbre ou dans une hutte vide, nous nous asseyons et nous croisons les jambes. Le haut du corps est droit et nous ancrons notre attention devant nous. En pleine conscience, nous inspirons, puis en pleine conscience, nous expirons.

1. *En inspirant longuement, je sais: j'inspire longuement. – En expirant longuement, je sais: j'expire longuement.*

En un lieu propice à la pratique de la conscience, nous nous asseyons de sorte à pouvoir demeurer de façon confortable tout en gardant le haut du corps aussi droit que possible. Le corps est le plus détendu possible. Puis nous tournons l'attention sur le souffle et nous prenons d'abord conscience de comment est-ce d'inspirer et d'expirer profondément et longuement. Nous avons souvent besoin d'inspirer longuement et profondément au début de la méditation. Nous respectons ce besoin et nous suivons les sensations de la respiration d'aussi près que possible.

2. *Prenant une inspiration courte, je sais : je prends une inspiration courte. – Sur une expiration brève, je sais : j'expire brièvement.*

Nous prenons conscience de la profondeur des différentes respirations sans les contrôler. Petit à petit, des respirations plus courtes vont s'installer car la respiration et le corps se calment. Nous avons conscience de la profondeur et de la longueur des respirations et nous commençons à ressentir de fines différences d'une respiration à une autre. Alors que nous inspirons et expirons ainsi, nous ressentons de plus en plus nettement notre corps.

3. *En inspirant, je ressens tout le corps. – En expirant, je ressens tout le corps.*

Nous prenons conscience du cycle complet de la respiration avec les sensations qui l'accompagnent dans tout le corps, jusqu'aux ressentis les plus fins. En inspirant et en expirant, nous ressentons le corps dans sa totalité et nous nous détendons à chaque fois dans le ressenti, sans nommer ni réagir.

4. *En inspirant, je calme les formations corporelles. – En expirant, je calme les formations corporelles.*

Nous détendons et nous calmons le ressenti corporel avec chaque inspiration et expiration. Ainsi, nous nous ouvrons sans cesse aux ressentis, les uns après les autres, sans nous y attacher de quelque façon que ce soit ; c'est un ressenti parfaitement détendu et en même temps très clair. Nous revenons encore et encore à la conscience détendue du souffle. C'est un état simple dans lequel il n'y a rien d'autre à faire que d'être conscient·e·s. Nous utilisons le souffle pour accéder à une conscience fluide.

5. *En inspirant, je ressens la joie. – En expirant, je ressens la joie.*

Nous nous entrainons à entrer dans le vécu direct, libéré de toute pensée et analyse. Cet état simple, avec le calme et l'harmonie qui s'installent, est ressenti comme étant très bienfaisant, générant une sensation agréable et joyeuse dans le corps. Ce sentiment de bien-être peut même être particulièrement intense. Nous le remarquons simplement et nous le laissons tel qu'il est.

6. *En inspirant, je ressens le bonheur. – En expirant, je ressens le bonheur.*

Cet état simple s'approfondit. L'esprit devient joyeux et léger. Le bonheur désigne ici les formes plus fines du bien-être qui s'installent avec une détente plus profonde. La conscience du corps passe quelque peu à l'arrière-plan mais nous maintenons notre attention sur l'inspiration et l'expiration sans contrôler quoi que ce soit. Juste continuer à laisser couler.

7. En inspirant, je ressens les formations mentales. – En expirant, je ressens les formations mentales.

Outre la respiration, nous avons maintenant conscience des autres expériences des six sens : le toucher, la vue, l'ouïe, l'odorat, le gout et tous les mouvements mentaux qui n'ont pas de déclencheur dans le vécu extérieur. Maintenant que le corps est détendu, il devient manifeste que toute expérience est mentale, c'est une abondance de mouvements mentaux. Et nous revenons à l'inspiration et à l'expiration encore et encore, sans plus nous préoccuper du moindre mouvement mental.

8. En inspirant, je calme les formations mentales. – En expirant, je calme les formations mentales.

C'est-à-dire que nous détendons toute pensée, tout commentaire, etc. et que nous revenons encore et encore à l'inspir et à l'expir. L'inspiration pleinement consciente calme les formations mentales, l'expiration pleinement consciente calme les formations mentales. Ce qui a ici un effet relaxant, c'est encore une fois l'état simple qui consiste à être avec ce qui est, en premier lieu avec le souffle. Nous prenons garde à ne pas laisser vagabonder l'esprit car sinon il s'empêtre facilement dans la saisie et le rejet. Sur la base de cette conscience simple, nous remarquons les fluctuations dans nos états d'âme intérieurs.

9. En inspirant, je fais l'expérience de l'esprit. – En expirant, je fais l'expérience de l'esprit.

Nous regardons plus précisément, sans oublier la respiration. Comment est l'esprit, là maintenant, en inspirant ? Est-il fatigué, frais, ouvert ou fermé ? Comment est-il en expirant ? Tendu, détendu ? Clair ou obscurci ? En inspirant, nous faisons l'expérience de l'esprit sans saisir, en expirant, nous faisons l'expérience de l'esprit sans saisir. Nous observons que notre humeur change en permanence en fonction de notre degré de fixation intérieure, de volonté, de non-volonté, etc. Comment est l'esprit, là, maintenant ?

10. En inspirant, je réjouis l'esprit. – En expirant, je réjouis l'esprit.

En inspirant, nous détendons l'esprit et notre façon d'être fait que la joie s'élève ; de même sur l'expiration. Nous l'autorisons à s'ouvrir dans les domaines où la joie s'élève de façon parfaitement naturelle. En inspirant et en expirant, nous réjouissons l'esprit. Il n'y a plus de lutte, plus de jugement. L'esprit est comme il est et nous le laissons simplement comme il est. Cela nous fait particulièrement du bien et c'est justement là-dessus que demeure notre attention. La conscience commence à reposer en elle-même et à se rendre compte de ses propres qualités claires, joyeuses, insaisissables.

11. En inspirant, je recueille l'esprit. – En expirant, je recueille l'esprit.

Nous laissons l'esprit se rassembler, se recueillir dans l'expérience présente, dans ce qui est là maintenant. Ce n'est maintenant plus une pratique de concentration dans laquelle il serait nécessaire de faire un effort. La seule chose que nous ayons à faire, c'est encore et encore nous laisser tomber dans le vécu présent de la respiration. Cela nous donne la sensation que notre esprit se rassemble de lui-même. Il ne souhaite plus aller dans cette saisie, ces discriminations et ces jugements fatigants, simplement il savoure le fait de reposer dans l'expérience. Habituellement, cela génère un léger attachement à cet état profondément agréable. C'est pourquoi le Bouddha dit ensuite :

12. En inspirant, je libère l'esprit. – En expirant, je libère l'esprit.

À chaque moment de l'inspiration et de l'expiration, nous libérons l'esprit des idées sur la façon dont les choses doivent être, de toutes les contraintes et nous cessons toute manipulation, en particulier le fait d'être subtilement attaché à maintenir un esprit calme. Nous donnons à l'esprit toute liberté d'être, de sentir, de ressentir. En inspirant et en expirant, nous accédons à un état libre, fluide, ouvert, conscient.

13. En inspirant, je vois l'impermanence. – En expirant, je vois l'impermanence.

En inspirant, nous voyons le changement. En expirant, nous voyons le changement. Nous avons un ressenti intuitif du fait que tout est processus. Rien ne reste, tout est toujours nouveau. Nous respirons dans le flux du vécu. En inspirant, nous avons conscience du changement de tous les phénomènes, en expirant, nous avons conscience du changement de tous les phénomènes. Cette conscience provient du fait d'être un·e avec l'expérience, sans distance d'observation. Cela a un effet de libération encore plus profond. Quelle que soit l'expérience qui s'installe, nous la vivons comme étant insaisissable, sans point central, sans limite: un processus global de l'être, parfaitement clair mais en même temps insaisissable.

14. En inspirant, je vois la diminution. – En expirant, je vois la diminution.

Grâce à ce profond ressenti de la nature processuelle de l'être, nous faisons l'expérience de la diminution immédiate de la saisie. Là où on ne voit plus rien à saisir, la volonté de saisir diminue, nous sommes moins confus·e·s. Il se révèle alors une simplicité vive et claire. Conscient·e·s, nous inspirons et nous expirons, conscient·e·s du changement et conscient·e·s du peu de saisie que nous ressentons.

15. En inspirant, je vois la cessation. – En expirant, je vois la cessation.

Ce processus se poursuit jusqu'à ce que cesse toute saisie, toute identification, toute complication. Grâce à cette compréhension profonde de l'être, nous n'avons plus l'impulsion de vouloir saisir et de vouloir fixer. Plus personne ne prétend vouloir être un·e «quelqu'un·e» qui serait différent·e et au-dessus du processus de l'être.

16. En inspirant, je vois la détente complète. – En expirant, je vois la détente complète.

En inspirant, nous vivons l'état détendu et complètement fluide. En expirant, nous vivons l'état détendu et complètement fluide. Une détente tout à fait réveillée, complètement consciente et naturelle. Cela pourrait être l'éveil … À notre niveau, c'est peut-être une conscience d’être « plus détendu·e·s que jamais » … sans la moindre inquiétude, un·e avec le flux, insouciant, connaissant, léger et clair.

C’est ainsi que la conscience est déployée et pratiquée avec le souffle, de sorte que cela soit d’un grand fruit et d’un grand bienfait. »

C’est ainsi que le Bouddha conclut son instruction de méditation. La méditation peut être pratiquée par tou·te·s, que nous soyons débutant·e·s ou pratiquant·e·s avancé·e·s. À l’étape treize, on peut remplacer la conscience de l’impermanence par d’autres « dharmas », d’autres sujets d’intérêt, par exemple le conditionnement de tout être ou la compassion, etc., selon le sujet sur lequel l’esprit demeure spontanément, dans la connaissance. Une partie importante de l’exercice consiste à ressentir le lien entre la compréhension profonde et la détente sans effort. C’est ce qui se passe dans la thérapie (en plus petites étapes) lorsque nous comprenons et que nous perçons à jour nos propres schémas, puis que nous entrons dans un nouvel état de détente, souvent accompagné d’une certaine joie.

Vue d’ensemble des étapes de la pratique de la conscience

I. Les formations physiques

1. Respirer long et accepter tout ce qui est.
2. Respirer court et se calmer peu à peu.
3. Ressentir tout le corps et élargir la perception, arriver dans le corps.
4. Calmer les formations physiques et percevoir de façon ouverte l’expérience physique.

II. Les formations mentales (sensations)

1. Découvrir la joie et sentir à quel point la présence détendue et sans jugement est bienfaisante.

2. Découvrir le bonheur et faire l'expérience de la joie apportée par la présence vive.
3. Ressentir les formations mentales et accepter les processus intérieurs des six sens.
4. Calmer les formations mentales et se détendre dans les processus intérieurs.

III. L'esprit

1. Faire l'expérience de l'esprit et accepter sans jugement les différents états d'âme.
2. Réjouir l'esprit grâce à une perception fluide, sans intention, dans l'état d'être calme.
3. Recentrer l'esprit grâce à une ouverture joyeuse dans l'expérience.
4. Libérer l'esprit de toute saisie et de toute volonté de retenir.

IV. Les dharmas (lois et liens)

1. Voir et comprendre l'impermanence et autres caractéristiques de l'être.
2. Voir la diminution de la saisie et faire l'expérience de la façon dont la compréhension amène à la fluidité.
3. Voir la cessation de toute saisie et lâcher prise dans l'état le plus nu.
4. Voir la détente fluide et demeurer dans un état d'être tout à fait réveillé, parfaitement libre et détendu.

Cette pratique est le point de départ de nombreuses méditations différentes qui sont enseignées dans le contexte bouddhiste sous le terme général de 'méditation sur la respiration'. Il s'agit de seize instructions, réparties en quatre groupes, grâce auxquelles la conscience est développée successivement pour les formations physiques, les formations mentales, l'esprit et les dharmas (les lois et les liens entre les choses).

Il est recommandé de pratiquer ces seize étapes pendant un certain temps, jusqu'à se sentir complètement libre et pouvoir improviser. Il ne s'agit pas ici d'analyse mais d'une perception fine. Un esprit calme, joyeux et ouvert voit clair et il peut être posé sur n'importe quelle question pour l'explorer.

Lorsque la conscience est tournée vers nos parts d'ombre, vers nos tendances, nous pouvons les éliminer. Mais beaucoup d'entre nous (et je parle là par expérience personnelle) évitent volontairement de tourner le regard vers ces parts d'ombre. C'est là qu'un accompagnement peut être utile. Il est nécessaire d'amener la conscience dans tous ces domaines de l'être pour connaitre la liberté intérieure.

Le premier effet de libération s'installe déjà grâce au fait que notre conscience perçoit, accueille et comprend des domaines du vécu qui étaient jusque-là refoulés.

La conscience de ces quatre étapes comme cœur de la psychothérapie

Ces quatre étapes sont également celles du processus de toute psychothérapie. Elles décrivent les principes thérapeutiques de base, une matrice fondamentale : il s'agit d'amener de la conscience dans le vécu

- des expériences sensorielles,
- des formations mentales et
- des états d'âme de sorte que s'élève une
- compréhension libératrice des lois qui sont à l'œuvre là-dedans.

C'est le cœur de la pratique du dharma, comme c'est le cœur de la psychothérapie. Les chemins de l'éveil et de la guérison sont pour l'essentiel les mêmes et révèlent des synergies étonnantes.

En séance de psychothérapie, nous recevons par exemple quelqu'un qui vient pour des palpitations, une oppression respiratoire, de l'agitation et des tremblements[34]. Nous avons donc affaire là à des « formations physiques ». Lorsque les patient·e·s arrivent avec des problèmes relationnels, qu'ils·elles souffrent de pensées obsessionnelles ou évoquent leurs problèmes émotion-

34 En Allemagne, les médecins peuvent dans certains cas prescrire des séances de psychothérapie. N.d.T

nels, nous avons affaire à des «formations mentales». S'ils·elles se sentent simplement mal, bloqué·e·s, peut-être tristes ou énervé·e·s, alors ceci fait partie de «l'esprit» avec ses états d'âme. Ou alors quelqu'un a du mal à concevoir certains liens, quelque chose le·la tracasse et il·elle voudrait mieux comprendre. Là, nous sommes dans les «dharmas» et nous explorons les causes de la souffrance et de son élimination.

En réalité, ces quatre niveaux vont toujours ensemble. Un problème émotionnel a des conséquences dans le corps, dans la pensée, dans l'état d'esprit et les liens entre les choses ne sont pas clairs. Un approfondissement de la conscience a déjà là un effet guérisseur, ou du moins il contribue de façon décisive à ce qu'une guérison puisse être trouvée.

Dans la formation en Psychothérapie Essentielle, les participant·e·s sont encouragé·e·s à se familiariser par la pratique personnelle à ces quatre étapes pour cultiver la conscience, de sorte qu'ils·elles puissent guider les autres là-dedans si cela devait s'avérer utile. En résumé, nous suivons les objectifs suivants:

– Nous apprenons à nous amener nous-mêmes et les autres à une perception détendue du corps, dénuée d'identification. Nous nous entrainons à ressentir les sensations corporelles sans les juger, nous accroissons notre présence physique et notre ancrage et nous apprenons à sortir des pensées superflues et compulsives, jusqu'à arriver à un calme bienfaisant.
– Une fois que cela est relativement stable, nous élargissons la perception aux six sens. Nous prenons alors conscience des processus intérieurs et nous nous entrainons à nouveau à accepter le vécu, sans y réagir de façon émotionnelle, sans nous identifier. La conscience devient une amie.
– Puis nous nous entrainons à percevoir les états d'âme d'arrière-plan, à les détendre et à ouvrir l'accès à un vécu joyeux. L'objectif serait de se familiariser avec un état fluide, détendu, sans intention. Nous libérons l'esprit des fixations et des intentions.
– Dans l'exploration des liens et des lois, il s'agit de développer la vision profonde et la sagesse de la compréhension profonde, ce qui nous conduit à une expérience de détente. Nous découvrons ce que cela fait de ne plus lutter et de faire un·e avec l'expérience.

Nous développons nos propres capacités à rester attentif·ve·s et conscient·e·s, à nous détendre et à percevoir avec moins de filtres. Cette capacité à utiliser ainsi notre propre esprit nous permet d'aider également les autres à parcourir le chemin de la conscience.

Reconnaitre une émotion ou un schéma ne suffit pas pour s'en libérer

Un autre point important me tient à cœur: le simple fait de reconnaitre une émotion ou un schéma ne suffit pas pour s'en libérer complètement. Cette prise de conscience est seulement une compréhension initiale, ce n'est que la première étape décisive. Il faut ensuite franchir les phases suivantes, qui consistent à intégrer cette nouvelle conscience à notre vécu et à notre comportement.

Prenons un exemple: il ne suffit pas de percevoir simplement l'orgueil blessé, il faut aussi l'accepter avec amour. Nous devons détecter sa présence, encore et encore, le percer à jour, reconnaitre ses conséquences et développer la motivation de nous libérer de l'orgueil.

Dans la mise en œuvre pratique, il s'agit alors de ne plus entretenir les schémas d'orgueil et, aussi souvent que possible, de cultiver des états d'esprit alternatifs. Donc, lorsque nous remarquons de l'orgueil dans notre attitude, nous nous soustrayons intérieurement à son influence et nous cultivons une attitude ouverte et sensible dans laquelle nous pouvons nous percevoir, nous-mêmes et les autres, avec un cœur ouvert et comme étant de même valeur («pleinement humain·e·s»), aussi authentiques et naturel·le·s que possible.

Nous pratiquons cela inlassablement jusqu'à ce que les tendances d'orgueil ne s'élèvent quasiment plus. Pour éliminer en profondeur l'orgueil, il faut en outre faire l'expérience répétée de la non-existence d'un soi concret. À chaque fois, cela nourrit la motivation de sortir de l'illusion de l'orgueil. Malheureusement, une simple méditation de pleine conscience ne suffit pas à dissiper l'orgueil – elle instaure seulement une équanimité superficielle. La véritable équanimité de ceux·celles qui se sont authentiquement libéré·e·s de l'orgueil ne peut être vraiment obtenue que grâce à la compréhension pénétrante de la véritable nature du « non-soi » ; c'est-à-dire du fait qu'il n'y a là personne qui puisse être objet d'orgueil.

Le besoin d'accepter profondément notre vécu avant de le laisser passer

Jusqu'à récemment, de nombreux enseignant·e·s de méditation avaient transmis la pleine conscience sur le principe « touch and go » : toucher et continuer, c'est-à-dire prendre conscience de l'expérience, la laisser passer et s'ouvrir au vécu suivant. Aujourd'hui, nous voyons plus clairement que nous avons besoin de quelques étapes intermédiaires, en particulier pour les expériences négatives : la prise de conscience doit être suivie d'une acceptation, pas directement d'un lâcher prise.

C'est en particulier face aux expériences difficiles qu'il faut pratiquer l'acceptation avec amour : les choses peuvent être comme elles sont. Il devrait s'ensuivre un moment de pause dans l'acceptation de ce vécu changeant et inconfortable, afin qu'une prise de conscience totale s'effectue. C'est dans cette pleine conscience que l'expérience commence à se transformer et puis, tout naturellement, une nouvelle habitude va s'installer et l'ancienne ne sera plus. Nous n'avons pas besoin de lâcher prise directement. Il suffit de ne pas saisir et de s'ouvrir à l'expérience nouvelle. Donc : percevoir, accepter, rester sans saisir ni rejeter, pénétrer par la conscience et laisser passer.

Le « lâcher prise » est une instruction essentielle dans le cas d'expériences agréables ; pour celles qui sont désagréables, « l'acceptation » est plus importante. Ainsi, nous évitons le refoulement dans la méditation. Cette étape intermédiaire de la pause avec l'émotion, sans la saisir ni la chasser, correspond dans la psychothérapie au fait de « pouvoir contenir » une émotion, supporter et prendre conscience, au lieu de partir en courant ou de passer à l'acte.

La pleine conscience comme une pratique multidimensionnelle

Dès ces tout premiers enseignements oraux, il est question d'une conscience qui fait le lien entre les expériences physiques et mentales d'un côté et l'exploration des vérités libératrices de l'autre, par exemple le changement constant de toute expérience ou l'absence d'un soi en elle. Cela signifie qu'il nous faut avoir une conscience souple et dynamique. Lorsque nous développons la pleine conscience, il ne s'agit pas seulement de marcher lorsque nous marchons. Cela, nous l'avons appris dans l'enfance. Maintenant, nous pouvons en même temps marcher, ressentir, parler, voir, entendre.

Lorsque l'enseignement nous dit de « seulement » marcher, cela signifie marcher sans charge inutile, sans « moi », sans pensées inutiles. Il est bon de temps en temps de faire certaines choses pour elles-mêmes, de s'y consacrer pleinement, car sinon nous n'apprendrons jamais à simplement marcher en conscience. Pour l'apprendre, nous devons de temps en temps en faire notre activité principale.

En réalité, c'est la nature multidimensionnelle de l'expérience humaine qui est l'objet de la pratique de conscience. Parfois, nous zoomons sur un domaine et nous nous consacrons pleinement à lui, puis nous passons à un autre domaine ou à une conscience plus panoramique jusqu'à ce que nous soyons parfaitement fluide et que notre esprit soit en mesure, de façon souple, d'être conscient des six sens en même temps.

C'est exactement cela qu'enseigne le Bouddha dans le soutra Ānāpānasati : un état lucide, les six sens ouverts, dans la conscience des caractéristiques profondes de l'être et toujours dans le lien entre le corps et l'esprit, dans l'intégration de la vie dans son ensemble. Considérer que la pleine conscience consiste à se limiter à ne faire qu'une seule chose à la fois ne nous faciliterait pas une action ouverte et fluide, parce que pour cela une intégration de toutes les fonctions est nécessaire. Où que nous soyons, dans toutes les situations de vie, que nous soyons assis·es, droit·e·s ou tordu·e·s, que nous soyons allongé·e·s sur le ventre ou sur le dos ou que nous fassions le poirier, nous pratiquons partout la conscience : être là, pleinement, dans le vécu.

Pensée conceptuelle et pensée non-conceptuelle

Lorsque nous nous entrainons à développer davantage de conscience, il est d'une importance capitale de devenir ami avec la pensée et de ne plus la voir comme une ennemie, mais de la percer à jour, elle aussi, au moyen de la conscience.

L'enseignement bouddhiste fait la différence entre pensée conceptuelle et pensée non-conceptuelle – c'est tout à fait essentiel. Nombreux sont ceux qui croient que la pensée est toujours conceptuelle, mais c'est loin d'être le cas, c'est seulement la partie émergée de l'iceberg. Nous pouvons tous nous imaginer un lac avec tous ses détails, sans avoir besoin de les nommer. C'est de la pensée non-conceptuelle.

Même ici, nous pouvons regarder autour de nous, de gauche à droite et percevoir toute une variété d'impressions visuelles que nous pouvons enregistrer, au moins pendant quelque temps, sous la forme d'une impression globale. Cela aussi, c'est de la pensée – pourtant, nous n'avons quasiment rien nommé de façon conceptuelle – ce sont des mouvements mentaux qui laissent une impression visuelle non-conceptuelle. Cela va de même pour les émotions.

Tous ces mouvements mentaux sont de la pensée, simplement pas en concepts, mais en images, sons et impulsions. Nombreux·ses sont ceux·celles qui croient qu'ils·elles ne pensent que lorsqu'ils·elles réfléchissent de façon conceptuelle. Pourtant, la plus grande partie de la pensée est constituée d'idées et de compréhensions non-conceptuelles.

Ce dont nous faisons l'expérience (ce que nous voyons, sentons, reconnaissons) est «traduit» ensuite en concepts. Les concepts sont au service de la communication et, en outre, ils stabilisent notre expérience – car ils ralentissent les processus de pensée et de ressenti, d'une façon utile la plupart du temps.

- La pensée non-conceptuelle comprend l'imagination, la pensée en images, le souvenir d'impressions visuelles, de sons, de parfums, de sensations corporelles, de gouts, etc. et les ressentis abstraits. Elle est très souple, dynamique, rapide, subjective, non-concrète et toujours unique.
- La pensée conceptuelle est linguistique, faite de concepts. Elle nomme ce qui est vécu ou pensé de façon conceptuelle. La pensée au moyen de concepts communs est la plupart du temps plus abstraite que la pensée non-conceptuelle, même si elle peut être en relation étroite avec le vécu

personnel. Elle a pour fonction de ralentir, de structurer, de clarifier et c'est une condition nécessaire à la communication linguistique.

Les formations mentales

La pensée émotionnelle est au début non-conceptuelle, de la même façon que la pensée associative. C'est au moyen de ces mouvements mentaux, pour l'essentiel non-conceptuels, que nous donnons forme à notre monde : ressentir, craindre, espérer, évaluer, sentir, croire, planifier, avoir une opinion, s'ouvrir, se fermer, répéter, se défendre, se fixer, s'accrocher, rejeter, influencer, vouloir changer, avoir des intentions, essayer, décider, tester, vérifier, imaginer … Tout cela peut devenir conscient. Imaginons que l'attention et la pleine conscience soient présentes dans tous ces domaines !

Nous pourrions vivre dans notre monde, le comprendre et lui donner forme de façon plus consciente. C'est ce que nous voulons dire lorsque nous parlons, dans l'entraînement bouddhiste, des « formations mentales » (deuxième point dans la pratique de la conscience en quatre étapes) : l'ensemble constitué par la pensée conceptuelle et la pensée non-conceptuelle, tous ces processus mentaux qui donnent forme à notre ressenti du monde.

L'utilisation de la pleine conscience dans le processus thérapeutique

Quelqu'un nous parle de ses angoisses. Nous y prêtons attention et nous lui demandons : « Décrivez cela plus précisément. Comment c'est pour vous ? » Nous nous relions alors avec ce qui, en nous, veut vraiment ressentir et comprendre. Nous faisons part de notre intérêt profond et de notre capacité de résonance. Nous souhaitons pouvoir ressentir en nous-mêmes ce qui se passe chez l'autre. Alors, nous pouvons l'accompagner dans son processus. L'autre personne ressent notre intérêt empathique, s'encourage et s'ouvre un peu plus. Prudemment, nous formulons toujours un peu ce que nous ressentons et ce que nous croyons comprendre. Notre interlocuteur·rice compare cela avec son propre vécu, peut-être hoche-t-il·elle la tête: «Oui, c'est ça!» ou il·elle nous le décrit un peu plus précisément encore.

Ainsi, nous procédons étape par étape, nous sommes relié·e·s l'un·e à l'autre dans le ressenti et la pleine conscience. Nous entrons dans une fluidité nourrie par une conscience pleine d'amour … Nous restons également conscient·e·s des aspects sains de notre interlocuteur·rice – c'est une forme de pleine conscience qui stimule ce qui est sain chez l'autre. Il·elle remarque que nous sommes capables de l'entendre parler de son angoisse et il·elle se calme, même s'il·elle ressent peut-être encore des tensions intérieures très importantes.

En fait, la pleine conscience devient une nouvelle façon d'être. Une fois que nous nous y sommes habitué·e·s, nous ne pouvons pas la mettre en pause comme en appuyant sur un bouton. Au bout du compte, tous les aspects de notre être en seront pénétrés, même les rêves et le sommeil profond. Sommes-nous prêt·e·s à être totalement conscient·e·s et plein·e·s d'amour?

Être prêt·e de la sorte, en toute honnêteté, aura pour conséquence que la conscience pleine d'amour pénètrera également les recoins les plus cachés de notre être. Alors, nous l'incarnerons de telle façon que cela sera contagieux, dans le bon sens du terme. L'attention, la conscience de l'essentiel, la présence sont demandées partout et à tout moment, même lorsque le·a thérapeute ou l'enseignant·e de la méditation rentre chez lui·elle le soir, fatigué·e …

Il n'y a pas de pause – c'est pourquoi il est crucial que ce soit une conscience détendue. Les méthodes psychothérapeutiques telles que l'association libre ou les exercices de conscience tels que l'ouverture des six sens permettent d'entrainer et d'utiliser de façon ciblée cette qualité d'être qui est détendue et consciente.

En cas de charge émotionnelle forte, il est particulièrement utile d'ancrer la conscience dans le corps. Nous pouvons par exemple observer le flux du souffle dans le ventre et également compter les respirations. D'une part, cela nous relie à la qualité d'être fondamentale d'une présence consciente et d'autre part c'est une méthode efficace et rapide pour réduire les tensions.

Un exemple: Paniquée, une femme ne pouvait pas monter en voiture. Le conducteur, un participant à la formation, lui a dit: «Respire lentement et regarde-moi. » Pendant quelques minutes, ils ont respiré ensemble tout en gardant le contact visuel. Assez rapidement, elle a pu monter en voiture.

Parfois, la pleine conscience peut permettre de réduire le stress de façon très rapide. Il a fallu néanmoins avoir la combinaison du contact visuel et de la connexion émotionnelle, ce qui donne de la sécurité, plus l'ancrage dans les sensations corporelles (dans ce cas, la respiration), pour que la femme puisse sortir de sa panique et de ses pensées d'affolement.

La pleine conscience permet de ralentir le vécu. Nous respirons, nous sommes là, nous regardons, nous ressentons en conscience. Cela crée davantage d'espace, l'angoisse ne prend plus toute la place, elle est perceptible dans un espace traversé par d'autres perceptions.

Derrière nos émotions, des stratégies sont à l'œuvre qui empêchent l'état d'être simple. C'est justement là qu'interviennent l'attention et la pleine conscience. Elles nous permettent de mieux voir, ce qui peut être inconfortable. Nous percevons davantage, nous ressentons davantage, l'inconscient et le refoulé s'élèvent … et … nous développons la joie fondamentale de l'être, qui se révèle lorsque l'état d'être simple, l'ainsité simple, est vécu en toute détente.

Pourtant, c'est justement cette ainsité simple qui est souvent vécue comme insécurisante et qui peut générer des angoisses. Dépassant ce sentiment d'insécurité, s'élève une joie d'être conscient·e, une joie de vivre, une joie d'être, sans qu'il n'y ait personne, sans noyau d'être – tout en processus, simplement.

Pour pouvoir se détendre en profondeur, il est nécessaire d'avoir un sentiment de protection, de sécurité et de sureté. Ce n'est que lorsqu'un tel espace est présent que nous pouvons nous risquer dans l'inconnu. C'est pourquoi il est absolument indispensable que les thérapeutes et les enseignant·e·s de méditation mettent à disposition un tel espace protégé.

Le cœur de toute pratique est la conscience de l'essentiel (sati), la compréhension des Quatre Vérités des Nobles que nous avons déjà décrites : (1) où est la tension, la souffrance, le stress ? (2) D'où vient l'état d'esprit fermé ? (3) Y a-t-il une solution ? (4) Et comment y accéder ?

C'est cela, la fonction fondamentale de sati : la capacité de reconnaitre les racines de notre souffrance et d'avancer vers son élimination. La pleine conscience, c'est le point de départ. Mais elle n'a rien de libérateur en soi.

Les cambrioleur·se·s, les menteur·se·s et les sportif·ve·s doivent aussi être très vigilant·e·s mais cela n'a rien à voir avec l'éveil. La pleine conscience doit être dirigée vers les questions essentielles de notre vie : comment pouvons-nous être véritablement libres et heureux·ses ? Là, elle dévient « la pleine conscience de l'essentiel ».

Pratiquer Mahāmudrā, l'état naturel

L'éveil dont parlent les maitres bouddhistes est au fond un état très simple de l'esprit, tout à fait détendu, tellement peu spectaculaire que dans la tradition du Mahāmudrā on l'appelle également « l'esprit ordinaire », c'est-à-dire la conscience profondément normale, lorsqu'elle est parfaitement libre de tension inutile. Le meilleur exemple de cela, c'est le moment de l'endormissement, lorsque nous abandonnons tous les soucis et toutes les identifications.

Être détendu·e de la même façon dans l'état de veille, avecles sens actifs, c'est ce qu'on appelle l'éveil ou « l'esprit ordinaire ». Nous portons tous cela en nous et nous devinons à quel point cela peut être facile. Dans l'état de veille il s'agit également, de la même façon que pour le moment de l'endormissement, de la profonde capacité de s'abandonner, de s'oublier.

Les trois aspects de la réalité

Sur la base de l'école du Yogācāra (Inde, du IVe au VIIIe siècles), de nombreux maitres de Mahāmudrā travaillent avec une description de la réalité en trois aspects[35] :

- l'aspect imaginé de la réalité
- l'aspect conditionné de la réalité
- l'aspect ultime de la réalité

35 Voir *Karmapa Rangjung Dorje, Luminous Heart*, de Karl Brunhölzl, pp. 35–53.

L'aspect imaginé, ce sont nos pensées, nos représentations et les images intérieures de l'expérience. Cela inclut par exemple les idées de bonheur et de souffrance, ou les idées que nous avons sur les choses, sur nous-mêmes et sur les autres, qui diffèrent de l'expérience directe.

L'aspect conditionné, ce sont les expériences des six sens qui sont réellement perçues, l'expérience de maintenant, sans interprétation, l'expérience changeante sous l'influence des conditions changeantes.

L'aspect ultime est le fait que l'expérience n'a pas de substance, pas de noyau d'être et qu'elle n'existe pas par elle-même. Au niveau ultime, ce que nous appelons la réalité est une dynamique insaisissable, dépourvue de sujet et d'objet, une conscience vivante et créative, semblable à l'espace.

Ces trois aspects sont inséparables: les idées sur la réalité s'élèvent de façon conditionnée et sont ultimement sans substance. Tout ce qui est conditionné est retravaillé dans l'imagination et reste à tout moment dans son aspect ultime insaisissable et dépourvu de substance.

La conscience, la nature ultime de l'être, est par nature dynamique. Et c'est ainsi que s'élèvent en continu, en dépendant de conditions, de nouvelles expériences qui sont ensuite retravaillées dans l'imaginaire afin de leur donner un sens.

Les trois aspects de la réalité ne peuvent pas plus être séparés les uns des autres que la lumière, la chaleur et la dynamique du feu. Il y a problème lorsque nous ne vivons que dans la réalité imaginée, qui ressemble à une fiction. Nous pourrions également l'appeler réalité fictive.

Lorsque nous développons la vision intuitive, nous découvrons que la réalité dont nous faisons l'expérience est ultimement insaisissable et donc illusoire: elle s'élève en fonction de conditions et n'a aucune solidité. C'est pourquoi nous disons qu'elle est « semblable au rêve », comme les images d'un rêve qui nous apparaissent parfaitement réelles et qui s'élèvent en fonction de processus intérieurs, mais qui n'ont aucune substance. Le changement constant est soumis aux causes et aux conditions et tout cela se déroule dans l'esprit: expérience conditionnée sans substance.

De manière un peu plus psychologique, nous pourrions peut-être dire que le processus de guérison consiste à faire l'expérience que les représentations, les idées, les émotions, etc. n'ont aucune substance, même si elles déclenchent divers processus énergétiques, hormonaux et neuronaux. Nos idées, en changement constant, influencent en permanence les processus énergétiques dans l'ensemble de l'organisme. Rien n'a de substance, pas même les expériences dans ce que nous prenons pour notre corps matériel – lui aussi est processus.

Les expériences changeantes de notre vie s'élèvent comme des processus sur lesquels nous pouvons exercer une certaine influence – avec d'autant plus de liberté et d'habileté que nous sommes conscient·e·s de leur nature insubstantielle et conditionnée.

Lorsque nous sommes pris dans nos schémas, nous nous sentons à la merci de ces processus; mais lorsque nous sommes en pleine possession de notre flexibilité intérieure, nous pouvons être davantage acteur·rice·s et exercer une influence décisive sur eux.

Pour permettre cela dans le processus thérapeutique, nous aidons les client·e·s à sortir de la réalité imaginée, où les problèmes paraissent tellement réels et substantiels, pour accéder au vécu direct et reconnaitre celui-ci dans sa nature processuelle.

Les idées et représentations sont extraordinairement coriaces parce qu'elles sont toujours reproduites de la même façon: c'est notre problème, toujours le même, qui se répète. Mais dans le ressenti de cette question compliquée se révèle une étonnante dynamique intérieure: tout est bel et bien en mouvement. C'est ainsi que s'ouvre une nouvelle marge de manœuvre et que nous pouvons influencer la vie, orienter quelque peu ce flux, dans la conscience de sa nature processuelle et conditionnée.

S'ouvrir au cœur même d'une expérience immédiate, quelle qu'elle soit, se fondre dans le vécu non-duel de ce processus-là, c'est ce qu'on appelle la «vision» de l'ultime.

C'est lorsque la pratique de la pleine conscience se déploient dans ce sens que peut se révéler le Mahāmudrā, l'état naturel des éveillé·es. L'idée qu'il y aurait là quelqu'un qui est assis, qui lit ou qui parle et qui bouge s'est dissipée. C'est l'espace et la détente dont on fait une expérience personnelle sans qu'il y ait de notion de 'personne'.

C'est un état libre dans lequel est fait spontanément ce qui est utile. Vastitude et précision, simultanément. Chaque mouvement de la main, chaque geste est l'expression de cet état naturel. Il n'y a plus de pensée distractive, plus de bavardage intérieur où l'esprit et le corps seraient à deux endroits différents. C'est un état intégré, sans identification à un moi. Conscience véritable. Conscience qui reconnait tous les aspects de la réalité[36]. C'est là la direction que peut prendre également notre soutien psychothérapeutique. Car c'est dans cet état naturel que réside le véritable bonheur, au-delà des conditions.

La Prière de Mahāmudrā du troisième Karmapa (exercice E.4)

Dans la formation en Psychothérapie Essentielle, nous utilisons la Prière de souhaits du Mahāmudrā du Sens Ultime du troisième Karmapa comme fil rouge pour une introduction à la pratique de l'état naturel dans la compréhension de la nature insaisissable de toutes les expériences. Cette prière peut être intégrée à la pratique quotidienne, même si nous ne contemplons qu'un seul quatrain. Cette célèbre prière didactique donne en vingt-cinq quatrains une vue d'ensemble de la voie du Mahāmudrā. Donner ici les explications nécessaires à sa compréhension dépasserait le cadre de ce livre[37]. Cette prière courte et profonde n'est donc donnée ici que comme inspiration, avec l'aide de notes de bas de page – elle peut servir d'aide pour accéder à cet état vif, ouvert et connaissant[38] :

NAMO GURU (hommage aux maitres)
Lamas et divinités des mandalas,

36 Pour d'autres explications, consulter *Mahamoudra et Vipassana*, de Borghardt, Flückiger et Von Allmen (à paraitre en français).

37 Les explications détaillées sur le *Mahāmudrā* sont disponibles via les enregistrements des stages portant sur ce sujet, figurant dans la médiathèque en ligne de l'Institut Ekayana : https://media3.ekayana-institut.de/audios/cours-de-mahamudra/

38 Karmapa Rangjung Dorje (1284–1339) a rédigé cette prière lors de son voyage en Chine, alors qu'il résidait sur les rives de la mer de Chine. Une *voie d'aspiration* est en même temps prière, instruction et pratique. Le *sens ultime* indique que l'enseignement est donné au niveau du sens ultime ou définitif.

Bouddhas et bodhisattvas de toutes les directions et de tous les temps,
Veuillez penser à moi avec amour et accorder votre bénédiction
Afin que mes voies d'aspiration se réalisent telles qu'est leur intention.

Nées des montagnes enneigées des intentions pures de moi-même et de l'infinité des êtres,
Coulent les rivières des activités bénéfiques,
Non polluées par la triple sphère;
Puissent-elles se fondre dans l'océan des quatre corps des bouddhas[39].

Tant que ceci n'est pas accompli, qu'importe le temps que cela prendra,
Puissions-nous, de naissance en naissance, au cours de toutes nos existences,
Ne pas connaitre les mots «acte nuisible» ou «souffrance»
Et jouir de la splendeur d'un océan d'actes bénéfiques et de bonheur.

Puissions-nous obtenir les libertés et acquisitions suprêmes[40] et,
Avec confiance, énergie et sagesse,
Suivre d'excellents maitres spirituels, recevoir le nectar de leurs instructions,

39 L'*intention pure* est l'attitude d'esprit du bodhisattva, aussi pure que la neige fraichement tombée. La *triple sphère* est le fait de croire simultanément que sont existants 1. le moi comme centre, 2. les objets perçus comme étant séparés et 3. les actions existant concrètement entre les deux. Les *quatre corps de bouddha* sont les corps de vérité, de joie, d'émanation et d'essence, quatre aspects de l'état éveillé. Le corps de vérité est la dimension non-duelle de l'esprit, le corps de joie est sa dynamique intrinsèque, le corps d'émanation est l'expression spontanée de cette dynamique sous une forme perceptible par les sens, et le corps d'essence est l'unité indivisible des trois autres.

40 Les *libertés et acquisitions* sont les conditions à la pratique du *dharma*: obtenir un corps humain et un esprit capable d'apprendre, en un lieu et en un temps où le contact est possible avec une lignée de transmission authentique.

Les appliquer correctement et pratiquer le dharma véritable dans
toutes nos vies,
sans rencontrer le moindre obstacle.

L'écoute des textes et le raisonnement logique libèrent des voiles de
l'ignorance,
La contemplation des instructions clés chasse l'obscurité des doutes,
La luminosité née de la méditation éclaire la réalité telle qu'elle est –
Puisse s'intensifier l'éclat de cette triple sagesse[41].

Par la nature de la base, les deux vérités,
libres des extrêmes de l'éternalisme ou du nihilisme,
Et par le chemin suprême, les deux accumulations
libres des extrêmes des assertions et des dénégations,
On obtient le fruit, c'est-à-dire les deux bienfaits,
libres des extrêmes du devenir et de la paix –
Puissions-nous rencontrer ce dharma qui est sans fourvoiement ni
défaut[42].

41 Écouter désigne toute activité intellectuelle portant sur le *dharma* : étudier des textes et écouter des enseignements. Dans la *contemplation* nous faisons le lien entre ce que nous avons compris et notre expérience personnelle. Dans la *méditation*, nous pratiquons ce que nous avons contemplé, au-delà de la réflexion, pour accéder à l'état non-conceptuel. La sagesse issue de ces trois pratiques éclaire ensuite notre chemin comme un flambeau.

42 Les *deux vérités* (reconnaitre les causes et les effets comme vérité relative et la nature insaisissable de l'être comme vérité ultime) sont les remèdes à la croyance en l'existence et en la non-existence. Les *deux accumulations* (de force positive et de conscience intemporelle) sont obtenues grâce à une attitude dépourvue d'attente, d'exagération et d'assertions erronées et dépourvue également de mépris, de scepticisme et de dénégation. Les *assertions* signifient prendre pour réel ce qui n'existe pas vraiment, par exemple un moi. Les *dénégations* signifient prendre pour illusoire ce qui a réellement des effets, par exemple les actions. Accumuler de la force positive va à l'encontre de l'erreur consistant à nier la loi de cause et d'effet, et donc à mépriser les actions bénéfiques. Élargir la conscience intemporelle agit contre l'attachement au sujet et à l'objet. Les *deux bienfaits* (le nôtre et celui des autres) seront réalisés comme n'étant qu'un, une fois que la bouddhéité sera atteinte. Le bienfait pour nous-même est la libération d'une *exis-*

La base à purifier est l'esprit lui-même, unité de la clarté et de la vacuité,
Ce qui purifie est le grand vajra-yoga du mahāmudrā,
Ce qui est à purifier sont les défauts temporaires de la confusion –
Puisse le fruit de la purification, le dharmakāya immaculé, se révéler[43].

Trancher les assertions concernant la base est la certitude de la vue;
La maintenir sans distraction est le point clé de la méditation;
Exercer notre habileté à tous les aspects de la méditation est l'action suprême –
Puissions-nous avoir la certitude dans la vue, dans la méditation et dans l'action[44].

Tous les phénomènes sont des manifestations de l'esprit,
Et concernant l'esprit, il n'y a pas d'esprit, l'esprit est vide d'une nature propre.
Vide, il apparait pourtant sans obstruction sous quelque forme que ce soit.
Examinant ceci minutieusement, puissions-nous trancher la racine fondamentale[45].

Les apparences spontanées, sans aucune existence,
sont faussement prises pour objets

tence de souffrance et le bienfait pour les autres est l'activité spontanée pour le bien de tous·tes, ce qui inclut de renoncer à demeurer dans la *paix* loin du monde.

43 Les *défauts temporaires* sont les voiles émotionnels et cognitifs qui, aussi coriaces qu'ils soient, ne voilent la vue que de façon temporaire. Ils peuvent se dissiper à tout moment.

44 Les *assertions* sont ici les hypothèses erronées et les doutes sur la nature de notre esprit.

45 L'expérience est *vide d'une nature propre*, c'est-à-dire qu'elle n'a pas de noyau d'être stable et séparé, elle est processus. La *base* de toute confusion et la *racine* de toute souffrance sont tranchées, c'est-à-dire la fixation dualiste en sujet et objet.

Et la conscience spontanée[46], sous l'emprise de l'ignorance,
se prend faussement pour le moi.
C'est en raison de cette saisie dualiste
que nous errons dans la sphère des existences samsāriques.
Puissions-nous trancher à la racine les illusions de l'absence de conscience.

L'esprit n'est pas existant, car même les vainqueurs ne le voient pas.
Il n'est pas non plus inexistant parce qu'il est la base de tout le saṃsāra et le nirvāṇa.
Il n'est aucun des deux ni les deux à la fois, mais la voie du milieu de l'unité.
Puissions-nous réaliser la nature véritable de l'esprit dépourvue d'extrêmes[47].

Il n'y a pas moyen de la montrer et de dire : « Elle est ceci, »
Il n'y a pas moyen de la réfuter et de dire : « Elle n'est pas cela. »
La véritable nature, au-delà de la compréhension conceptuelle, n'est pas conditionnée.
Puissions-nous obtenir la certitude quant à l'ultime authentique.

Lorsque ceci n'est pas réalisé, nous errons dans l'océan du saṃsāra.
Lorsqu'il est réalisé, Bouddha n'est pas ailleurs.
Tout est cela – rien n'est pas cela.
Puissions-nous reconnaitre la nature véritable, la dimension cachée, la base de tout[48].

46 Les *apparences spontanées* sont les expériences qui s'élèvent sans notre participation. La *conscience spontanée* est consciente d'elle-même et par elle-même.

47 La *véritable nature* désigne l'ainsité des choses telles qu'elles sont vraiment, les *Vainqueurs* désignent les bouddhas.

48 La *base de tout* est la conscience fondamentale de l'ālaya, base de tous les états de l'esprit. Cette conscience fondamentale est duelle aussi longtemps qu'elle est marquée par la saisie de soi. Une fois que celle-ci tombe, la conscience fondamentale se dévoile comme étant la conscience intemporelle et non-duelle. Elle est ainsi la base du *saṃsāra* comme du *nirvāṇa*.

Ce qui apparait est esprit et la vacuité est aussi esprit,
La réalisation est esprit, mais la confusion aussi est esprit,
L'apparition est esprit et la cessation est esprit –
Puissent toutes les assertions erronées être tranchées dans l'esprit[49].

Sans être pollué par les efforts d'une méditation délibérée
Et sans être agité par les vents des préoccupations ordinaires,
Puissions-nous apprendre à demeurer dans la détente naturelle sans fabrication
Et préserver habilement la pratique de l'esprit tel qu'il est véritablement[50].

Les vagues des pensées grossières et subtiles s'apaisent en elles-mêmes
Et le fleuve de l'esprit non perturbé cesse naturellement de se disperser.
Libre des pollutions bourbeuses de la torpeur et de l'engourdissement,
Puisse l'océan du calme mental demeurer stable, sans perturbation[51].

Regardant encore et encore dans l'esprit qui ne peut être vu,
La vision intuitive apparait que, tel quel, il n'y a rien à voir,
Et elle tranche les doutes sur ce qui est ou n'est pas.

49 Lorsque nous parlons de *trancher* les assertions, les conclusions erronées et les doutes, il n'y a en réalité personne qui tranche quoi que ce soit. Tout cela se dissout de soi-même lorsque nous faisons l'expérience de la nature de l'esprit.

50 Les *préoccupations ordinaires* sont les activités qui nous distraient du réel et de l'essentiel. La *détente naturelle* est le lâcher-prise total, comme une gerbe de blé qui se défait dès que l'on tranche le lien.

51 Le fait que l'esprit se rassemble (cesse de se disperser) est le fruit de la pratique du *calme mental* (en sanscrit : *śāmatha*), dont les obstacles principaux sont : 1. Être embrumé, un esprit embrouillé et sans clarté, comparé à une pièce claire mais désordonnée, 2. la torpeur, un esprit obscur et obtus, comme une pièce sans lumière et 3. la turbulence, un esprit excité et agité, comme un lac parcouru de nombreuses vagues.

Libre de confusion, puisse notre nature originelle se reconnaitre
elle-même[52].

Regardant les objets, il n'y a pas d'objets – ils sont reconnus comme
étant esprit.
Regardant l'esprit, il n'y a pas d'esprit – il est vide par nature.
Regardant les deux, la saisie dualiste se libère en elle-même.
Puissions-nous réaliser l'esprit tel qu'il est véritablement : clarté
lumineuse.

Libre des fabrications mentales, il est le Grand Sceau (mahā-mudrā),
Libre des extrêmes, il est la Grande Voie du Milieu (mahā-
madhyamaka),
Comme il englobe tout, on l'appelle également la Grande Perfection
(mahā-ati).
Une fois qu'un est compris, le sens de tout est réalisé –
puissions-nous obtenir cette certitude.

Sans attachement, la grande félicité est ininterrompue,
Sans saisie sur les caractéristiques, la clarté lumineuse n'est pas
voilée,
Au-delà de l'intellect, la non-pensée est spontanément présente –
Sans efforts, puissent ces expériences se poursuivre sans
interruption[53].

52 Ce quatrain décrit la pratique de la *vision intuitive* (en sanscrit : *vipaśyanā*). Intuitive signifie ici excellente, claire et directe. Une « vision » claire qui tranche tous les doutes sur la nature, l'être ou le non-être de la réalité – et donc être et non-être de ce qui en vérité n'est pas visible. C'est ainsi que disparaissent toute question, toute affirmation et toute négation.

53 Les trois expériences principales du calme mental sont *la joie*, *la clarté* et *la non-pensée*. Dans le *Mahāmudrā*, elles se manifestent comme la joie dépourvue de tout attachement, qui devient la Grande Joie non duelle. La clarté mentale se libère de l'attachement aux caractéristiques, se libère de ce qui fixe, nomme et juge, pour accéder à la claire lumière de la véritable nature de l'esprit. Se libérant de toute saisie et de tout blocage des mouvements mentaux, la non-pensée de-

La fixation sur les «bonnes» expériences, désirées, se libère en elle-
même,
Et la confusion quant aux «mauvaises» pensées
se purifie dans la vastitude de sa propre nature:
L'esprit ordinaire n'abandonne ni ne cultive, n'évite ni n'obtient –
Puissions-nous réaliser l'absence de représentations et d'idées,
la véritable nature des choses.

Depuis toujours, la nature des êtres est Bouddha;
Mais comme ils ne le réalisent pas, ils errent sans fin dans le
saṃsāra.
Puisse une compassion insoutenable naitre en ce courant d'être
Envers les êtres dans leur souffrance infinie!

Comme une telle compassion insoutenable est forte et sans barrière,
Dans les moments d'un tel amour,
le sens de la «nature vide» s'élève dans sa nudité.
Puissions-nous pratiquer cette voie de l'unité, infaillible et suprême,
Jour et nuit, sans jamais la quitter[54].

Puissions-nous, grâce à la méditation,
développer des yeux et des perceptions supérieures,
Puissions-nous faire murir les êtres, cultiver les terres pures des
bouddhas
Et parfaire les voies d'aspiration pour parachever tous les dharmas
des bouddhas.
En allant au terme de la maturation, de la cultivation et du
parachèvement,

vient un état spontané, dépourvu de centre, dépourvu de fixation conceptuelle – c'est le *Mahāmudrā*.

54 Une fois que les tendances dualistes sont désactivées par cette compassion insoutenable, la *force* naturelle de l'esprit compatissant peut se manifester sans obstacle et la nature *vide*, insaisissable de toutes les apparences devient évidente. La *voie de l'unité* est la vie dans l'unité indivisible de la compassion et de la sagesse, apparence et vacuité, vérité relative et ultime, *saṃsāra* et *nirvāṇa*.

puissions-nous tous atteindre la bouddhéité[55].

Par la compassion des bouddhas et de leurs héritiers dans les dix directions
Et par la force de tout ce qui existe de bénéfique,
Puissent les pures voies d'aspiration de moi-même et de tous les êtres
Être réalisées selon leur intention.

F. Sortir les antennes du cœur: vivre la résonance et la compassion

Pour sentir ce qui est vraiment important dans une rencontre, nous sortons nos antennes du cœur. Nous percevons alors finement les besoins, les émotions et les préoccupations réelles de notre interlocuteur·rice. Lorsque nous exprimons nos perceptions et intuitions dans la résonance, l'autre se sent compris·e et la rencontre peut continuer à se déployer. Cette résonance pleine de compassion génère en nous un sentiment très clair de ce qui touche cette personne en profondeur. Pour sentir cela, il faut avoir l'expérience et l'intuition.

Ce qui nous aide, c'est de nous rappeler intérieurement que l'autre a les mêmes qualités que nous: le potentiel de s'éveiller complètement, ce que l'on appelle la nature de bouddha, de nombreuses qualités qui peuvent murir.

55 Les *yeux et les perceptions supérieures* désignent des capacités de perception augmentée, comme les cinq yeux de sagesse, grâce auxquels on peut voir les vies passées, et les six capacités extraordinaires, comme pouvoir lire les pensées des autres. Les *dharmas des bouddhas* sont ici les qualités et les activités des éveillés. Lorsqu'ils·elles sont *parachevé·e·s*, les bodhisattva·i·s sont en mesure de *faire murir* les êtres en leur expliquant la nature de l'esprit, de *purifier* leur vue au moyen d'enseignements essentiels et ainsi de *cultiver* l'esprit de chaque être comme une terre pure de bouddha.

Au début de la rencontre, nous pouvons intérieurement saluer ces qualités chez l'autre: « Je salue le bouddha en toi. ». Nous pouvons aussi dire: « Je salue tes qualités les plus profondes, ton être profond, ton étincelle divine. » Nous pouvons y associer une image: nous voir nous et l'autre empli·e·s de lumière, ou bien voir une grande lumière dans le cœur et le front. Ce sont des petites astuces qui nous aident à nous ouvrir plus profondément et à rester relié·e·s aux ressources. Tout notre organisme réagit à cela.

La respiration du cœur: la prise en charge et le don (tonglen)

La pratique de « la prise en charge et du don » (en tibétain tonglen), est maintenant bien connue comme une méditation sur le souffle très efficace pour renforcer la bonté et la compassion. Elle se base sur la conscience de l'inspiration et de l'expiration et relie la respiration avec la bodhicitta, l'esprit de l'éveil.

Cette méthode peut également être utilisée dans la situation thérapeutique pour entrer dans une résonance profonde. Pendant que quelqu'un nous parle d'expériences difficiles, nous nous ouvrons complètement à cela, nous acceptons ce qui est difficile et douloureux, nous sommes tout à fait ouvert·e·s à cela. Nous laissons entrer tout cela dans le cœur sur l'inspiration, comme dans une grande sphère de lumière, sans nous attacher à ce qui est lourd et ainsi cela se dissout immédiatement. Nous associons cela au souhait que notre interlocuteur·rice soit libéré·e de tout ce qui lui pèse. Sur l'expiration, nous lui envoyons nos pensées de soutien, de tout notre cœur. Nous pouvons pour cela visualiser un courant de lumière, mais ce n'est pas obligatoire. Nous partageons avec l'autre personne tout ce qui est bénéfique, tout l'amour, toutes les qualités et nous nous imaginons qu'elle s'éveille à ses qualités de bouddha.

C'est cela, le processus du tonglen: prendre en charge, accepter sur l'inspiration et apporter du soutien avec l'expiration. Avec beaucoup d'amour, nous donnons notre soutien et avec compassion, nous acceptons tout ce qui est difficile – le don, le soutien, la prise en charge avec compassion, tout cela avec un cœur chaleureux.

Pour pratiquer le tonglen, la personne n'a même pas besoin d'être présente; nous pouvons aussi nous imaginer qu'elle l'est. Si elle est face à nous, nous laissons cette respiration du cœur s'écouler librement jusqu'à ce que nous ayons la sensation que notre soutien a été reçu. Dans notre propre conscience, nous ne ressentons plus aucune résistance vis-à-vis des expériences douloureuses mais nous ne saisissons pas non plus la joie, nos propres qualités, notre force de vie, bref: tout ce que nous voulons habituellement garder pour nous.

Tout ce que nous protègerions habituellement, nous le donnons de tout notre cœur et tout ce contre quoi nous nous protègerions habituellement, nous nous y ouvrons. Cela est possible quand nous ne réifions rien, quand nous ne nous attachons à rien. Ce qui nous arrive se dissipe dans l'esprit ouvert et ce même esprit ouvert laisse tout couler et ne retient rien.

Le tonglen a été et est encore la pratique principale de nombreuses personnes. Elle s'est particulièrement répandue dans le bouddhisme tibétain dans l'Entraînement de l'Esprit en Sept Points (lodjong), mais elle ressemble aussi en de nombreux points aux pratiques de la bonté (maitri) et des quatre qualités illimitées (brahmavihāras) du bouddhisme du sud. Compassion sur l'inspiration, amour sur l'expiration.

La respiration du cœur avec soi-même (exercice F.1)

Il est important de commencer le processus du tonglen avec soi-même, particulièrement aujourd'hui où de nombreuses personnes ont du mal à s'accepter elles-mêmes.

Nous commençons par inviter la conscience éveillée, par exemple sous la forme d'un bouddha devant nous ou au-dessus de nous. Nous pouvons également appeler cette conscience éveillée 'le soi supérieur' ou 'le soi véritable'. Puis nous prenons le temps de ressentir la présence de cette conscience éveillée, inspirante, bénéfique, qui donne confiance. Lorsque nous ressentons cela nettement, nous prions cette saine présence de s'installer dans notre cœur sous forme de lumière ou de fondre dans notre cœur. Puis nous respirons avec cette présence pleine de lumière, comme si notre souffle la traversait et en nourrissait tout notre organisme. Nous absorbons ce souffle plein d'amour de l'être éveillé avec chaque cellule de notre être et nous ancrons cette expérience en profondeur dans notre mémoire « cellulaire », de manière à pouvoir accéder plus tard à nouveau à cette sensation d'acceptation profonde.

Une fois que nous sommes bien ancré·e·s dans ce consentement plein d'amour pour nous-mêmes, dans ce soin chaleureux de nous-mêmes, nous commençons la deuxième partie du processus : le travail avec les difficultés.

Pour cela, nous faisons attention à rester bien ancré·e·s dans la ressource, c'est-à-dire dans cette conscience pleine d'amour et d'acceptation. Soit les difficultés émotionnelles s'élèvent d'elles-mêmes, soit nous les appelons à la conscience intentionnellement. Il suffit de les « effleurer légèrement », de les faire apparaitre brièvement à la conscience pour passer ensuite directement à nouveau à la conscience éveillée, comme si le bouddha dans notre cœur prenait en charge toutes ces difficultés avec amour et compassion.

Pour le faire, nous changeons de perspective et nous vivons cette émotion difficile (y compris la situation qui la déclenche) par les « yeux » ou plutôt par le cœur d'un être éveillé. Cela nous évitera de nous identifier à nouveau (et éventuellement, de nous retraumatiser). Nous faisons donc des allers-retours entre la conscience éveillée et la conscience des difficultés et des problèmes, tout cela avec la respiration du cœur. Et avant de nous embrouiller dans cela à nouveau, nous revenons à la conscience détendue.

Dans ces allers-retours entre la ressource (conscience de bouddha, 80 % à 90 %) et les difficultés (10 % à 20 %), nous continuons à pratiquer la respiration du cœur : nous sommes dans la résonance avec l'inspiration et nous apportons le soutien avec l'expiration.

Une fois que nous avons la sensation d'avoir entièrement traité un sujet difficile et que nous avons pu arriver à une acceptation profonde de nous-mêmes, alors nous restons un peu plus longtemps là-dedans, nous ressentons cet effet d'intégration à nouveau dans chaque cellule et nous laissons l'expérience se terminer sans autre visualisation. Si nous avons visualisé un bouddha ou une autre présence éveillée, celle-ci se dissout dans notre cœur.

Résumé en sept étapes

1. Inviter la conscience éveillée

2. Ressentir la présence inspirante de la conscience éveillée
3. Laisser fondre cette présence éveillée dans le cœur
4. Respirer avec cette présence pleine de lumière dans le cœur
5. Ancrer la conscience bénéfique pleine d'amour et de compassion
6. Faire des allers-retours entre la ressource et la difficulté, grâce à la prise en charge et à la compassion sur l'inspiration, au soutien et au lâcher-prise en toute fluidité dans l'expiration
7. Reposer, élargir, terminer.

La respiration du cœur avec une autre personne (exercice F.2)

Nous pouvons ensuite élargir cette forme de la pratique à d'autres personnes. Pour cela, nous imaginons que la personne est présente devant nous, dans la même position assise que nous. Nous respirons avec la présence éveillée dans le cœur et nous sentons ce qui anime l'autre personne. Cela peut se faire en silence ou en communication intérieure, comme si nous menions un dialogue.

Concrètement dans cet échange, nous pouvons demander à la personne ce que sont ses besoins, ou aborder les sujets difficiles. Ce que nous avons à faire alors est de rester nous-mêmes ancré·e·s dans la respiration du cœur, dans l'acceptation profonde, dans la fluidité et dans la résonance et la compassion. Nous continuons à faire attention à nous faire du bien à nous-mêmes et nous soutenons l'autre personne autant que nous le pouvons.

Dans le tonglen, nous nous autorisons à nous mettre à la place d'autrui, de façon à ressentir intérieurement ce qu'il·elle vit, aussi près que possible de sa propre perception. Nous pouvons même avoir cette certitude : si maintenant nous exprimons cela, ce sera très probablement ce qui lui correspond. Afin que ces « antennes du cœur » fonctionnent de façon relativement fiable, il faut que nos propres problèmes aient disparu suffisamment pour que nous ne ressentions plus le besoin de nous occuper de nous-mêmes dans cette situation.

S'ouvrir complètement dans cette pratique signifie nous ouvrir complètement à autrui, émis par lui mettre à disposition toutes nos ressources et être prêt·e·s à ressentir tout ce qu'il·elle perçoit. Pour nous, cette pratique est très enrichissante car, grâce à elle, notre appartenance à l'humanité s'ouvre dans une mesure que nous n'avions jamais connue auparavant. Nous devenons nous-mêmes humain·e·s, car nous ressentons l'humanité de chaque personne que nous rencontrons. Cela peut être douloureux à des moments, mais cela fait partie de la pratique – c'est pour cela qu'être ancré·e dans la conscience éveillée est très utile.

S'ouvrir à l'autre dans l'esprit de l'éveil

Certaines écoles thérapeutiques conseilleraient de maintenir une certaine protection : ressentons l'autre, aidons-le·la mais ne laissons pas ses problèmes entrer en nous, comme si nous avions un petit mur de protection. En cela, l'entraînement bouddhiste est un peu différent : nous apprenons tout d'abord à nous familiariser au non-soi, c'est à dire à ce que nous appelons « l'esprit ultime de l'éveil ». Lorsque nous ressentons cette dimension où il n'y a rien à protéger, il est possible de lâcher cette protection. Mais cette force de sagesse doit d'abord s'éveiller et être active en nous. Il est alors possible d'équilibrer la sensibilité croissante par une sagesse croissante, de sorte que les émotions douloureuses ne nous submergent pas et qu'au contraire, nous puissions les reconnaitre dans leur véritable nature, semblables au rêve.

Nous nous ouvrons et nous acceptons profondément la souffrance des autres. Outre les qualités de notre prochain, nous ressentons tout ce qui lui pèse. Nous laissons entrer cette souffrance entièrement dans notre conscience. Là, elle n'est pas réifiée, mais elle fond au contraire comme un flocon de neige sur une pierre chaude (symbole de l'esprit d'éveil) ou comme l'obscurité qui se dissipe dans la lumière des qualités du Bouddha, dans la clarté du cœur ouvert.

Notre cœur s'ouvre complètement, sans avoir besoin de penser qu'il y a un noyau d'être à protéger. Mais cela demande beaucoup de pratique. Tant que nous n'avons pas fait l'expérience que tous les poids s'évanouissent réellement dans l'instant, nous les laissons simplement là où ils sont. Nous les percevons et nous continuons à respirer dans la compassion, sans imaginer que nous inspirons cette souffrance. Il suffit de se sentir touché·e dans le cœur et de continuer à sortir les antennes du cœur.

Transfert et contre-transfert

Pour le dire en termes psychologiques, le phénomène de transfert (et de contre-transfert) joue un rôle dans ces processus, en particulier, tant que nous n'avons pas nous-mêmes atteint un certain niveau de clarté émotionnelle. Un exemple: quelqu'un entre dans la pièce et d'un seul coup, nous ressentons une colère que nous n'avions pas perçue auparavant. Si, à condition que nous nous connaissions bien, nous ne trouvons aucune raison en nous pour cette colère, alors il peut s'agir d'un phénomène de transfert. Nous entrons en résonance avec le vécu de l'autre. Nous ressentons quelque chose qui est en fait lié au ressenti de l'autre. Dans la situation thérapeutique, nous pouvons travailler avec cette interprétation et demander: «Est-il possible qu'il y ait là de la colère?». Puis nous écoutons attentivement pour découvrir ce qui se passe vraiment chez l'autre, sans nous accrocher à notre propre ressenti …

Nous devons vérifier si notre expérience a vraiment quelque chose à voir avec la réalité de l'autre. Nous ne devons pas cultiver l'idée que ce que nous ressentons correspond forcément à ce que ressent l'autre. Il est absolument nécessaire de vérifier nos interprétations, en complément d'une bonne connaissance de nous-mêmes.

La pratique quotidienne de la conscience est très importante pour cette connaissance de nous-mêmes, jusqu'à ce que nous nous connaissions tellement bien que nous remarquons immédiatement, lorsque quelque chose s'élève, que cela ne fait pas partie de notre vécu habituel, lors de la rencontre avec l'autre. Nous sommes alors comme une cloche qui vibre en raison du «son» émis par une autre cloche qui entre dans la pièce.

Attention: nous ne ressentons pas l'autre, seulement la résonance de notre propre cloche. Lorsqu'une caisse de résonance retentit, les autres caisses de résonance vibrent aussi. Ce qui résonne chez nous nous appartient mais cela est déclenché par autrui. Nous ne savons pas ce qui se passe chez notre prochain, mais sur la base de la vibration qui s'élève en nous, nous émettons l'hypothèse de ce que l'autre est peut-être en train de vivre.

Ce phénomène nous permet de travailler le processus du transfert et éventuellement du contre-transfert. Il joue également un rôle dans le tonglen, en particulier avec des personnes présentes.

La respiration du cœur en couple (exercice F.3)

La pratique de la respiration du cœur est également tout indiquée dans la thérapie de couple. C'est une pratique qui a fait ses preuves; certes, elle ne remplace pas la communication directe, mais elle la prépare.

D'abord, nous aidons le·a client·e à se recentrer. Lorsqu'il·elle est bien posé·e en lui·elle-même, nous lui proposons (comme décrit ci-dessus) d'inviter dans son cœur la présence éveillée. Puis il s'ensuit une phase de respiration du cœur avec soi-même pour en venir à une profonde acceptation de soi.

Ensuite, le·a client·e s'imagine son·a partenaire devant lui·elle dans la même posture. Il s'agit tout d'abord de laisser émerger un sentiment de connexion silencieuse et de le ressentir. Puis avec compassion, le·a client·a commencé à se demander comment va son·a partenaire et il écoute la réponse intérieurement. Il·elle se laisse toucher dans le cœur, continue à respirer avec toutes les qualités du cœur, se stabilise dans la ressource (la conscience éveillée) et laisse émerger une réponse. Celle-ci peut déjà prendre la forme d'un soutien plein d'amour (par exemple de la lumière venue du cœur). Puis la personne ressent comment sa réponse est reçue et cette réponse est modifiée et adaptée jusqu'à ce que, dans l'image intérieure, elle soit perçue comme étant un véritable soutien.

Ce processus de question et de réponse est répété plusieurs fois dans toutes les variations et tous les approfondissements nécessaires, jusqu'à ce que le·a client·e sente que le processus est achevé. Le·a client·e imagine que son·a partenaire est touché·e profondément et qu'il·elle est comme rempli·e de lumière intérieurement. Puis nous lâchons toutes les images intérieures et nous terminons l'exercice après un temps de pause.

Résumé en onze étapes

1. Encourager le·a client·e à se recentrer

2. Inviter la présence éveillée dans le cœur
3. Encourager le·a client·e à faire la respiration du cœur avec lui·elle-même.
4. Imaginer le·a partenaire devant soi
5. Autoriser la présence et le lien en silence
6. Demander avec compassion comment va le·a partenaire et écouter la réponse intérieurement
7. Se laisser toucher, éventuellement faire la respiration du cœur avec soi-même pour se stabiliser
8. Laisser venir une réponse ou un soutien depuis le cœur
9. Imaginer comment ce soutien est reçu … Répéter plusieurs fois …
10. Conclure
11. Dissoudre (les images intérieures).

La bodhicitta, c'est vivre en mode «nous» (exercice F.4)

En réalité, ce qui est important dans la pratique de la respiration du cœur (tonglen), c'est l'approfondissement de notre connexion aux autres et l'élimination de la séparation inutile entre nous-mêmes et les autres. Jusqu'à ce que nous nous sentions tellement reliés aux autres qu'ils deviennent aussi importants pour nous que nous-mêmes. La bodhicitta (l'esprit de l'éveil), c'est vivre et agir à partir du «nous». C'est là que l'égoïsme, comme l'altruisme (son remède), disparaissent en se fondant dans une perception spontanée de la situation globale dont nous faisons partie, en étant prêt·e·s, de façon spontanée, compassionnée et sage, à faire tout ce qui est au service de la situation globale.

Que nous soyons seul, à deux, dans un groupe ou que nous nous occupions de la Terre comme d'un ensemble, il s'agit dans tous les cas de regarder plus loin que le bout de notre nez et d'inclure tous ceux·celles qui ne sont pas présent·e·s. C'est là une pratique de tous les jours. Cette attitude d'esprit vaste se base sur l'expérience profonde du lien étroit qui nous unit tous·tes, les un·e·s aux autres. Nous respirons le même air, nous buvons la même eau, notre nourriture vient de la même terre, nous avons le même souhait d'être heureux·ses, etc. Nous sommes relié·e·s dans l'interdépendance.

«Nous» ne pouvons pas être séparé·e·s les un·e·s des autres. L'important, c'est que règnent des interactions bénéfiques. La compréhension sage et pleine d'amour que nous pratiquons dans la respiration du cœur, avec son acceptation et son soutien, nourrit le «nous». Toi et moi relié·e·s au grand «nous». Nous avons tous nos désirs et nos peurs, qui peuvent générer des conflits potentiels infinis. Penser en mode «nous» apporte des solutions, de la fluidité. «Nous», c'est la situation globale, c'est-à-dire toutes les personnes impliquées et toutes celles qui seront concernées par nos actions.

Apprendre à intégrer le «tu» et le «vous» conduit à un changement de perspective radical: nous sortons d'abord de l'égo-ïsme, puis nous sortons de l'alter-isme (altruisme), qui se base quand même toujours sur un ressenti de l'altérité et de la séparation et qui reste souvent un peu artificiel, pour entrer dans une conscience panoramique qui perçoit et qui intègre tout et tous·tes dans un espace «aussi vaste que le ciel».

La nature de Bouddha étant en nous, tout le monde peut s'éveiller !

Tout le monde peut s'éveiller car les qualités de l'éveil sont inhérentes à l'esprit lui-même. Lorsque notre conscience est libre de représentations et de voiles émotionnels qui la ferment, ses qualités innées se révèlent dans toute leur abondance.

L'éveil n'est pas un exploit personnel. Il se révèle de lui-même lorsque l'esprit est totalement ouvert et détendu; pour la plupart des gens, l'éveil se déroule progressivement, comme un processus de clarté croissante dans lequel les schémas émotionnels et cognitifs qui enferment se dissipent peu à peu.

Les personnes qui connaissent ce processus agissent comme des catalyseurs sur ce chemin. Elles nous inspirent pour découvrir ce trésor dans notre propre esprit. Grâce à notre travail intérieur, nous obtenons une certaine liberté qui nous donne la force de travailler avec d'autres. Nous avons découvert quelque chose qui change notre vie du tout au tout. Nous connaissons encore des hauts et des bas sur notre chemin mais une expérience claire de la liberté intérieure possible s'est installée et c'est cette expérience que nous mettons à disposition des autres.

Le Bouddha considérait que tout le monde était capable d'atteindre le même éveil que lui, de la même façon que le Christ enseignait à tous·tes qu'ils pouvaient devenir des fils et des filles de Dieu pour s'assoir à la droite et à la gauche de celui-ci. Pour nous, il s'agit en réalité de devenir les successeurs des éveillés. En marchant dans leurs pas, notre état d'être naturel se révèle – c'est justement dans ce chemin que peuvent s'inscrire des interventions véritablement bénéfiques et thérapeutiques.

Nous nous aidons mutuellement à développer une profonde confiance dans nos propres capacités à guérir complètement et à nous éveiller. Nous développons une «vision pure» de nous-mêmes et des autres comme des bouddhas potentiels. Une vision radicalement autre qui voit le bon, le noble, les qualités de bouddha dans les autres, associée au respect et à l'attention portés à nous-mêmes et aux autres. Elle nous confère une dignité intérieure, grâce à la certitude que l'esprit est originellement bon et qu'en profondeur il n'est pas touché ni influencé par toutes les difficultés que nous avons traversées. Nous savons que la liberté est possible et nous voyons déjà les premiers germes de l'éveil.

Voir la noblesse en chacun (exercice F.5)

Pour Jack Kornfield, le premier principe sur le chemin de l'éveil est le suivant:

> « Vois le noble être intérieur et la beauté en chacun[56]. »

Nous pouvons continuer à développer l'exercice offert par Kornfield et choisir consciemment l'attitude que nous souhaitons adopter vis-à-vis des autres. Il s'agit ici de s'exercer à une nouvelle vision: choisissons une personne pour notre pratique d'aujourd'hui et en imagination plaçons-la devant nous. Commençons tout d'abord avec la respiration du cœur comme elle a

56 Jack Kornfield, *La sagesse du cœur.* Belfond, 2015

déjà été décrite (tonglen avec nous-mêmes). Puis élargissons cette attitude à d'autres. Regardons l'autre

- comme un enfant innocent et joueur ou comme
- un mourant, vulnérable, ouvert, qui ne cache rien ou
- comme un être humain comme nous, qui recherche le bonheur, la dignité et l'amour et qui souhaite éviter la souffrance.
- Voyons ses qualités, sa beauté, témoignons-lui du respect et ressentons sa bonté.

Accomplissons cet exercice avec différentes personnes pour en faire l'expérience profonde dans le cœur.

Le point de départ de l'enseignement bouddhiste est la compréhension ainsi que le respect de nous-mêmes et de tous les êtres vivants, avec une attention profonde apportée à notre parenté d'être (dans nos souhaits et dans nos peurs) et avec déférence pour leurs qualités innées de bouddhas. Développer ce respect renforce la bonté intérieure en nous-mêmes et chez tous ceux·celles que nous rencontrons.

Ils·elles profitent tous·tes de notre bienveillance fondamentale lorsque nous voyons en eux·elles leur nature de bouddha. Nous voyons également en eux·elles l'enfant blessé qui recherche le bonheur, qui souhaite éviter la souffrance et qui utilise souvent des stratégies malhabiles pour que ses besoins soient comblés. Mais nous regardons aussi plus profondément et nous voyons celui·le qui est potentiellement un être éveillé et ce potentiel éveillé bénéficie de notre part d'un soutien inconditionnel. Les mouvements émotionnels de la surface ne sont pas dignes de notre confiance, ils sont aussi fiables que le sont les émotions.

Mais le cœur de l'être humain est parfaitement digne de confiance. Nous percevons les vagues émotionnelles et nous les acceptons, sans tomber dans les jugements et les réactions, car notre soutien va surtout à la révélation du potentiel inné, sain, éveillé.

Se recentrer profondément dans la bonté et la compassion (exercice F.6)

L'exercice suivant est constitué de plusieurs éléments :

- se recentrer vers le bas,
- se recentrer vers le haut,
- se recentrer au milieu et
- respiration du cœur.

Assieds-toi de façon détendue, aussi droit·e que possible …
Lorsque tu es prêt·e, imagine qu'avec chaque expiration
Tu descends un peu plus en direction de la détente,
Comme dans un ascenseur, comme si tu appuyais sur un bouton
Et que tu te laissais glisser en direction de la terre.
Avec chaque expiration,
Tu descends dans une vastitude ancrée et détendue.
Utilise l'expiration comme un symbole
Pour lâcher prise de plus en plus profondément,
Un « étage » après l'autre …
Avec l'inspiration, ouvre-toi à ce qui est, comme cela est
Et avec l'expiration, lâche prise en profondeur juste dans cette expérience.
Souligne pour cela l'expérience du contact avec le sol,
L'élément terre, la stabilité, la confiance
Et en même temps l'expérience d'une détente profonde.
Nous lâchons profondément ce qui nous préoccupe …
Ainsi l'espace du ventre s'ouvre.
Le ventre et le bassin deviennent vastes,
Tout le bas de notre corps devient souple,
Il s'adapte à la forme du sol ou de notre siège …
Le dos reste droit …
Si tu le souhaites, tu peux te relier intérieurement au centre de la terre …

Savoure cela encore sur quelques respirations …
Une fois que tu seras prêt·e intérieurement,
Appuie symboliquement sur le bouton de l'ascenseur
Qui te ramène vers le haut:
Sur chaque inspiration tu montes d'un étage …
Reste dans cette détente profonde …
Imagine que tu arrives tout en haut, jusqu'au toit,
Où tout est très vaste et clair.
Un état d'être ouvert, vaste, baigné de lumière …
L'esprit reste aussi calme et recentré que précédemment
Lorsque nous l'avons recentré en bas
Et maintenant nous le recentrons en haut dans la vastitude de l'espace …
Très vaste et clair …
Le bas du corps est toujours dans la même vastitude
Stable et souple que tout à l'heure
Et maintenant le haut du corps et la tête s'ouvrent
Comme si nous ressentions l'espace …
Après avoir savouré cet état pendant quelques temps,
Fais redescendre l'ascenseur intérieur au niveau du cœur,
Là où tu sens qu'est le centre de ton être,
Afin d'intégrer les deux aspects de l'être – la stabilité et la vastitude …
La respiration s'écoule désormais à partir du cœur …
Avec l'inspiration tu t'ouvres dans l'acceptation et l'accueil profond
Et avec l'expiration, tu t'ouvres complètement,
Dans une fluidité parfaitement libre …
Laisse venir et laisse couler …
En inspirant, tu t'ouvres au lien avec tout,
Puis tu ressens ce lien avec tous et toutes autour de toi
Et tu goutes leur présence …
En expirant, tu laisses ton existence simple aller vers tous les autres –
Un cadeau de l'ainsité, être relié·e·s intérieurement …
Dans l'image intérieure, tu peux élargir cela
Par-delà les murs et les frontières

Jusqu'à toucher tous les êtres …
Avec compassion, tu inspires …
Et avec amour et soutien, tu expires …
En inspirant, le flux de la respiration entre en toi
De toutes les directions en même temps …
Et en expirant, c'est comme si tu soufflais
Dans toutes les directions en même temps …
Comme si une lumière entrait et sortait de toi …
Accueillir et recevoir, donner et laisser couler …
Savourons cela encore un instant – si possible sans le moindre effort …
Au bout d'un moment, ressens à nouveau ton corps davantage,
Ouvre les yeux, regarde autour de toi, prêt·e au prochain contact …
Sens où tu es, prends le temps.
Puis va peut-être en conscience vers quelqu'un – dans l'état d'être simple.

Se rencontrer dans l'être

La citation suivante est attribuée à Maitre Eckhart:

> «Le moment le plus important est toujours le présent,
> La personne la plus importante est toujours celle qui est en face de toi,
> Et l'œuvre la plus nécessaire est toujours l'Amour.»

C'est comme cela que nous pouvons vivre concrètement l'esprit de l'éveil: toujours maintenant, toujours avec celui·celle que nous rencontrons maintenant et toujours avec amour.

À ce moment-là, nous n'avons pas peur de la perspective d'exercer une activité infinie pour le bien de tous – il ne s'agit toujours que de maintenant et d'un état d'être simple et plein d'amour.

Quelqu'un vient nous voir dans notre cabinet de thérapeute ou nous le rencontrons quelque part – dans l'être. Nous sommes dans le même bateau car, en tant qu'êtres humains, nous faisons tous·tes les mêmes expériences fondamentales et nous portons le même potentiel d'éveil en nous. En même temps, nous avons notre forme spécifique personnelle, comme tous les êtres vivants. Nous pouvons constater, entre autres, que des structures se sont formées qui empêchent parfois un état d'être sain et fluide.

Une fois que nous avons conscience de tout cela et que nous avons accumulé un peu d'expérience pour savoir comment retrouver la fluidité, alors nous pouvons apporter notre soutien au courant d'être des autres pour qu'ils puissent accéder à un état d'être plus détendu.

En reconnaissant la nature de ce qui, l'instant d'avant, n'était encore qu'une prison, s'ouvre la vision de l'ainsité. L'attitude de base dans la rencontre est la disposition intérieure, sans jugement, à partager l'être avec l'autre. Nous te découvrons dans ton être et nous partageons notre être avec toi. Tu nous découvres dans notre être et tu partages ton être avec nous.

Si nous entrons en contact avec des personnes qui cherchent notre soutien pour sortir de leurs blocages, il est important que nous nous trouvions nous-mêmes dans un courant bénéfique. Sinon, nous décevons les attentes de ceux qui viennent nous voir. Quelqu'un qui exerce une fonction de guérison est comme contagieux dans sa fluidité et stimule cet état d'être détendu en nous, de sorte que l'expérience de la fluidité intérieure s'installe d'elle-même.

L'humanité du·de la thérapeute guérit ce qu'il·elle rayonne, cet état d'être détendu et plein d'amour. Il est profondément guérisseur de rencontrer quelqu'un qui est dans une fluidité insouciante, pleine d'amour, qui écoute avec attention, qui est là pour nous, qui s'ouvre en profondeur et qui est fiable. Quelqu'un qui en outre ne reste pas accroché à ce que nous exprimons …

Dans l'état d'être simple, l'esprit s'ouvre et se détache de ce qui nous presse et de ce que nous avons à faire, de ces montagnes qui parfois nous attendent. L'état d'être simple, libre et fluide nous relie, nous et ceux·celles que nous rencontrons, à ce qui est sain, à l'éveil. C'est cela que nous pouvons donner aux autres, c'est de cela que se nourrit notre échange.

Préparer une séance de thérapie

Il y a différentes façons de se préparer à la session de thérapie :

- Nous pouvons commencer par cultiver la conscience en nous basant sur l'inspiration et l'expiration (voir l'Ānāpānasati sutta). Les seize étapes décrites dans ce texte nous mènent, même sous leur forme brève, à un état d'être profondément détendu.
- Nous pouvons également pratiquer la respiration du cœur, qui souligne plus nettement l'amour et la compassion.
- Une autre possibilité consiste à nous considérer nous-mêmes et l'autre personne comme des bouddhas (par exemple comme le Bouddha de Médecine), ce qui renforce la vision pure et la confiance dans les forces de guérison.
- Pour finir, nous pouvons aussi utiliser la pratique du Mahāmudrā comme préparation – un état d'être naturel, sans réserve, dans la connaissance de la véritable nature de toute expérience.

Ces différentes approches sont toutes de bonnes portes pour accéder à un état d'être détendu et fluide. Nous pouvons les utiliser en fonction de ce qui est important pour nous et de notre état du moment. Ce qui est important surtout, c'est de procéder tous les jours à une action « d'hygiène intérieure » et d'accéder ainsi à l'expérience de l'état d'être détendu. Nous pouvons considérer cela comme une promesse que nous faisons à nos prochains et à nos client·e·s : oui, nous nous occupons de notre esprit tous les jours, de notre équilibre intérieur. Nous nous préparons et nous faisons en sorte d'être dans la fluidité autant que possible afin de pouvoir aider à entrer dans celle-ci.

G. Le moi et le non-soi

Nous nous faisons une image de nous-mêmes qui est plus stable que l'expérience réelle – qui n'est au fond que processus. Les images, en revanche, sont stables. C'est pourquoi il y a un décalage permanent entre l'image que nous avons de nous-mêmes et la réalité.

Le Bouddha disait qu'on ne pouvait pas trouver d'ātman. Aujourd'hui nous traduisons ātman par «soi», «moi» ou «âme». Mais le Bouddha voulait parler d'un noyau d'être individuel, personnel, insécable, qui ne dépend d'aucune condition – qui serait donc plutôt ce que nous appellerions une âme individuelle, inchangeable. Il faisait remarquer que le moi est un pur processus et que ce n'est pas un soi constant, immuable, qui resterait le même dans toutes les situations et même après la mort.

En utilisant des concepts tels que «moi», «soi», nous réifions la continuité processuelle du vécu – ce qui est à la fois aussi juste et aussi faux que de donner le même nom de «Rhin» à un courant d'eau qui change en permanence, de sa source jusqu'à son embouchure. Ce n'est pas le nom qui pose un problème, c'est seulement la croyance que ce fleuve serait toujours le même. Le fleuve en lui-même est à chaque moment unique, quelque chose de parfaitement particulier – de la même façon que nous, êtres humains, sommes particuliers, des courants de vécus uniques. Uniques et en même temps processus de bout en bout. Dans ce processus, il y a des caractéristiques personnelles qui nous différencient des autres courants, mais même ces caractéristiques sont soumises au changement. Il s'agit de chasser la représentation fixe d'un moi, de reconnaitre sa nature processuelle et en aucun cas de le dissiper. Il s'agit de cet état «d'être dans le flux», de comment nous pouvons nous aider à être dans le flux, non identifié aux idées que nous avons de nous-mêmes, simplement présent dans le vécu.

Les représentations fixes d'un moi qui resterait toujours le même ont pour effet de fermer notre vécu et de limiter notre flexibilité intérieure. Comprendre de quelle façon l'expérience change sans cesse et que nous sommes nous-mêmes un processus constant nous aide à nous adapter de façon flexible à la nouveauté permanente. Mais en même temps, il y a aussi la continuité de ce qui nous est familier et de ce qui reste identique. Lorsque nous nous réveillons le matin, nous nous inscrivons dans la continuité du vécu d'hier, d'avant-hier, du mois dernier et de l'année passée. C'est la continuité dans le changement. Nous relions les choses similaires et nous créons ainsi des structures internes, des images et des représentations qui nous permettent de nous orienter plus facilement. En plein milieu du changement, nous apprenons à relier différents domaines du vécu de façon à leur donner du sens. Tout cela est pertinent – tant que cela reste ouvert à une adaptation continue au flux de la vie qui apporte toujours de la nouveauté. Il ne faut pas confondre les concepts, les images intérieures et les représentations avec le vécu lui-même, il ne faut pas vivre dans nos représentations, sinon le conflit s'installera entre les idées et la réalité. Au fond il s'agit simplement de vérifier en continu la réalité: comment est-ce vraiment?

Un être humain n'est pas une unité fermée, indépendante, c'est un système ouvert en échange constant avec son environnement – pas seulement à travers le corps qui absorbe de la nourriture et qui élimine, mais aussi par les perceptions sensorielles ainsi que par les contacts sociaux. Notre ressenti et notre pensée sont influencés en permanence par de nombreux facteurs, c'est un processus systémique: perception, ressenti, discrimination, mise en forme, conscience en échange constant – «inter-être», comme l'appelle Thich Nhat Hanh. Le Bouddha parlait d'émergence conditionnée en codépendance.

Les cinq facteurs d'existence: existe-t-il un moi?

Pour mettre en évidence à quel point nous sommes processus, le Bouddha a examiné les piliers de notre identification à un moi dans son analyse devenue célèbre des cinq agrégats ou facteurs d'existence. Notre vécu se compose de cinq activités:

1. Percevoir les formes sensorielles (formes)
2. Ressentir les nuances émotionnelles (sensations)
3. Procéder à des discriminations (discriminations)
4. Donner forme au vécu (formations)

5. Vivre des états de conscience (états de conscience)

Quelqu'un a demandé au Bouddha s'il existait un ātman, une âme immuable ou soi stable. En réponse, il a désigné un tas de bois à proximité et a dit que c'était un peu la même chose qu'avec le tas de bois qui a l'air d'être un, mais en fait est composé de maintes parties. De façon similaire, ce que nous appelons le moi est l'interaction de nombreux facteurs et processus. Grosso modo, nous pouvons distinguer cinq agrégats (cinq skandhas, littéralement, «cinq tas»): les formes, les sensations, les discriminations, les formations et les états de conscience. Mais si nous y regardons de plus près, nous voyons que chaque agrégat ou «tas» est également composé, conditionné et en processus constant.

1. Formes: Il y a donc les formes (vues) qui sont perçues par les yeux, mais également les perceptions, les formes acoustiques (sons) perçues par les oreilles, les formes (odeurs) perçues par le nez, les formes (gouts) perçues par la langue et par le palais et les formes (perceptions physiques) perçues par le corps. Toutes ces perceptions de formes sensorielles alternent dans un flux constant, s'élèvent de façon conditionnée par le contact entre les organes des sens, les objets des sens et la conscience sensorielle, qui sont à leur tour également processus. On arrive à la conclusion que ces perceptions changeantes de formes ne sont pas une base suffisante pour qu'il y ait un soi stable, immuable.
2. Sensations: Aux perceptions se rajoutent le ressenti, les sensations, de ce qui est agréable, désagréable ou neutre (non pertinent), dans de nombreuses nuances qui à leur tour sont en changement constant, conditionnées par de nombreux facteurs individuels, culturels et situationnels qui colorent nos préférences. La même expérience peut être vécue tantôt comme agréable, tantôt comme désagréable, tantôt comme non pertinente, tantôt comme importante, à des degrés d'intensité différents. On arrive à la conclusion que ces sensations changeantes ne constituent pas une base suffisante pour qu'il y ait un soi stable, immuable.
3. Discriminations: les perceptions ne sont pas seulement différenciées en fonction de nos préférences, elles sont également discriminées en fonc-

tion de leurs contenus. Les formes, les structures et les contenus d'expérience sont perçus, comparés et nommés dans notre cadre de référence conceptuel. Cette discrimination est influencée par de nombreux facteurs et change en fonction des conditions et des situations. On arrive à la conclusion que ces discriminations changeantes ne constituent pas une base suffisante pour qu'il y ait un soi stable, immuable.

4. Formations : Les perceptions, sensations et discriminations stimulent des formations mentales, des forces intérieures, qui agissent aussi sur le monde extérieur. Les acteurs les plus importants sont ici nos intentions, nos émotions et nos motivations, c'est-à-dire le vouloir et le non-vouloir. Ceci inclut des attitudes tournées plus vers soi ou tournées plus vers les autres, nos intentions plus ou moins bénéfiques, bref : différents facteurs mentaux, qui donnent forme à la vision actuelle du monde et qui conduisent à des actes par le corps, la parole et l'esprit. Tout cela est soumis à des influences variées, qui changent en permanence. On arrive à la conclusion que ces formations changeantes ne constituent pas une base suffisante pour qu'il y ait un soi stable, immuable[57].
5. États de conscience : Le produit des perceptions, sensations, discriminations et formations sont les états de conscience forcément variés, reliés aux six sens : toucher, vue, ouïe, odorat, gout et expérience mentale (pensées, émotions, etc.). Là non plus, on ne trouve aucune stabilité. Ce sont des processus conditionnés, dépendants de nombreux facteurs. On arrive à la conclusion que ces états de conscience changeants ne constituent pas une base suffisante pour qu'il y ait un soi stable, immuable.

Voici donc l'argumentation du Bouddha. Les trois premiers agrégats (perceptions, sensations, discriminations) nous donnent des informations sur la vie. De nombreuses interprétations personnelles sont déjà à l'œuvre dans l'évaluation des expériences comme étant agréables, désagréables ou neutres et dans la discrimination et comparaison avec des expériences antérieures.

57 Il existe des formations sans et avec processus cognitif (*citta-sam-prayukta-sa skāra-skandha*), donc le terme « formations » inclut toutes les activités mentales, y compris les formations sans processus cognitif, qui se déroulent dans la méditation profonde.

Même dans les perceptions des formes des cinq sens extérieurs, les différences personnelles jouent déjà un rôle: en fonction de ce sur quoi nous plaçons notre attention et de la façon dont nos organes sensoriels sont constitués, nous ne percevons que des aspects partiels de la vie et ils peuvent même être déformés.

C'est sur la base de ces informations que nous vivons notre vie, qu'elle prend forme. Nous pensons, nous parlons et agissons, nous nous intéressons, nous restons sur quelque chose, nous l'explorons, nous voulons quelque chose, nous le saisissons, nous le lâchons à nouveau, nous nous tournons vers autre chose et nous faisons l'expérience d'une suite quasiment ininterrompue de nombreuses émotions.

Les forces créatives bénéfiques ont pour effet de générer des expériences de joie et de bonheur et les forces créatives non bénéfiques ont pour effet de générer tension et souffrance.

Parfois, nous utilisons notre capacité d'autoréflexion et nous donnons délibérément une direction à ces processus de mise en forme. Tout cela mène à une expérience continue d'états d'esprit différents, que nous appelons la conscience.

Et dans tout cela, nous ne trouvons aucun centre, il s'agit de processus sans instance centrale de contrôle ou de direction. Tout cela, c'est «moi» – et pourtant je ne suis pas cela. Ce moi n'est pas stable – c'est une expérience fluide, sans noyau d'être. Mais dans cette expérience, même dans l'expérience éveillée, sont actives des forces créatrices telles que la motivation, la sagesse et la compassion etc. que nous aurions habituellement tendance à attribuer au moi[58].

58 Pour retrouver les instructions complètes sur ce sujet, consultez la page: https://media3.ekayana-institut.de/texte/enseignements-generaux/, sur laquelle vous trouverez un PDF intitulé «Qui suis-je ? stage Croizet 2010_5 skandhas_fr».

La force du moi sur le chemin de l'éveil

Lorsque nous comparons la description du moi dans la psychologie occidentale et dans l'entraînement bouddhiste, nous constatons qu'à l'évidence un moi pleinement intégré correspond aux qualités d'un être éveillé. Les lecteur, lectrices sont encouragé·e·s à mettre en relation la description suivante des capacités du moi et la façon dont nous décrivons habituellement le chemin d'éveil et un bouddha.

Les termes «force du moi» et «faiblesse du moi» ont été introduits par Freud. Il voit le moi comme l'instance qui, lorsque le sujet est confronté à des difficultés, prend une décision raisonnable et adaptée à la réalité et se fait l'intermédiaire entre différentes exigences. Cette capacité est appelée force du moi.

L'enseignement bouddhiste désignerait cette capacité par le terme de «sagesse discriminante» (prajñā). Lorsque le «moi» de la psychanalyse suit, de façon inconsciente et sans aucun guidage, les pulsions du «ça» ou qu'il se laisse dominer par les forces du «sur-moi», il s'agit alors d'une «faiblesse du moi». En termes bouddhistes: «un manque de conscience» (avidyā), marqué par les tendances habituelles.

Alfred Adler décrit le «moi» comme agissant de façon indépendante, avec volonté et résolution. Dans l'enseignement bouddhiste, la volonté est subdivisée en trois fonctions: «l'aspiration» (canda), «la détermination» (adhimukti) et «le rappel (maintien en conscience)» (smṛti).

Selon Freud, les deux fonctions du moi sont l'interaction avec l'environnement et la confrontation avec les instances intrapsychiques du sur-moi et du ça. Le moi a la possibilité d'orienter, de rejeter ou de satisfaire les pulsions du ça (éventuellement par l'imagination) et de vérifier l'influence de contrôle du sur-moi.

Le moi dynamique

La psychologie psychanalytique du moi[59] insiste sur les capacités défensives et créatives du moi en formation (le moi comme processus) agissant contre les influences menaçantes – aujourd'hui, nous dirions : grandir dans une interaction créative avec les difficultés. L'accomplissement du moi consiste à instaurer « une harmonie entre le ça, le sur-moi et les puissances du monde extérieur », typiquement ce qui échoue dans la névrose.

Heinz Hartmann utilise le terme de « soi » pour désigner la capacité de faire l'expérience de soi-même et de s'auto-réfléchir. Il souligne également le fait que les fonctions saines du moi se développent de façon optimale dans un environnement dépourvu de conflits, grâce aux potentiels innés (!). Cela a conduit à théoriser le développement du moi comme se faisant simplement, en l'absence de conflits, grâce à la confrontation avec les difficultés quotidiennes et grâce à des relations réussies et satisfaisantes avec l'environnement.

Ces formulations font penser aux descriptions bouddhistes selon lesquelles notre potentiel inné doit être libéré des voiles et des blocages pour développer toute sa force dans un rapport fluide aux situations.

L'hypothèse selon laquelle il existerait des fonctions innées du moi qui seraient déjà présentes chez les nouveau-né·e·s a servi de base aux observations des petits enfants effectuées par René A. Spitz et Margaret Mahler. C'est ce qui a permis de faire passer le développement de l'autonomie du·de la patient·e au premier plan de la cure psychanalytique.

Cette petite digression nous a déjà permis de voir quelques parallèles importants avec l'enseignement bouddhiste : le moi est défini, sur la base de fonctions, comme étant un processus dynamique et interactif en équilibre permanent entre différentes forces et conditions agissantes. Les objectifs de ce processus naturel sont « l'harmonie » et « l'autonomie » – l'enseignement bouddhiste dirait : paix intérieure et liberté.

59 À commencer par Anna Freud, *le Moi et les Mécanismes de défense*, Presses universitaires de France, 2001, édition originale : 1936.

Hartmann voit le moi comme un système de fonctions, comme une instance construite qui sert à expliquer le fonctionnement de la psyché. Il ne considère pas ce système comme pourvu d'une existence en soi. Le rôle le plus important du système est de s'organiser lui-même et ses fonctions se différencient de plus en plus au cours de son développement. Les fonctions du moi ont été décrites par Heinz Hartmann, Leopold Bellak et Barnett Meyers. En voici le résumé:

Les fonctions du moi

Les fonctions du moi comportent la capacité de percevoir, de penser clairement, de communiquer ce que l'on a pensé, de se concentrer, de se souvenir et de juger, ce qui suppose de prévoir des conséquences, de tirer des conclusions logiques et de reconnaitre les relations de cause à effet. Puis il y a le rapport à la réalité: pouvoir examiner la réalité, c'est-à-dire savoir faire la différence entre impressions sensorielles et images intérieures et extérieures, pouvoir assurer une continuité dans la perception de la réalité, ce qui implique également de faire concorder en permanence les évènements extérieurs et les perceptions corporelles, de faire l'expérience de la cohérence et de savoir faire la différence entre les aspects subjectifs et objectifs du vécu.

En outre, il s'agit de coordonner nos propres besoins avec les normes, valeurs et usages de la société et de développer une grande sensibilité afin de pouvoir sentir le moment où les impulsions émotionnelles deviennent trop fortes et pourraient avoir des conséquences négatives. À cela est associée la capacité à réguler les impulsions, les humeurs et les affects et à supporter que nos propres besoins puissent être frustrés, au lieu d'agir automatiquement en fonction de nos (im)pulsions.

La capacité à être en relation avec d'autres personnes de façon intensive et constante (constance de l'objet) et à les percevoir aussi bien dans leurs qualités que dans leurs défauts (capacité d'ambivalence) est également une des fonctions importantes du moi. Par ailleurs, la psychanalyse décrit la capacité à se laisser aller à l'imaginaire et au rêve et à pouvoir ensuite rétablir un contact normal avec la réalité.

Parmi les autres fonctions du moi, nous comptons également le fait de pouvoir réguler notre réaction aux stimuli intérieurs et extérieurs pour éviter d'être submergé (ce qu'on appelle la barrière de stimuli) et à évaluer correctement nos propres facultés et nos capacités à faire face aux situations difficiles.

En outre, les fonctions émotionnelles de défense servent à réguler les affects difficiles à supporter. Ces fonctions se retrouvent chez tous les êtres humains. Nombre d'entre elles s'exécutent automatiquement, alors que d'autres doivent être mises en œuvre de façon délibérée, comme par exemple la capacité à intégrer de façon satisfaisante des expériences vécues comme contradictoires.

Dans la théorie psychanalytique, tous les troubles (ou presque) du développement du moi sont à ramener à des troubles dans la petite enfance, avant que ne soit réalisée la constance de l'objet, vers un an et demi. Cela devrait éveiller l'attention des pratiquant·e·s du dharma car les textes bouddhistes n'abordent quasiment pas ce sujet. On peut même faire la supposition que certaines des choses que nous désignons comme des « tendances karmiques » remonteraient au vécu de la petite enfance, vécu qui peut avoir agi comme un déclencheur, une cause ou un élément renforçant.

La recherche moderne a montré que le·a nouveau-né·e était, très tôt, capable d'interagir avec son environnement. Il·elle perçoit son environnement de façon très claire, même s'il lui manque les concepts pour cela. Et, très tôt, il·elle est capable de faire la différence entre ses actions et celles des autres. Il·elle entre en contact de façon active avec les personnes de référence et peut réguler ce contact, ce qui conforte la thèse selon laquelle beaucoup des fonctions du moi seraient innées.

Le développement progressif d'un moi sain

Pour Jane Loevinger[60], le moi est l'ensemble des processus intégratifs dont le rôle principal est de donner du sens aux expériences intra et interper-

60 Loevinger J., *The Meaning and Measurement of Ego Development*, American Psychologist, 21, 196-206, (1966) et Loevinger J., *Ego Development. Conceptions and Theories*, San Francisco, Jossey-Bass, 1976.

sonnelles. Au cours du développement du moi se met en place un schéma spécifique qui détermine la façon dont une personne perçoit et interprète le monde et elle-même. Au cours de son développement, cette structure du moi passe par des transformations constantes qui amènent une conscience de plus en plus grande.

D'après Loevinger, le moi n'est pas une instance psychique (comme par exemple dans la psychanalyse), ce serait plutôt un processus qui organise les pensées et les expériences du sujet. Ce processus de sélection et d'interprétation des pensées et des expériences est ce qui caractérise la stabilité de l'étape du développement du moi qui a été atteinte.

Dans ce modèle, nous parlons d'un « développement » dès lors que les structures cognitives, grâce auxquelles nous nous rendons le monde intelligible, sont de plus en plus différenciées et intégrées, de sorte qu'une image de la réalité de plus en plus adéquate devient possible. Dans le sillage de ce développement se produisent des sauts qualitatifs (une nouvelle structure interne se met alors en place) qui peuvent être décrits en termes d'étapes de développement.

Lorsque cela se produit, nous parlons de « transformation », car nous sommes alors en présence d'une façon nouvelle et plus globale de voir le monde et soi-même. Cela correspond à la mise en place de nouveaux points de vue, toujours plus bénéfiques, qui se succèdent et se remplacent tout au long du chemin d'éveil. Dans le modèle du développement du moi de l'adulte chez Loevinger, on distingue les étapes et les sauts qualitatifs suivants :

- Très jeunes, nous sommes dans la phase impulsive.
- Puis nous arrivons à la phase tournée vers soi. C'est notre propre intérêt qui compte avant tout, les autres personnes sont vues comme des moyens pour satisfaire nos besoins et représentent moins une valeur en elles-mêmes. Le comportement vis-à-vis des autres est opportuniste et l'horizon de pensée est en général plutôt court. Le sujet est très focalisé sur les choses concrètes, il rejette le plus souvent tout retour des autres, ses actions sont stéréotypées, sa mentalité relève du « œil pour œil » et il rejette majoritairement toute faute sur l'extérieur.

- Dans la phase déterminée par le collectif, les pensées et les actions s'alignent avant tout sur les règles et les normes du groupe de référence, ce qui permet au sujet de définir son identité ; l'appartenance et l'obéissance aux vues du groupe sont prédominantes. Le désir de ne pas perdre la face est une préoccupation centrale, la culpabilité est très forte lorsque le sujet déçoit les attentes des autres, il évite les conflits, les contacts sont plutôt superficiels, le sujet pense en catégories « blanc ou noir ».
- Dans la phase rationaliste, le sujet se tourne essentiellement vers des standards clairs, une pensée rationnelle et des explications causales. La motivation est de se singulariser des autres avec des idées très claires sur la façon dont les choses sont et doivent fonctionner. C'est ici que débutent la perception de soi, l'autocritique, la prise en compte de différentes perspectives et le sujet commence à chercher des motifs à son comportement. Néanmoins, la pensée est assez étroite et « technique », c'est l'efficacité à court terme qui est privilégiée au détriment du long terme.
- Dans la phase d'autodétermination, nous trouvons des valeurs, des représentations et des objectifs pleinement développés et définis par le sujet luimême, une identité pleinement formée, le sujet est résolument tourné vers ses objectifs et vers sa propre optimisation. La complexité des situations est acceptée, nous avons une vie intérieure riche, nous cultivons la réciprocité des relations et le respect des différences individuelles. Néanmoins, il arrive souvent que le sujet ne voit pas l'ombre de sa propre subjectivité.
- Au cours de la phase de relativisation, le sujet commence à prendre conscience de la façon dont sa perception détermine sa vision du monde. Il en vient à questionner davantage ses propres points de vue et ceux des autres personnes et il relativise sa vision du monde. Il fait preuve d'une plus grande conscience des paradoxes et des conflits intérieurs et extérieurs, sans néanmoins pouvoir les intégrer, et d'un style très individuel et personnel.
- Dans la phase systémique, le sujet se révèle pleinement apte à adopter les perspectives les plus différentes tout en restant tourné vers les processus et les objectifs. Il peut appréhender les relations de façon systémique (circularité) et il est capable d'intégrer des aspects et des opinions contradictoires. Il est très motivé pour continuer à évoluer. Il fait face aux

conflits de manière ouverte et créative et il a une grande tolérance à l'ambivalence. Il fait preuve d'un grand respect pour l'autonomie des autres personnes et il se réconcilie avec les parties de lui-même qu'il considère comme négatives.

- Dans la phase intégrée, nous ne sommes plus lié·e·s à aucun système explicite de valeurs, de représentations et de pratiques. Les expériences sont réévaluées et recontextualisées en permanence. Nous réalisons dans une large mesure nos propres objectifs et nos valeurs, nous pouvons intégrer des paradoxes, nous développons une grande conscience de là où nous dirigeons notre attention et nous développons un sens aigu des symboles. Nous abandonnons le besoin d'évaluer les choses et les personnes. Nous sommes un avec le monde, sans saisie, car nous nous abandonnons au flot des choses telles qu'elles sont.
- Dans la phase fluide, le sujet se révèle apte à passer de façon ludique du sérieux au trivial, il passe par différents états de conscience de façon fluide et continue, la pensée devient panoramique, s'inscrit dans de grands cycles temporels et dans les dimensions historiques, il y a une acceptation totale de l'altérité et des êtres humains tels qu'ils sont.

Il est étonnant de constater la similitude entre la description de ces étapes de développement du moi et les principes de l'entraînement bouddhiste de l'esprit basé sur la réalisation du non-soi. Dans les deux cas, il s'agit clairement de réaliser un état d'être intégré, fluide, au fonctionnement systémique, ce qui, en Asie, se retrouve dans la forme accomplie d'un bouddha.

Les qualités éveillées d'un moi sain

Ce que la psychologie appelle « force du moi » est la capacité de faire face de façon sage et habile aux situations, de sorte que nous retrouvions toujours notre équilibre. La stabilité intérieure est signe d'une adaptation réussie à une situation difficile. Les fixations ont pour conséquence que nous ne pouvons pas apporter de réponse adéquate aux nouvelles situations, parce que nous sommes bloqués. Cela conduit à l'instabilité. Cette capacité à traverser la vie dans une « stabilité fluide » est décrite dans la psychologie bouddhiste comme la présence des qualités libératrices (pāramitā).

La pratique du chemin d'éveil conduit toujours à un renforcement d'un moi sain et aucunement à un affaiblissement de ces capacités. L'accroissement de la pleine conscience conduit à un ancrage plus fort dans l'être, à un vécu plus vif.

En réalité, il s'agit d'une confusion sur les termes : nous travaillons avec deux concepts différents du moi. Il n'y a pas à vouloir se débarrasser de ce que la psychologie définit comme un moi sain. Ce n'est pas le moi dont l'existence est remise en question dans l'enseignement bouddhiste.

Mais même le moi dont il est question dans le dharma n'a pas besoin d'être éliminé – car ce moi séparé, inchangeable et personnel n'existe pas. Ce qui est éliminé, c'est la croyance erronée en son existence et pas un moi qui existerait vraiment. Nous chassons seulement la représentation erronée de quelque chose que nous ne saurions trouver nulle part.

Le processus de développement des qualités libératrices jusqu'à la bouddhéité est identique au processus qui est décrit ci-dessus du point de vue de la psychologie comme renforcement du moi.

Alors : un bouddha a le moi le plus stable de tous !

Tout courant d'esprit sur le chemin de l'éveil devient de plus en plus stable, de moins en moins distrait, de plus en plus difficile à ébranler et en même temps de plus en plus adaptable, de plus en plus ouvert et il démontre ainsi les qualités qui sont habituellement attribuées à une personnalité équilibrée et intégrée.

C'est donc un grand malentendu que de dire : veuillez ne pas pratiquer trop tôt la voie bouddhiste, afin que le renforcement du moi puisse s'effectuer avant que le moi ne soit dissout. Il n'y a aucun moi qui serait dissout. Cela n'existe pas. Il n'y a pas de dissolution du moi, seulement la dissolution de l'idée erronée d'un moi solide, éternel, séparé.

En réalité, le processus de renforcement du moi ne consolide aucun moi, mais seulement les fonctions dynamiques qui, prises ensemble, sont décrites par le terme de « moi ».

Le courant d'esprit restera toujours un courant en changement constant. Ainsi, il n'existe pas non plus de santé définitive, simplement une homéostasie, un équilibre à retrouver en permanence entre les forces dynamiques actives dans un système global. La santé n'est pas un état, c'est un processus.

L'exemple parfait d'un moi sain ou d'une personnalité saine, c'est un bouddha. Dans ce qui suit, je (Tilmann) ne décris pas une utopie, j'ai rencontré réellement des personnes dotées de ces qualités. Je pense en particulier à Guendune Rinpoché qui m'a accompagné pendant onze ans et dont j'ai pu être le médecin pendant les trois dernières années de sa vie. J'ai donc pu m'assurer personnellement de la présence réelle de ces qualités. Effectivement, je n'ai constaté chez lui aucune fixation émotionnelle, ni la moindre saisie sur une idée[61]. Voici donc la description classique d'un être éveillé qui le décrit bien :

> Les personnes pleinement éveillées n'agissent plus de façon impulsive. Leur action se fait à partir d'un état d'être fluide, avec une conscience panoramique, dans laquelle elles perçoivent les besoins de toutes les personnes impliquées. Sans se sentir séparées des autres ou du monde, elles agissent avec compassion de façon spontanée, dépourvue d'intentions personnelles et sans suivre leurs propres intérêts.
>
> Elles ont pleinement conscience de la codépendance de tout être et percent à jour la qualité illusoire des impressions sensorielles et des perceptions personnelles. Elles se sont détachées de toutes les représentations et opinions fixes, ne défendent aucune vision du monde et aucun point de vue. Elles n'ont plus aucune saisie des expériences passées et pas de précipitations vers les expériences à venir. En outre le présent n'est pas réifié, solidifié.
>
> Tout leur être est caractérisé par le naturel et la simplicité totale, dépourvue de toute complication. Il est dit que leur vison intérieure englobe des ères entières. Dans les représentations traditionnelles, on les décrit au moyen des qualités éveillées : amour, compassion, joie, générosité, conduite bénéfique, patience, persévérance enthousiaste, stabilité méditative, sagesse, force, résolution, sincérité, équanimité et

61 L'histoire de sa vie se trouve dans le livre : *Guendune Rinpoché, instructions du cœur d'un maitre du Mahamoudra* (*Gendün Rinpoche – Herzensunterweisungen eines Mahamudra-Meisters*), non disponible en français.

conscience intemporelle. Ce sont là précisément les qualités mentales et les capacités d'une personnalité pleinement intégrée et saine.

Le moi sain dont parle la psychologie occidentale continue à être renforcé sur le chemin de l'éveil et libéré de tous les blocages qui pourraient demeurer. Pour cela, il s'agit de parcourir les neuf étapes d'évolution décrites cidessus par Loevinger.

Mais il faut savoir que la dernière étape de « la phase fluide » apportera encore bien d'autres affinements, jusqu'à ce que le courant de l'esprit se soit libéré de toute fixation, autant émotionnelle que cognitive. Traditionnellement, c'est ce qu'on appelle parcourir les dix étapes (bhūmis) des boddhisattvas, dont le nom laisse quelque peu deviner l'expérience qu'elles décrivent : joie suprême, immaculé, illuminant, rayonnant de lumière, maîtrise hautement difficile, révélation, être allé loin, inébranlable, intelligence excellente et nuages du dharma[62].

H. Le Bouddha de guérison en nous

La pratique du Bouddha de Médecine a été une inspiration centrale sur mon (Tilmann) chemin personnel. J'ai rencontré cette pratique au cours de mes études de médecine, alors que je travaillais déjà en homéopathie. Ce qui m'a inspiré, dans la rencontre entre le·a praticien·ne et le·a patient·e, c'est de renforcer cette intuition que nous sommes tous·tes les deux, au plus profond de notre être, parfaitement sain·e·s ; ainsi, la seule chose que nous ayons à faire est de laisser ces qualités se révéler.

62 La description des dix étapes des boddhisattvas, de la bouddhéité et de l'action éveillée se trouvent dans l'ouvrage de Gampopa : *le Précieux Ornement de la libération*, chapitre 19.

Chacun·e de nous au plus profond de lui·elle-même est parfaitement sain·e et possède tout le potentiel pour s'éveiller, de la même façon qu'une graine contient déjà l'arbre et qu'un bébé contient déjà l'adulte.

Un exemple encore plus parlant est celui du ciel: en fait, il suffit que la couche de nuage se dégage pour que le ciel bleu redevienne visible. Il était seulement caché. De la même façon, nos qualités éveillées sont cachées par les voiles émotionnels et cognitifs.

Encore aujourd'hui, lorsque je me vois et que je vois mon interlocuteur·rice comme étant en essence le Bouddha de Médecine, cela m'aide à rester en lien, au cours d'une conversation de façon quasiment continue, avec ce qui est sain, avec la guérison, avec l'éveil, pendant qu'extérieurement je suis simplement en train de parler; je n'ajoute rien à la discussion. La visualisation nous sert à activer nos antennes pour percevoir les couches les plus profondes de l'être. Ce faisant, nos qualités inhérentes sont sollicitées. Ce qui me touche toujours c'est ce bleu profond qui me rappelle la vastitude et l'infini du ciel: le symbole de l'esprit, insaisissable.

Le corps de lumière du Bouddha de Médecine est du bleu profond du béryl, une pierre précieuse bleue, qui aujourd'hui ne se trouve presque plus que sous la variante du béryl aigue-marine qui est bleu clair. Mais il a dû y avoir un béryl bleu foncé, de la même couleur que le lapis-lazuli mais translucide. Un ami a peint pour nous la merveilleuse image du Bouddha de Médecine qui est représentée ci-après et qui m'accompagne depuis lors. Il y a plus de trente ans, au cours d'une semaine de retraite contemplative en silence, sur les côtes californiennes, j'ai eu la vision d'un livre bleu doré que je devais écrire, sur la guérison et l'éveil. Cette idée ne m'a jamais quitté et ce livre-ci en est probablement le prélude … Le dharma associé à la psychothérapie est cette médecine dans laquelle se rencontrent les chemins de la guérison et de l'éveil.

Les douze souhaits du Bouddha de Médecine

Le maitre tibétain Tenga Rinpoché m'a appris (Tilmann) les douze souhaits du Bouddha de Médecine; je les trouve très inspirants. Le Bouddha de Médecine, alors qu'il n'était encore que le bodhisattva « maitre de tous les remèdes » (skt. Bhaiṣajyaguru[63]), a formulé ces souhaits pour le moment de son éveil ultime. Ces souhaits expriment une vue très large de ce qu'est la guérison. Le texte classique est formulé comme suit :

Lorsque je serai parfaitement éveillé :

1) puisse la lumière de mon esprit éveillé se répandre dans l'infinité des mondes et rendre tous les êtres pareils à moi.

2) Puisse cette lumière éclairer tous les êtres qui sont plongés dans l'obscurité.

3) Puisse-t-elle combler avec équanimité les besoins de tous les êtres.

4) Puisse-t-elle ramener sur le chemin du grand éveil ceux qui se sont égarés.

5) Puisse-t-elle amener sur la voie de l'entraînement tous ceux qui ont confiance en moi.

6) Puisse-t-elle guérir tous ceux qui souffrent de troubles physiques ou mentaux.

7) Puisse-t-elle guérir tous ceux qui sont malades physiquement ou mentalement et puisse-t- elle fournir des amis, une famille et un logement à tous ceux qui n'en ont pas et les mener à l'éveil.

8) Puisse-t-elle faire en sorte que tous les êtres renaissent dans des conditions favorables jusqu'à l'éveil.

9) Puisse-t-elle protéger les êtres de l'illusion et leur montrer la vue libre et la voie des bodhisattvas.

10) Puisse-t-elle sauver ceux qui sont torturés, enfermés ou condamnés à mort.

11) Puisse-t-elle nourrir ceux qui ont faim et étancher toute soif.

12) Puisse-t-elle donner des vêtements à ceux qui sont nus et aux indigents.

63 Pour plus d'information, consulter par exemple Raoul Birnbaum : *The Healing Buddha : revised edition*, Shambala, 2003.

Lorsque nous disons que la lumière de l'éveil accomplit ces activités, la lumière représente l'action spontanée d'un bouddha dépourvu de toute saisie de soi. Dans les visualisations du bouddhisme tibétain, la lumière est le symbole de la direction que nous donnons à notre esprit. La lumière va là où se pose notre attention.

Pour mon co-auteur Wolfgang, la rencontre avec le Bouddha de Médecine a également été très forte. Il effectue cette pratique depuis près de trente ans maintenant dans ses séances de thérapie, grâce à une petite visualisation intérieure; c'est pour lui une inspiration continue. Il est convaincu que cela renforce l'intuition et la vigilance et que cela apporte un soutien bénéfique au processus thérapeutique.

Le fait de se tourner intérieurement vers le Bouddha de Médecine crée un champ de guérison qui active les forces intérieures de rétablissement du·de la client·e. Lorsque le·a client·e traverse des processus intérieurs intenses, c'est comme si l'énergie de guérison du Bouddha de Médecine lui était transmise par l'intermédiaire des mains du·de la thérapeute et que le champ de guérison était renforcé.

Lui et moi ressentons le Bouddha de Médecine comme une inspiration centrale dans le développement de la psychothérapie essentielle et dans la fondation de l'Institut de Psychothérapie Essentielle.

Une méditation simple sur le Bouddha de Médecine (exercice H.1)

Cette pratique peut être accomplie par chacun·e sous sa forme la plus simple. Par exemple, pour réciter le mantra du Bouddha de Médecine, nous n'avons pas besoin de nous considérer bouddhiste. La méditation du Bouddha de Médecine est une méthode puissante et peut également illustrer ce qu'est la troisième étape « transformation de la vue sur les émotions » dans la vision du Vajrayāna. Le Mantra du Bouddha de Médecine est le suivant:

ཨོཾ་བྷཻ་ཥ་ཛྱེ་བྷཻ་ཥ་ཛྱེ་མ་ཧཱ་བྷཻ་ཥ་ཛྱེ་ར་ཛ་ས་མུདྒ་ཏེ་སྭཱ་ཧཱ༔

TEYATHA. OM BEKADZE BEKADZE MAHA BEKADZE RADJA SAMUDGATE SOHA[64]

Tout un chacun est invité à réciter ce mantra; il n'est pas secret. Dans la visualisation détaillée, ce mantra se trouve dans le cœur du Bouddha de Médecine et entoure la syllabe germe centrale HŪṂ. Elle représente l'esprit de l'éveil, l'amour, la compassion et toutes les qualités naturelles de la conscience intemporelle. HŪṂ est la syllabe germe de l'activité de guérison, une conscience dynamique, libre de saisie de soi.

Du HŪṂ partent des rayons de lumière des cinq couleurs associées aux cinq familles de Bouddha, mais surtout bleue, et réalisent le bien de tous les êtres sans faire la moindre distinction, de la même façon qu'un soleil qui envoie sa lumière dans toutes les directions.

Teyatha ou Tadyathā signifie «écouter». C'est un appel à tous les éveillés.

OṂ est la sagesse de tous les éveillés.

Bekadze, ou Bhaiṣajya en sanscrit, signifie guérisseur, que nous traduisons parfois par médecin ou dimension de guérison.

Mahā signifie grand, donc grand guérisseur.

Radja ou Rāja veut dire roi.

Samud signifie plus ou moins au-delà (de toute souffrance).

Gate veut dire aller.

Soha ou Svāhā signifie «qu'il en soit ainsi».

En résumé, le mantra signifie donc:

«Vous, éveillés, écoutez! Sagesse de tous les éveillés, puissions-nous avec le guérisseur, le grand guérisseur, le roi de toutes les guérisseuses et tous les guérisseurs, aller au-delà de la souffrance!»

64 En sanscrit: oṃ bhaiṣajye bhaiṣajye mahā bhaiṣajye rāja samudgate svāhā.

Ou dans une traduction plus simple: «Puisse, par la sagesse de tous les éveillés, la guérison suprême se manifester pour amener tous les êtres au-delà de la souffrance.»

Le «roi de toutes les guérisseuses et tous les guérisseurs» est notre propre conscience éveillée et parfaitement fluide, la bénédiction émanant de l'état d'être simple, naturel, non duel.

Lorsque j'ai (Tilmann) découvert cette pratique, j'avais douloureusement conscience de la façon dont j'étais empêtré dans ma saisie de soi. Puis, avant que chaque patient·e n'arrive pour une consultation d'homéopathie, je m'asseyais et je faisais des souhaits: «Puisse la bénédiction des éveillés, de cette dimension éveillée, faire qu'il se produise exactement ce qui contribue au bien de tous, en particulier de la personne qui va entrer là maintenant, avec tout son environnement. Je prie l'énergie de guérison des bouddhas de mettre en place cette situation. Puissent-ils ouvrir mon cœur et mon esprit et me donner un accès intuitif au savoir de guérison.»

De telles prières m'aident à ouvrir mon cœur autant que possible et à laisser l'attitude d'esprit égoïste derrière moi. Puis je continue la pratique avec le mantra, ce qui me rappelle que le Bouddha de Médecine est expression de nos qualités inhérentes de guérison, le thérapeute éveillé en nous. C'est dans cette conscience que je récite intérieurement ce mantra. Je le récite à voix basse ou en silence pour réveiller le thérapeute intérieur.

Lorsque nous regardons un·e client·e dans les yeux, nous saluons la dimension de guérison en lui, en elle, le Bouddha de Médecine. C'est une des plus belles choses qui soit: prendre contact avec la dimension saine dans l'autre. C'est le fait de savoir que ce qui est guérisseur est déjà là. Dans cette confiance, le·a thérapeute peut se détendre et n'a pas besoin d'être plus intelligent·e que son interlocuteur·rice. Il s'agit de mettre en place une situation bienveillante, claire, dans laquelle ce savoir intérieur peut se révéler. Cela nous libère du rôle du sachant. Nous laissons agir en nous les forces de sagesse et de guérison. Cela est connu dans toutes les traditions de guérison spirituelle du monde. La guérison ne se produit pas à partir du «je» mais toujours à partir de l'ouverture, à partir de l'état d'être détendu que certain·e·s appellent la bénédiction. C'est une force d'inspiration qui nous est accessible, à nous tous·tes. De la même façon, nous pouvons nous adresser à la nature du Christ présente chez les autres et faire appel à elle en nous-mêmes et en les autres. Il s'agit ici d'invoquer le principe de guérison, pas de s'attacher aux mots. Nous nous adressons ainsi aux forces d'autoguérison. Nous devons surtout créer l'espace pour que l'esprit accède à la détente naturelle, puis le corps suivra peu à peu. Nous agissons à partir de cette conviction profonde : quelque chose en toi sait mieux que nous ce qui te fait du bien. Tu es ton propre guérisseur ; nous, en tant que thérapeutes, nous sommes là pour écouter ton processus et l'encourager, de sorte que tu puisses connaitre des dénouements bénéfiques.

Cette pratique du Bouddha est probablement apparue au cours du IIe ou du IIIe s. ap. J.-C., sur la base de visions[65]. Il est dit que le Bouddha Śākyamūni a pris la forme du Bouddha de Médecine bleu pour enseigner les quatre tantras de médecine, sur lesquels reposent la médecine tibétaine. Nous rencontrons régulièrement des pratiquant·e·s qui ont des visions spontanées du Bouddha de Médecine, qui leur explique comment ils·elles peuvent aider les êtres. L'énergie de guérison du Bouddha semble se manifester de cette façon. Ces visions spontanées se présentent régulièrement mais la question de savoir s'il y a un être de lumière, qui existe pour ainsi dire en tant que Bouddha de Médecine, reste posée. Cela peut être aussi, tout simplement, la bénédiction de la dimension ultime interagissant avec la dévotion du pratiquant et les besoins des êtres.

En ce qui me concerne (Tilmann), la pratique du Bouddha de Médecine me donne accès à ce qui est bon en moi et chez les autres. C'est un pont merveilleux pour accéder à l'état d'être fluide. Lorsque je fais l'expérience de moi-même et des autres comme Bouddha de Médecine, je ne suis plus enfermé dans la vue ordinaire. Il s'élève alors une confiance en la dimension éveillée de l'esprit, qui sait d'elle-même ce qui fait du bien, une confiance en la nature spontanément guérisseuse de l'esprit.

Nous sentons peut-être que, dans notre véritable nature, nous sommes parfaitement sain·e·s. Lorsque tous les voiles, les distorsions et les blocages tombent, la partie saine apparait ; se relier à cela est déjà bienfaisant en soi. Cela crée une connexion avec les couches profondes de l'amour et de la

65 La première traduction chinoise du soutra en sanscrit date du Ve siècle.

connaissance, libérées de toute peur, au-delà des symptômes et des maladies. Le cœur des instructions des quatre tantras de médecine, attribués aux Bouddha de Médecine, est le travail avec les cinq poisons mentaux qui sont décrits dans le chapitre d'ouverture. Il est dit que toutes les maladies qui ne viennent pas d'influences extérieures trouvent leurs causes psychosomatiques dans les blocages émotionnels fondamentaux.

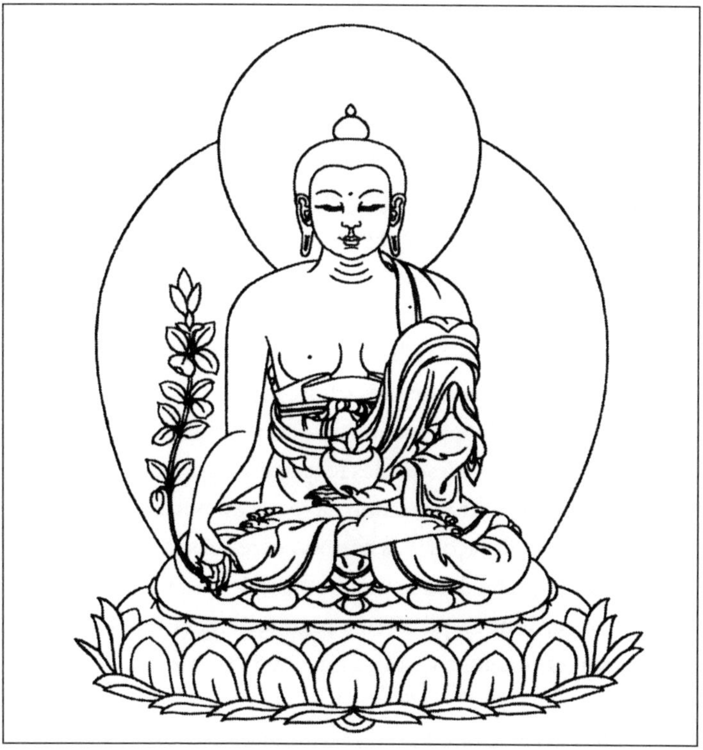

C'est pour cela que le Bouddha de Médecine tient dans la main gauche un bol rempli de nectar de guérison, le nectar de la conscience éveillée et dans la main droite une branche de myrobalan avec trois fruits. Ces trois fruits représentent la force qui permet de neutraliser les trois poisons intérieurs : l'ignorance, le désir et la haine ou, en d'autres termes, le manque de conscience, l'attachement et le rejet.

L'approche de la médecine tibétaine basée sur les tantras de médecine considère tous les troubles corporels comme découlant de blocages énergétiques, qui proviennent à leur tour de saisies mentales et émotionnelles. Au niveau ultime, cela revient à ne pas être conscient, à être en lien avec la peur, la saisie et le rejet des expériences de vie. Voir la vie comme un combat plutôt que comme quelque chose de fluide. C'est cela qui est considéré comme la cause la plus profonde de notre souffrance et le chemin de guérison consiste à percer à jour ces schémas et cette illusion fondamentale.

La pratique du Bouddha de Médecine prend racine dans la conviction qu'il n'y a pas de chemin progressif mais que l'éveil peut se produire à tout moment, dans l'instant présent. L'éveil n'existe que dans l'instant présent, comme un moment où le ciel s'éclaircit et où nous le voyons : le ciel bleu de la conscience intemporelle. Cela est possible à tout moment. Lorsque nous croyons qu'il faut pour cela parcourir un long chemin, alors il faudra parcourir un long chemin. En faisant cela, nous gravons cette croyance dans le marbre. Partir du principe que c'est un long chemin à parcourir est finalement un obstacle sur le chemin de la guérison.

Des petits moments sans souffrance peuvent se présenter à tout moment au milieu de la dépression ou de la psychose la plus forte, au milieu des souffrances d'un cancer ou dans les cas de douleurs chroniques. Il y a sans cesse des trous, des brèches dans lesquelles l'expérience est sans douleur, l'espace d'un instant ; c'est une petite indication de ce qui est possible lorsque les énergies subtiles circulent de façon plus harmonieuse. C'est très surprenant. Une partie de notre approche dans la psychothérapie essentielle consiste à toujours poser le regard sur ce qui est sain pour faciliter de telles expériences. – Une invocation du Bouddha de Médecine du IVe s. ap. J.-C. env. dit :

> « Je m'incline devant le Bouddha de Médecine, parfait, pur, accompli, le roi de la lumière du Vaiḍūrya, le Bouddha parfaitement purifié, parachevé, vainqueur, celui qui s'est éveillé à l'ainsité, qui a soumis tous les ennemis. Gourou de la Médecine, roi de la Lumière Vaiḍūrya, purifie-moi et libère-moi à cet instant, ainsi que tous les êtres, des maladies physiques et mentales, des actions néfastes, des voiles et des tendances habituelles. »

Cette invocation s'est répandue comme forme abrégée de la pratique et peut être réalisée avec le mantra. Lorsque nous la récitons, nous nous visualisons nous-mêmes et tous·tes les autres comme si nous étions plongé·e·s dans la lumière bleue du Bouddha de Médecine, accompagné·e·s par la lumière scintillante de toutes les couleurs de l'arc-en-ciel. En même temps, nous avons la conscience que tous nos mouvements mentaux sont profondément bienfaisants. Lorsqu'il est question de lumière, il s'agit toujours de mouvements dans la conscience.

Dans notre cœur se trouve la syllabe germe bleue rayonnante HŪṂ (prononcé Houng), entourée du mantra bleu du Bouddha de Médecine. Le HŪṂ représente ses qualités éveillées et la force de la bénédiction, son amour infini, la compassion incommensurable et la sagesse présente dans tous les domaines de l'être, qui apporte de l'aide pour les problèmes mentaux, physiques et toutes les maladies. Depuis le HŪṂ et le cercle de mantra dans le cœur, rayonne de la lumière qui va vers tous les bouddhas, une lumière essentiellement bleue, qui leur fait des offrandes.

Cela signifie que notre attention est dirigée vers tous les bouddhas et que notre esprit s'ouvre à la conscience de guérison. Puis la lumière revient avec leur bénédiction et se fond dans la syllabe germe HŪṂ dans le cœur ; cela signifie que nous faisons l'expérience de cette conscience dans notre propre courant d'esprit. Puis de la lumière rayonne encore et va vers tous les êtres, les touche avec amour, compassion et sagesse, de sorte qu'ils deviennent tous des Bouddhas de Médecine. Cette lumière aussi revient de cette activité de bénédiction dans notre cœur avec le HŪṂ; puis, en étant profondément relié à tous les êtres éveillés et à tous les êtres vivants, nous demeurons dans la connaissance de l'ainsité ; juste comme cela.

Lorsque nous sommes dans la conscience du Bouddha de Médecine, notre regard est comme de la lumière qui va vers les autres et qui les touche avec amour. C'est tout cela que nous voulons dire lorsque nous parlons de lumière. Le cœur et l'esprit suivent notre regard ou notre pensée lorsque nous songeons à quelqu'un. Lorsque nous regardons ainsi, une lumière de guérison rayonne de notre cœur, parce que nous sommes dans une dimension de rétablissement. C'est le mouvement de l'esprit de guérison qui va vers tous les êtres et qui revient. Il touche et traverse tout ce qui vit et tout ce qui ne vit pas et va au-delà de toutes les limites que nous pouvons imaginer. Il imprègne tout, en une communication bienfaisante. La guérison est transmise. Et nous soulignons cela avec le mantra.

Ce mantra n'est rien d'autre que les mots que nous avons utilisés avant et après dans la parole ordinaire. Lorsque l'esprit est dans la dimension de la guérison, le langage a la qualité du mantra. Le langage est expression pure de l'état d'être qui ne juge pas, qui est ouvert, qui est guérisseur. Pour nous entrainer à cela, nous récitons un mantra.

Un mantra est toujours altruiste parce que ce n'est pas une parole intentionnelle, une parole tournée vers un but. Le mantra est toujours expression de la vérité de guérison. Il stabilise notre conscience dans la dimension de guérison. Man vient de manas et signifie esprit et tra vient d'un verbe qui signifie stabiliser. Un mantra stabilise l'esprit dans la conscience éveillée. Un mantra n'a pas pour intention de mettre en place une communication conceptuelle. Mantra signifie : stabiliser l'esprit dans la conscience bienfaisante et guérisseuse.

À la fin de la pratique, nous dédicaçons tous les bienfaits qui ont pu en découler : « Puissé-je, par cette action bénéfique, réaliser rapidement le noble Bouddha de Médecine et conduire à cette réalisation tous les êtres sans exception. » La dédicace contient une déclaration d'intention : celle de réaliser vraiment l'éveil, et une compréhension : que cela n'est pas possible avec l'égo. La dédicace nous permet de nous détacher de toutes les identifications. Ensuite, nous restons pendant un instant dans l'état d'être parfaitement naturel et puis nous poursuivons notre activité quotidienne.

I. Se préparer à la mort et accompagner des mourants

Dans la psychothérapie essentielle, nous incluons toutes les approches de thérapie et nous plaçons l'accent particulièrement sur les questions fondamentales, ontologiques. C'est pourquoi une présentation de notre approche ne serait pas complète si elle n'incluait pas également la fin de notre vie, ce que nous appelons la mort, le «grand déménagement» comme l'appellent parfois les Tibétains. Qu'est-ce qui aide face à la mort?

Nous trouvons une réponse concise à cette question dans l'entraînement de l'esprit en sept points du Mahāyāna qui a été apporté au Tibet au XIe siècle par Atisha. Le quatrième point[66] est intitulé: «La quintessence de la pratique pour toute la vie.» Et les deux slogans associés à ce point sont les suivants: «Ce qui est à faire dans cette vie» et «Ce qui est à faire dans la mort». Concernant la vie, il est dit: «Applique les cinq forces, c'est là l'essence des instructions clés.» Et sur la mort, il est dit: «Les instructions sur le passage sont les mêmes cinq forces.» Quelles sont donc ces cinq forces qui résument toutes les instructions?

Les cinq forces de l'entraînement de l'esprit

Nous citons ici dans son intégralité ce que le célèbre maitre Djamgueun Kongtrul Lodrö Thayé a écrit au sujet de l'entraînement de l'esprit dans le Grand Véhicule (mahāyāna) et nous l'expliquerons ensuite brièvement:

> «Dans les cinq forces sont résumés les points clés de la pratique et toutes les instructions clés profondes sur l'application du noble dharma.
>
> Premièrement, la force de l'impulsion: donne à l'esprit une impulsion forte en lui disant: «À partir de maintenant et jusqu'à l'éveil et particulièrement jusqu'à ma mort et tout particulièrement cette année et ce mois-ci, mais en particulier entre aujourd'hui et demain, je ne me séparerai jamais des deux aspects dela bodhicitta[67]».

66 Voir le commentaire sur Lodjong de Djamgueun Kongtrül Lodrö Thayé pp. 117 à 120, in *Lodjong, la Grande Voie vers l'éveil*, Éditions Norbou, 2018.

67 Les deux aspects de la *bodhicitta* sont la *bodhicitta* relative comme compassion d'aspiration et d'application, ainsi que la *bodhicitta* ultime comme connaissance de la véritable nature de l'être, la sagesse suprême.

Deuxièmement, la force de l'habitude: quelles que soient les actions que tu accomplis (qu'elles soient bénéfiques, non bénéfiques ou neutres), préserve soigneusement attention et pleine conscience et entraine-toi encore et encore à ne jamais perdre les deux aspects de la bodhicitta. En bref, entraine-toi à l'esprit de l'éveil, la pratique bénéfique la plus importante de toutes.

Troisièmement, la force de la graine blanche: pour générer l'esprit d'éveil et le faire croitre, fais sans cesse des efforts avec ton corps, ta parole et ton esprit pour agir de façon positive sans jamais penser que c'est suffisant.

Quatrièmement, la force du rejet: lorsque des pensées égocentriques s'élèvent, pense: «C'est à cause de vous que j'erre dans le cycle des existences depuis des temps sans commencement et que je connais toutes sortes de souffrances. Vous êtes également responsables de toute la négativité et de toute la souffrance que je rencontre dans cette vie. Même maintenant, il n'y a aucun bonheur en votre compagnie. C'est pourquoi je dois immédiatement tout mettre en œuvre pour vous détruire.» Rejette ainsi énergiquement les pensées de saisie du soi.

Cinquièmement, la force des prières de souhaits: à la fin de chaque action positive, prie: «Puissé-je être capable (même si j'étais entièrement seul) de mener tous les êtres à la bouddhéité. Puissé-je pour cela, dès maintenant et jusqu'à ce que j'aie atteint la bouddhéité, ne jamais oublier les deux aspects de la précieuse bodhicitta, même en rêve, mais plutôt les faire croitre continuellement. Puissé-je être capable de faire de toutes les situations difficiles des alliées pour ma pratique de la bodhicitta!» Récite cela sincèrement et dédicace ainsi à cet objectif tout ce qui est bénéfique[68].»

1. Lorsque nous parlons d'impulsion, nous parlons de la résolution de pratiquer maintenant la compassion et la sagesse. Maintenant et pas plus tard: gardez toujours l'esprit tourné vers l'essentiel.

68 Traduction personnelle (Tilmann) du tibétain.

2. L'habitude est la pratique continue de l'esprit d'éveil jusqu'à ce que nous nous ouvrions complètement en elle et que nous fassions l'expérience que la compassion, l'amour, la sagesse et toutes les autres qualités de l'état d'être détendu s'expriment spontanément et se révèlent dans toutes les situations.
3. Planter le blanc signifie accomplir de façon infatigable de nombreuses actions bénéfiques avec le corps, la parole et l'esprit et nourrir l'esprit d'éveil, même dans les actions les plus infimes, de sorte que de nombreuses impressions positives nous accompagnent et qu'une grande force positive soit accumulée, à laquelle nous pouvons nous fier même dans les situations difficiles.
4. Le rejet est la sortie radicale des schémas égocentriques. Nous les laissons tomber comme si nous nous y brulions les doigts. Ainsi, nous protégeons la pratique de ce qui est bénéfique et nous dissipons les schémas de la saisie de soi génératrice de souffrance. Il s'agit de ne se laisser en aucun cas aller aux complications émotionnelles et de ne donner aucun espace aux anciens schémas.
5. Les prières de souhaits correspondent au renforcement de l'orientation intérieure ; une offrande et une dédicace continues de tout ce que nous avons de bon dans notre vie, de sorte que nous ne nous identifions pas mais que nous nous tournions sans cesse vers l'état d'être parfaitement libre, éveillé, ouvert, sans point central ni limite, que l'on appelle également l'éveil.

Prenons un moment pour contempler cette description en nous posant la question : si nous appliquions réellement ces cinq forces dans notre vie, est-ce qu'il manquerait encore quelque chose ?

Peut-être serez-vous d'accord avec l'auteur : ces cinq forces contiennent vraiment l'essence. Et en réalité il n'y a rien du tout à expliquer à ce sujet, c'est de l'application dont il s'agit dans chaque situation.

Avant de passer à l'application de ces mêmes cinq forces au moment de la mort, nous voudrions citer quelques points clés sur la préparation et l'accompagnement de la fin de vie.

Huit étapes pour se préparer à la fin de vie (exercice I.1)

La préparation à la fin de vie nous concerne tou·te·s aujourd'hui dans notre situation présente. Nous ne pouvons accompagner les autres dans ce processus que lorsque nous l'avons parcouru nous-mêmes plusieurs fois. Globalement, nous allons suivre huit étapes. Nous nous y préparons en contemplant profondément notre propre mortalité jusqu'à ce que nous en venions aux certitudes suivantes: «Je suis mortel·le», «Cela peut arriver à tout moment» et «Dans la mort rien ni personne ne peut m'accompagner.»[69]

1. Sur la base de ces certitudes inébranlables, nous contemplons: comment voudrions-nous vivre de sorte que nous n'ayons rien à regretter au moment de la mort? Quelles qualités souhaitons-nous développer avant de mourir?
2. Pour l'essentiel, la réponse est claire: nous voulons avoir accompli le sens de notre vie. Mais cela ne suffit pas. Il est recommandé de nommer de façon très précise le sens de notre propre vie et même de l'écrire. Nous ne devons pas rester dans les lieux communs mais nous devons parler vraiment du fond du cœur afin que cela libère la force nécessaire pour orienter vraiment notre vie vers cela.
3. Voici quelques exemples, tirés d'un travail de groupe, de ce que les participant·e·s ont ressenti comme étant le sens de la vie:

   - Vivre en lien, en harmonie avec tout et tous·tes, dans la paix véritable.
   - Ne plus avoir aucun non-dit sur le cœur, avoir des relations parfaitement clarifiées.
   - Bien utiliser mon temps pour pratiquer réellement le chemin d'éveil.
   - Ouvrir mon cœur, développer la compassion pour les autres et pour moi-même
   - Mener une vie profondément bénéfique.

69 À recommander en soutien: Gampopa, *le Précieux Ornement de la libération*, pp. 54–61, neuf contemplations sur la certitude de notre propre mort, sur l'incertitude du moment de la mort et sur le fait que, dans la mort, rien ne peut nous accompagner.

- Vivre dans la véritable simplicité.
- Développer la sagesse, une compréhension profonde de la vie et de l'esprit.
- Sortir de la séparation pour entrer dans une existence unifiée.
- Être dans ce qui est bon.
- Être fidèle à mes propres valeurs et vivre une autodétermination authentique.
- Vivre l'amitié, vivre dans le « nous », renforcer la famille
- Avoir assez de temps pour les proches.
- S'ouvrir dans l'amour ; rayonner toute la joie de vivre.
- Développer une confiance profonde en l'être et en mon propre esprit de sorte que je puisse rencontrer la mort sans peur.
- Être bien préparé à la fin de vie : éliminer les tendances émotionnelles et accéder à la stabilité intérieure.
- Avoir réellement fait quelque chose pour le monde, avoir contribué à ce qu'il soit sauvé.
- Avoir été un bon exemple et avoir donné et présenté quelque chose d'important à la prochaine génération.

4. Puis vient un autre exercice où nous nous posons plusieurs fois la même question mais avec des échéances différentes et où nous contemplons à chaque fois sincèrement la réponse : « Si je devais mourir à ce moment-là (ce soir, dans une semaine, dans un mois, dans un an, dans trois ans, dans dix ans, à cent ans), comment est-ce que j'aimerais vivre jusque-là ? Qu'est-ce qui ne serait pas important et qui serait éliminé ?
5. Ce qui est important, c'est de ressentir à chaque fois les réponses et les questions dans tout notre corps avec tout notre être, comme si c'était vraiment réel.
6. Ces questions permettent de cristalliser la sensation de ce qui est vraiment le plus important pour nous face à l'idée de la mort. Il est recommandé de demander intérieurement un symbole ou une image, peut-être également de trouver une situation caractéristique (ou de la laisser venir) qui incarne ces qualités et qui nous servira de guide pour les mois à venir.
7. Nous approfondissons cette idée en la ressentant autant que possible avec tous les sens, le toucher, l'ouïe, la vue, l'odorat, le gout et nous l'ancrons

profondément dans notre souvenir, de sorte qu'elle reste et soit accessible à tout moment.

8. Puis nous supprimons toutes les idées de temps car, au bout du compte, nous ne savons pas quand nous mourrons et nous nous demandons : « Quand est-ce que je veux vivre réellement ce que je reconnais maintenant comme étant important ? À quel moment est-ce que je veux le mettre en œuvre ? »
9. S'ensuit la question : « Où l'important a-t-il sa place dans ma vie ? Quelles sont concrètement les prochaines étapes ? » Nous pensons à cela de la façon la plus claire et concrète possible et idéalement nous le consignons par écrit. Nous prenons des résolutions concrètes pour la mise en œuvre et l'intégration de nos préoccupations principales et nous réfléchissons à des façons de rester en contact avec le symbole qui représente cela pour pouvoir en tirer de la force.

Cela conclut la contemplation de la préparation à la fin de vie que nous pourrions faire une fois par an, si ce n'est plus. Nous pouvons en faire une partie de notre pratique quotidienne sous une forme abrégée avec la question simple : « Qu'est-ce qui est particulièrement important aujourd'hui face à la possibilité de la mort ? »

Appliquer les cinq forces dans la vie et au moment de la mort

À la suite de cette contemplation sur la préparation à la fin de vie, nous voudrions évoquer encore une fois brièvement les cinq forces dans la vie. Par ce processus, elles apparaissent d'autant plus sensées et riches.

1. La *stimulation*, la motivation est : ne jamais oublier l'essentiel, vivre toujours l'essentiel ! En bref, toujours porter dans le cœur la compassion et la sagesse en unité inséparable.
2. Il faut l'*habitude*, en particulier lorsque les choses moins importantes de la vie sont passées au premier plan pendant un long moment. Il s'agit

maintenant de nous familiariser, grâce à une pratique continue, avec les choses qui sont vraiment importantes pour nous.

3. *Planter les graines blanches* signifie prendre en main notre propre vie. Faire ! Être créatif ! Ne pas se laisser distraire de l'essentiel. De façon infatigable, même dans les plus infimes actions, vivre l'essentiel et mettre à profit chaque occasion.
4. Développer la force du *rejet* : rejeter les influences extérieures et les schémas intérieurs qui nous éloignent de l'essentiel, dire intérieurement « stop ! » et faire une pause lorsque nous rencontrons des forces adverses. Prendre la résolution profonde de ne pas nous laisser contrôler par des schémas néfastes et ne pas suivre les nombreuses distractions. Cela est lié à la volonté, la clarté et la force de résolution.
5. Le rôle des *prières de souhaits* est rempli par le rappel constant au moyen du symbole que nous avons trouvé pour notre orientation à long terme. Cela consiste également à consacrer notre vie à l'essentiel et à ne pas en faire un nouveau projet du « moi » mais de nous ancrer profondément dans le « nous ».

De quoi s'agit-il ? De vivre ce qui est le plus important pour nous.

Voici encore quelques exemples tirés du travail en groupe sur les décisions et les questions (en lien avec l'application dans le quotidien) issues de cette contemplation :

Mener une vie simple, prendre confiance en mon propre esprit.

Apprendre à lâcher le contrôle, lâcher prise, m'entrainer à la désidentification.

Réduire la peur, créer des rapports clairs dans mes relations et possessions.

Mettre en ordre toutes mes affaires en cours, mettre à jour mon testament.

Faire le ménage intérieur et spirituel. Déléguer les responsabilités.

Clarifier : comment est-ce que je souhaite mourir ? Qui devrait être présent ?

Comment est-ce que je souhaite être accompagné·e après la mort ?

Où est-ce que je souhaite aller après la mort : renaissance, terre pure, Dieu, paradis ?

M'ouvrir, prendre en considération différentes possibilités.

Pratiquer : me relier aux qualités du cœur les plus importantes pour moi.

Appliquer des techniques simples que je peux aussi pratiquer en étant allongé·e.

Faire des pratiques de souhaits une pratique quotidienne.

Travailler avec les rêves pour que la reconnaissance de leur nature illusoire se stabilise.

Approfondir le refuge. Développer l'esprit d'éveil en tout.

Dire « oui » à la mort, à la vulnérabilité, à la vieillesse. Voir la mort comme une chance.

Me réveiller et m'endormir avec le refuge, comme si je mourais et m'éveillais.

Et maintenant, sur la fin de vie : tout d'abord, voici la citation intégrale de Djamgueun Kongtrul Lodrö Thayé :

« Sur la façon de pratiquer les instructions de cette tradition au moment de la mort, il est dit : *Les instructions sur le transfert (Phowa) sont les mêmes cinq forces …*

1. Si nous sommes entrainés à cette pratique et que nous sommes atteints d'une maladie mortelle, nous devons commencer par donner toutes nos possessions. De manière générale, nous pouvons les offrir au maitre et aux Joyaux de refuge, ou alors les donner à ceux dont nous pensons qu'ils en tireront un grand bienfait. Faire cela (sans la moindre trace d'attachement, de saisie ou d'inquiétude) est la *force de la graine blanche*.
2. Si tu le peux, offre des Prières à Sept Branches et sinon, prie avec l'esprit dirigé en un point : « Grâce à la force de toutes les racines de vertus que j'ai accumulées dans les trois temps, puissé-je dans toutes mes vies ne jamais oublier le précieux esprit d'éveil et le faire grandir

constamment par la pratique. Puissé-je rencontrer des lamas authentiques qui enseignent ces instructions. Je vous prie, lamas et vous, précieux Joyaux, accordez-moi votre bénédiction pour que cela se réalise comme tel.» C'est la *force des prières de souhaits.*

3. «Cet attachement à mon moi chéri m'a fait souffrir dans des vies innombrables et maintenant je fais en outre l'expérience de la souffrance de la fin de vie. Étant donné que le moi ou l'esprit ultimement n'existent pas, il n'y a pas non plus de mort. Je ferai de mon mieux pour te détruire, toi, saisie égoïste, qui pense: «Je suis malade» et «Je meurs».» Les pensées de ce genre sont la *force du rejet.*
4. La *force de l'impulsion* consiste à penser: «Dans tout ce qui va survenir (mort, état intermédiaire et vie prochaine), je resterai relié en continu aux deux aspects de la précieuse bodhicitta.»
5. Garder clairement présentes à l'esprit les deux sortes de l'esprit d'éveil pratiquées précédemment, cela est la *force de l'habitude.*»

En résumé:

1. La *graine blanche* consiste à mettre à profit pour des causes bénéfiques tout ce que nous possédons et à le répartir parmi les êtres humains.
2. Le fait de faire des *prières de souhaits* consiste concrètement à se tourner vers une pratique continue de l'essentiel dans les conditions les plus optimales après la mort. Il serait bon d'avoir une idée très claire d'où et comment je souhaite continuer après la mort.
3. Le *rejet* dans la mort est le rejet de la pensée égoïste lors de chaque précieuse respiration qui pourrait bien être la dernière.
4. L'*impulsion* désigne ici le fait de cultiver la motivation de l'esprit d'éveil à chaque respiration et donc d'utiliser chacune des respirations qu'il nous reste pour l'essentiel.
5. L'*habitude* signifie utiliser le temps qui reste pour mettre en pratique et stabiliser l'attitude intérieure jusqu'à ce que la certitude et l'assurance soient profondes lorsque nous pensons à la mort qui va bientôt arriver. Ainsi, nous pourrons entrer dans le processus de la mort dans une paix profonde et regarder sans crainte la mort «dans les yeux». Après cette

préparation, de nombreuses personnes sont mortes de façon parfaitement détendue.

Accompagner les autres dans la fin de leur vie

En ce qui concerne l'accompagnement de la fin de vie pour les autres, il existe déjà de nombreux ouvrages à ce sujet. Les points essentiels consistent à :

- aider la personne à faire le ménage dans sa vie,
- clarifier ses relations,
- mettre en ordre ses possessions, les répartir (écrire un testament),
- alléger les possessions et responsabilités autant que possible
- verbaliser les expériences difficiles autant que possible
- régler les obsèques – donc être au clair sur la fête souhaitée, les prières, etc.

La préparation au grand passage inclut également la meilleure connaissance possible du processus de la mort[70] avec une éventuelle préparation au don d'organes de sorte que la personne ressente de la joie dans l'éventualité où elle puisse en avoir connaissance après la mort.

Nous aidons le mourant à clarifier son orientation pour savoir dans quelles conditions il souhaite mourir et où le « voyage » doit l'amener après la séparation du corps et de l'esprit, afin que nos prières puissent le soutenir autant que possible pour cela.

Naturellement, il convient aussi de mettre en place les conditions extérieures les plus favorables dans lesquelles l'esprit de la personne peut se clarifier, se recueillir et trouver son orientation intérieure.

Nous aidons également le mourant à utiliser tout le temps qui reste pour pratiquer l'essentiel en accord total avec ses propres souhaits.

70 Voir les enseignements de Tilmann sur la mort, le bardo et la renaissance sur le site Internet : https://media3.ekayana-institut.de/audios/stages-colmar/

Méditation guidée comme préparation à la mort (exercice I.2)

L'exercice suivant peut être effectué seul ou en groupe. Un bon moment pour le faire serait le soir, avant d'aller se coucher, ou même directement avant de s'endormir. Pour cela, nous faisons en sorte d'avoir une atmosphère protégée, sans dérangement. Il dure environ trente minutes. Nous pouvons également le proposer aux malades ou aux mourants. Le texte doit naturellement être adapté à la situation.

Si nous avons plus tard la chance d'accomplir un passage en douceur dans la vie suivante, cela se fera certainement également en position allongée. C'est pourquoi il est recommandé d'adopter la position la plus détendue possible pour cet exercice, par exemple en étant semi-allongé·e·s dans un fauteuil de relaxation ou allongé·e·s sur le sol sur quelque chose de souple, ou directement sur le lit.

Tout d'abord, je ressens les nombreuses sensations corporelles.
Je prends le temps d'arriver pleinement dans cette riche expérience.
Je ressens en particulier la cage thoracique et le ventre
Qui se gonflent et s'ouvrent avec l'inspiration
Pour s'abaisser à nouveau sur l'expiration.
Les sensations de la respiration sont pour moi
Un rappel de tout ce qui va et vient.
Tout change, de la même façon qu'une inspiration suit une expiration.
Je pense que je serai peut-être un jour allongé·e dans un lit
Et que je me prépare à mon dernier souffle dans ce corps.
J'invite toutes les expériences belles et précieuses
Que j'ai pu connaitre à arriver dans mon souvenir.
Encore une fois, je les apprécie toutes.
Puis je les laisse partir sur une expiration consciente.
Avec chaque souvenir, je m'entraine au lâcher-prise et à l'offrande.
J'étends cela à toutes mes possessions
Et de manière générale à tout ce qui était et qui est
Important pour moi dans cette vie.
Tout est offert et dédicacé : tout ce qui m'a appartenu,

Puisse cela bénéficier à d'autres.
Puissent-ils continuer à agir pour le bien de tous·tes!
Puisse tout ce que je laisse derrière moi
Avoir un effet bénéfique, comme une graine blanche.
Nous tournons encore une fois l'attention
Sur les sensations de la respiration.
Cette fois-ci, en particulier sur l'inspiration.
À chaque inspiration, je m'ouvre à l'inconnu qui arrive là maintenant.
C'est comme si j'arrivais avec ma conscience
Au seuil de la nouveauté et de l'inconnu.
Je suis au seuil du prochain «maintenant».
Il en ira de même dans le grand passage,
Le grand déménagement vers l'après.
Comment est-ce que je souhaite vivre ce passage
Dans la nouveauté et l'inconnu.
Avec quel état d'esprit? Avec amour, avec sagesse, avec joie?
Qu'est-ce qui me tient à cœur?
Avec ces qualités nous respirons au seuil du nouveau,
L'inspiration comme l'expiration.
Nous respirons avec le cœur-esprit de l'éveil.
Comme je vis maintenant a un effet sur là
Où je serai dans ma prochaine expérience.
Lorsque l'esprit quittera ce corps, où est-ce que je veux aller?
Comment est-ce que je veux être là?
Je respire précisément avec cet état d'esprit et cette qualité du cœur.
Grâce à la force des prières nous trouvons
L'orientation intérieure à chaque instant.
C'est très clair: c'est là que je veux aller,
Dans cet esprit, dans ces qualités du cœur!
Puissé-je être toujours relié·e à ce qui me tient particulièrement à cœur.
Puissé-je trouver partout le soutien dont j'ai besoin
Pour poursuivre le chemin de l'éveil.
En inspirant et en expirant,

J'utilise chaque instant pour m'ouvrir dans ces qualités
Et pour m'ancrer profondément dans l'esprit d'éveil.
Rien ne peut m'en empêcher.
Je rejette énergiquement les tentations de la pensée égoïste
Et je cultive la joie, l'amour, la confiance.
Maintenant, pour la grande transition, il faut un esprit mobile et ouvert.
Il ne s'agit plus du tout du «moi», il s'agit de la grande ouverture.
Dans cette conscience, je respire et je ne laisse rien me distraire.
Je reste en pleine conscience sur l'essentiel. C'est la force du rejet.
Tout en respirant ainsi, j'ancre cette motivation
Très fermement dans mon esprit.
Quoi qu'il arrive, je resterai toujours relié·e à cet état d'esprit –
Dans l'instant suivant, dans la grande transition,
Dans l'état intermédiaire et dans la vie prochaine.
J'ai conscience que toutes les expériences qui s'élèvent sont processus
Et qu'elles n'ont rien de solide.
En inspirant et en expirant,
Je m'entraine à rester dans la conscience détendue
De la véritable nature de tout être.
Je respire dans l'unité de l'amour et de la conscience.
Je respire en étant ouvert·e à tout
Et en étant en même temps conscient·e
De la véritable nature de toute chose.
La résolution de rester toujours dans la conscience
Pleine d'amour de l'éveil,
Quoi qu'il arrive, est la force de l'impulsion.
Elle me permet de garder le cap de façon imperturbable et détendue.
C'est la force inébranlable de la direction claire de notre cœur.
C'est avec cette force du cœur détendue et pleine de confiance
Que nous inspirons et que nous expirons.
Ainsi, j'utilise chaque respiration et tout le temps qui me reste
Pour demeurer relié·e à l'amour et à la conscience.

Je m'entraine à me maintenir dans l'amour et la conscience de l'essentiel,
Jusqu'à ce que la certitude profonde s'installe
Que la grande transition sera facile dans cet état d'esprit.
Nous continuons à nous entrainer
Et nous développons la force de l'habitude
Jusqu'à ce que nous soyons complètement familiarisé·e·s
Avec l'état d'être détendu et fluide dans l'ouverture consciente,
Jusqu'à ce que nous le ressentions
Comme étant complètement naturel et évident.
Plus rien ne nous agite.
Nous sommes arrivé·e·s dans l'état d'être simple, plein de lumière.
Simplement détendu, simplement ainsi.

Un voyage de guérison dans le pays du Bouddha (exercice I.3)

Dans les instructions traditionnelles, nous sommes encouragé·e·s à aller après la mort dans la «Terre pure de la Joie» (*Dewachen* en tibétain, *Sukhāvatī* en sanscrit) du bouddha Amitābha, c'est-à-dire de faire passer le courant d'esprit dans une dimension spirituelle de l'éveil. Nous pouvons tout aussi bien nous rendre dans la terre pure du Bouddha de Médecine; cette pratique a souvent été accomplie également pour les personnes décédées au Tibet.

Sans en dire trop là-dessus, nous voudrions vous donner, avec une méditation guidée, un petit avant-gout de ce que cela peut être de rentrer dans un espace de conscience pure comme celui-là. Cette méditation dure environ quarante minutes; elle s'inspire des descriptions contenues dans la pratique du Bouddha de Médecine et de descriptions de sa «terre pure». Elle peut être utilisée comme méditation de guérison, ou pour clarifier des questions personnelles, ou comme aide à la préparation à la fin de vie.

Pour commencer, nous nous tournons intérieurement
Vers ce qui nous motive là maintenant à entamer
Un processus contemplatif …

Nous approfondissons la conscience de notre propre refuge
Et de notre orientation intérieure …
Puis nous ressentons comment c'est de se sentir assis·es …
Nous faisons passer notre attention dans tout notre corps …
Peut-être que nous pouvons nous détendre un peu plus ici ou là …
Habituellement, il est bon de respirer profondément une à deux fois …
Puis de laisser la respiration se faire d'elle-même …
Nous restons légèrement en contact avec la respiration
Tout en allant dans l'écoute consciente …
Voir en conscience, sentir en conscience, gouter en conscience …
Et remarquer tout ce qui se passe en nous intérieurement …
Ce faisant, nous nous autorisons à nous détendre de plus en plus
Dans le vécu présent …
Quelles que soient les pensées, sentiments,
Humeurs et perceptions qui s'élèvent,
C'est là-dedans que nous nous détendons …
Quelles que soient les réserves que nous pouvons avoir
Vis-à-vis de notre propre vécu:
Nous pouvons laisser les choses être simplement comme elles sont …
Accepter, accepter encore et encore et se détendre là-dedans …
Pendant que nous nous détendons là-dedans, la vie continue à couler …
Embarquons maintenant pour un petit voyage de guérison,
Un voyage vers un lieu où nous pouvons guérir
Et connaitre l'équilibre intérieur.
Dans ce voyage, tout est fait pour correspondre à nos besoins
Et nous faire du bien.
Symboliquement, nous passons un grand portail
Et nous faisons les premiers pas sur cette terre de guérison.
Regardons simplement autour de nous …
Peut-être verrons-nous un chemin que nous aimerions explorer.
Suivons-le quelque temps et regardons ce qui nous attend là …
Autorisons-nous à faire venir à nous toutes les expériences
Qui nous font du bien,
Peut-être que ce chemin est sinueux, peut-être est-il très droit …

Peut-être sentons-nous des parfums bienfaisants.
Peut-être y a-t-il des fleurs ou des arbres,
Ou des êtres vivants d'où émane ce parfum …
Des bosquets d'arbres, des clairières …
Des prairies, des torrents …
Des collines, des vallées …
Peut-être même une petite cascade … ou un lac …
Différents lieux qui invitent au recueillement …
Quel lieu nous plairait, là maintenant,
Dans quel endroit aimerions-nous être …?
C'est exactement un endroit comme celui-là
Qui apparait dans ce film intérieur …
Ressentons en nous la façon dont nous aimerions être
Dans ce premier lieu de recueillement:
Marcher, être debout, être assis, être allongé·e·s …
Quelle température serait agréable?... Doit-il y avoir du soleil? …
Si oui, à quelle hauteur?...
Ressentons notre corps dans cette situation, le contact avec le sol …
Ici, tout est ravissant, régénérant …
Tout est bienfaisant et il y a un calme profond …
En même temps, il y a des sons et des bruits merveilleux,
Des plantes et des animaux …
Tout est rempli de confiance …
Personne n'a peur de l'autre …
Tous les êtres sont dans la confiance …
Nous aussi, nous pouvons nous détendre profondément …
Nous laisser aller précisément à cette expérience …
Notre souffle entre et sort et l'air est tellement bienfaisant,
Tellement nourrissant …
Même les animaux nous invitent à gouter les fruits si nous le souhaitons …
Tout nous accueille …
Nous regardons autour de nous dans toutes les directions …
Au loin, il y a une lumière, une lumière guérisseuse et bienfaisante …

Il semblerait qu'elle vienne de là-derrière, il semble que sa source soit là …
C'est avec une grande légèreté que nos pieds se mettent en mouvement
Et nous portent dans cette direction.
Nous sommes tout à fait curieux·ses et intéressé·e·s …
La lumière est de plus en plus forte
Maintenant que nous marchons à travers pré,
À travers bois, par les collines et les vallons …
Tous les sens sont ouverts …
Ici et là, nous faisons des rencontres avec d'autres en chemin;
Des rencontres pleines d'amour et de chaleur …
Nous pouvons inviter quelqu'un à cheminer avec nous,
Nous pouvons nous joindre à d'autres …
Nous pouvons continuer à avancer seul·e·s, plein·e·s de curiosité …
Mais d'où vient donc cette merveilleuse lumière?
Elle nous touche et ouvre notre cœur …
Et nous procure une curieuse légèreté …
Nous arrivons sur un terrain vaste, dégagé,
L'herbe est douce, émaillée de fleurs, légèrement en pente,
Avec un talus dans le lointain, il semble que la lumière vienne de là …
Nous nous dirigeons dans cette direction
Et nous voyons que la lumière émane d'une forme de lumière …
Qu'est-ce que cela peut-il bien être? Nous n'avons jamais rien vu de pareil.
On nous murmure à l'oreille: «C'est la source de guérison dans ce pays».
Nous commençons à voir les contours d'un être plein de lumière,
Dont l'expression du visage est pleine d'amour …
Nos regards se croisent …
Nous avons l'impression d'avoir toujours connu cette personne,
Comme si nous nous attendions …
Les bras de cette personne s'ouvrent: «Viens me voir,
C'est merveilleux que tu sois là, assieds-toi à côté de moi,
Nous avons tout le temps que nous voulons.»
Il y a d'innombrables autres êtres autour de nous

Mais nous avons l'impression d'être dans une relation unique
Avec cet être de lumière. Sa forme est celle d'un bouddha,
Tels que les éveillés sont représentés, mais elle est tout à fait vivante,
Et au début nous ne sommes pas sur·e·s si c'est un homme ou une femme,
Jusqu'à ce que cela aussi soit clair …
Un dialogue s'instaure entre nous:
Par des boucles de lumière de bouche à bouche, de cœur à cœur …
Nous demandons intérieurement: «Qui es-tu?»,
Et la réponse est déjà là: «Je suis toi.»
Nous respirons profondément et nous pouvons à peine croire
Ce que nous avons entendu là, que la réponse arrive déjà:
«Si, crois-moi, nous ne sommes pas différent·e·s.»
C'est ainsi que l'échange se poursuit entre nous
De façon parfaitement détendue, de cœur à cœur,
De bouche à bouche, la lumière tourne entre nous,
Traverse tout notre être, tous les chakras …
Nous pouvons poser des questions … et nous recevons des réponses …
Par moments, nous nous laissons simplement nourrir, traverser,
Et nous sommes dans l'échange grâce à cette lumière, sans rien faire,
Dans l'échange avec cette forme de lumière éveillée face à nous
Et également, si nous le souhaitons,
Avec tous·tes ceux·les qui nous entourent.
Nous sommes relié·e·s par des rubans de lumière colorée,
La lumière inonde tout notre corps et apporte la guérison …
C'est comme si nous respirions de la lumière …
Nous sentons que notre corps est devenu de la lumière,
Nous rayonnons aussi de lumière, peut-être bleue,
Peut-être aux couleurs de l'arc-en-ciel …
Selon l'endroit où nous posons notre esprit, la couleur change,
C'est un jeu de lumière … et la lumière va où vont nos pensées …
Nous regardons autour de nous
Et nous voyons que tout est devenu lumière,

Même les arbres, les pierres, le sol, les autres personnes et les animaux …
Nous pouvons poser toutes les questions
Et nous recevons des réponses éclairantes.
Il n'est pas facile de savoir d'où viennent ces réponses.
Elles viennent, simplement …
Comme si le lien même était leur source …
Il nous vient une profonde connaissance
De ce que c'est d'être simplement …
L'esprit est libre …
Nous n'avons pas besoin de créer d'idées ou de représentations …
Il n'y a pas de saisie …
Toutes les choses peuvent être comme elles sont …

Le gong sonne au bout de quelque temps.

J. Pont de la première à la seconde partie

Retour sur la première partie: la psychothérapie soutenant la pratique spirituelle

C'est un grand bienfait pour le chemin intérieur qu'aujourd'hui, outre les méthodes bouddhistes traditionnelles, de si nombreux procédés et approches psychothérapeutiques soient à notre disposition. Les synergies qui permettent de dissiper les voiles émotionnels ne sont pas à ignorer: quelqu'un qui a été formé au calme mental et à la vision profonde découvre et comprend de façon étonnamment rapide les liens émotionnels et biographiques dont il est question dans le travail psychothérapeutique. De la même façon, l'application de méthodes de lâcher-prise (utilisation de slogans, images de guérison intérieure, attention portée sur les déclencheurs, évaluation par échelle, travail sur l'enfant intérieur, etc.) est beaucoup plus facile car l'esprit est entrainé à se souvenir dans le quotidien des pratiques de l'entraînement de l'esprit.

Concrètement: sur les cinq étapes du travail avec les émotions *(chapitre A)*, les trois premières sont appliquées continuellement en psychothérapie, ce ne sont donc pas des territoires inconnus pour les pratiquant·e·s bouddhistes. Dans les exercices du chapitre suivant, ils·elles trouvent également d'autres stimulations intéressantes pour l'entraînement de l'esprit.

L'accompagnement personnel dans la découverte des problématiques et des tendances intérieures leur permettra de recevoir une aide particulière sur leur chemin, car chacun·e peut être très habile, même inconsciemment, pour occulter ces problèmes. Le travail thérapeutique de révélation va pouvoir contrecarrer l'évitement des prises de conscience désagréables qu'il est fréquent de rencontrer même chez les pratiquant·e·s spirituel·le·s.

L'accompagnement psychothérapeutique va rendre conscient les liens entre notre passé et nos émotions et ainsi permettre que celles-ci soient travaillées et traitées. Cela est plus profond et plus efficace qu'une détente et un lâcher-prise général des contenus de l'esprit comme cela est souvent pratiqué dans la méditation. Le focus thérapeutique est placé de façon ciblée sur nos expériences difficiles et nos ombres et stimule de façon tout aussi ciblée les ressources correspondantes.

Dans le travail psychothérapeutique, il s'agit comme dans la pratique bouddhiste de libération de la souffrance, que ce soient des angoisses, des dépressions, des obsessions, des addictions, des troubles des relations, du comportement alimentaire, des troubles physiques sans diagnostic organique (troubles somatoformes) dans lesquels s'expriment des charges psychiques. Lorsque nous ressentons finement, nous voyons que chaque pensée, chaque émotion a des répercussions subtiles sur l'état physique. Si nous pensons ou que nous ressentons encore et encore des choses similaires, il en restera des traces dans notre corps.

Au début, ces pensées et émotions ne sont que des conséquences fonctionnelles, plus tard, cela peut même aboutir à des changements organiques. Les états d'esprit ouverts, comme par exemple la joie, l'amour et la confiance influencent les organes et les tissus dans un sens bénéfique. Les états d'esprit fermés, les traumatismes, les névroses et les conflits de base inconscients influencent l'organisme dans un sens non bénéfique.

Les émotions ont du sens

Dans le travail thérapeutique, les cinq émotions de base sont toujours au centre *(chapitre B)* et c'est sur leur dissolution que se concentre la pratique bouddhiste. La psychothérapie utilise cependant une autre terminologie. Elle parle plutôt de besoin et de peur et considère souvent les émotions comme une tentative inconsciente de solution à un problème. C'est pourquoi elle voit les émotions comme ayant du sens même si ce sont souvent des tentatives maladroites voire encombrantes de faire face aux difficultés.

Ainsi la peur a en réalité le « sens » de nous rendre particulièrement attentifs pour bien maitriser un danger. Vu comme cela, la peur a du sens. C'est la même chose pour les autres émotions : du point de vue individuel de la personne concernée, ce sont des réactions qui ont un sens. Si nous partons du principe que notre émotion a un sens plus profond, que nous ne nous contentons pas de l'écarter et que nous l'explorons, alors nous réussirons à appréhender les besoins sous-jacents.

Ce n'est que lorsque nous les reconnaissons que nous pouvons les honorer et trouver de nouvelles solutions plus judicieuses. Ainsi le stress peut déclencher un désir de nourriture. Mais de quoi s'agit-il vraiment ? Les besoins sous-jacents sont ici les souhaits de détente et de calme. Nous aimerions oublier et nous libérer à nouveau le cœur et l'esprit. Nous connaissons tout cela. Le désir de chocolat ou de boire trois bières n'est peut-être pas une réaction émotionnelle optimale mais elle a du sens.

En premier lieu, la recherche d'un état d'être plus satisfait repose en nous-mêmes dans une relation plus habile avec notre propre esprit et en second lieu, ce nouvel état d'esprit va modifier notre relation aux personnes autour de nous et à notre environnement.

C'est dans cette seconde étape (l'interaction avec les personnes autour de nous) que réside un autre point fort de la psychothérapie : elle nous entraine à la perception et à l'expression verbale de sentiments et de besoins et cultive la résonance intérieure avec notre interlocuteur. Ainsi, elle apporte une contribution essentielle à la mise en pratique d'une préoccupation primordiale de l'entraînement bouddhiste: une communication paisible et respectueuse dans l'alternance du donner et du recevoir dans un esprit d'amour, de compassion et de compréhension pleine de bonté.

Pour les bouddhistes, cette préoccupation est incluse parmi les dix actions bénéfiques dont quatre concernent la parole. Peut-être est-il bon d'en faire ici la liste complète[71], car même les autres reflètent l'esprit de l'éthique bouddhiste dans lequel nous trouvons également un pont avec l'attitude éthique dans la psychothérapie.

Les dix actions bénéfiques

1. Protéger la vie des autres
2. Être généreux
3. Nourrir un comportement sexuel bénéfique
4. Dire la vérité de façon sincère
5. Réconcilier les ennemis et ceux qui se sont disputés
6. Parler de façon calme et digne de confiance
7. Dire des choses sensées
8. Désirer peu et être satisfait
9. Pratiquer l'amour et les qualités similaires
10. Se tourner vers ce qui est vrai et sensé

Ce qui compte pour toutes les personnes engagées socialement, c'est, comme pour le Bouddha, ce comportement éthique au centre duquel se trouve cette communication sincère, vraie, réconciliatrice, calme, digne de confiance et sensée (voir étapes 4 à 7).

Dans le champ thérapeutique, on pourrait citer en premier lieu, la thérapie par la parole d'après Carl Rogers, ainsi que toutes les approches humanistes basées là-dessus et la communication non violente d'après Marshall B. Rosenberg. Mais *toutes* les approches psychothérapeutiques nourrissent

71 Citation de Gampopa: *Le Précieux Ornement de la libération*, page 115.

cet art de l'échange. Communiquer de cette façon représente la base d'une compréhension mutuelle et d'une compréhension croissante de ce que nous déclenchons chez les autres et eux·elles chez nous ainsi que la manière dont nous pouvons nous soutenir mutuellement là-dedans pour grandir et devenir plus libre.

La clarification du sens de notre vie *(chapitre C)* connait grâce au travail psychothérapeutique une adaptation aux besoins individuels plus profonds. Ainsi, elle n'est pas une directive abstraite («je souhaite obtenir l'éveil»), mais elle est remplie concrètement par les qualités qui nous tiennent le plus à cœur. Ainsi, le «refuge» bouddhiste dans le Bouddha, le dharma et la sangha (les symboles de toutes les qualités éveillées) peut être ressenti en nous directement. Et cela d'autant plus que grâce à l'accent thérapeutique placé sur l'expérience corporelle globale, elle peut être ressentie dans chacune de nos cellules. Cela approfondit à son tour l'entraînement bouddhiste, comme par exemple grâce à la respiration du cœur (*tonglen*), où nous nous relions précisément à ses qualités du refuge qui donnent du sens.

Les quatre vérités des nobles *(chapitre D)*, qui représentent la base de l'enseignement bouddhiste, gagnent en vigueur grâce à la comparaison avec le processus thérapeutique, ce qui explique la comparaison que le Bouddha faisait entre les médecins et les personnes qui recherchent la libération, similaire dans leur façon de procéder.

Dans chaque session de thérapie, dans chaque session de méditation, dans chaque moment important de notre vie, il s'agit toujours des quatre mêmes questions:

Où y a-t-il, là maintenant, une tension inutile?
D'où vient-t-elle?
Est-ce que nous pouvons la détendre?
Comment faire cela?

Suivies de quatre compréhensions qui s'approfondissent peu à peu:

Ah, là, je ressens une tension.
Ah, c'est de ça qu'elle vient!

Ah oui, je peux la détendre!
Ah, donc c'est possible!

Dans la seconde partie du livre, nous nous occupons particulièrement des réponses à la question quatre: comment cela marche-t-il concrètement? Et nous mettons à disposition les exercices psychothérapeutiques utiles qui y répondent.

Le travail continu dans le domaine du «psychiquement sain»

La pratique d'une conscience continue de l'essentiel *(chapitre E)* est bien plus que seulement de la pleine conscience. Cela constitue la base pour une réelle compréhension de notre propre esprit. La pratique de la conscience est le centre et le cœur de la pratique bouddhiste et dépasse largement ce qui est utilisé ou pratiqué dans la pratique psychothérapeutique. La pratique de la conscience ne sert pas seulement à faire face à des situations émotionnellement difficiles, elle permet également d'explorer des états mentaux subtils jusqu'à ce que nous connaissions «chaque recoin» de notre esprit:

les états d'esprit duels autant que non duels,
l'esprit actif non duel avec pensées,
l'esprit calme non duel sans pensées,
la conscience dans le rêve et
la conscience dans le sommeil profond,
l'esprit libre et l'esprit bloqué …

En bref, la pratique de la conscience nous permet d'expérimenter la différence entre les états d'esprit libres et fermés et cette pratique se déroule dans le domaine qui serait considéré au niveau thérapeutique comme «psychiquement sain». Être psychiquement sain n'est pas encore l'éveil ou la libération dont il s'agit ultimement dans la pratique bouddhiste, mais sa base est l'élimination des voiles émotionnels; il n'y a pas d'éveil sans avoir éliminé les voiles émotionnels!

Idéalement, la psychothérapie prépare le chemin de l'éveil et l'accompagne, elle cultive le champ de la santé psychique et aide à trouver nos propres ressources. Elle nous permet de sortir de nos souffrances névrotiques et de notre vision erronée de nous-mêmes, qui souvent ne nous permet pas de nous ouvrir, de lâcher prise et de faire l'expérience de nous-mêmes comme étant sain·e·s.

Il se pose effectivement la question de savoir quelle est la quantité nécessaire de liens surs, positifs et compatissants, d'expériences rassurantes au niveau relatif, pour lâcher prise en profondeur et pouvoir connaitre l'éveil. Une base ou un champ de relations saines et d'expériences de liens salutaires semble être utile, voire indispensable, à un éveil complet.

Le désir de sortir les antennes de notre cœur *(chapitre F)* et de vivre de façon plus compatissante est un autre domaine dans lequel les démarches bouddhiste et psychothérapeutique se rejoignent en grande partie. Où résident les différences? L'approche bouddhiste quitte souvent rapidement le niveau interrelationnel concret et laisse le cœur-esprit s'étendre dans toutes les directions pour inclure tous les êtres vivants sans exception, comme par exemple dans la méditation de la bonté pleine d'amour *(mettā* en pāli et *maitri* en sanscrit).

C'est dans cette vastitude globale que réside la grande force de cette pratique, car personne n'en est exclu; il n'existe pas un·e seul·e ennemi·e envers lequel·laquelle nous ne serions pas bienveillant·e·s. Mais à quoi peuvent bien nous servir ces méditations globales sur la bonté si, après cette ouverture, nous sommes à nouveau irrité·e·s dès que quelqu'un nous parait désagréable! Même la pratique de l'Entraînement de l'Esprit en Sept Points (*lodjong*) accorde bien plus d'importance au développement de la compréhension des autres que de soi-même.

Nous avons besoin de développer une compassion vécue concrètement et avant tout d'une compassion avec nous-mêmes et nos faiblesses. Cette auto-compassion n'est évoquée que très brièvement dans les textes bouddhistes que je connais (Tilmann) mais elle demande de nos jours une attention particulière. Là aussi l'accompagnement psychothérapeutique nous aide à nous accepter dans chaque ressenti, à chaque instant, à découvrir les peurs et les besoins plus profonds et à bien nous occuper de nous *avant* de nous tourner vers les autres.

Quelqu'un qui aide les autres alors qu'il est lui-même dans le besoin ne pourra pas vraiment être utile, car il ne connait pas encore le chemin qui mène à l'état d'être détendu et à l'acceptation profonde. Ainsi, la pratique de la compassion et de l'amour illimité est également approfondie par l'individualisation typique de la pratique psychothérapeutique qui se tourne toujours en premier lieu vers les besoins du·de la client·e lui·elle-même, avant d'élargir ensuite ce soin à son entourage. Les pratiques de compassion comme par exemple les méditations de la bonté ne deviennent vraiment authentiques que par un véritable contact avec nos propres sentiments de compassion, d'amour et de bonté comme on en fait par exemple l'expérience avec l'exercice de la bonté (exercice 1.3).

Du « je » au « tu » pour aller ensuite au « nous »

Du point de vue du risque d'un reniement de soi, les instructions sur une attitude d'esprit à développer qui est complètement tournée vers les autres *(bodhicitta)* sont particulièrement « dangereuses », car elles insistent sur une attitude consistant à renoncer à soi-même et à ses besoins pour le bien des autres.

Ceci peut être évité au moyen d'une posture saine du « nous ». « Je » suis une part du « nous ». Ainsi, en étant responsable du « nous », je suis également responsable du « je », de moi-même. Un chemin sain passe toujours du « je » au « tu » pour aller ensuite au « nous ». Et ce « nous » commence à s'élargir pour inclure progressivement et concrètement tous ceux et toutes celles que je rencontre ou à qui je pense.

Ainsi, nous évitons les pièges de la saisie de soi, de la fixation sur l'autre ou sur les autres, dans laquelle nous ne pensons qu'à notre propre groupe. Nous passons du « moi » au « toi » et au « nous » et à partir de là, à un « nous » global puis nous revenons au « moi » … Sans se prendre pour le nombril du monde.

Ce « moi » est soumis à une analyse très précise dans la psychologie bouddhiste *(chapitre G)*, ce qui permet de voir qu'il n'y a pas de noyau d'être dans ce « moi ». « Moi » est entièrement processus, changement dynamique. Nous ne saurions trouver un « moi » stable; mais nous pouvons trouver des qualités d'esprit qui donnent à ce processus une fiabilité croissante, une capacité grandissante de faire face aux situations difficiles. C'est l'éveil des qualités innées de l'esprit qui ne viennent pas de la saisie de soi mais qui sont présentes naturellement comme expression intrinsèque de l'esprit. La psychologie bouddhiste appelle ce processus mental sans moi stable le « non-soi » alors que la psychologie de nos jours l'appelle un « moi sain » ou « le soi authentique ».

Autant l'entraînement bouddhiste que la psychothérapie servent à sortir des images erronées que l'on a de soi-même, pour accéder à la fluidité d'un être changeant dépourvu autant que possible de blocages. Là aussi les approches se rejoignent, même si l'une dissipe l'illusion de soi et l'autre renforce le moi. Le moi qui est dissous est différent du moi qui est renforcé, ce n'est là qu'un problème terminologique !

Il est très libérateur pour les pratiquant·e·s bouddhistes d'apprendre qu'il ne s'agit là que de dissiper une illusion et que le moi véritable en ressort plus fort et plus puissant. Le moi n'a pas besoin d'être nié, il faut juste le voir tel qu'il est.

De la même façon, pour les personnes familières de l'approche thérapeutique, il est éclairant de comprendre que les qualités d´un moi sain et fort n'appartiennent en réalité à aucun moi mais sont l'expression naturelle d'un esprit qui n'est pas pris dans les fixations et surtout pas dans la fixation d'un moi existant séparément, réellement séparé de tout le reste. Elles viennent plutôt du domaine du non-soi c'est-à-dire du domaine de notre être que « je » ne contrôle pas (consciemment ou inconsciemment).

Le soi authentique

Avec le chapitre sur le Bouddha de Médecine en nous-mêmes *(chapitre H)*, nous voulions donner un petit avant-gout de la façon dont ces qualités éveillées peuvent être activées en nous de manière globale. Lorsque nous nous ouvrons entièrement au vécu dans la détente et à une nouvelle vision de nous-mêmes et des autres, nous quittons une vision étriquée dans laquelle nous ne pouvons voir aucun Bouddha, alors que l'éveil est la nature omniprésente de notre esprit qui se révèle immédiatement (quoique parfois de façon brève) dès que plus aucun voile ne dissimule notre être véritable.

Nous pouvons nous demander dans quelle mesure les psychothérapeutes peuvent s'ouvrir à cette visualisation concrète? Quoi qu'il en soit, ce qui compte, ce n'est pas d'inculquer cette vision mais de la découvrir, de la laisser venir progressivement.

Il ne s'agit pas de «pensées positives» mais de découvrir notre étincelle divine pour le dire en d'autres termes car c'est là-dedans que réside une force indiscutablement et incroyablement guérisseuse. Elle a permis à des gens de surmonter l'expulsion, la torture et des catastrophes encore plus graves, en développant la compassion.

La pratique du Bouddha de Médecine fait sauter les croyances limitantes; elle fait exploser la conviction selon laquelle nous ne pouvons pas guérir, nous ne pouvons pas nous éveiller. Pourtant, nous le pouvons, chacun d'entre nous. Cela peut ressembler à un crédo mais nous sommes tous semblables en un point: une grande part de notre souffrance psychique est nourrie par une vision limitante de nous-mêmes. Nous devons croire en «nous» ou mieux à ce qui ne saurait être touché par aucune turbulence, appelons-le le «non-soi» ou «soi authentique». Réveiller cela est le but central de telles pratiques sur les divinités de méditation comme le Bouddha de Médecine.

Mourir dans la confiance *(chapitre I)*, dans le soi véritable, c'est-à-dire dans la véritable nature de l'esprit, permet d'avoir une mort paisible et détendue, en harmonie parfaite avec soi-même et avec tout. Se préparer à cela au moyen d'un entraînement de l'esprit à la fois profond et global, représente la meilleure préparation à la fin de la vie.

Ainsi, cette introduction sur le lien entre l'entraînement bouddhiste de l'esprit et la psychothérapie trouvent sa conclusion logique dans les indications concernant la fin inévitable de cette vie et la préparation nécessaire au «grand déménagement» comme certains textes tibétains appellent la mort. Nous laissons derrière nous beaucoup de choses avec lesquelles le moi s'est identifié. Ce qui reste, ce sont les qualités que notre courant d'esprit a déployées, que ce soit par l'étude, la contemplation et la méditation qui mènent à la compréhension, ou par un travail psychothérapeutique continu avec notre propre esprit – ou même par les deux.

Vue sur la seconde partie : parallèles entre le chemin d'éveil et la psychothérapie

Dans la seconde partie qui décrit le travail intérieur dans la Psychothérapie Essentielle d'un point de vue psychothérapeutique, nous présentons les domaines centraux de ce travail et nous vous donnons des exercices correspondants qui peuvent pour une grande part d'entre eux également être effectués seul·e. Ils ne sont pas seulement un excellent complément à l'entraînement bouddhiste classique, mais en tant qu'expression de cette même attitude intérieure de base, ils permettent de passer tout à fait naturellement à l'entraînement individuel de la conscience et le facilitent.

L'introduction et l'aperçu *(chapitres K et L)* rendent plus aisée l'entrée dans le sujet d'une psychothérapie intégrée au chemin d'éveil et donnent une vue de l'ensemble.

La posture du·de la thérapeute *(chapitre M)* consiste en tant que catalyseur à accompagner le processus naturel de déploiement des qualités innées du·de la client·e, dans une conscience aussi ouverte que possible, en résonance avec lui·elle et à avoir confiance en la santé inhérente au·à la client·e, sous forme de potentiel qui n'attend qu'à être réveillé.

L'enseignant·e du dharma et le·a psychothérapeute se ressemblent ainsi dans leur lien avec les ressources et les qualités de leur interlocuteur·rice. C'est la même attitude intérieure : tourner le regard vers ce qui est sain et ce qui s'éveille.

Cette confiance dans les qualités innées se transmet à notre interlocuteur·rice et renforce sa confiance en soi. En même temps, la relation au·à la thérapeute agit de la même façon que la relation avec l'enseignant·e du dharma, comme un modèle sain pour le·a client·e; elle nous permet une nouvelle expérience qui guérit et a tout à fait une dimension spirituelle, quoi que le plus souvent de façon tacite.

La relation est spirituelle dans le sens qu'elle facilite l'accès à notre propre être véritable et qu'elle aplanit le chemin de l'éveil par la transmission de connaissances profondes tirées de l'expérience sur la nature de l'être.

La découverte et l'activation de nos ressources *(chapitre N)* sont les bases nécessaires qui nous permettront de nous tourner vers nos propres problèmes avec un regard frais et des perspectives de solutions du point de vue thérapeutique. C'est exactement pareil pour l'entraînement bouddhiste: Nous avons besoin intérieurement d'un lieu sûr (exercice N.2), à partir duquel nous pouvons aborder les difficultés; nous avons besoin d'un ancrage dans la bonté, la bienveillance fondamentale (exercice N.3). Les pratiquant·e·s du chemin d'éveil se souviendront immédiatement de la prise de refuge, du développement de la bonté pleine d'amour et de l'esprit d'éveil qui font partie de toute pratique de méditation.

Ce qui est extrêmement important dans l'entraînement de la conscience, c'est le renforcement de l'observateur intérieur, c'est à dire la capacité à percevoir les processus intérieurs. Certain·e·s pratiquant·e·s bouddhistes voudraient se débarrasser de l'observateur de façon précipitée pour faire l'expérience de la conscience non duelle. Pourtant, la condition même de l'accès répété à ce vécu non duel est la capacité à percevoir à quel moment nous sommes dans la saisie, dans une réaction émotionnelle. Sans cette capacité, nous ne pouvons pratiquer aucune des cinq étapes décrites dans le chapitre A sur le travail avec les émotions, ni ne pourrons développer le calme mental et la vision profonde.

Cette capacité à percevoir de façon précise nos états d'esprit est la base nécessaire à l'intervention du pilote intérieur ou du maitre intérieur. Elle consiste à percevoir les sensations, à les comparer dans leur intensité et leur qualité (exercice N.4) ainsi que dans le fait de reconnaitre leur nature véritable, processuelle.

Faire un retour sur la journée en pensée (exercice N.5), de même que la planification de la journée à venir, sont indispensables pour prendre notre vie en main, les bouddhistes diraient: prendre en main sa propre action *(karma)*. Mais pour pouvoir mettre en œuvre ensuite les impulsions créatives du pilote intérieur, il est utile de pouvoir mettre de côté consciemment et temporairement les souvenirs gênants et l'éruption de réactions émotionnelles (exercice N.6). Cela renforce la capacité à prendre les rênes de sa vie et à exercer sa volonté. La volonté, c'est à dire la capacité à mettre en œuvre ses décisions, est centrale pour le chemin de l'éveil; sans elle, nous sommes balloté·e·s dans la vie comme des feuilles dans le vent du karma.

Malgré notre bonne volonté, nous échouons souvent à mettre en œuvre nos résolutions, en raison de tendances psychiques fortement ancrées. Pour qu'elles ne nous déstabilisent pas, nous pouvons recourir à des stratégies et à des interventions *(chapitre O)* dont le but commun est d'élargir notre marge de manœuvre et donc de devenir ou redevenir maitre·sse chez soi. Les exercices proposés ici correspondent aux étapes 1 et 2 des cinq parties du chapitre A (s'arrêter et appliquer les méthodes utiles). Il s'agit ici de stimuler et de mettre à profit des ressources afin d'ouvrir l'espace qui permettra le travail plus profond de révélation de nos propres tendances.

Jusque-là, le travail est uniquement stabilisant, comme si dans la pratique bouddhiste nous mettions essentiellement l'accent sur les contemplations fondamentales telles que le refuge, l'amour, la contemplation, le calme mental. Tout cela déclenche déjà naturellement des processus de prise de conscience ce qui est bien sûr souhaité, mais le matériau émotionnel biographique inconscient n'est pas amené à la surface de façon ciblée.

L'introduction au Focusing *(chapitre P)* ouvre cette phase d'exploration ; il s'agit de mettre à jour les causes du déclenchement des tendances génératrices de souffrance. L'équivalent à cela dans l'entraînement bouddhiste serait la pratique de l'attention vis-à-vis des sensations désagréables et douloureuses, en sachant que nous nous ouvrons à chaque fois aux images intérieures et aux associations d'idées qui accompagnent ces sensations, c'est-à-dire que nous observons les déclencheurs de nos états mentaux fermés, comment ils s'élèvent, comment ils peuvent être surmontés et prévenus.

Cette observation des imbrications intimes dans notre vécu est décrite par le Bouddha dans les deux enseignements : comment cultiver la conscience *(satipaṭṭhāna)*, dans le 4e paragraphe sur l'exploration des lois et liens (dharmas) :

> « Si le désir sensuel est présent en nous (ou la malveillance, la torpeur, l'apathie, l'agitation, l'inquiétude ou le doute), nous savons alors : « le désir sensuel est présent », (ou la malveillance, la torpeur, l'apathie, l'agitation, l'inquiétude ou le doute) et lorsqu'il n'est pas présent, nous savons : « il n'est pas présent ». Nous savons également comment ils

s'élèvent, comment ils sont surmontés et comment on peut les prévenir. »[72]

La même chose est décrit par le Bouddha pour la perception de nos ressources intérieures appelées également « ailes de l'éveil ». Ici, il s'agit de remarquer à quel moment la ressource se révèle, comment elle s'élève et comment elle peut être parachevée :

> « Si le lien d'éveil qu'est la conscience de l'essentiel est présent en nous (ou bien l'exploration des dharmas, la persévérance enthousiaste, la joie, le calme, l'absorption méditative, l'équanimité), nous savons : «il est présent» et s'il n'est pas présent, nous savons : «il n'est pas présent». Nous savons également de quelle façon l'aile d'éveil de la conscience de l'essentiel qui n'est pas encore présent (ou bien l'exploration des dharmas, la persévérance enthousiaste, la joie, la calme, l'absorption méditative et l'équanimité) s'élève et comment il est parachevé. »

Pour pouvoir observer et comprendre clairement ces processus intérieurs, il faut une distance intérieure ; donc précisément le contraire de l'identification. Dans la méditation, nous apprenons à ne pas nous identifier avec les sensations et les émotions qui s'élèvent. La psychothérapie a également développé des méthodes pour sortir des identifications et se désidentifier consciemment *(chapitre Q)*. Il s'agit de percevoir de façon réaliste et non identifiée les situations et le vécu correspondant.

Nous prenons alors conscience de la façon dont certaines tendances émotionnelles et identifications intérieures s'élèvent de façon quasiment identique et déclenchent des réactions émotionnelles presque automatiques, comme si elles avaient une vie propre, sur laquelle notre pilote intérieur n'a que peu d'influence aussi longtemps que nous sommes identifié·e·s avec ces tendances. Nous prendrons une distance intérieure et nous aurons la pos-

72 Bouddha Śākyamūni, *Recueil des enseignements moyens* [de longueur moyenne] (*Majjhima Nikaya*), n°10, et *Recueil des enseignements longs* (*Digha Nikaya*), n° 22.

sibilité d'exercer une influence en les identifiant, en les nommant et en leur donnant une place sans les laisser nous dominer.

Ces tendances émotionnelles peuvent agir comme si elles étaient des sous-personnalités *(chapitre R)*, ou bien comme si elles étaient l'expression d'un enfant intérieur *(chapitre S)*, c'est-à-dire l'expression de peurs et de besoins qui sont actifs en nous depuis notre enfance. Ou bien il s'agit de structures et de façons de voir que nous avons héritées de nos parents *(chapitre T)*. Ces descriptions ne sont que des aides pour mieux nous y retrouver parmi les tendances et les structures différentes et poursuivre ensuite le travail d'intégration et d'élimination. Pour cela, nous travaillons encore et encore avec les méthodes révélatrices *(chapitre U)* pour y voir plus clair dans notre propre psychodynamique.

Ainsi certain·e·s d'entre nous, même après des années de pratique méditative, entrent en contact avec des expériences traumatiques précoces *(chapitre V)* qui ont une capacité énorme à déformer notre perception des situations et à mettre hors service le pilote intérieur. Elles seront travaillées par un processus prudent d'aller et retour entre des ressources ancrées de façon stable et une conscience prudemment dosée de la charge émotionnelle. Ce travail nécessite l'accompagnement de deux thérapeutes, il est trop risqué de le faire seul·e. Les instructions sur le travail avec les traumatismes sont présentes de façon très sporadique dans les textes bouddhistes; elles se trouvent surtout dans les descriptions des vies des maitres tels que Angulimāla (disciple du Bouddha) ou Milarépa. Leurs pratiques intensives dans un cadre protégé avec un ancrage fort dans les ressources, peut être interprété comme une voie de guérison pour surmonter leurs profonds traumatismes.

Un autre travail révélateur se trouve dans l'analyse des rêves *(chapitre W)*, en sachant que notre relation aux rêves doit rester exactement comme dans le dharma, dépourvu de toute identification. L'observation des rêves nous sert à remonter la trace de nos empreintes karmiques. Les rêves sont un merveilleux matériau d'observation de nos fonctionnements inconscients et ils montrent également de façon très nette comment des façons de voir et des réactions spontanées plus saines peuvent s'installer grâce à notre travail intérieur sur les couches les plus profondes de notre être.

Après le travail de stabilisation, d'exploration et d'intégration avec nos tendances, il s'agit finalement, de la même façon que dans l'entraînement bouddhiste, d'accéder à une action constructive et consciente dans ce monde. Un travail avec la volonté s'avère nécessaire, soutenu par des exercices pour développer une orientation ou vision intérieure claire *(chapitre X)*.

Tout ce travail se fait au service de la révélation de notre soi véritable ou soi supérieur *(chapitre Y)* et celui-ci à son tour est au service de ceux qui vivent avec nous de la façon la plus directe, en premier lieu notre partenaire. La façon dont les difficultés qui s'élèvent inévitablement dans la vie commune peuvent être abordées de manière créative, elle est présentée dans le bref passage sur la thérapie de couple *(chapitre Z)*. Les pratiquant·e·s du dharma peuvent prendre cela comme un encouragement à transposer leur pratique contemplative personnelle dans leur relation de couple et à continuer à développer les fruits de leur pratique spirituelle dans la rencontre humaine concrète.

Ces explications auront probablement permis de clarifier encore une fois la façon dont tous les aspects de ce chemin intérieur sont liés les uns aux autres et de quelle façon la voie consiste à développer une conscience pleine d'amour de A à Z. Nous pouvons considérer les différents chapitres de ce livre comme des variations sur ce thème de base; en termes bouddhistes, on parlerait du jeu de la compassion et de la sagesse en unité inséparable.

Seconde Partie:

Une Psychothérapie basée sur l'Entraînement Bouddhiste

K. Introduction à la seconde partie

Dans cette deuxième partie du livre, nous allons guider le·a lecteur·rice comme s'il·elle participait à un cycle de formation continue en psychothérapie essentielle. Nous présenterons beaucoup d'exercices qui seront signalés par le terme *exercice.* La plupart d'entre eux peuvent être faits par le·a lecteur·rice intéressé·e comme une expérience personnelle sans avoir besoin pour cela d'un·e thérapeute. Une autre partie des exercices et des méthodes est prévue spécialement pour les situations de travail en psychothérapie et pour les psychothérapeutes. Ces indications et méthodes sont signalées par le terme *méthode.*

En psychothérapie essentielle nous trouvons, outre l'entraînement de la conscience de l'essentiel présentée dans la première partie du livre, des éléments venus de différentes directions psychothérapeutiques existantes. La psychothérapie essentielle est ouverte à toutes ces approches et les honore toutes. L'important, c'est qu'elles ne soient pas radicalement en contradiction avec la pensée fondamentale du chemin d'éveil du Bouddha. Nous prenons comme base la nature processuelle de tout être et donc une orientation éthique fondamentale, une direction vers les valeurs représentées par le chemin bouddhiste et ses effets bénéfiques visés à long terme.

Dans les prochains chapitres, vous trouverez peut-être une méthode ou un exercice que vous connaissez déjà, venu par exemple de la « psychothérapie comportementale » selon Watson ou Grawe, de la psychothérapie par la parole de Rogers, du « Focusing » de Gendlin, de la « Psychosynthèse » d'Assagioli, du « Somatic Experiencing » de Levine, de la méthode d'imagination de Phyllis Krystal, un processus psychanalytique selon Freud ou Jung ou des autres orientations psychanalytiques qui ont suivi, comme aussi de certaines approches psychothérapeutiques systémiques, par exemple d'après Virginia Satir.

Notre approche est caractérisée par l'ouverture aux méthodes et par leur intégration. C'est pourquoi nous pouvons tout à fait imaginer qu'à l'avenir d'autres processus thérapeutiques inconnus jusque-là soient intégrés à la Psychothérapie Essentielle (EPT). L'aspect fortement intégratif de l'EPT est le confluent de l'entraînement de l'esprit bouddhiste, donc d'une tradition de sagesse vieille de deux mille cinq cents ans avec des découvertes et des procédés des approches psychothérapeutiques de guérison telles qu'elles se sont développées dans notre culture occidentale depuis le début du siècle dernier. Grace à cette confluence qui s'exprime particulièrement dans la posture du·de la thérapeute de l'EPT, beaucoup des approches citées précédemment prennent un tour un peu différent, souvent une autre intensité et la plupart du temps une efficacité accrue.

Au-delà de cela, de nombreux exercices connus se retrouvent élargis une fois intégrés dans l'EPT, non seulement grâce à la posture particulière du·de la thérapeute mais également grâce à l'introduction de nouveaux éléments comme la représentation ou la symbolisation le plus souvent imaginée d'un aspect de sagesse tel qu'un Bouddha. Certaines méthodes du chemin d'éveil sont introduites directement comme intervention dans la situation de thérapie. Différents méthodes et exercices ont été mis en place au cours des dernières années dans notre travail. Lorsque nous avons intégré un exercice ou une méthode venus d'une autre école de thérapie dans l'EPT, nous l'avons indiqué dans le texte.

Comme ce livre est destiné à donner une impression générale du travail avec la Psychothérapie Essentielle, les procédures sont présentées de façon brève, lisible, en insistant sur leur *essence*. Cela permet que les contenus restent lisibles et accessibles pour le·a lecteur·rice. Ceux·celles qui souhaitent approfondir peuvent se référer à la bibliographie détaillée ou envisager la possibilité de découvrir l'EPT lors d'un stage ou d'une formation continue.

Les découvertes de l'entraînement bouddhiste permettent de faire une expérience plus profonde et surtout plus complète de la réalité. Le vécu de cet état d'être devient accessible à tous·toutes ceux·celles qui s'engagent sur cette voie de pratique, comme décrit dans la première partie de ce livre. Cela est particulièrement significatif pour un travail psychothérapeutique: avoir une vision de réalité élargie est un élément qui ne doit pas manquer dans tout art de la guérison qui souhaite prendre en compte l'être humain dans son ensemble. La Psychothérapie Essentielle est donc une tentative pour développer et appliquer un art de la guérison qui soit à la hauteur de la nature fondamentale de l'être.

L. Aperçu des chapitres psychothérapeutiques

La construction de la seconde partie de ce livre est basée sur une situation concrète de thérapie. Elle est consacrée tout d'abord au premier contact: faire connaissance, développer la confiance en la mettant au cœur de la relation de travail, prendre une décision concernant la thérapie à mettre en place et, souvent, établir un premier objectif thérapeutique. Le·a thérapeute établit le plus souvent une anamnèse, formule un premier diagnostic et établit éventuellement un premier plan de thérapie, éventuellement une évaluation de la prise en charge des couts[73].

Le·a client·e arrive peut-être avec un problème non résolu, dans la sphère professionnelle ou privée, ou bien il·elle est poussé·e par un conflit non résolu, éventuellement avec un·e partenaire, ou il lui faut travailler une séparation due à un décès ou à un divorce. Souvent, les client·e·s viennent aussi avec des symptômes spéciaux, ils·elles ont parfois été adressé·e·s par d'autres soignant·e·s. Il peut aussi s'agir d'une phobie, d'une peur des espaces clos (claustrophobie), d'une peur des examens ou d'une anxiété générale. Certain·e·s client·e·s ont de la peine à contrôler les émotions fortes, comme par exemple la colère ou l'agressivité et c'est pour cela qu'ils·elles viennent en thérapie. Souvent, le sujet est en lien avec le domaine affectif et émotionnel, comme par exemple des états d'esprit moroses sur de longues durées ou une évolution dépressive.

Dans tous ces cas, lorsqu'il semble évident au·à la client·e de quoi il·elle souffre, nous pouvons établir un premier contrat de thérapie, qui peut éventuellement être reformulé plus tard. Pour le·a client·e, il s'agit de résoudre ou d'apaiser le problème ou le symptôme en question. Pour le·a thérapeute, cela peut signifier de travailler tout d'abord avec ce dont le·a client·e est conscient·e et donc se tourner vers la résolution du problème et l'apaisement ou la guérison des symptômes.

73 En Allemagne, les psychothérapies peuvent, sous certaines conditions, être prises en charge par les caisses d'assurance maladie. (N.d.T)

Ici, outre la mise en place d'une relation bénéfique et porteuse entre le·a thérapeute et le·a client·e *(chapitre M)*, le travail sur l'actualisation ou la mise en place de ressources *(chapitre N)* et l'utilisation de stratégies de «coping» et d'interventions *(chapitre O)* sont au premier plan. Dans cette façon de procéder, les symptômes et les problèmes du·de la client·e, comme par exemple une anxiété ou un conflit au travail, sont traités de façons assez directe.

Astrid Schillings est l'auteure du *chapitre P* sur le «focusing» d'après Eugene T. Gendlin. Cette méthode, qui s'exprime aussi dans une attitude particulière du·de la thérapeute, est très fortement orientée sur les processus et peut être utilisée comme approfondissement de tous les processus thérapeutiques. En outre, elle peut également servir de méthode révélatrice, comme nous l'avons déjà expliqué dans le *chapitre J*.

Dans le *chapitre Q*, nous présentons des méthodes spéciales de désidentification. Celle-ci peut permettre d'accéder à une dimension détendue, libre, non fixée, comme un espace libre ou une conscience ouverte, ce qui est similaire à notre objectif dans la méditation.

Dans le cas d'un processus placé sous le signe de la psychologie des profondeurs, tel que présenté dans le *chapitre S*, les symptômes comme par exemple l'anxiété, un trouble alimentaire ou un trouble de la somatisation sont considérés davantage comme une indication d'une thématique plus fondamentale et plus profonde. Ce symptôme a alors souvent une fonction dans la dynamique intrapsychique générale du·de la client·e.

Pour expliquer cela, prenons l'exemple d'un comportement observé fréquemment dans le cas d'une certaine forme de trouble alimentaire:

La cliente S. vit seule et se sent souvent isolée chez elle après une journée de travail fatigante. Elle commence alors à manger sans ressentir la sensation de faim jusqu'à ce qu'elle ne ressente plus la tristesse due à sa solitude. Elle ne connait pas les causes de son comportement et elle développe une obésité à cause de ce comportement alimentaire compensatoire.

Dans le courant de la thérapie, nous remarquons que de nombreuses situations difficiles et la façon dont la cliente y fait face reviennent sans cesse; nous pouvons alors parler d'un schéma. À ce moment-là, nous pouvons penser que des évènements vécus par la cliente, qui peuvent remonter très loin dans le temps, marquent son vécu actuel et se répètent sans cesse de façon douloureuse pour elle. Peut-être que d'anciennes émotions de l'enfance sont actualisées ou déclenchées dans la situation de vie présente de la cliente. Nous parlons ici d'une psychodynamique inconsciente qui se base souvent sur des conflits non résolus. Ceux-ci orientent ensuite le vécu de la cliente et la font souffrir, elle et/ou son entourage.

Voici encore un exemple pour illustrer cela: le client G. ressent souvent un sentiment de rejet lorsqu'il est en contact avec d'autres personnes. Cela le blesse, le rend triste, il est parfois désespéré et souvent en colère. Il tend alors à adopter un comportement non approprié, de sorte que jusqu'à présent il n'a pu rester longtemps à un même poste de travail.

Grâce aux méthodes révélatrices telles qu'elles sont présentées dans le *chapitre U*, nous avons pu découvrir que ce client se sentait rejeté par son père dans son enfance et que ce sentiment ancien et non travaillé était actualisé dans sa situation de vie présente, particulièrement dans le contact avec des supérieurs hiérarchiques hommes. Il réagissait alors de façon très émotionnelle, presque comme le petit garçon de cinq ans qui se sentait rejeté. Une fois que le client a appris à faire un re-parentage (voir *chapitre S* sur le travail sur l'enfant intérieur) de ses parties d'enfant intérieur en demande, il a pu résoudre cette dynamique et être ainsi davantage capable de mener des relations satisfaisantes, de connaitre une joie de vivre et de faire face aux situations désagréables.

Ce type de traitement en profondeur des schémas émotionnels (le plus souvent inconscients) et des conflits de base intrapsychiques est traité en particulier dans les chapitres sur le travail avec les sous-personnalités *(chapitre R)*, avec l'enfant intérieur *(chapitre S)*, avec les imagos des parents *(chapitre T)* et les méthodes révélatrices *(chapitre U)*. Nous avons particulièrement mis en avant ce dernier chapitre sur les méthodes révélatrices car les procédés qui y sont présentés sont plus actifs et davantage orientés sur les solutions. Mais tous les autres procédés présentés sont également des processus révélateurs, en partant de l'effet miroir de la relation dans la situation de la thérapie jusqu'au traitement des traumas; par «révélateurs», nous entendons une prise de conscience et une mise en avant de contenus inconscients.

La prise en charge de client·e·s avec un historique de trauma nécessite un procédé particulier pour éviter une re-traumatisation, ce qui est traité à part dans le *chapitre V*.

Dans le *chapitre W*, nous présentons le travail avec les rêves en EPT.

Le travail avec la volonté et les visions *(chapitre X)* et avec le soi supérieur *(chapitre Y)* vient après les chapitres qui présentent le travail avec la dynamique intrapsychique. En voici la raison: une fois que les dynamiques inconscientes (qui génèrent des cristallisations conditionnant notre perception sensorielle et nos pensées) ont été retravaillées *(chapitres P à W)*, il se produit une libération d'énergie. Cette énergie est mise à profit pour procéder une transformation créative. C'est, parfois, la condition pour pouvoir prendre des décisions et agir à partir d'un soi plus libre qui n'est plus contrôlé par des fixations et des identifications inconscientes. Ce n'est qu'à ce moment-là que la volonté propre du sujet peut être mise en œuvre, dans le sens où l'entend Assagioli, pour pouvoir prendre en main ses forces de vie. Cette étape de prise de responsabilités est d'une importance cruciale. C'est la condition pour s'ouvrir aux visions intérieures qui peuvent montrer ou révéler la vocation ou une mission intérieure. Ce n'est qu'à ce moment-là que l'individu peut trouver et habiter la place juste pour lui dans son individualité, comme l'enseigne Jung dans son processus d'individuation.

En revanche, lorsque nous devons réagir toujours de la même façon car une humiliation non travaillée du passé marque de son empreinte le vécu émotionnel par le désespoir, la tristesse et la colère, comme dans le cas du client G., il ne reste alors que peu de place pour structurer ses propres relations. Y a-t-il vraiment un choix: nous laissons- nous dominer par les émotions de l'enfance en colère en nous ou pas?

Pour simplifier, nous pouvons l'exprimer de la façon suivante: après le travail sur les schémas inconscients et la libération des énergies, un processus de reconstruction se déclenche qui permet de plus en plus d'agir de la façon dont nous le souhaitons profondément. Notre vie peut donc être orientée consciemment dans la direction qui nous parait avoir du sens, vers des aspects et des objectifs spécifiques, comme par exemple la motivation altruiste d'un bodhisattva. Ainsi, liberté et créativité augmentent.

Dans le *chapitre Z*, nous présentons le travail avec les couples en Psychothérapie Essentielle.

Au début ou à la fin de chaque chapitre, ou d'un exercice, nous faisons souvent un parallèle avec l'entraînement bouddhiste de l'esprit afin de mettre en avant les similarités et les différences. En outre, les exercices et les méthodes sont souvent précédés de leurs indications ou des champs d'indication et nous nommons les écoles de thérapie d'où elles proviennent. Si cela n'est pas mentionné, cela signifie que cet exercice a été mis en place dans l'EPT.

En annexe vous trouverez *une vue d'ensemble des exercices* pour tout ce qui peut être pratiqué par les lecteur·rice·s et *une vue d'ensemble des méthodes* qui est davantage destinée aux thérapeutes et aux spécialistes. Ces listes permettent de retrouver rapidement un exercice. Dans le texte et dans les valises de méthodes, ils sont signalés par un numéro de page, une indication préalable et une courte description.

Les exercices qui se trouvent dans le cursus de la Psychothérapie Essentielle et qui proviennent dans leur version originelle d'autres traditions thérapeutiques ou méditatives sont indiqués comme tels dans le texte. Comme nos intervenant·e·s à l'Institut de Psychothérapie Essentielle sont parfois formateur·rice·s dans d'autres écoles de thérapies, il y a aussi des exercices qui proviennent du cursus de leur institut de formation et qui n'ont parfois jamais été publiés. Ou qui ont été publiés à d'autres endroits sous leur forme d'origine.

Certains exercices proviennent de la version originelle du système d'imagination de Phyllis Krystal, système que Friederike Erhardt a enseigné en tant que formatrice à l'Institut de Psychothérapie Essentielle. Certains exercices appartiennent dans leur version originelle au cursus de la formation en psychosynthèse. Ulla Pfluger-Heist, Wolfgang Erhardt et Friederike Erhardt sont les formateur·rice·s pour cette partie. En outre, le livre contient également des exercices venus d'instituts de formation en thérapie de couple. Pour cela, Irma Dockter et Elgin Schrewe-Krome sont les formatrices. Pour les exercices qui proviennent originellement du focusing, notre co-auteur Astrid Schillings (*chapitre* P) et Ulla Pfluger-Heist sont les formatrices. Nous adressons ici nos remerciements chaleureux à ces intervenantes pour leur soutien et pour leur autorisation d'utiliser leur matériel de cours dans ce livre. Nous remercions particulièrement nos intervenantes d'avoir relu les contenus de cette deuxième partie du livre, dans sa version originale.

M. La relation thérapeutique

La posture du thérapeute

Dans la Psychothérapie Essentielle (EPT), nous accordons une importance particulière à l'ancrage du·de la thérapeute dans une voie de l'entraînement de l'esprit, ainsi qu'à la posture qui résulte de cet ancrage. Si vous repensez à la première partie du livre, qui présente le travail intérieur basé sur l'entraînement bouddhiste, vous remarquerez à quel point le fait d'avoir accès à une conscience ouverte est important, en particulier dans la situation de thérapie et dans le contact avec les client·e·s.

Le·a thérapeute EPT a, grâce à son entraînement, accès à ses propres qualités d'être, à ce niveau de conscience ouverte, vive, non fixée, la nature fondamentale de notre être. Les thérapeutes ont besoin d'avoir un entraînement continu de la conscience pour pouvoir se tourner en permanence, dans la situation de thérapie, vers ce niveau, vers cette dimension d'être ouverte et consciente. C'est ici que peuvent être utilisés tous les entraînements et les méthodes qui ont été présentés dans la première partie du livre. Sur la base de cette expérience vécue (sa posture), le·a thérapeute accompagne chez son·sa client·e l'émergence symbolique de cette dimension de conscience (la nature de bouddha).

Pour cela, le·a thérapeute peut utiliser différents points d'accès et ainsi permettre la prise de conscience de la dimension susmentionnée du « soi véritable » ou de la « nature de bouddha » comme dimension fondamentale du·de la client·e. Le·a thérapeute peut formuler intérieurement la salutation : « Je salue la partie éveillée en toi » (comme le *Namasté* en Inde) ou bien il·elle visualise une sphère de lumière symbolique dans la zone du cœur du·de la cliente.

Le·a thérapeute peut se représenter intérieurement le·a client·e dans sa nature de bouddha, par exemple en le·a visualisant comme Bouddha de Médecine ou Tara. Au niveau du potentiel de conscience ou de la nature fondamentale de l'être, client·e et thérapeute ne sont pas séparés l'un de l'autre. Nous adoptons cette perspective que nous décrivons comme la « mise en place du champ de guérison ». Nous passons ainsi de la relation au champ de relation, puis au champ de guérison entre thérapeute et client·e.

Le·a thérapeute EPT demeure dans une attitude de conscience ouverte, dépourvue de fixation et d'identification, vive et éveillée, avec intérêt et ouverture. Il·elle accueille « l'inconnu » dans le processus thérapeutique et chez le·a client·e, dans la confiance que ce niveau fondamental d'être est sain et indestructible. Il·elle demeure dans la certitude que le processus de prise de conscience porte en lui-même une action qui guérit.

Nous pouvons également voir cette dynamique comme le courant d'un fleuve, quelque chose qui coule vers la guérison. Le processus de guérison se déroule sur la base du fait que l'esprit en profondeur est déjà sain ! En réalité, ce courant permet simplement d'apercevoir ce qui a toujours été là. Il est nécessaire de ne pas empêcher cette dynamique. La meilleure façon de le décrire est de dire que nous « faisons un pas de côté » afin que ce qui est puisse se révéler et être vu.

La façon dont le·a thérapeute est présent·e, avec quelle conscience, quelle orientation intérieure et quelle attitude, est d'une importance cruciale pour le processus thérapeutique. Le *contenu* des méthodes psychothérapeutiques utilisées (chapitres N à Y) tire son efficacité particulière par la *façon* dont il est utilisé. Le respect accordé au caractère processuel de tout être s'exprime dans une posture d'ouverture et de conscience. Lorsque les thérapeutes sont présent·e·s avec cette ouverture intérieure maximale, conscient·e·s de la nature fondamentale de l'être, cela a déjà un effet bénéfique sur les client·e·s. Ainsi l'être profond est honoré, c'est-à-dire qu'il est « vu », autant chez le·a thérapeute que chez le·a client·e. Cela permet au·à la thérapeute comme au·à la cliente de laisser émerger de plus en plus le « niveau de la nature véritable ».

Tom Yeomans (formateur américain en psychosynthèse) considère que les blessures en relation avec le «niveau de l'âme» sont les blessures les plus profondes des êtres humains. Elles découlent du fait que ce niveau d'être très profond n'est pas vu et n'est pas honoré. Une expérience que beaucoup font malheureusement car peu de personnes ont conscience de cette dimension.

L'effet de la relation thérapeutique

Il est maintenant connu, et les dernières découvertes en thérapie le confirment, qu'une bonne relation entre thérapeute et client·e est décisive pour la réussite d'une thérapie. La relation elle-même est considérée comme *le* facteur le plus important ou central dans une thérapie. La relation thérapeute-client·e revêt une importance particulière dans la mesure où elle est intériorisée comme une nouvelle expérience de relation. Ainsi, les expériences antérieures de contacts, souvent déficitaires, comme par exemple avec les parents, sont modifiées. Ces expériences antérieures ont considérablement marqué le vécu, la perception et la capacité relationnelle du·de la client·e (*chapitre R*, travail sur les sous-personnalités et chapitre T, travail sur les imagos des parents). Avec sa façon d'être et sa façon de mener la relation, le·a thérapeute est un exemple pour le·a client·e et ce vécu relationnel du·de la client·e est souvent intériorisé et agit comme un correctif. Pour l'expliciter, regardons:

Le début d'une session de thérapie en EPT

1. Avant la session de thérapie ou au début de celle-ci, le·a thérapeute s'ancre dans son accès à la nature fondamentale de l'être ou au plus grand espace de conscience auquel il·elle peut avoir accès. Cela peut se faire par exemple par une prise de refuge intérieure ou par une prise de conscience de la nature fondamentale de l'être (chapitre G). Il est également possible d'utiliser d'autres méthodes, comme se tourner vers sa propre nature fondamentale par les exercices pour contacter le soi supérieur (chapitre Y), par

exemple le triangle de lumière (exercice Y.5), ou par l'orientation sur le Bouddha de Médecine (chapitre H).

2. Lorsque le·a client·e est ensuite présent·e dans la pièce de thérapie, le·a thérapeute peut intérieurement saluer la nature fondamentale ou la dimension d'être de son·sa client·e comme avec un « Namasté » ou symboliquement visualiser une sphère de lumière dans le cœur du·de la client·e.
3. Si le·a client·e accepte de s'ouvrir à un moment de recentrage intérieur et que cela convient à la situation de thérapie, le·a thérapeute peut guider une courte méditation (voir chapitre E ou exercice M.1). En voici un résumé:

« Veuillez tourner votre conscience sur les sensations du corps puis étendez-la aux sensations de l'ouïe, de la vue, du gout, de l'odorat … Ajoutez-y également les mouvements mentaux, la pensée en mots et en images... Maintenant que tous les sens sont activés, posez-vous intérieurement la question: comment est le vécu ? »

4. Après ce recentrage intérieur, la session de thérapie peut être poursuivie avec la question: « Sur quoi voulez-vous travailler ? »

N. Activer les ressources

Le travail orienté sur les ressources a une importance centrale dans la Psychothérapie Essentielle (EPT) car l'actualisation des ressources renforce chez le·a client·e le sentiment de sa propre valeur, sa sécurité et la compétence sociale. En outre la capacité d'activer les ressources de la part du·de la client·e représente la base qui va lui permettre de porter son attention sur des évènements ou des souvenirs humiliants ou pesants. Ceci a été confirmé par les dernières découvertes de la recherche en thérapie, en particulier dans la recherche en neurosciences.

Grâce aux lignées de transmission vivantes et intactes de l'entraînement bouddhiste de l'esprit, riche de 2500 ans d'expériences et de découvertes, l'EPT a accès à un trésor presque illimité d'instructions et de méthodes pour l'entraînement de la conscience de l'essentiel (voir première partie du livre). Appliquer ce trésor de sagesse, le vivre et ainsi accéder à l'ainsité est certainement la ressource la plus profonde qui soit. Grâce au fait que le·a thérapeute reste en contact avec cette dimension de l'être, qu'il la vit, qu'il la perçoit chez son·sa client·e et qu'il l'honore, cette ressource très forte est activée et ancrée. Le·a thérapeute prend cela en charge pour lui·elle-même et pour le·a client·e qui, dans un premier temps, n'a pas conscience de ces ressources. C'est un des sujets centraux de ce livre.

La préoccupation centrale du chemin d'éveil est en effet l'activation de ressources ou en d'autres termes le fait de faire émerger les qualités intrinsèques. Nous faisons le postulat que l'éveil ainsi que la guérison mentale complète sont déjà présents en nous en tant que potentiel. L'esprit est vu comme un joyau qui exauce tous les souhaits qui doit juste être libéré. Dès que l'esprit est un tant soit peu dégagé des voiles émotionnels et cognitifs, les qualités intrinsèques se révèlent et deviennent moteur dans la suite du processus de guérison.

L'activation des ressources par excellence se retrouve dans les visualisations de la tradition bouddhiste, dans lesquelles nous nous ancrons dans le développement de la confiance et de la compassion pour développer et cultiver une vue parfaitement pure de nous-mêmes et des autres en tant que Bouddha. Grâce aux mantras et aux visualisations, c'est comme si nous rentrions dans une terre pure dans laquelle le processus d'éveil se déroule.

Ceci est de même nature que le mouvement de « va-et-vient » entre les ressources et les défis dans le processus thérapeutique : les poids émotionnels qui s'élèvent dans la méditation sont mis en relation avec la ressource (la sagesse et la compassion de l'aspect éveillé) et ainsi ils peuvent être travaillés et intégrés.

Regardons maintenant comment le·a thérapeute aide le·a client·e à activer les ressources dont il·elle a conscience. Dès la première séance le·a thérapeute demande au·à la client·e :

«Quelles sont vos ressources?
Y a-t-il des situations dans lesquelles vous vous sentez vraiment bien?
Qu'est-ce qui vous donne de la force?
Comment est-ce que vous vous ressourcez?
Où est-ce que vous vous sentiez bien, étant plus jeune?»

Les réponses permettent au·à la thérapeute et au·à la client·e d'établir une liste, par exemple: «Quand je suis dans la nature, particulièrement dans les montagnes» ou «Ma famille me contient et me donne de la force.» Souvent, cela donne déjà au·à la client·e une nouvelle orientation. La fixation sur ce qui pèse se dissout déjà un peu.

La situation peut alors être relativisée ou vue sous un autre angle. Le fait de pouvoir faire appel à une ressource est, dans la suite du processus thérapeutique, une condition pour pouvoir se tourner vers des traumatismes ou des circonstances de vie très pesantes ou très douloureuses. Plus le trouble ou le traumatisme du·de la client·e est lourd, plus il est important d'établir une sécurité dans la capacité à convoquer les ressources. Cela vaut également pour les «allers-retours» entre la ressource et les éléments pesants, une méthode qui trouve son application dans le traitement des traumatismes (voir chapitre W).

Dans ce procédé, les zones du cerveau qui sont activées lors de l'évocation des sensations d'évènements désagréables sont associées aux zones du cerveau qui sont activées lors de sensations de détente. Cela permet de modifier de façon bénéfique la perception ou l'expérience vécues comme quelque chose de pesant. Nous voyons donc à quel point il est précieux et important d'avoir un accès sûr et facile à nos propres ressources et d'avoir cette capacité à les convoquer et à les congédier.

Passons à quelques exercices qui, grâce à la posture spéciale du·de la thérapeute en EPT, prennent un tour particulier ou s'avèrent spécialement efficaces. En guise d'illustration, nous pouvons penser par exemple à l'exécution de la cérémonie du thé dans le zen qui peut devenir un chemin d'éveil grâce à l'attitude de la personne qui l'exécute. De la même façon, le processus ou l'approche thérapeutique devient également un chemin d'éveil dès lors qu'il est accompli avec une attitude différente.

Nous présentons ci-dessous quelques exercices qui trouvaient originellement leur application dans la psychothérapie comportementale, dans la psychothérapie par la parole d'après Rogers, dans la psychosynthèse d'après Assagioli ou dans d'autres écoles thérapeutiques.

Trouver les ressources (exercice N.1)

Cet exercice peut être utilisé dans le cours du travail psychothérapeutique pour désensibiliser des peurs ou pour le travail avec les expériences traumatiques. Certaines parties de l'exercice proviennent originellement de différents courants de la thérapie comportementale, souvent sous la forme de «l'image du calme», dans la thérapie «ego state» de Watkins et dans la psychosynthèse d'Assagioli. Cet exercice est indiqué dans le traitement d'un traumatisme mais aussi pour le traitement de toutes les peurs ou bien généralement pour renforcer le moi ou dans le traitement d'état d'esprit dépressif.

Au début de l'exercice, le·la thérapeute s'ancre dans une conscience de la plus grande ouverture possible au sens du Mahāmudrā. Sans avoir besoin de le mentionner au·à la client·e, il·elle visualise alors une sphère de lumière dans le cœur du·de la client·e qui symbolise et invite à la fois cette même ouverture et toutes les qualités éveillées dans son interlocuteur·rice. En outre, il est possible de se représenter dans la pièce la présence inspirante et l'accompagnement d'un aspect de sagesse comme le Bouddha de Médecine. Nous pouvons également voir toutes les personnes présentes comme des Bouddhas de Médecine.

L'aspect important de cette introduction est d'entrer en contact intérieur avec les forces potentielles de la guérison et d'instaurer un champ de guérison empreint de lumière, de légèreté et de chaleur. En tant qu'accompagnateur·rice, nous faisons donc l'expérience de la profonde certitude qu'une guérison et un éveil complet sont possibles. Ainsi donc le·la thérapeute s'ancre dans cette conscience ouverte et bénéfique et laisse venir le champ de guérison. C'est à partir de cette attitude que nous commençons à donner les instructions de l'exercice au·à la client·e.

Avant de commencer l'exercice évaluez, sur une échelle de 1 à 10, votre niveau de tension intérieure présent (voir exercice N.4).
Installez-vous confortablement.
Placez maintenant votre attention sur les sensations du corps, peut-être les sensations dans les pieds, puis les parties du corps qui sont en contact avec la chaise, puis les sensations de votre ventre qui gonfle et dégonfle au rythme de votre respiration.
Il est bon de fermer les yeux. Mais vous pouvez les rouvrir à tout instant si vous en avez besoin.
Laissez-vous guider par les questions: Comment est le vécu?
Comment les sensations dans le corps sont-elles ressenties?
Puis laissez ces perceptions passer quelque peu à l'arrière-plan.
Pensez à des situations de vie dans lesquelles vous vous êtes senti·e vraiment bien, des situations qui étaient particulièrement agréables pour vous.
Cela peut être un évènement particulier ou une sensation corporelle particulière que vous avez déjà connue, ou une rencontre particulière, ou des souvenirs liés à un lieu: votre dernière randonnée en montagne, vos vacances à la plage, le clapotis des vagues. Vous êtes parfaitement tranquille ...
Quelle que soit la situation, faites-la revenir maintenant à votre esprit.
Nous avons tous la capacité de percevoir quelque chose d'agréable.
Une fois que vous avez trouvé une telle situation, faites-en revenir le souvenir. Comment vous sentiez-vous dans votre corps?
Qu'avez-vous vu, entendu, senti? Y avait-il un gout?
Permettez à l'expérience d'être présente encore une fois, là maintenant, et de la ressentir dans votre corps grâce au souvenir.
À quel endroit dans votre corps la ressentez-vous le plus fort en cet instant? Permettez à la sensation d'être complètement là.
Peut-être est-il même possible d'imaginer que la respiration intérieure répand cette sensation dans tout le corps, dans chaque cellule, dans les tissus et les muscles. Cette sensation se propage de plus en plus.
Peut-être que d'autres souvenirs de situations similaires reviennent également associés aux mêmes sensations corporelles.

Peut-être pouvez-vous associer un mot ou un symbole à ce que vous ressentez. Restez simplement en contact avec cela.
Puis ressortez lentement de l'exercice et revenez ici, ouvrez les yeux et orientez-vous dans la pièce.
Vous pouvez à nouveau procéder à une courte évaluation de votre tension intérieure sur une échelle de 1 à 10 pour voir si quelque chose a changé.
Peut-être voudrez-vous prendre quelques notes là-dessus.
Peut-être que l'évaluation de la tension vous aura permis de mesurer le pourcentage de détente que cet exercice vous a permis et surtout: prenez bien conscience que c'est vous-même qui avez provoqué cette détente.

Dans l'entretien consécutif à l'exercice, le·a thérapeute s'assure que le·a client·e voit bien qu'il relève de sa propre compétence de générer cette expérience et de pouvoir l'invoquer à tout moment. Cela a pour effet de le·a renforcer. Le·a client·e est également encouragé·e à faire cet exercice tous les jours chez lui·elle, avant la prochaine séance de thérapie. Il·elle doit pour cela faire l'exercice au moins le temps nécessaire pour que les sensations agréables soient bien présentes dans son corps. Au cours de la journée, il·elle peut également se rappeler le mot, ou le nom ou le symbole de cette expérience, en particulier dans les situations qui sont pour lui·elle plutôt désagréables.

Le travail sur les ressources avec cet exercice peut être élargi à des évènements très anciens, peut-être même des évènements de l'enfance du·de la client·e. Ce·tte dernier·ère est alors encouragé·e pendant l'exercice à chercher des situations de son enfance dans lesquelles il·elle s'est senti·e particulièrement bien. Par exemple en lui disant: « Et maintenant, remontez très loin dans vos souvenirs, peut-être jusqu'à des souvenirs d'enfance que vous ressentez comme étant particulièrement agréables. »

Le lieu sûr (exercice N.2)

Cet exercice met particulièrement l'accent sur l'aspect du sentiment de sécurité. Il peut donc être utilisé dans le cas de toutes sortes de peurs et surtout lorsqu'il y a un besoin de protection intérieure ou extérieure. Le·a thérapeute s'ancre dans une conscience ouverte et bienveillante et invoque un champ de guérison (voir le chapitre M et exercice N1). Puis commence l'exercice en lui-même:

> Tournez votre conscience vers l'intérieur, posez-la en particulier sur les sensations dans votre corps, spécialement les sensations dans les pieds. Il est bon de fermer les yeux mais vous pouvez les ouvrir à tout moment, quand vous en avez besoin.
> Puis vous pouvez aller dans les sensations des parties du corps qui sont en contact avec la chaise.
> Remarquez quelques instants les sensations dans le ventre, qui gonfle et dégonfle avec le souffle.
> Laissez-vous guider par la question: «Comment est mon vécu, comment est le vécu des sensations corporelles et des sensations liées aux autres sens?»
> Puis remontez quelque peu dans vos souvenirs et cherchez un lieu où vous vous êtes senti·e parfaitement en sécurité.
> Peut-être était-ce un lieu particulier, peut-être était-il associé à une autre personne. Comment vous êtes-vous senti·e là?
> Comment vous sentiez-vous dans votre corps?
> Comment c'est, de se sentir en sécurité?
> Quel est le «gout» de cette sensation de sécurité?
> Puis remontez encore un peu dans vos souvenirs, peut-être jusqu'à l'enfance. Y avait-il là un lieu, peut-être relié à une personne, dans lequel vous
> vous sentiez parfaitement en sécurité, parfaitement bien? Comment vous sentiez-vous?
> Faites revenir ce souvenir de façon très vivante dans votre corps.
> Quel est le «gout» de cette sensation d'être parfaitement en sécurité?
> Laissez ce sentiment se répandre dans le corps et adressez intérieurement cette phrase à ce sentiment ou à cette sensation:
> «Montre-moi un symbole de cette sensation de sécurité.»

Il est possible qu'un symbole ou une phrase vous vienne, il est possible que rien ne vienne. Tout est bon.
Restez simplement avec cette sensation de sécurité et avec les sensations corporelles qui y sont associées. Restez là aussi longtemps que c'est juste pour vous, puis revenez lentement.
Commencez par percevoir à nouveau les sensations dans les pieds puis ouvrez les yeux et orientez-vous dans la pièce.
Peut-être voudrez-vous prendre quelques notes.

Dans la phase post-exercice, le·a client·e a la possibilité de rendre compte de son vécu. Le·a thérapeute lui demande quel était le symbole. Le symbole contient toute l'expérience et le·a client·e peut, après l'exercice, rester simplement en contact avec lui ou avec la phrase, en pensée. Le symbole peut constamment servir d'« ancre » mentale. Il est intéressant pour le·a client·e de s'entrainer quotidiennement après la séance. Ainsi, le symbole est « rempli de force de pleine conscience » et acquiert une puissance de guérison qui pourra l'aider dans des situations pesantes ou angoissantes.

Contacter notre propre bonté (exercice N.3)

L'exercice de la bonté provient originellement de la psychosynthèse et met l'accent particulièrement sur une ressource de bonne expérience de relation ; il est indiqué pour les client·e·s qui ont besoin de plus de sécurité et d'être plus acceptés dans le contact avec d'autres personnes. Il peut être utilisé en préparation d'une méditation de l'amour bienveillant (*mettā*) ou de la compassion (*karuṇa*) car ainsi un véritable vécu personnel d'émotion et de sensation constitue la base pour la suite des méditations de compassion.

Le·a thérapeute s'ancre dans une conscience bienveillante et ouverte et invoque un champ de guérison (voir chapitre N et exercice N.1). Ensuite commence l'exercice :

Installez-vous confortablement sur votre chaise et tournez votre conscience vers l'intérieur, fermez les yeux et placez votre conscience sur les sensations corporelles, particulièrement les sensations dans les pieds.

Si vous le souhaitez, vous pouvez bien sûr à tout moment ouvrir les yeux.

Pendant quelques instants, suivez les sensations de votre ventre qui monte et descend avec le souffle.

Ce faisant, laissez-vous guider par la question: «Comment est le vécu? Comment est le vécu des sensations corporelles ou le vécu des autres perceptions sensorielles?»

Puis, essayez de vous rappeler d'une expérience où vous avez pu recevoir quelque chose comme de la bonté de la part d'une autre personne, qui était vraiment bien intentionnée à votre égard.

Il y aura peut-être plusieurs situations.

À ce moment-là, vous pouvez en choisir une et faire revenir complètement cette situation. Comment est-ce que vous vous êtes senti·e?

Quelle sensations y avait-il dans votre corps?

Comment est le «gout de cette expérience de bonté»?

Permettez-vous de le ressentir dans tout votre corps.

Puis, remontez quelque peu dans vos souvenirs, peut-être jusqu'à l'enfance. Avez-vous là aussi fait une expérience de bonté?

Comment était-ce? Comment étaient les sensations dans le corps?

Laissez venir cette expérience complètement et laissez-la se répandre dans tout votre corps.

Quel est le «gout» de cette expérience, de ce ressenti de bonté?

Quel effet cela a-t-il sur vous et sur votre perception?

Maintenant, revenez dans le présent et pensez à une situation dans laquelle vous avez été bon·ne. Comment est la sensation d'être bon·ne?

Quelle est la sensation dans le corps?

Laissez venir complètement la sensation et laissez-la se répandre dans le corps. Comment est le «gout» de la bonté?

Puis, adressez la phrase suivante à votre sensation intérieure: «Montre-moi un symbole ou donne-moi une phrase pour cette sensation de bonté.»

Parfois il y a un symbole, parfois une phrase, parfois pas. Tout est bien. Puis revenez lentement. Revenez davantage aux sensations dans le corps, dans les pieds, ouvrez les yeux et orientez-vous dans la pièce. Peut-être voudrez-vous prendre quelques notes, peut-être faire un dessin ou simplement y repenser encore.

Dans l'entretien consécutif à l'exercice, le·a client·e peut raconter comment cela s'est passé pour lui·elle. S'il·elle a eu un symbole ou une phrase, il est bon de rester en contact avec, c'est-à-dire d'y repenser souvent, intentionnellement. Lorsque le symbole est évoqué, il est associé à la force de notre conscience et il est «rempli»; il peut ainsi amorcer une évolution bénéfique. Lorsque nous nous entrainons nous-mêmes, nous imaginons le symbole jusqu'à ce qu'un effet se fasse sentir au niveau des sensations.

Renforcer l'observation intérieure

Beaucoup de nos exercices et de nos interventions ont pour intention de renforcer l'observateur·rice intérieur·e. Il·elle est également décrit comme le «soi» (selon Jung ou Assagioli) ou comme «le moi adulte» ou, plus simplement, comme le capitaine, le pilote, le chef d'orchestre.

Dans ce genre de travail intérieur, nous avons l'intention de développer un degré élevé de conscience et de vigilance et en même temps de renforcer la capacité de décision (voir le chapitre U sur la volonté et les visions). Dans ce qui suit seront présentés quelques exercices qui ont cet objectif.

Évaluer une sensation (exercice N.4)

L'exercice consistant à évaluer des sensations sur une échelle de 1 à 10 est relativement facile. Il sert à observer et à mesurer l'expérience, par exemple celle d'une douleur dans le pied. Cet exercice a été originellement mis en place dans la psychothérapie comportementale. Le fait même de mesurer permet une prise de recul par rapport à la perception directe et un processus cognitif de comparaison et d'évaluation se met en place, ce qui peut être utile dans certaines situations car les gens ont parfois l'impression d'être complètement sous l'emprise de certaines perceptions (comme la douleur, la peur ou des affects très forts de tristesse ou de colère). Ils se sentent contrôlés par les affects et s'identifient à leur expérience.

> Installez-vous confortablement et placez votre conscience sur une sensation particulière, par exemple une douleur quelque part dans votre corps ou une tension dans une partie de votre corps. Puis mesurez dans votre estimation subjective cette sensation sur une échelle de 0 à 10. Dites-moi l'évaluation que vous avez faite (dans notre exemple, la douleur dans le pied serait évaluée à 3,5. Une autre tension dans l'abdomen aurait peut-être été évaluée à 5).

Pour aider le·a client·e à mieux comprendre et à faire son évaluation, on peut lui proposer une répartition supplémentaire de l'échelle, par exemple : de 0 à 5, vert ; 6–7, orange ; et 8–10 rouge. Le·a client·e apprend qu'au plus tard lorsqu'il·elle arrive dans le rouge, il·elle peut faire une intervention à laquelle il·elle s'est préalablement entrainé·e.

L'évaluation aide les client·e·s tout d'abord à prendre du recul puis à se désidentifier de certains stimuli (douleur ou affects forts comme la colère). Si le·a client évalue sa colère à 8, nous pouvons lui demander de dire la phrase : « J'ai de la colère, elle est à 8. J'ai de la colère mais je suis plus que la colère puisque je peux la mesurer. » Cette phrase simple, qui peut être prononcée ou pensée plusieurs fois, a pour effet que le·a client·e reprend un peu mieux les commandes et donc son autorégulation et son contrôle de lui·elle-même. En outre, l'évaluation d'une sensation aide avant et après une intervention à percevoir les changements de la sensation. Lorsque le·a client·e fait l'expérience qu'un exercice d'attention sur le souffle permet de réduire la sensation de douleur et qu'il·elle a pu l'évaluer et le mesurer, cela renforce son estime de soi et réduit les sensations d'impuissance et d'être à la merci des sensations de douleur. Cela, ensuite, conduit généralement à une amélioration de l'humeur.

Passer la journée en revue (exercice N.5)

L'exercice consistant à passer la journée en revue renforce les capacités à faire un travail réflexif et introspectif et peut être utilisé dans d'autres exercices et méthodes une fois qu'il a été pratiqué comme exercice de base. Par exemple, en répétant l'exercice, on peut se concentrer sur les moments de joie pour réduire la dépression. Cet exercice provient originellement de la psychosynthèse d'Assagioli. Le·a thérapeute s'ancre dans une conscience ouverte et bienveillante et invoque un champ de guérison (voir le chapitre M et exercice N.1). Puis commence l'exercice proprement dit:

> Installez-vous confortablement, fermez les yeux et tournez votre conscience sur les sensations corporelles, en particulier les sensations dans les pieds.
> Puis, pendant quelques instants, suivez les sensations de votre ventre qui gonfle à l'inspiration et dégonfle à l'expiration.
> Laissez-vous guider par les questions: « Comment est le vécu ? Comment sont ressenties les perceptions corporelles et les autres perceptions sensorielles ? »
> Puis laissez ces perceptions passer quelque peu à l'arrière-plan et remontez, en pensée, à ce matin, au moment où vous vous êtes réveillé·e.
> Commencez là à passer en revue votre journée jusqu'au moment présent, exactement comme si vous regardiez un film, le « film de votre journée ».
> Après le réveil, il y a eu les premiers mouvements, vous vous êtes levé·e, vous avez préparé le petit-déjeuner, vous êtes allé·e au travail, etc.
> Passez ainsi en revue toute la matinée, puis le midi, l'après-midi, le soir. Passez en revue les évènements de la journée.
> Souvent, nous pouvons structurer un peu les souvenirs de la journée sur la base des repas, des activités ou des contacts.
> L'important est que la journée soit passée en revue sans jugement, simplement en observant, comme un caméraman qui tourne un film, sans juger et sans critiquer.

Continuez jusqu'à ce que vous arriviez dans l'instant présent.

Puis revenez encore une fois aux sensations dans votre corps.

Ouvrez les yeux et orientez-vous dans la pièce.

L'objectif de cet exercice est de revoir ce qui s'est passé dans la journée. Cela renforce les capacités de l'observateur·rice intérieur·e qui permet de rappeler des souvenirs conscients. C'est un acte de volonté qui consiste à aller chercher quelque chose de façon ciblée (ici, les souvenirs de la journée qui s'enchainent) et de rester avec cela.

L'observateur·rice intérieur·e peut être sollicité·e de façon très ciblée pour observer, par exemple, lors d'un second passage en revue, un certain sentiment comme la joie ou l'émergence d'une sous-personnalité (voir le chapitre R). L'observation des moments de joie qui ont été vécus par le·a client·e peut être bénéfique lorsque celui·le-ci a des symptômes dépressifs.

Le fait de passer la journée en revue peut également se faire à partir du moment présent en remontant jusqu'au début de la journée (c'est-à-dire dans le sens inverse de ce qui a été présenté ci-dessus).

Le fait de tenir un journal est également très intéressant du point de vue thérapeutique car cela renforce la capacité à faire un travail réflexif et introspectif. Il ne faut cependant pas le faire dans une perspective de critique. L'écriture du journal ou la revue de la journée doivent être faits d'une façon observatrice et sans jugement.

En outre, il peut être intéressant de noter une qualité particulière ou un comportement sous forme de liste dans un protocole quotidien ou hebdomadaire (une méthode qui est très appréciée dans la thérapie comportementale). Par exemple, un·e client·e légèrement dépressif qui souhaite renforcer ses moments de joie peut noter dans son agenda un « J » vert assorti de la note 5 qu'il a ressentie ou, en cas de colère, noter un « C » rouge de niveau 7, par exemple C7.

Déposer le souvenir d'une situation désagréable (exercice N.6)

Cet exercice sert à mettre de côté, consciemment et volontairement, des contenus de la conscience, par exemple des souvenirs d'évènements très désagréables, qui se sont élevés dans la conscience à la suite d'une chaine d'associations et qui sont ressentis comme étant envahissants ou menaçants. Il s'agit donc de la capacité à mettre en place une «barrière de refoulement» (par exemple au sujet des situations qui sont ressenties comme des traumatismes, un accident ou autre). C'est une capacité qui renforce l'observateur·rice et qui est habituellement considérée dans la psychothérapie comme une capacité qui renforce le moi ou comme une actualisation de la volonté (voir le chapitre X).

Le·a thérapeute s'ancre dans une conscience ouverte et bienveillante et invoque un champ de guérison (voir le chapitre M et l'exercice N.1). Puis commence l'exercice proprement dit:

> Installez-vous confortablement sur votre chaise, sentez le dossier dans votre dos et tournez votre conscience vers les sensations corporelles, en particulier les sensations dans les pieds et les jambes, puis vers les parties du corps qui sont en contact avec la chaise, puis les sensations du ventre qui gonfle et dégonfle avec le souffle.
> Restez là quelques instants et comptez les respirations, toujours sur l'expiration …
> Puis, repensez brièvement à un évènement désagréable, par exemple un petit accident de voiture ou une situation embarrassante. Il suffit de le faire de façon verbale.
> Tout ce qui est associé à cette circonstance (les souvenirs, les sentiments, les sensations ou les pensées), vous les mettez de côté en pensée dans un lieu sûr. Vous pouvez, en pensée, mettre ces éléments dans un bel écrin. Puis vous fermez l'écrin.
> Ou vous pouvez mettre tout cela dans un paquet, le fermer, le nouer et par exemple le mettre dans une partie de la cave, dans une armoire qui ferme à clé comme un coffre-fort.

L'armoire métallique ou le coffre-fort est ensuite fermé, la cave est fermée à clé et vous êtes la seule personne à avoir cette clé.
Vous êtes seul·e à y avoir accès et vous pouvez décider à quel moment vous aller le chercher.
Vous pouvez également enterrer le paquet fermé avec les contenus mis de côté, par exemple au pied d'un arbre, ou dans une chapelle, dans un temple, dans une armoire ou dans un lieu sûr qui symbolise pour vous la sagesse.
Assurez-vous que tous ces éléments sont maintenant vraiment déposés là.
Chaque fois que vous y repensez, vous pouvez, comme un réflexe, les remettre dans le paquet, dans l'armoire métallique.
Puis vous terminez lentement l'exercice et vous prenez encore une fois conscience du fait que vous êtes celui·le qui peut déposer quelque chose.
Qu'est-ce que cela vous fait, de sentir cette force ?
Maintenant, placez votre conscience sur les sensations du corps, en particulier celles des pieds. Ouvrez les yeux, orientez-vous dans la pièce.

Cet entraînement à mettre consciemment de côté les choses difficiles ou pesantes est une des capacités du « soi » et en tant que tel représente un prérequis pour pouvoir plus tard évoquer des souvenirs associés à des situations de vie douloureuses et les traiter de façon thérapeutique.

O. Stratégies de *coping* et interventions face aux problèmes et aux troubles psychiques

Au début de ce chapitre, nous allons vous présenter une certaine procédure du travail psychothérapeutique (méthode O.1) qui s'est révélée très utile. Elle s'apprend facilement grâce à sa structure simple et générale et peut être utilisée dans un grand nombre de situations problématiques et de symptômes. Nous la nommons le travail en « sept étapes ».

Les sept étapes (méthode O.1)

Cette stratégie ou méthode peut être appliquée pour de nombreux symptômes comme par exemple les symptômes de peur, d'agitation ou les explosions d'affects. La méthode est présentée ici avec l'exemple d'une irruption d'affects de colère:

1. La cliente reconnait qu'en cet instant elle ressent une forte colère, qu'elle connait éventuellement d'une ou plusieurs situations passées.
2. Elle évalue la colère sur une échelle de 1 à 10.
3. Elle accepte et verbalise la sensation: « J'accepte d'avoir de la colère, de niveau 8. »
4. Elle intervient: « Je compte mes respirations tout en observant le mouvement de va-et-vient de mon ventre. » Ou bien la cliente comprend que cette colère, puisqu'elle lui est familière, provient d'évènements qui se sont déroulés dans son enfance et qu'il s'agit donc de la colère de l'enfant intérieure. Elle commence donc un dialogue avec l'enfant intérieure (voir chapitre S): « Je vois ta colère, je suis là. »
5. Elle évalue une seconde fois et si son intervention a été efficace et elle constate: « Maintenant la colère n'est plus que de niveau 5. »

6. Elle renforce cet effet: « Si je peux réduire la colère de 30 % en 3 minutes, en quoi mon expérience de maintenant est-elle différente ? Comment pourrait s'appeler la qualité de ce ressenti ? »
7. Elle se désidentifie: « Parfois j'ai de la colère mais je suis davantage que la colère. » (La colère continue à baisser.)

Vue d'ensemble de la stratégie en sept étapes

Indications: peut être appliquée pour la thérapie des irruptions d'affects, dans notre exemple pour une forte colère, mais également pour toutes les autres émotions fortes comme la peur, la tristesse, la douleur ou généralement pour contrôler ses impulsions.

1. *Reconnaitre*
2. *Évaluer* une première fois
3. *Accepter et verbaliser,* par exemple: « J'accepte qu'il y ait de la colère niveau 8. »
4. *Intervenir:*
   - Exercice de pleine conscience en comptant les respirations (chapitre E)
   - Travail avec l'enfant intérieur ·e (chapitre S)
   - Mahamoudra (chapitre E)
   - Autres interventions thérapeutiques comme par exemple focusing (chapitre P)
   - L'ami sage (chapitre X)
   - Refuge (chapitre C)
   - Arbre de Mai (chapitre X)
5. *Évaluer* une seconde fois
6. *Renforcer:* c'est comment de ressentir ce changement positif?
7. *Se désidentifier*, par exemple: « J'ai de la colère mais je suis plus que la colère. »

Dans une situation de *peur*, le travail pourrait se dérouler de la façon suivante.

1. Le client *reconnait* qu'il a de la peur.
2. Il évalue que la peur est de niveau 7.
3. Il *accepte*: «J'ai de la peur niveau 7.»
4. Il *intervient* en se concentrant complètement sur l'observation des mouvements de la respiration sur le ventre et en comptant chaque expiration à voix haute ou en pensée.
5. Il évalue à nouveau: «Ma peur est maintenant au niveau 4.»
6. Il *renforce* l'action par une perception plus positive de lui-même: «Si j'ai pu faire diminuer la peur de 30% en 3 minutes, dans quelle mesure est-ce que je me perçois différemment? Est-ce que j'ai un nom pour la qualité de ce vécu?»
7. Il se *désidentifie*: «Je connais parfois la peur mais je suis plus que mon expérience de peur.» Ainsi il continue à faire diminuer la peur.

Désensibilisation in sensu (méthode O.2)

La désensibilisation *in sensu* (dans les sens) sert à traiter les symptômes de peurs ou de phobies. Elle provient originellement de la thérapie comportementale et peut être considérée comme une introduction au travail des allers et retours entre les moments pesants et les moments de détente comme on l'applique aujourd'hui essentiellement dans le traitement des traumas selon Levine. La désensibilisation *in sensu* signifie que le travail thérapeutique se déroule dans les sens, c'est-à-dire en imagination et non pas *in vivo*, c'est-à-dire dans une situation de la vie réelle. Néanmoins, cela permet également au·à la client·e d'expérimenter une confrontation dans la situation de vie en petites étapes une fois qu'il·elle est familier de cet exercice de désensibilisation.

Cette méthode consiste à associer dans l'esprit les stimuli qui déclenchent de la peur et ceux qui entrainent de la détente, de sorte que les stimuli de peur perdent de leur force avec le temps et que le sujet ressente ou perçoive dans son vécu une désensibilisation. Cet exercice peut être appliqué pour des peurs de différentes sortes, par exemple dans le cas de vertige ou de claustrophobie, une peur qui se présente lorsque nous sommes dans des pièces étroites, comme par exemple un ascenseur.

Prérequis: que le·a client·e maitrise au moins une méthode comme par exemple l'invocation d'une ressource (exercice N.1) ou l'image de calme ou le comptage des respirations venu de la pratique de la pleine conscience et qu'il·elle se sente à l'aise avec cette méthode de détente.

Si ce n'est pas encore le cas, ces méthodes doivent d'abord être pratiquées à plusieurs reprises dans les séances de thérapie. La méthode thérapeutique de la désensibilisation *in sensu* nécessite au moins pour sa première application la présence du·de la thérapeute.

En préambule à cette méthode, nous mesurons la tension générale du·de la client·e. Nous lui demandons: «Dans quelle mesure êtes-vous tendu·e là maintenant? Si vous l'évaluez sur une échelle de 1 à 10 (exercice N.4), quelle valeur lui donneriez-vous?»

Le·a thérapeute a besoin d'avoir l'évaluation de la tension de base pour pouvoir ensuite mettre en évidence des modifications, des changements. Grâce à ces changements qu'il·elle mesure lui·elle-même, le·a client·e peut gagner en sécurité. Il·elle sait que la méthode peut avoir des effets et des changements positifs pour lui·elle.

Voici une vue d'ensemble des étapes du travail de désensibilisation *in sensu*:

- Évaluer sur une échelle
- Se rappeler la situation qui est cause de peur (non adapté au trauma!)
- Maintien de l'attention, évaluation et maintien pendant au moins 60 secondes (par exemple lors de niveau 9 avec symptômes corporels)
- Demander au client de changer tout de suite d'image et d'aller à une image de calme
- Évaluer l'évolution de la tension (peut-être de niveau 5)
- Renforcement par une perception de soi plus positive
- Répéter cette association du *souvenir générateur de peur* et de *l'image de calme* ou de *l'image de ressource* au plus tôt après une demi-heure et si nécessaire plusieurs fois une semaine après
- Renforcer par la prise de conscience d'une meilleure perception de soi

Étude de cas sur la désensibilisation (vertige)

La cliente, Madame M., est venue me voir (Wolfgang) pour des peurs importantes liées au vertige. Elle a développé une attitude d'évitement et souffre beaucoup des limitations que cela induit dans sa vie. Ces peurs et les limitations associées s'expriment particulièrement sur les ponts. Elle vivait à Bonn et devait passer sur le Rhin au moins deux fois par jour pour aller à son travail et revenir. Cela n'était possible, que ce soit en bus ou en voiture, qu'au prix de symptômes de peur très importants. Madame M. avait une tension de base de niveau 2 sur une échelle de 1 à 10. Grâce à l'invocation d'une image ressource, le souvenir d'une situation de vacances très détendue, elle a pu réduire sa tension de base à 0,5.

(Phase 1) Puis Madame M. a décidé, après avoir été soigneusement informée, d'essayer la méthode de désensibilisation *in sensu*. Elle était assise sur une chaise en face de moi, détendue.

Wolfgang : Rappelez-vous maintenant de la situation sur le pont du Rhin qui vous cause tant de peur.

(On peut évoquer ici tout souvenir suscitant de la même façon de la peur.)

La patiente se tend visiblement.

Wolfgang : Évaluez rapidement votre tension et dites-moi où vous en êtes.

Cliente : Je suis maintenant à 9,5.

Wolfgang : Gardez encore cette image et cette tension, encore à peu près 30 secondes, encore 10 secondes et maintenant sortez de l'image et pensez immédiatement à votre image ressource.

La cliente se détend visiblement.

Wolfgang : Si vous évaluez encore une fois votre tension, à quel niveau est-elle maintenant ?

Cliente : Beaucoup moins, maintenant je suis à 5.

Wolfgang : C'est comment, maintenant dans votre vécu, de ressentir 40 % de tension en moins ?

La cliente ressent et reste dans son ressenti.

Cliente : Comme ça c'est bien, ma tension continue à descendre.

Wolfgang: Laissez faire et restez encore un peu avec cela. Maintenant revenez complètement, ouvrez les yeux, orientez-vous dans l'espace, orientez-vous dans la pièce, ressentez, concentrez-vous sur les sensations dans vos pieds.

Cette procédure a été effectuée une deuxième fois après une demi-heure (la tension de base de la cliente était de nouveau à 2) et puis deux autres fois une semaine plus tard. L'évocation du souvenir générateur de peur a été associée par la cliente à une tension de plus en plus réduite (à la quatrième fois avec une tension à 6) et même après deux fois dans les séances de thérapie à un niveau 5,5.

(Phase 2) Puis je demande à la cliente si elle veut faire cet exercice de désensibilisation *in sensu* chez elle, à la maison. Elle a essayé et après quelques essais peu fructueux, elle a pu obtenir une tension aussi basse que lors de l'évocation du souvenir générateur de peur dans la situation de thérapie.

(Phase 3) Je demande à la cliente si elle peut imaginer appliquer cette méthode un jour dans une vraie situation, donc sur le pont, dans une voiture. Je lui conseille de rouler sur le pont en voiture avec une personne qui l'accompagne en qui elle a confiance et de faire la désensibilisation après avoir laissé venir la peur et l'avoir évaluée.

La cliente a choisi pour cela une de ses amies avec qui elle se sentait en sécurité. Son amie conduisait la voiture et la cliente a réussi à réduire sa peur du niveau 7 au niveau 3,5 alors qu'elle roulait sur le pont (le thérapeute ne travaille pas in vivo, sinon il aurait pu être présent dans la voiture lors du franchissement du pont). Cette désensibilisation in vivo avec l'amie en voiture a été possible. Et, après l'avoir répétée plusieurs fois, la tension mesurée par la cliente dans cette situation génératrice de peur n'était plus qu'à un niveau de 5,5.

Puis la cliente a continué à travailler avec cette façon de faire dans les séances de thérapie jusqu'à ce que la tension baisse à un niveau de 4.

Par la suite, la cliente s'est entrainée seule sur le pont alors qu'elle allait au travail en bus, puis plus tard en traversant le pont à pied. Grâce à cette méthode d'association de la peur et de la ressource, la peur a pu être réduite au niveau 3 lors du franchissement de ponts.

Au fil de ce travail, la cliente avait complètement cessé ses comportements d'évitement et ramené la tension liée à la peur à un niveau résiduel qu'elle pouvait supporter.

Avec un autre client, la méthode de désensibilisation in sensu a pu être renforcée par l'ajout d'une autre image ressource. Pendant le travail de désensibilisation, il s'imaginait être dans la main gauche d'une grande statue de Bouddha dorée (sur les statues qui représentent le Bouddha historique, dans le geste de la prise de la terre à témoin, le Bouddha a la main gauche ouverte et posée sur ses talons). Cela a réduit sa réaction de peur et lui a donné un sentiment de sécurité. Comme il avait également beaucoup de peurs la nuit et qu'il faisait souvent des cauchemars, il faisait aussi appel à cette image au moment de s'endormir. Selon son témoignage, les peurs et les cauchemars ont nettement diminué dans ces situations. Chez certain·e·s client·e·s, les ressources émergent de façon associative du domaine du soi supérieur lorsqu'ils·elles évoquent les images ressource qu'ils ont trouvées en amont (par exemple, le randonneur dans la montagne). Ainsi, le·a thérapeute a un accès immédiat à d'autres ressources importantes qui renforcent le processus de guérison.

La méthode du «faire comme si» et le rôle du professionnel (exercice O.1)

Voici un autre exercice sur le sujet de la peur qui peut être utilisé dans la méthode en sept étapes (méthode O.1). Dans cette intervention, le·a client·e imagine une «situation de solution» ou une situation souhaitée comme une ressource.

Exemple: le client a une phobie sociale dans les restaurants un peu élégants. Il remarque qu'il ne s'y sent pas en sécurité, il se sent éventuellement observé ou il a peur de faire quelque chose de mal ou de se faire remarquer. Il est possible qu'il se sente légèrement dépassé par cette situation. Nous lui demandons d'évaluer cette peur au début de l'exercice (il mesure la peur: niveau 6).

- *Exploration*: le thérapeute (Wolfgang) et le client cherchent ensemble, comme dans l'exercice sur les ressources, une situation de vie dans laquelle ce dernier se sent compétent et en sécurité. Peut-être est-ce une situation au travail ou tout autre situation sociale.
- Le thérapeute demande au client de faire revenir cette situation dans sa mémoire. Il doit se rappeler de «son rôle de pro», par exemple, comment il se sent à son travail et faire *comme si* cette situation était là présente.
- Puis nous demandons au client de sentir si cette scène intérieure fait venir dans son corps un sentiment de sécurité et de détente (voir aussi exercice N.1, nous pouvons éventuellement demander au client d'évaluer le changement dans la sensation avant et après l'exercice).
- Ensuite nous demandons au client de se rendre en imagination dans l'évènement déclencheur du restaurant, tout en restant relié intérieurement à ces sensations agréables et à son rôle de pro.
- On lui demande de décrire son ressenti, en particulier s'il se sent plus en sécurité, plus détendu grâce à cette image.
- Si c'est le cas, nous encourageons le client à l'appliquer également dans la situation de vie réelle, donc dans notre exemple lors de sa prochaine sortie au restaurant et d'en parler dans la prochaine séance de thérapie.

Cette méthode «comme si» associée au «rôle du pro» peut être élargie à l'envie. Nous pouvons utiliser par exemple, l'image que nous sommes un être éveillé ou que nous sommes une certaine qualité d'un tel être, par exemple le Bouddha de Médecine, si cela correspond à des images qui sont pertinentes pour les client·e·s. Nous pouvons également imaginer que nous sommes Tara, un Bouddha féminin qui «surmonte toutes les peurs».

Dans notre exemple, nous pourrions imaginer que nous entrons dans le restaurant sous la forme du «Bouddha de Médecine» ou de «Tara» (ils ont un aspect particulier). Dans la tradition de méditation du *vajrayāna*, connue également comme bouddhisme tibétain, les pratiquant·e·s utilisent la force de l'imagination depuis des millénaires.

Le conseil à une bonne amie (méthode O.3)

«Le conseil à une bonne amie» peut aider les personnes qui ont besoin de prendre du recul par rapport à un problème, car leur identification et leur forte implication émotionnelle ne leur permettent pas de trouver de solution. Ils ont «le nez dans le guidon» et cet exercice leur permet de prendre un certain recul. Ainsi, ils arrivent le plus souvent à porter un regard plus factuel sur le problème en question.

Pour cet exercice, le·a thérapeute a besoin d'une chaise vide supplémentaire qui est placée quelque part dans la pièce. Puis nous demandons au·à la client·e d'imaginer que cette chaise est occupée par quelqu'un de sa connaissance ou une bonne amie qui a le même problème que lui·elle, notre client·e doit donc adopter le rôle du·de la «conseiller·ère ou coach».

C'est assez similaire à un jeu de rôle classique; seulement le·a client·e ne s'assied pas sur la chaise d'une autre personne imaginée mais se représente que quelqu'un d'autre est assis sur la chaise vide, qui a le même problème que lui·elle.

Cet exercice permet au·à la client·e d'être en mesure de prendre du recul par rapport à son questionnement ou à sa situation difficile. Il·Elle adopte la position de celui·celle qui évalue la situation de façon factuelle. Cela permet d'améliorer l'estime de soi, de se désidentifier et de trouver une issue, ou des possibilités de solution. Les ressources sont activées. Le recul de cet exercice lui permet le plus souvent de trouver une solution au problème.

> Imaginez qu'une de vos amies est exactement dans la même situation de vie ou a exactement le même problème non résolu que vous (dans notre exemple, elle est toujours rabaissée par son supérieur).
> Votre amie vous apprécie beaucoup et vous demande conseil.
> Elle est maintenant assise ici. (Nous installons une chaise dans le cabinet du thérapeute pour l'amie ou la collègue que nous y plaçons en imagination).
> Que lui diriez-vous, que lui conseilleriez-vous?

« Je lui conseillerai de dire à son supérieur ce que ça lui fait quand il la traite de façon si méprisante et s'il considère que cela contribue à une bonne ambiance au travail ».

Il y a peut-être un premier conseil factuel après évaluation de la situation. Puis le·a thérapeute demande si l'amie imaginaire (qui est assise sur la chaise vide) a entendu ce conseil. Nous pouvons alors entendre la réponse : « Oui, mais elle n'ose pas … ».

Puis nous continuons le dialogue de sorte que le·a cliente fasse des allers et retours entre la partie identifiée (dans notre exemple, l'amie avec le problème non résolu) et le·a conseiller·ère, plus factuelle.

Cela aide aussi à faire remarquer au·à la client·e que nous avons tous·tes cette compétence pour donner un conseil factuel à l'évaluation d'une situation. Simplement pour nous-même, nous avons souvent « le nez dans le guidon » ou nous sommes complètement empêtrés ou identifiés à nos schémas intérieurs et à nos émotions. Cet exercice permet aux client·e·s de prendre du recul par rapport à leur problème ou à leur situation de vie, de sorte qu'ils·elles accèdent à un méta-niveau de réflexion.

Nous présentons ci-après différentes méthodes d'intervention adaptées à certaines situations de vie. Le procédé de « détachement après séparation » m'a été présenté comme processus de deuil selon Büntig.

Le détachement après une séparation (méthode O.4)

La méthode suivante permet de se détacher d'une personne que le·a client·e a perdue, à cause d'une séparation ou d'un décès. C'est une bonne façon d'amorcer un travail de deuil. Cette méthode peut être utilisée par écrit, par exemple lorsque le·a client·e écrit une lettre à la personne décédée (naturellement, la lettre n'est pas destinée à être envoyée, elle est seulement pour le·a client·e) ou qu'il·elle formule en pensées les phrases de détachement. La conversation se fait sous la forme du discours direct avec la personne dont le·a client·e souhaite se détacher.

La première partie des *phrases de détachement* est donnée et le·a client·e complète en fonction de sa situation (nous donnons quelques exemples entre parenthèses):

Je t'en veux que … (tu m'aies abandonné·e, tu m'aies quitté·e).
J'aime me rappeler … (le jour où nous sommes allé·e·s au restaurant …).
Je te pardonne … (de m'avoir vexé·e).
Je suis désolé·e de … (ne pas être revenu·e vers toi plus tôt).
Je te remercie … (pour tous les bons moments passés ensemble).
Je te prie … (d'accepter qu'on reste ami·e·s).
Je te souhaite … (tout de bon pour l'avenir).
(D'autres possibilités peuvent émerger spontanément)

Puis le·a client·e peut également formuler et écrire spontanément ses phrases à lui·elle. Ou il·elle formule ses émotions, comme par exemple: cela me rend triste que nous ne soyons plus ensemble (verbalisation de l'émotion).

Travail avec les affirmations (méthode O.5)

Le travail avec les affirmations est appliqué dans de nombreuses méthodes de thérapie, comme par exemple dans le travail de volonté dans la psychosynthèse selon Roberto Assagioli. On prend des résolutions pour sa vie de façon verbale, comme par exemple: «Je vais vivre sans cigarette.» Le·a client·e s'imprègne de cette phrase de façon répétée, nous pouvons éventuellement lui faire faire l'exercice du «comme si» (exercice O.1). Dans notre exemple, il·elle s'imagine qu'il·elle vit déjà sans cigarette. Il·Elle formule la phrase au niveau du ressenti: «C'est comment? Ça se ressent comment? Est-ce qu'on le sent quelque part dans le corps?»

Nous pouvons également poser la question du symbole, c'est-à-dire que nous adressons à la sensation corporelle intérieurement la phrase: «Montre-moi un symbole.»

Puis on entre en contact de façon répétée avec l'affirmation ou avec le symbole et on le remplit de «force de conscience». Dans la situation de thérapie, le·a thérapeute peut soutenir son·sa client·e en répétant avec lui·elle plusieurs fois l'affirmation.

Le jardin intérieur (exercice O.2)

Sous la forme présentée ci-dessous, l'exercice suivant sert à poser des limites vis-à-vis d'autres personnes et de leurs exigences vis-à-vis du·de la client·e. Il est souvent utilisé comme protection contre des attaques subtiles, par exemple tout ce qui s'apparente à une manœuvre d'emprise ou lorsque quelqu'un exerce une domination.

> Installez-vous confortablement sur la chaise, vous sentez le dossier dans le dos et vous tournez votre conscience vers les sensations corporelles, en particulier les sensations dans les pieds et dans les jambes ainsi que dans le bas du corps.
> Observez votre souffle pendant quelques instants, notamment le ventre qui gonfle et dégonfle avec la respiration.
> Puis laissez ces perceptions passer quelque peu à l'arrière-plan.
> Imaginez: vous êtes dans un jardin, votre jardin intérieur.
> Pour cela, vous pouvez passer le portail du jardin en toute conscience ou vous trouver directement dans votre jardin intérieur.
> Ouvrez tous vos sens à ce qui est là: les couleurs, les formes, les sons, les plantes, tout ce que vous percevez dans votre jardin.
> Puis tournez votre attention vers le mur du jardin ou la clôture.
> Voyez très nettement jusqu'où va votre jardin et ressentez la sécurité représentée par le mur ou la clôture.
> Regardez sa hauteur et donnez-lui la forme qui est la meilleure pour vous, du point de vue des dimensions, de l'apparence, de la nature des matériaux.
> Puis, à nouveau, percevez votre jardin comme un espace où vous seul pouvez accéder et où c'est vous qui décidez qui peut y pénétrer.
> Comment est-ce-que cela se ressent?

Laissez de l'espace à ce vécu et, si cela déclenche des sensations agréables en vous, laissez-les se répandre dans tout votre corps.
Ressentez la sécurité qui vous est donnée par le mur du jardin ou par cette clôture.
Rendez-vous bien compte que cette image, avec les sensations et les émotions qui y sont associées, est toujours à votre disposition, en particulier dans des situations où vous ressentez que certaines personnes, certaines circonstances piétinent quelque peu vos plates-bandes.
Puis revenez aux sensations du corps, ouvrez les yeux et orientez-vous dans la pièce.

Vous souhaiterez peut-être prendre des notes. Dans la situation de thérapie, le·a thérapeute demande au·à la client·e comment cela s'est passé pour lui·elle. La discussion qui en découlera pourra être utile pour intégrer davantage l'expérience. Le·a client·e est encouragé·e à utiliser ces images dans les situations de vie difficiles ou avec des personnes difficiles, sans en parler. Lorsqu'une autre personne l'attaque verbalement, la clôture du jardin peut être projetée à l'extérieur et repousser ainsi toutes les agressions.

Poser des limites verbales (méthode O.6)

Une façon très simple de «poser des limites» vis-vis d'autres personnes et qui ressemble à un jeu de rôle est la verbalisation de «l'être autre». Prenons l'exemple d'une tentative de mise en place de limites d'un·e client·e vis-à-vis de sa mère. Il·elle peut se représenter sa mère dans son image intérieure ou se l'imaginer devant lui·elle dans la pièce. Puis nous lui demandons de dire les phrases suivantes à sa mère:

Je suis moi et tu es toi.
J'ai ma famille et tu as ta famille.
J'ai mes avis et mes opinions et tu as tes avis et tes opinions.
J'ai mon corps et mes ressentis et tu as ton corps et tes ressentis.

J'ai mes émotions et tu as tes émotions.
J'ai mes amis et tu as tes amis.
J'ai ma vie et tu as ta vie.
Je suis moi et tu es toi.

Cette façon verbale de poser des limites et de se recentrer sur soi peut naturellement être formulée en phrases répétées plusieurs fois, soit en pensée, soit par écrit.

Le huit couché (exercice O.3)

Cet exercice symbolique sert également à poser des limites, au sens large du terme, en particulier vis-à-vis de personnes que le·a client·e perçoit comme étant envahissantes. C'est un exercice de base sur lequel nous reviendrons plus loin dans le livre et qui trouve son origine dans le système d'imagination de Phyllis Krystal.

Certain·e·s pratiquant·e·s spirituel·le·s ont de la difficulté à s'autoriser à poser des limites. Il semblerait qu'ils·elles prennent au pied de la lettre l'injonction de l'entraînement de l'esprit à s'ouvrir à tout en permanence, à tout accueillir sur son propre territoire. Mais ce n'est pas faire preuve de sagesse que de s'ouvrir ainsi à toutes les influences et à toutes les perturbations; il faut pour cela avoir une grande perméabilité intérieure. Dans cet exercice, très semblable aux cercles de protection du bouddhisme tibétain, il s'agit de se sentir bien installé·e dans sa propre force et dans son indépendance, de façon à la fois claire, dépourvue de confusion et pleine d'amour.

Asseyez-vous confortablement et dirigez votre attention sur vos sensations corporelles, en particulier sur les perceptions dans vos pieds. Pendant quelques instants, suivez les mouvements de votre diaphragme, qui s'élève et s'abaisse au rythme de votre respiration.
Puis laissez ces sensations passer à l'arrière-plan.
Imaginez que vous vous trouvez dans un cercle de lumière dorée, dont le rayon correspond à la longueur de vos bras étendus.

Tout en gardant les yeux fermés, vous pouvez tout à fait écarter les bras pour sentir les dimensions de cet espace.
Ce cercle de lumière se trouve sur le sol. Vous êtes assis au centre de ce cercle doré et, devant vous, se trouve un autre cercle de lumière dorée sur le sol. Ils se touchent, ils sont tangents mais ils ne se croisent pas.
Le cercle de lumière face à vous est vide.
Visualisez maintenant que la personne avec qui vous souhaitez faire l'exercice est assise ou debout dans le cercle en face de vous.
Chacun·e d'entre vous avez votre propre cercle, il symbolise votre espace propre. Les deux cercles ont la même taille. Une lumière bleu fluorescent commence à couler depuis le point où les deux cercles se touchent, en suivant le cercle de lumière dorée.
La lumière fait d'abord le tour de l'autre personne (en commençant par son côté droit, donc votre gauche) jusqu'au point de contact des deux cercles.
Pour suivre ensuite votre cercle de lumière en commençant par votre gauche et en revenant au point de contact. Il se dessine ainsi un huit couché.
Continuez l'exercice pendant deux à trois minutes.
Puis terminez en faisant couler la lumière bleu fluorescent autour de l'autre personne et en l'arrêtant au point de contact.
Puis prenez votre temps pour conclure l'exercice à votre rythme.
Revenez lentement et orientez-vous dans la pièce, les yeux ouverts.

Dans la situation thérapeutique, le·a thérapeute demande au client de lui faire part de ce qu'il a vécu dans cet exercice. Ce retour aidera le client à assimiler son expérience et permet d'aborder les éventuelles difficultés ou erreurs. Il est par exemple important de veiller à ce que les deux cercles aient vraiment la même taille dans la visualisation, que l'autre personne reste bien dans son cercle sans entrer dans le cercle du client et sans que les deux cercles ne se croisent pas. Pour les client·e·s qui en ont la possibilité, Phyllis Krystal conseille de commencer l'exercice en invoquant d'abord le niveau de conscience du soi supérieur (voir chapitre Y).

Travail avec les schémas de base et les contre-schémas (méthode O.7)

Cette méthode peut être facilement associée à un rituel, comme dans l'exercice « Arracher les mauvaises herbes, semer des graines » (exercice O.4). Ce travail provient originellement de la psychosynthèse. Nous commençons par faire un travail d'exploration pour mettre en avant un schéma de base chez le·a client·e. Puis nous y opposons un contre-schéma bénéfique. Cela est très similaire aux exercices bouddhistes dans lesquels nous mettons face à face notre identification névrotique au « moi » et à l'amour-propre sain, celui d'être un bouddha ou un aspect de sagesse *(yidam)*.

Par exemple, la cliente M. raconte que dans sa vie elle n'a reçu de l'attention directe et des félicitations de la part de ses parents que lorsqu'elle avait accompli quelque chose de particulier. « Tu es vraiment une gentille fille, tu as vraiment bien mis la table. Tu sais déjà faire tellement de choses ... » La cliente ne pouvait pas se rappeler de s'être sentie aimée et acceptée sans avoir accompli quoi que ce soit de particulier, comme par exemple d'avoir gardé sa sœur cadette. Elle avait beaucoup de souvenirs de situations où elle avait été félicitée pour ce qu'elle avait accompli et elle n'avait le sentiment d'être aimée que dans ces circonstances-là. C'est ainsi qu'elle a formulé un de ces schémas de base : « Pour être aimée, je dois faire quelque chose de particulier. »

Le schéma de base, ici, c'est : amour en échange d'une chose accomplie, réussie. Les schémas de base que l'on rencontre souvent peuvent être : « Chaque fois que je vais bien, il m'arrive quelque chose de grave » ou : « Je n'ai pas le droit d'aller bien quand les autres vont mal. »

Dans le travail thérapeutique avec cette méthode (méthode O.7), nous cherchons un nouveau schéma, un contre-schéma (on pourrait dire un contre-schéma bénéfique) et nous élaborons une nouvelle affirmation (méthode O.3). Le contre-schéma doit être tout à fait juste pour le·a client·e mais il ne doit pas avoir une forme verbale parfaite. Parfois, ce sont des phrases très courtes qui sont les plus justes pour les client·e·s.

Dans notre exemple avec la cliente M. et son schéma « il faut que je fasse quelque chose de particulier pour être aimée », le contre-schéma serait : « Je suis aimée pour moi-même sans avoir besoin de faire quoi que ce soit pour ça», ou: «Je suis aimable par moi-même».

Dans le deuxième exemple («chaque fois que je vais bien il m'arrive quelque chose de grave», c'est-à-dire «ne te réjouis pas trop vite, le malheur peut toujours arriver»), le contre-schéma pourrait être: «J'ai le droit d'aller bien sans souci, j'ai le droit d'être simplement heureux·se.» C'est important de commencer par soi avant de faire le souhait (souvent prématuré) que les autres (voire tous les êtres) soient heureux.

Dans le troisième exemple («je n'ai pas le droit d'aller bien quand les autres vont mal»), le contre-schéma pourrait être: «Même si certain·e·s ne vont pas bien, j'ai le droit de me réjouir de la vie ...» car comment pouvons-nous sinon aider les autres? Il nous faut vraiment faire attention à aller bien surtout quand d'autres ne vont pas très bien.

Les « affirmations de contre-schémas » sont mises en place avec les client·e·s. Parfois, leur formulation est le contraire du schéma de base. De la même façon que les affirmations, ils doivent être formulés sans négation. Une fois que nous avons trouvé le schéma de base et le contre-schéma, nous pouvons associer ce travail avec un exercice d'imagination (exercice O.4) pour conclure ensuite avec un rituel. Cet exercice provient originellement de Piero Ferrucci, un thérapeute en psychosynthèse de Florence.

Arracher les mauvaises herbes, semer des bonnes graines (exercice O.4)

L'exercice suivant peut être utilisé de différentes façons pour introduire des processus de changement volontaires. On peut aussi l'utiliser pour se défaire d'un comportement indésirable, comme par exemple le fait de fumer et pour établir à sa place un autre comportement, par exemple le fait de faire régulièrement du sport. Nous allons maintenant présenter cet exercice sur le fondement de la dissolution d'un schéma de base.

> Asseyez-vous confortablement et tournez votre conscience vers l'intérieur.

Fermez peut-être les yeux et restez quelque temps avec vos sensations corporelles et le flux de votre respiration.
Imaginez que vous avez arraché des mauvaises herbes et que vous allez maintenant les bruler.
En imagination, vous imaginez un feu ici dans la pièce.
Vous empilez du bois et, avec un peu de papier, vous allumez ce feu.
Vous observez la façon dont il brule bien, il fait de grandes flammes.
Vous écrivez votre schéma de base sur un morceau de papier ou de carton, puis vous le jetez dans le feu avec toute votre volonté et vous observez attentivement comment il brule. Puis le feu finit de se consumer.
Maintenant, vous pensez que vous vous êtes symboliquement libéré de ce vieux schéma qui a contribué à influencer votre vie depuis si longtemps.
Vous renforcez intérieurement cette liberté qui se présente en cet instant.
Puis, à la place des mauvaises herbes, vous plantez autre chose (semer les graines). Pour cela, vous prenez maintenant votre contre-schéma ou la nouvelle affirmation.
Pensez plusieurs fois à cette affirmation en toute conscience, mettez-y toute votre volonté. Vous pouvez aussi dire cette phrase à voix haute.
C'est elle maintenant qui va modeler votre vie …

Le fait de bruler rituellement l'ancienne affirmation en imagination doit idéalement être accompli également de façon réelle. Le·a client·e doit alors, quelque part chez lui·elle (idéalement à l'extérieur), bruler un papier sur lequel est écrit l'ancien schéma de base et puis arroser régulièrement son nouveau contre-schéma comme les graines d'une plante. Puis il peut s'engager à rentrer souvent en contact avec la nouvelle phrase, à y penser souvent, ou à la prononcer ou à l'écrire souvent, la chargeant ainsi de la force de sa conscience et de sa volonté.

Cette pratique se retrouve déjà chez les Tibétains qui écrivaient les choses pénibles pour les jeter dans le feu de la sagesse. Une fois que nous sommes libéré·e·s du négatif, nous faisons des offrandes (au feu imaginaire ou réel) et nous tournons notre esprit sur ce qui est profondément positif comme la réalisation des qualités intérieures. Nous «arrosons» également le contre-schéma positif par sa pratique quotidienne.

Le ballon de plage (exercice O.5)

L'exercice avec le symbole du ballon de plage sert également à poser des limites. Il sert à se protéger des menaces extérieures, physiques ou verbales. Cet exercice provient originellement du système d'imagination de Phyllis Krystal.

Installez-vous confortablement sur votre chaise et tournez votre conscience sur les sensations du corps, en particulier les sensations dans les pieds. Pendant quelques instants, suivez votre respiration et sentez comment votre ventre gonfle et dégonfle à chaque respiration.

Puis laissez passer ces perceptions quelque peu à l'arrière-plan.

Imaginez que vous êtes assis·e dans un grand ballon de plage – un ballon de plage simple, coloré, comme on en voit souvent sur la plage.

Mais ce ballon de plage qui vous entoure est beaucoup plus grand. De tous côtés, il a le rayon de vos bras étendus. Vous êtes assis·e en son centre.

Tout le négatif qui vous arrive rebondit simplement sur la surface du ballon de plage et vous pouvez vous sentir tout à fait en sécurité.

Intérieurement, il est empli de lumière dorée et vous pouvez très facilement voir à travers. Restez quelques instants dans cette image intérieure.

Prenez autant de temps qu'il vous faut.

Puis revenez à votre rythme.

Ouvrez les yeux et orientez-vous dans l'espace.

Le débriefing permet d'intégrer l'exercice. Le·a thérapeute peut encourager le·a cliente à faire cet exercice dans des situations de vie dans lesquelles il·elle se sent menacé·e de l'extérieur.

Le «cercle de protection» est un exercice de ce type qui fait partie intégrante de nombreuses pratiques tibétaines. La tente de lumière dans laquelle nous sommes assis·es est un espace protégé qui s'élève de notre orientation intérieure claire et de notre sagesse. Dans cet espace de conscience protectrice, aucune pensée néfaste et parasite ne peut s'immiscer : la conscience les reconnait immédiatement et y met un terme. La même chose vaut pour l'exercice suivant du cylindre de lumière : la tradition tibétaine le visualise aussi grand que l'espace de notre propre esprit.

Le cylindre de lumière (exercice O.6)

L'exercice suivant offre une protection subtile. Grâce à cet exercice, les personnes en particulier qui se sentent hypersensibles trouvent plus facile de rester centrées sur elles-mêmes et de ne pas se perdre dans trop d'impressions sensorielles. Cet exercice provient originellement du système d'imagination de Phyllis Krystal.

> Installez-vous confortablement sur votre chaise et tournez votre conscience sur les sensations corporelles, en particulier sur les sensations dans les pieds.
> Pendant quelques instants, suivez votre souffle et remarquez comment votre ventre gonfle et dégonfle à chaque inspiration et expiration.
> Puis laissez ces perceptions passer quelque peu à l'arrière-plan.
> Imaginez que vous vous trouvez dans un grand cercle de lumière dorée.
> Celui-ci se trouve sur le sol et son rayon est celui de vos bras étendus.
> Puis imaginez que ce cercle de lumière dorée se transforme en un cylindre de lumière dorée. Vous tirez pour ainsi dire le cercle vers le haut.
> Vous pouvez également imaginer un rideau de lumière dorée.
> Ce cylindre est très haut, aussi haut que vous le souhaitez ou que vous en avez besoin.
> Imaginez que ce cylindre de lumière tout autour de vous est rempli de lumière dorée.
> Cette lumière dorée vous protège des forces très subtiles qui existent parfois entre les gens (par exemple, les influences ou la manipulation)

et vous aide à être davantage avec vous et à mieux préserver votre propre « espace ».

Cet espace délimité de votre cylindre de lumière peut être fermé au-dessus de votre tête par un toit ou un couvercle de lumière dorée s'il va jusqu'au-dessus de votre tête. Vous êtes au centre de votre cylindre de lumière et vous êtes tout à fait avec vous-même.

Remarquez comment vous vous sentez dans ce cylindre.

Puis, lorsque vous le souhaitez, revenez dans l'espace extérieur en prenant avec vous l'image de votre cylindre de lumière.

Ouvrez les yeux et orientez-vous dans la pièce.

Le débriefing permet d'intégrer l'exercice. Le·a client·e peut être encouragé·e à utiliser cette imagination en situation avec d'autres personnes, lorsqu'il·elle s'inquiète que son « espace intérieur » puisse ne pas être respecté ou s'il·elle a l'impression d'être phagocyté·e. Cet exercice du cylindre de lumière est particulièrement indiqué quotidiennement pour les personnes sensibles ou hypersensibles.

L'étoile de lumière (exercice 0.7)

Cet exercice consiste en une méthode d'imagination qui permet de réduire un symptôme de peur. Il provient originellement du système d'imagination de Phyllis Krystal.

Asseyez-vous confortablement, fermez les yeux et tournez votre conscience vers l'intérieur, d'abord vers les sensations du corps, en particulier les sensations dans les pieds.

Puis suivez la sensation dans votre ventre qui gonfle et dégonfle avec chaque inspiration et expiration.

Puis laissez passer ces perceptions quelque peu à l'arrière-plan.

Pensez maintenant à un évènement où vous avez ressenti de la peur. Cela peut être une grande expérience de peur ou une peur tout à fait gérable. Refaites passer cette situation devant votre œil intérieur pour

la revivre et ressentir les impressions qui y sont associées dans votre corps.
Où se trouve, dans votre corps, la sensation de tension ?
Qu'est-ce que cela vous rappelle (par exemple un tison ardent, une perceuse, un coup de poing) ?
Imaginez maintenant au-dessus de votre tête, devant vous, une étoile de lumière dorée qui est fixée à une poulie. Tirez-la vers vous et laissez-la s'arrêter à environ quinze centimètres devant votre plexus solaire.
Puis, en imagination, expirez le symbole (par exemple, le tison ardent) qui représente l'expérience de peur. Au centre de l'étoile de lumière se trouve quelque chose qui ressemble à un trou noir. Le symbole de peur que vous avez expiré (le tison ardent) est comme attiré magnétiquement par ce trou noir et il y disparait.
Maintenant, prenez la lumière dorée qui émane de l'étoile de lumière avec votre inspiration et remplissez-en l'espace où se trouvait avant la sensation de peur dans votre corps.
Après quelque temps (maximum cinq minutes), lorsque vous ne ressentez plus l'émotion de peur, replacez à nouveau l'étoile de lumière dans la scène intérieure au-dessus de votre tête dans sa position originelle.
Revenez, ouvrez les yeux et orientez-vous dans la pièce.

Cet exercice peut être répété avec d'autres situations de peur. Le fait d'inspirer de la lumière ne doit pas durer plus de cinq minutes. Dans l'entretien consécutif à l'exercice, il peut être bon pour le·a thérapeute de se faire raconter par le·a client·e ce que celui·le-ci a vécu.

Cet exercice ressemble aussi par certains aspects à une pratique tibétaine appelée « la respiration de purification ». Pour cela, nous expirons une lumière très sombre qui se dissout dans la vastitude de l'être et nous inspirons une lumière à cinq couleurs comme un flux nourrissant qui nous remplit de la bénédiction des cinq aspects de la conscience intemporelle (voir l'introduction au chapitre B) qu'on appelle également la « bénédiction des *Ḍākinīs* ».

La balance pour prendre une décision (exercice O.8)

Cet exercice peut être utilisé pour tout type de difficulté à prendre des décisions. Il commence par une partie analytique où nous demandons au·à la client·e de collecter tout ce qui compose le pour et tout ce qui compose le contre (par exemple : louer cet appartement, qu'est-ce qui est pour, qu'est-ce qui est contre ? Pour ou contre continuer cette relation ?). La question est formulée par le·a thérapeute. Puis nous demandons au·à la client·e de donner tous les arguments pour, puis tous les arguments contre, que le·a thérapeute note. Ensuite commence la deuxième partie de l'exercice :

> Installez-vous confortablement. Concentrez-vous quelques instants sur les sensations dans vos pieds. Puis suivez pendant quelque temps les mouvements de votre ventre qui gonfle et dégonfle avec chaque expiration et inspiration.
> Maintenant, fermez les yeux et élevez vos mains sur le côté en soulevant légèrement les avant-bras, la paume des mains vers le haut. Cela donne quelque chose comme une balance où vos mains et vos avant-bras représentent les deux plateaux.
> Vous décidez maintenant dans quelle main vous voulez placer les arguments pour et dans quelle main vous placez les arguments contre.
> Maintenant, je vous lis (thérapeute) les arguments pour que vous avez nommés et vous les placez un à un dans la main correspondante
> *(par exemple la décision de savoir si le client doit changer de travail avec la main droite attribuée aux arguments pour, la main gauche aux arguments contre).*
> Le thérapeute observe que la main droite baisse de plus en plus avec chaque argument *pour* qui est lu au client.
> Puis le thérapeute lit au patient les arguments *contre*, un par un et le client les place en imagination dans sa main gauche.
> Le thérapeute observe que la main gauche descend maintenant et que la droite monte à nouveau.
> Une fois que tous les arguments ont été lus, le thérapeute demande au client de laisser la balance se rééquilibrer.

Le thérapeute observe le mouvement des mains.

Puis le thérapeute demande si la balance est à nouveau complètement équilibrée.

Quand le client répond par l'affirmative, le thérapeute demande au client de faire une évaluation en pourcentage *(par exemple 65 % pour et 35 % contre)*.

Puis nous demandons au client d'ouvrir les yeux à nouveau et de terminer l'exercice.

Cet exercice permet au·à la client·e de voir nettement et concrètement dans quelle direction va sa décision. Il permet de mettre en évidence la prise de décision.

Une variante de cet exercice, en relation avec le chemin bouddhiste, pourrait être d'imaginer de la même façon le poids des arguments vis-à-vis des quatre pensées fondamentales traditionnelles grâce auxquelles nous pouvons clarifier nos priorités. Quel est le poids de cet argument 1) vis-à-vis de la précieuse opportunité d'avoir reçu cette vie? 2) Vis-à-vis du fait du changement constant et de la mort possible à tout moment? 3) Vis-à-vis des effets à long terme de notre décision ou de notre action? 4) Vis-à-vis du bonheur véritable et de la réalisation de nos objectifs de vie les plus profonds?

Transition avec le Focusing

Du point de vue du chemin d'éveil, le focusing est une application bénéfique des quatre aspects de l'entraînement de la conscience (chapitre E): Il représente une merveilleuse façon d'associer la pleine conscience du corps («formations physiques»), l'exploration des émotions («formations mentales») et le vécu émotionnel plus subtil («esprit»). Sans tomber dans l'analyse, le focusing explore les liens entre quelque chose qui nous touche émotionnellement et le vécu physique. Il s'agit de rester présent et de laisser venir à la conscience de façon associative d'autres significations émotionnelles. Ainsi, nous mettons en évidence des liens, des sens profonds et les lois intérieures («dharmas»).

En outre, cela permet de voir le changement constant en restant dans le vécu de façon vive et non distraite. Grâce à cette «prise de conscience» pleine d'amour et d'acceptation, ce changement prend la direction d'une détente de plus en plus grande jusqu'à ce que se produise le «*shift*» central dans le vécu, dans lequel nous voyons le monde et en particulier la problématique initiale sous un tout autre jour – dans la détente profonde.

Nous constatons également que dans l'enseignement bouddhiste de la même façon que dans le focusing, un langage processuel s'est mis en place. Ce langage processuel ne fixe pas les perceptions mais les suit dans leur nature fluide, difficile à décrire, toujours ouverte à la nouveauté, en sachant toujours que les mots ne peuvent être que des indicateurs et ne sont pas en mesure de capturer l'expérience réelle.

Ainsi se développe l'intuition de ce qui se déroule avant et derrière les mots dans le vécu, un vécu doux qui se cache facilement pour échapper à la pensée conceptuelle saisissante et aux mots qui fixent les choses. Ainsi, le langage reste comme suspendu, comme une simple évocation de l'ineffable toujours en mouvement, pour être au service de la conscience.

P. Focusing – une porte d'entrée dans la Psychothérapie Essentielle

Par Astrid Schillings

D'après Eugene Gendlin, philosophe et professeur de psychologie, le focusing est le moment où l'on s'attarde sur quelque chose qui n'est pas clair mais qui peut être ressenti concrètement dans le corps. Ce ressenti a surement quelque chose à voir avec notre vie – une question, une décision, un projet créatif ou quelque chose de difficile, peut-être même de douloureux, parfois également quelque chose en lien avec le sens ou le non-sens de notre vie même. Ce n'est donc pas la chaise inconfortable ou la chaussure trop étroite. C'est une conscience qui tend vers un «être avec quelque chose» qui est perceptible par le corps, sans savoir encore ce que c'est.

Nous ressentons de l'intérieur que cela se réfère d'une manière ou d'une autre à une situation ou à un aspect de notre vie. Ce ressenti corporel de «tout ça» en lien avec une situation, une idée ou une question que nous voudrions poser à la vie, Gendlin l'appelle *felt sense* – «signification ressentie» ou «sens ressenti». En anglais aussi, c'est un néologisme qu'il a spécialement développé pour ça. C'est pourquoi nous allons également conserver «felt sense» en français. Une autre description que Gendlin a trouvée pour cela est *lisière de la conscience* (edge of awareness). C'est quelque chose qui se montre à la lisière de la conscience et nous pouvons sentir qu'il y a là encore autre chose ...

Un felt sense peut venir à propos de tous les aspects de notre vie, d'un sujet simple à une question plus profonde – nous pouvons nous tourner vers n'importe quoi et laisser venir un felt sense. Nous nous arrêtons un moment et ressentons quelle résonance apparait dans notre vécu corporel – par exemple à propos d'une personne dont nous avons oublié d'où nous la connaissons. Peut-être que le ressenti corporel est «vaste» ou plutôt «étroit» ou encore «agité». Donc, quand nous nous attardons avec ce ressenti à la lisière de notre conscience, cela peut s'ouvrir et d'autres choses s'élèvent.

Nous remarquons peut-être que c'est «joyeux-vaste» ou «étroit-retenu» – et nous ne savons toujours pas d'où nous connaissons cette personne, mais notre résonance corporelle nous fait sentir de plus en plus quelle sorte de rencontre nous avons vécue avec cette personne. Notre vécu corporel en sait plus que ce dont nous avons clairement conscience dans l'instant. Tout ce que nous avons vécu avec cette personne est implicite là-dedans, est à l'œuvre là-dedans.

Si nous avons de la patience et que nous nous attardons plus longtemps sur le felt sense qui se déploie, cela va peut-être brusquement nous revenir: «Ah oui, c'est de là que nous nous connaissons!» La plupart du temps, cette reconnaissance («Ah oui, c'est ça!») s'accompagne d'un soulagement corporel et d'une détente. C'est un changement corporel que Gendlin appelle *felt shift*. Vraisemblablement, chacun·e d'entre nous a déjà vécu cela.

Comment le Focusing a-t-il été trouvé ?

Philosophe, Eugène Gendlin a examiné la question de savoir comment une signification nait d'une expérience non-verbale et comment l'expérience non-verbale et la signification se transforment.

Il voulait développer une nouvelle phénoménologie « incarnée », issue de l'expérience (experiential phenomenology), un mouvement de zigzag fin, branché au ressenti instant après instant, entre expérience et langage, entre expérience et image, geste aussi – justement chaque symbolisation à la lisière de la conscience.

Pour Gendlin, il est important que nous n'allions pas de concept en concept, d'une idée à l'autre ou bien d'une image à l'autre en ne remarquant pas que notre existence réelle ne bouge pas, qu'elle n'est pas vraiment touchée.

Dans la recherche en psychothérapie des années 1950 et 1960 autour de Carl Rogers (un des fondateurs de la psychologie humaniste), on a analysé comment les personnes se transforment dans la thérapie et quelles sont les conditions de ce changement. Pour Gendlin c'était également très intéressant du point de vue philosophique et il a donc rejoint le groupe de Chicago autour de Rogers. Pour leurs études, les chercheurs avaient enregistré, classifié et analysé des centaines de processus thérapeutiques.

Les résultats étaient surprenants à plusieurs points de vue : les personnes qui se transformaient en thérapie s'arrêtaient souvent, comme si elles bégayaient un peu – par exemple comme cela : « Oui, j'étais fâché à propos de … (pause) Euh, euh, non, pas vraiment fâché (pause) … Euh, plutôt énervé, presque vibrant … (pause) … Oui, et … euh … Il y a aussi là-dedans quelque chose comme une inquiétude … (pause) … Ok, oui, une inquiétude … »

C'était la capacité de s'attarder dans et avec un ressenti corporel flou et de garder cette sensation imprécise, insignifiante dans une conscience dirigée vers son objet, en référence directe. Une qualité particulière de l'attention, d' « être-avec-soi », avec laquelle ces personnes étaient déjà arrivées au début de la thérapie.

Comme le montre l'exemple, ce n'était pas le fait d'évoquer des sentiments déjà connus ou « définis », comme par exemple la tristesse ou la colère, même les réflexions ou les interprétations ne semblaient pas être le facteur décisif, qui apportait la transformation. C'était beaucoup plus un arrêt sur image, une pause, une entrée en référence directe avec ce qui est ressenti dans le corps mais qui n'est pas encore clair. Gendlin voulait rendre transmissible cette essence des processus de transformation réussis, pour la rendre accessible à tout le monde. C'est ainsi que le focusing est né comme une invitation à un processus de transformation naturel et humain.

Le focusing n'est donc pas une « méthode supplémentaire », mais une posture dans et envers la vie et un développement de la conscience en référence directe. Pour Eugene Gendlin, le focusing est une pratique philosophique de la vie et de l'être. Une application particulière de cette pratique est la thérapie orientée vers le focusing. Les deux aspects sont pertinents pour une psychothérapie essentielle.

Le soi comme processus

Il y a eu d'autres résultats de recherches surprenants : des personnes dans des thérapies réussies se ressentaient de plus en plus comme étant *processus*. Elles ne se sentaient plus comme un soi solide qu'elles identifiaient par certains concepts et opinions. Leurs décisions et leurs comportements s'enracinaient plutôt dans leur vécu de la situation présente. Leurs conceptions et représentations d'elles-mêmes se modifiaient constamment ou étaient même rejetées dans leur vécu direct. À l'époque, c'était une observation révolutionnaire, parce qu'on était plutôt parti de l'idée d'un soi solide qui se modifierait à certains points de vue grâce à la thérapie.

Carl Rogers a formulé autrefois le concept de la *fully functioning person*, une personne qui, à partir de l'autorité interne du vécu de son organisme, vit spontanément et de manière authentique, en adéquation avec la situation existentielle présente. Mais Gendlin est allé encore plus loin dans ses études précisées par la philosophie[74].

74 En tant que psychologue, et plus tard professeur de psychologie, et en association avec M. H. Klein, P. L. Mathieu et D. J. Kiesler, il a développé « l'échelle d'*experiencing* » (experiencing scale, University of Wisconsin, 1970), pour étudier

Dans sa Théorie du changement de la personnalité (1964), il opère un changement radical de paradigme, passant du contenu au processus. Il décrit le soi et toute la vie comme une interaction permanente (ongoing) et un processus interactionnel permanent:

Le soi existe dans la mesure où l'individu porte et poursuit les processus qu'il ressent à travers ses propres symbolisations (mots, images, pensées, gestes) et à travers son comportement ou son attention[75].

Gendlin ne part pas d'un soi fixe, mais de quelque chose qui change à chaque instant et qui n'existe que dans la mesure où il est vivant dans l'interaction. Si cette dernière est interrompue, elle ne se déploie pas (du moins à cet égard) ou n'existe pas. Il pourrait être intéressant d'examiner cette description en même temps que le processus des cinq skandhas déjà décrit ailleurs dans ce livre.

La référence intérieure au vécu – le client du client

Pour mieux mettre en évidence la dynamique du changement, je (Astrid) voudrais commencer par un exemple tiré de la pratique thérapeutique:

Un homme de trente-deux ans se présente pour une thérapie. Il dit qu'il y a environ un an, il a renversé une fillette de six ans en voiture. Après plusieurs opérations, la fillette boitera probablement. Il a surmonté le choc et il sait maintenant qu'il n'était pas en faute, car l'enfant avait soudainement surgi en courant entre deux voitures garées. Il n'avait pas pu la voir. Il sait qu'il doit accepter l'accident comme quelque chose qui s'est produit et il est soutenu par son groupe de méditation. Pourtant, il ressent comme une ombre planer sur lui.

scientifiquement la profondeur d'expérience et les changements dans le processus thérapeutique.

75 Basé sur la traduction de l'Institut Focusing de Cologne (FINK), compléments de l'auteure entre parenthèses.

Client: Je ne comprends pas. Il est clair pour moi que je ne suis pas en faute, que même faire plus attention n'aurait pas aidé. La fillette a vraiment foncé sur ma voiture.

Thérapeute: Vous avez tout fait comme il faut et pourtant c'est arrivé.

Cl: Oui, au début, je pensais que je ne pouvais plus conduire. Ensuite, le Somatic Experiencing m'a aidé. Ça va mieux – et pourtant, d'une certaine manière, je ne peux pas l'accepter. J'ai fait tout ce qu'il fallait.

Th: Vous avez fait tout ce qu'il fallait et pourtant vous n'avez pas pu le contrôler.

Cl: (*d'un filet de voix*): J'aurais souhaité que cela n'arrive pas. Mais cela n'apporte rien à personne, de souhaiter que ça ne soit pas arrivé.

Th: J'entends ce simple souhait: j'aurais souhaité que cela n'arrive pas.

Cl: Oui, mais ça ne change rien.

Th: Même si cela peut sembler absurde: comment serait-ce, juste à titre d'expérience, de ressentir ce souhait une fois, les sensations qu'il apporte dans le corps, tout cela avec ce simple souhait – peut-être y a-t-il une résonance dans le ventre ou dans la poitrine? … (pause) … Vous pouvez aussi fermer les yeux, si cela peut vous aider.

Le client tourne son attention vers l'intérieur et ferme les yeux.

Cl: Je ne sais pas. Je ne ressens rien là.

Th: OK. Serait-il possible de donner un peu de temps à ce «non-ressenti» là-dedans? Il est certainement inhabituel de chercher à ressentir ce qu'il y a là-dedans. Toujours avec le souhait. Peut-être que quelque chose va venir. Quelque chose comme cela peut être très fin, chaud ou vaste, fermé ou lourd, une certaine résonance là-dedans avec tout ça …

Pause … attente …

Cl: Il pourrait y avoir là quelque chose, quelque chose de silencieux, de sceptique en quelque sorte … OK? …

Th: Est-il possible de donner du temps à ce quelque chose de silencieux, de sceptique, de le laisser être là ?

Cl: OK …

Pause … attente …

Le client commence à hocher la tête très lentement.

Th: Voici un hochement de tête fin et lent.

Cl: Oui, il y a cette phrase: j'aurais souhaité que cela n'arrive pas. Cela n'aurait pas dû arriver.

Th: Il y a cette phrase en vous: J'aurais souhaité que cela n'arrive pas.

Cl: Oui.

Le hochement de tête fin et lent se poursuit.

Th: Est-il possible de rester avec ce « j'aurais souhaité que cela n'arrive pas », de lui tenir compagnie ?

Le client continue à hocher la tête.

Cl : C'est chaud, ça coule avec chaleur de la tête vers le cœur en passant par le cou.

Th: Ah, oui, c'est chaud, ça coule chaudement de la tête vers le cœur en passant par le cou.

Cl.: Oui et d'une manière ou d'une autre, ça devient plus vaste.

Prend une profonde respiration.

Th: D'une certaine manière, cela devient plus vaste en vous.

Le visage se détend, le hochement de tête diminue jusqu'à s'arrêter complètement.

Cl: Ça fait du bien de ressentir ce souhait … c'est un souhait du cœur.

Th: Un souhait du cœur – et ça fait du bien de le sentir là-dedans. Qu'est-ce que cela fait de laisser du temps à ce souhait pour qu'il ait sa place, qu'il soit vivant ?

Le client respire à nouveau profondément. Ses yeux s'ouvrent. Respiration soulagée.

Cl: Oui, le souhait est là. Et cela me semble sain, plutôt juste … *(pause)* … J'aimerais au fond de mon cœur que cela ne soit pas arrivé. C'est la vérité. Même si c'est arrivé.

Th: C'est la vérité. Même si cela est arrivé. Vous ressentez un grand soulagement. Oui, c'est arrivé et dans votre cœur il y a le souhait que cela ne soit pas arrivé.

Dans ce passage, certains éléments du focusing sont mis en avant. Je les aborde ici sous l'angle de la référence directe au vécu. Il y a d'abord la *simple écoute*, c'est-à-dire entendre ce qui émeut le client et le lui redire. Gendlin appelle cela «hearing back» (écoute en retour). Si la personne se sent entendue, elle est, dans la plupart des cas, disposée à s'engager plus en profondeur. Elle ressent de l'espace, mais aussi de la sécurité, pour écouter son expérience intérieure. Gendlin appelle cela également «le client du client», ce qui signifie que le·a client·e commence à écouter sa propre expérience, tout comme un·e bon·ne thérapeute, espérons-le, écoute ses client·e·s.

Avec ce client, je commence par redire tout ce qui est clair pour lui. Et puis je lui redis aussi ce qu'il y a à la lisière de la conscience, c'est-à-dire ce qui est implicite, en quelque sorte une «capacité de contrôler», si on fait tout correctement. Et à ce moment précis, le client ose faire le saut vers ce souhait que cela n'ait pas eu lieu. Mais sa raison et probablement aussi son exigence spirituelle rejettent ce souhait comme une tentative de «souhait que cela s'en aille».

Dans le focusing, on invite volontiers ce qui n'a pas été entendu, ce qui semble peu clair ou peu visible. C'était exactement mon invitation thérapeutique: voir ce que cela fait de ressentir tout ce qu'il y a avec ce souhait.

Au fur et à mesure que le client saute le pas et ressent son vécu corporel, le felt sense se déploie. Il le garde dans sa conscience: cette sensation de chaleur qui s'écoule le long du cou … Le geste du hochement de tête fait partie du déploiement du felt sense. Puis en continuant à rester avec cela se produit un felt shift, le processus de vie «se relaie», comme le dit Gendlin, ou «se poursuit». Ce qui ne pouvait pas être ressenti auparavant, ce souhait du cœur, apporte un changement. Le client écoute son souhait pour la première fois maintenant qu'il a été possible de le ressentir de façon vivante, le client peut reconnaitre qu'il était là. Autant le souhait que ce qui s'est passé, font partie de cette situation humaine. Rien n'est négligé. Tout peut être là.

Le langage du processus

Une aide importante, le langage du processus typique du focusing, est également présentée dans la section ci-dessus. Il peut sembler un peu particulier au début, mais pour beaucoup de gens, il évoque directement des sensations physiques.

«Je fais l'expérience de *quelque chose* en moi. Je ressens, je perçois quelque chose de chaud, ou il y a quelque chose de discret en moi» Cette langue ouvre l'espace, l'espace ressenti physiquement. «Il y a quelque chose en moi et je suis davantage que tel ou tel contenu.» Le langage nous aide à rester avec ce «quelque chose» afin que «cela» puisse s'ouvrir. Il y a autre chose qui vient …

Les mots du corps[76] sont utilisés encore et encore pour inviter le ressenti dans le vécu du corps, comme par exemple «quelque chose de fermé», «de vaste», «de lourd», «un picotement», etc. Cela aide particulièrement les personnes qui n'ont pas l'habitude de sentir ce qui se passe à l'intérieur d'elles-mêmes à trouver le niveau où placer leur ressenti afin d'éprouver l'intégralité de la situation. (Voir plus loin à ce sujet) Nous pouvons discerner *ce* que c'est, mais aussi *comment* et *où* cela peut être ressenti. Ainsi par exemple, *comment* cela est-il agréable, comment cela est-il désagréable, comment cela est-il neutre …, comment cela est-il vivant dans le corps …?

Nous ne demandons pas pourquoi quelque chose est. Cela invite généralement à s'éloigner de l'expérience et conduit plutôt à la réflexion. Il existe des méditations où il peut être utile d'étiqueter l'expérience de cette façon. Dans d'autres situations, le fait de catégoriser ou de réduire, par exemple: «il y a de la tristesse, de la colère, c'est neutre, c'est agréable, etc.» peut également bloquer le chemin vers une expérience directe et fraiche et entraver ainsi le changement. Le focusing aide, quelle que soit notre vision de la vie ou notre orientation spirituelle, à trouver un contact direct avec l'expérience en-dessous des concepts. Nous devenons intimes avec notre vie.

Les ralentissements, les pauses, les «arrêts sur image» sont activement invités pour donner du temps au ressenti et pour créer l'espace dans lequel le felt sense peut se déployer.

76 FINK 1999.

Dans l'exemple ci-dessus, c'était l'invitation faite au client de s'attarder sur son souhait. Au début, il ne ressentait rien et l'invitation: «… serait-il possible de donner du temps à ce «non-ressenti» là-dedans … Tout cela avec le souhait. Peut-être que quelque chose va venir. Les choses comme cela peuvent être très fines, chaudes ou vastes, fermées ou lourdes, une certaine résonance là-dedans avec tout cela …» lui permet de s'ouvrir et d'accéder au ressenti. Ce n'est qu'en s'attardant sur ces choses-là que l'on peut apprécier les petits changements, les résonances précises. Dans la rapidité et la clarté apparente du langage conventionnel, ces mouvements de vie sont facilement négligés. Il y a besoin de cet espace maintenu par la conscience en référence directe. Dans cet espace, la vie fraiche s'élève d'elle-même.

Conscience en référence directe

Gendlin parle de «holding in awareness and letting (life) come» (garder dans la conscience et laisser venir la vie) ou de «being aware and letting come» (être conscient et laisser émerger). «Being aware» (être conscient) n'est donc pas statique, la conscience est interactive. (Je reviendrai plus en détail sur ce que cela signifie plus loin dans ce texte). Nous tenons dans la conscience quelque chose qui veut venir et nous ouvrons ainsi un espace de relation. Nous nous relions au ressenti de la situation dans son ensemble (état d'âme / d'esprit), au felt sense qui émerge.

«Dans le focusing, la conscience en référence directe ouvre un espace, elle tient compagnie. Elle a les qualités d'«être avec», de laisser être, de s'émerveiller, de faire preuve d'intérêt et de participation, d'être engagé pour le processus. Tout est autorisé à être là. La conscience en référence directe ne s'identifie pas et ne se désidentifie pas. Elle ouvre un espace pour que d'autres choses émergent …»

Gendlin: «Le corps ressenti de l'intérieur est en même temps un ressenti de l'environnement.» Dans sa *Philosophie de l'implicite*, Gendlin développe une compréhension élargie du corps vivant. Lorsqu'il parle du corps, il parle de bien plus que d'une sorte de machine physiologique:

« Non seulement nous vivons physiquement les circonstances qui nous entourent … [mais aussi] notre corps qui ressent physiquement fait en réalité partie d'un système gigantesque, de l'endroit ici et d'autres endroits, du temps présent et d'autres temps, de nous-même et d'autres personnes – au fond, de l'univers entier. Ce sentiment (d'être physiquement vivant dans un système incommensurable) est le corps ressenti de l'intérieur[77]. »

Les corps vivants ne sont jamais et n'ont jamais été hors de l'environnement, hors de la situation. Même les plantes ont une connaissance directe de la lumière, de la terre et de l'eau. Elles existent dans et par l'interaction avec

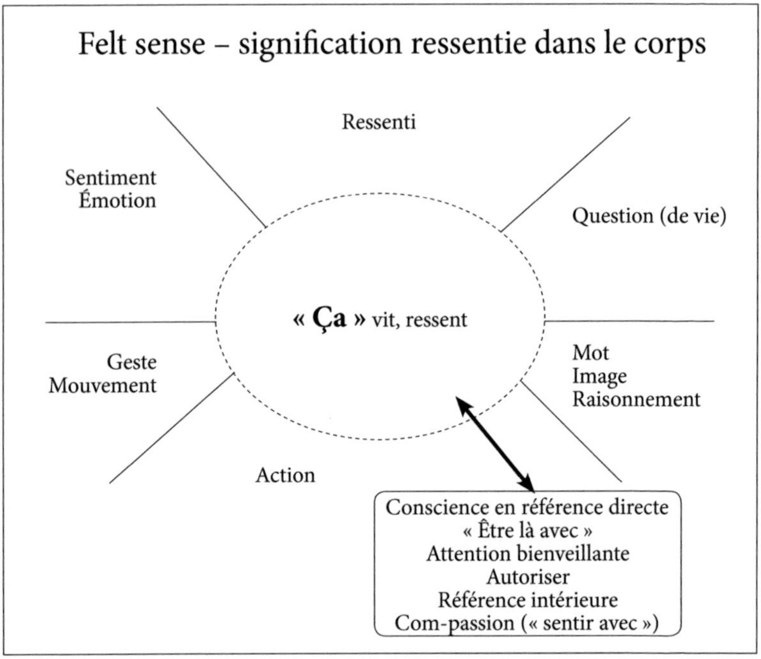

l'environnement. Il n'y a donc pas ici une plante et là un environnement qui interagissent. Les plantes, l'environnement et l'interaction ne sont pas séparés, mais continuent à se développer en tant qu'interaction. C'est à partir du

77 Gendlin 1978.

fondement profond de l'interaction corps-environnement qu'émergent le comportement des animaux, les cinq sens, les émotions et la perception, comme un mouvement de vie continu et de plus en plus complexe. Pour Gendlin, il est essentiel de se référer à cette «interaction first». Pour lui, l'interaction *précède* donc la perception et c'est son immédiateté qui est à l'œuvre dans tous les êtres vivants.

Le plus souvent, l'interaction est appréhendée comme la rencontre de deux facteurs. Gendlin «dynamise» la compréhension de l'interaction en disant: ce n'est pas qu'il y a là une oreille et ici un son et qu'ils se rencontrent et puis il y a «l'ouïe». C'est plutôt que l'organe auditif se forme directement par l'interaction avec un environnement particulier et en interaction avec/dans un organisme donné. L'oreille humaine *implique* l'audition de certains sons pertinents pour la vie humaine. Les organes auditifs d'autres êtres vivants impliquent l'audition d'autres sons pertinents provenant de leur environnement. L'audition n'est donc pas constituée de différentes parties, mais doit être comprise uniquement comme *un* processus dans lequel l'un implique l'autre et où tout réagit l'un par rapport à l'autre.

Ainsi, lorsque nous disons «audition» ou «bruit», il s'agit déjà d'un effort d'abstraction. Dans l'expérience directe, il n'y a pas ici l'oreille et là le son. Ce que nous ressentons, c'est ce son spécifique, le ronronnement du moteur, le gazouillis de l'oiseau, le claquement de la porte. Il s'agit d'un contexte interactif très spécifique, qui implique une certaine complexité. Notre vie physique n'entend pas un son abstrait et ajoute ensuite cognitivement que c'était probablement une porte qui claquait. La connaissance de cette expérience est physique et non linguistique.

Comme tout interagit avec tout, tout est déjà changé au moment de l'interaction. Par exemple, dès qu'une personne entre dans la pièce où je travaille sur quelque chose, au moment d'entrer (c'est-à-dire d'interagir), son corps et le mien ont déjà changé. Tout est implicite dans la situation, à commencer par l'inhalation, qui implique l'expiration, jusqu'à ce sourire avec cette personne dans cette situation. Tout ce que nous avons vécu ensemble jusqu'à présent interagit implicitement dans cette situation et continue notre vie. Mais cela ne se poursuit pas arbitrairement dans le moment présent; c'est plutôt que tout ce que nous avons vécu ensemble est vécu comme une totalité dynamique et interagissante. À partir de là, d'autres étapes deviennent possibles.

Le corps ressent la situation dans son ensemble et non chaque détail séparément. Il n'a pas besoin de composer d'abord tout cela à partir des sens et de la perception. Par « corps situationnel », Gendlin entend que le vécu corporel ressent en soi toutes les implications d'une situation, d'une question de vie, d'un [quoi que ce soit], il les sent dans leur ensemble.

La compréhension de l'interaction en tant que processus connait donc une dynamisation radicale dans les recherches phénoménologiques de Gendlin sur le vivant. Rien ne se suffit à lui-même, aucune « chose » n'est séparée de l'autre, tout interagit avec tout, mais chacun à sa manière spécifique. Gendlin parle ici de « intricacy », d'une complexité ou d'une multiplicité de couches et non d'un tout intimement fusionné. Il abolit ainsi les dualités entre le conscient et l'inconscient, le vécu corporel et l'âme, le corps et la conscience, l'intérieur et l'extérieur, le sujet et l'objet.

Comment le changement se produit-il ?

Le changement a besoin d'un certain climat, d'une atmosphère interactionnelle dans laquelle nous avons une chance de nous ouvrir à des situations par le ressenti physique. J'aimerais citer ici en exemple une histoire de la vie du Bouddha. Cette histoire est racontée en de nombreuses variantes. J'en ai entendu deux lors d'enseignements publics et je les raconte de mémoire. La première version se trouve dans le Therigāthā, malheureusement je ne connais pas la source de la seconde version.

« Une femme va voir le Bouddha, elle est désespérée. Son enfant est mort et elle demande au Bouddha de lui donner un médicament qui le ramènera à la vie. Le Bouddha dit : « Si tu peux m'apporter trois graines de moutarde d'une maison qui n'a jamais connu la mort, je te donnerai ce médicament. » La femme va de maison en maison et les gens lui parlent, veulent l'aider, mais chaque maison, chaque famille a déjà connu la mort. La femme retourne voir le Bouddha. Elle comprend que tout le monde meurt. »

Je ne veux pas faire de commentaires sur le Bouddha ici, mais plutôt examiner cette histoire à partir de la perspective du focusing. Il est très probable que cette femme ait également rencontré d'autres mères dont l'enfant est mort. Ce n'était pas rare à l'époque. Elle a probablement reçu beaucoup de compassion des gens qui lui tenaient compagnie dans sa douleur. Elle a pu se sentir comprise à un moment ou à un autre et quelque chose a bougé en elle. Quelque chose cède en elle. Oui, tout le monde meurt. Tout est transitoire. Et elle n'est pas seule dans ce cas. Le Bouddha n'a pas donné à la femme dans sa douleur une «Noble Vérité» ou un enseignement comme viatique, mais plutôt la possibilité de passer par son processus «personnel» et d'entrer en relation avec d'autres personnes qui pourraient probablement compatir parce qu'elles avaient connu une douleur comme celle-là. Tout cela aide la femme à ressentir sa propre situation. Grâce aux expériences qu'elle partage avec d'autres personnes, elle peut changer pendant sa recherche et elle peut expérimenter comment sa situation personnelle s'élargit et se poursuit comme un ensemble.

Dans la seconde version de l'histoire, la femme vient voir le Bouddha et lui montre son enfant mort qu'elle porte dans ses bras. Elle demande au Bouddha: «N'ai-je pas un bel enfant? … N'ai-je pas un bel enfant?» On dit que le Bouddha a ressenti de la compassion dans son cœur et qu'après un long silence, il a répondu: «Oui, tu as un bel enfant.»

Dans cette version, le Bouddha va au côté de la femme, là où elle vacille dans sa douleur. Là, il supporte cette douleur avec elle, en silence, il est *là* en silence. À partir de cette place-là, il dit à la femme: «Oui, tu as un bel enfant.» Rien de plus. Pas d'enseignement oral, pas de rappel que l'enfant est mort après tout. Et l'histoire ne rapporte pas que la femme ait dit autre chose. Le «contenu» ne semble pas changer. C'est le contexte, l'interaction, qui change la situation. La femme se voit offrir la possibilité de rester en toute clarté dans le «Oui, j'ai un bel enfant.» Peut-être ressent-elle une résonance physique, peut-être la signification ressentie de ses mots «J'ai un bel enfant» se transforme-t-elle lorsqu'elle laisse sa conscience s'attarder sur eux … Peut-être que le fait de s'y attarder fait de la place pour davantage …

Comment serait-ce pour vous d'essayer vous-même? Et de rester vous aussi avec ces mots, avec les mots de la mère et du Bouddha dans cette situation …

Je vous invite tout d'abord à ressentir pour un instant votre vécu corporel, tel que vous êtes assis·e là, les pieds et les jambes, assis·e dans un fauteuil ou ailleurs, ce que vous ressentez … La respiration peut-être … Et puis à vous attarder dans votre abdomen, là où la respiration est vivante. Et maintenant je vous invite à être avec cette phrase: «Oui, j'ai un bel enfant.» Tout cela avec toute cette situation, quel ressenti éprouvez-vous là-dedans? … Quelle est la résonance là-dedans, si on s'autorise une pause dans la lecture? …

Vous avez certainement vécu un processus qui vous est propre. Peu importe si des pensées sont venues, un souvenir, des mots, des images, une sensation physique ou un moment de changement. Je vous suggère d'honorer ce qui s'est présenté pendant encore un petit moment, avant de poursuivre votre lecture.

Je voudrais également évoquer mon processus en quelques mots. Pendant plusieurs années, la seconde version de l'histoire ne m'est pas sortie de la tête parce que je ne la comprenais pas vraiment. Ce n'est qu'au cours d'un processus de focusing, dans lequel j'ai moi-même gardé à la conscience toute la situation décrite, que j'ai pu sentir la façon dont le sens des mots, des phrases, changeait lentement, en interaction avec mon expérience:

> … Quand j'autorise la pause … je sens une vastitude dans ma poitrine, une vastitude un peu triste, un peu mélancolique. Et voici le souvenir. Comment je me trouvais avec le corps mort d'un être cher. Le toucher, sentir avec terreur le froid de son corps, tenir sa main. La consternation en moi, la beauté de cet être tranquille, dans l'ainsité, profondément détendu. Combien lentement, de tout cela, un amour vaste est devenu palpable en moi … C'est venu de façon totalement inattendue et cela m'a beaucoup étonnée …

Lorsqu'on s'attarde sur quelque chose, qu'on le garde à la conscience, dans le ressenti physique, une porte inattendue peut s'ouvrir …

Le changement se produit dans l'interaction – la conscience comme processus.

J'ai parlé ci-dessus d'un climat, d'une atmosphère interactionnelle, qui est utile pour le changement. Dans les deux versions de l'histoire du Bouddha et de la femme avec l'enfant mort, l'interaction de personne à personne était implicite. Cependant, cela n'est généralement pas explicitement mis en avant comme facteur agissant dans le récit de l'histoire. On dit seulement que les gens ne pouvaient pas lui donner de graines de moutarde parce que chaque famille avait déjà connu la mort. L'histoire ne dit pas non plus comment se transforme la relation de la femme avec son expérience. On y présente plutôt le résultat, sa compréhension que «la vie est éphémère», mais pas le processus.

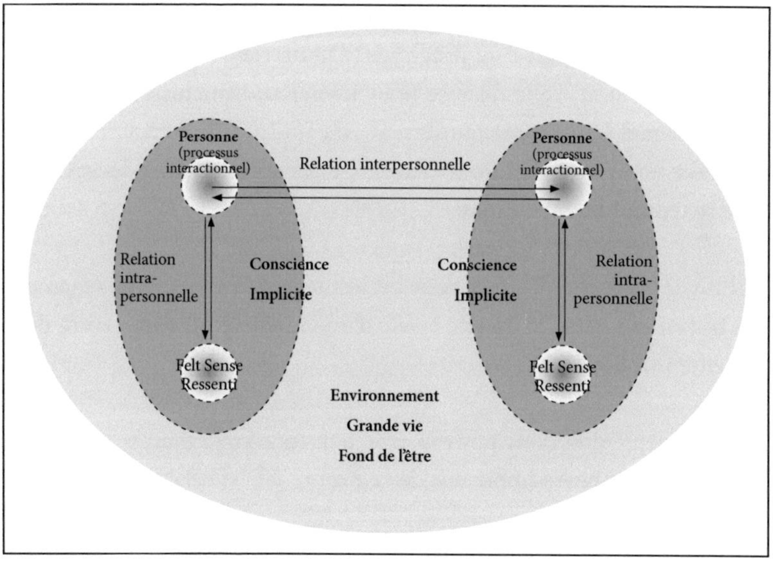

L'interaction est un facteur agissant à plusieurs niveaux: comme interaction *entre* les personnes, c'est-à-dire *interpersonnelle* et comme contact avec sa propre expérience, c'est-à-dire *intrapersonnelle* (cf. schéma).

Pour la plupart des êtres sensibles, il est vrai que les membres de leur propre espèce constituent l'environnement le plus important les uns pour les autres. En psychothérapie, cet environnement «de personne à personne» mérite une attention particulière en tant qu'environnement thérapeutique. En psychothérapie, l'approche du focusing signifie avant tout que, en tant que personne offrant un accompagnement thérapeutique, nous nous assurons d'être *là*, de pouvoir être *là*. Cela semble être quelque chose de simple, mais cela ne va pas de soi.

Pour la personne qui vient à nous, vulnérable ou en difficulté, comment sommes-nous son prochain, son environnement ? Avons-nous pu donner à cette personne l'espace nécessaire pour l'entendre vraiment ? L'approche du focusing ne signifie pas que nous devons enseigner le focusing à tou·te·s les patient·e·s ou à trouver le felt sense le plus rapidement possible en suivant certaines instructions. Mais, en tant que thérapeute, le focusing peut nous aider à mieux être *là*. Notre *façon* d'être là est un facteur agissant de la situation thérapeutique et elle est directe, de vie corporelle à vie corporelle.

Le·a thérapeute peut-il·elle être là sans se cacher derrière un rôle ? Même si c'est le rôle de l'expert·e du processus ? Ou derrière toutes les possibilités de méthodes dont il·elle dispose pour inviter au franchissement d'étapes thérapeutiques ? Est-il possible d'être là avec une personne sans que rien ne s'immisce entre les deux ? Pour Gendlin, cette question était décisive pour toute rencontre thérapeutique :

> « Puis-je tenir compagnie à cette personne intérieure, qui me regarde à travers ses yeux, là où elle essaie d'une manière ou d'une autre de mener une vie[78] ? »

Le·a thérapeute doit donc pouvoir être, dans une large mesure, en contact avec toutes les choses implicites de sa propre vie, si cela est utile pour le processus.

> « Là où le·a thérapeute ne peut pas être intime avec sa propre vie, du moins potentiellement, il lui sera difficile d'aider le·a client·e à être intime avec sa vie. Il faut donc que la personne qui offre un accom-

78 Communication personnelle, FINK 2005.

pagnement thérapeutique soit continument disposée à découvrir sa propre vie et son expérience[79]. »

En tant que thérapeutes, nous pouvons faire savoir au·à la client·e, d'une manière qui lui convient, que nous souhaitons l'aider à entrer en contact avec ce qui en lui·elle veut réellement vivre. La direction dans laquelle sa vie veut se déployer. Et qu'il·elle et nous, ensemble, nous nous occuperons de ce qui a mal ou peur, de ce qui ne sait pas comment continuer. Nous lui proposons de découvrir comment cette peur, cette question, ce quelque chose peut évoluer, s'il·elle est prêt·e, avec notre soutien, à faire connaissance avec « ces lieux en lui·elle », afin qu'ils s'ouvrent. Souvent, cela est étonnamment bien compris. Nous demandons au·à la client·e de nous dire immédiatement si il·elle ne se sent pas compris·e.

Pour nous, l'important est qu'il·elle prenne peu à peu confiance dans son propre processus de vie, confiance dans le fait que sa vie se vit toute seule et qu'il·elle n'a finalement pas besoin que quelqu'un lui dise comment vivre – que ce soit dans la vie de tous les jours ou dans sa recherche d'un sens spirituel. Toutes les situations de la vie, chaque suggestion, chaque conseil, chaque instruction, il·elle peut les examiner dans son propre vécu, dans son ressenti, à la lisière de la conscience. C'est pour cela que nous travaillons en tant que thérapeutes.

Avec le changement de paradigme qui consiste à passer *du contenu au processus du corps vivant*, Gendlin ouvre une compréhension élargie de l'inconscient et de l'apprentissage. Il montre comment, si on prend le point de vue de la vie, chaque perturbation, chaque trouble, chaque élément « psychopathologique », est un mouvement de vie interrompu. Dans une situation de vie, quelque chose n'a pas pu être poursuivi, est empêché ou comme figé. Pour Gendlin, l'inconscient n'est donc pas un contenu préexistant. Ou un historique d'apprentissage dysfonctionnel n'est pas quelque chose qui doive être restructuré de l'extérieur. Pour lui, ce retournement, ce changement de paradigme est nécessaire :

79 FINK, 2003.

> comment la vie voulait-elle vivre ? Où voulait-elle aller et en quoi est-elle interrompue ? Qu'est-ce qui était implicite et qui, d'une manière ou d'une autre, n'a pas pu se produire ? Ainsi, aucune théorie, aucun modèle, aucune méthode, aucune description diagnostique n'est rejeté. Gendlin veut plutôt, en examinant l'essence du changement, mettre à disposition la source du changement[80].

En tant que thérapeutes, nous pouvons compter sur le fait que la vie sait se vivre par elle-même. Le « body sense » vivant est en interaction directe avec tout … avec la culture, les formes sociales, les traditions, l'évolution, la situation personnelle, le langage … ainsi qu'avec la vie corporelle/l'être du·de la thérapeute. Et dans cette interaction immédiate et spontanée, il apporte toujours une nouvelle étape, il implique d'autres choses … Notre vie et notre expérience vivent de la cause profonde de l'interaction directe de tout être (*Interaction First*) et apportent sans cesse de nouvelles étapes. Ce mouvement de vie et d'expérience est toujours en avance sur la perception consciente … Voici un processus concret[81].

80 FINK, Documents de travail 2013. – C'est seulement lorsque je n'oublie pas que tous les diagnostics, concepts et théories ne décrivent pas l'être humain individuel (parce que chaque être humain est différent) que je peux mettre tous ces diagnostics et concepts de thérapie à côté de moi, prêts à être utilisés à tout moment. Car chaque théorie et chaque description diagnostique met l'accent sur quelque chose qui peut aider à comprendre l'expérience et à expliciter l'implicite. Peut-être cette théorie décrit-elle une façon d'être au monde à laquelle je n'aurais jamais pensé. Mais elle ne doit pas s'interposer entre le·a thérapeute et le·a client·e. Cela s'applique également au *focusing*. Mais je peux aussi emmener dans le cabinet de thérapie l'un ou l'autre livre de sagesse ou œuvre littéraire ou artistique, au fond tout ce qui a déjà aidé des gens, pour qu'il soit là quand on en a besoin. Comme, par exemple, l'histoire ci-dessus qui fait écho au *felt sense* de cette situation thérapeutique et aide à faire avancer le processus. Il ne s'agit donc pas d'une accumulation cognitivo-éclectique, mais en faisant passer le processus par le sens physique du *felt sense*, je dispose de tout cela comme implications possibles de ma vie vécue.

81 Issu d'une présentation faite au Congrès Mondial de Psychothérapie, 2010.

Description d'un processus (étude de cas)

Une femme de 67 ans, Marga S., cadre à la retraite, divorcée et mère de deux filles qui ont réussi, est tombée dans une dépression modérée et souffre d'anxiété. Elle avait fait une crise cardiaque en faisant du vélo un an auparavant. Après la réanimation, elle a souffert de limitations neurologiques telles que des problèmes d'orientation et des trous de mémoire. Elle avait pratiqué la méditation de pleine conscience pendant quinze ans avant l'accident. Son professeur de méditation a fait preuve de compassion, ce qui a fait du bien à la patiente. Il l'a gentiment encouragée à tout accepter. La patiente est venue quand elle s'est sentie si anxieuse et déprimée qu'elle a réalisé qu'elle avait besoin d'aide.

Jusqu'à présent, nous avons fait environ vingt séances. Des sentiments de peur, de honte, de désespoir se manifestent en elle lorsqu'elle est désorientée dans des endroits qu'elle devrait connaitre. Elle en arrive à un profond sentiment de solitude et d'abandon et elle peut sentir qu'il y a deux endroits en elle: l'endroit «maintenant» où elle se sent seule dans un état de désorientation aigüe et un endroit «comme avant» par lequel elle entre en contact avec son petit enfant intérieur qui se sent abandonné. Grâce aux séances de thérapie, elle peut se tourner vers cet enfant intérieur.

Cliente: Maintenant, cela fonctionne à chaque fois de prendre symboliquement la petite dans mes bras (son enfant intérieur) lorsque ce sentiment d'abandon apparait. C'est celle de l'époque. Et d'une manière ou d'une autre, cela fonctionne. Maintenant, si je ne sais pas où je suis, je peux plus facilement demander de l'aide aux gens.

Thérapeute: Maintenant, vous pouvez vraiment sentir que les deux endroits sont là. Vous pouvez prendre dans vos bras l'enfant de l'époque et vous pouvez plus facilement demander de l'aide lorsque vous en avez besoin …

Cl.: Oui … (*Je sens une légère hésitation.*)

Th.: Et d'une certaine manière, ce n'est pas encore fini …

(Le « d'une certaine manière » est une invitation à quelque chose de vague, que je sens dans l'hésitation de la cliente.)

Cl. : Je ne sais pas … *Petite pause.* Néanmoins, je suis parfois tout à fait confuse, je cours ici et là. Je panique et je n'arrive pas à me calmer.

Th. : Il y a là quelque chose de tout à fait confus, voire de paniqué et alors vous ne pouvez pas vous calmer.

(J'attends de voir comment elle réagit. Maintenant, elle va nommer ce qui est important et nous pourrons rester avec ce qui viendra ensuite.)

Cl: Oui, je suis tout à fait confuse.

Th. : Il y a quelque chose en vous qui se sent totalement confus. Est-ce que c'est bien de lui tenir compagnie, à ce « tout à fait confus » ?

Cl. : Oui, peut-être d'ici oui. Seule, je suis juste confuse et puis je panique.

Th. : Donc d'ici, il y a de la place pour tenir compagnie à cela, à tout cela avec la confusion.

(« D'ici » signifie probablement ce cabinet de thérapie, ici avec moi. Elle se sent suffisamment en sécurité ici. L'espace relationnel crée un certain espace libre.)

Cl. : Oui. *Silence.*

Th. : Prenez votre temps pour être avec cela, je suis là aussi …

(Je veux qu'elle sache qu'elle peut prendre le temps qu'il faut pour explorer cela avec son attention. Je lui fais comprendre que je suis avec elle et qu'elle n'a pas besoin de faire quoi que ce soit pour maintenir notre contact.) Silence.

Cl. : D'une certaine manière, ce n'est pas seulement confus.

Th. : Il y a autre chose …

(Je l'aide à faire de la place pour quelque chose qui veut venir.) Pause

Cl. : Oui, il y a quelque chose de « bizarre » avant.

Th. : Il y a quelque chose de bizarre encore avant.

(Je l'aide à rester avec le « bizarre avant », avant même que viennent la confusion et la panique, qui submergent ce qu'il y a « avant » flou et délicat, de sorte qu'elle ne le remarque pas.)

Cl.: Oui, c'est bizarre.

Th.: Est-il possible de rester avec ce bizarre, avec cette sensation dans le corps?

Silence. Elle ferme les yeux.

Cl.: Oui, bizarre, bizarre … Comme si c'était mal.

Th.: Comme si c'était mal …

Elle hoche la tête.

Th.: Pouvez-vous laisser ce «mauvais bizarre» être là et sentir la résonance que cela crée dans le corps?

Cl.: Cela me donne la sensation de quelque chose qui s'enfonce comme un creux dans ma poitrine.

Th.: Est-il possible de laisser cette «impression-comme-un-creux» être là?

(Je l'encourage à garder à la conscience cette «impression-comme-un-creux». Le langage du processus aide l'expérience à se sentir reconnue et à se poursuivre. Nous sommes assises ensemble en silence pendant qu'elle prend son temps pour écouter cette «impression de creux». Moi-même, je me reconnecte régulièrement avec le sol sous mes pieds, l'air, la lumière dans la pièce, je ressens l'existence plus vaste, je sens le fond de moi. Je sens que quelque chose chez la patiente veut intensément venir et je la soutiens pour qu'elle puisse supporter tout cela, sans encore savoir ce que c'est. Puis je dis:)

Th.: Je suis là, dites-moi si vous avez besoin de quelque chose. Il semble qu'il se passe beaucoup de choses là-dedans.

Elle est très calme et acquiesce légèrement.

Cl.: Oui … comme une recherche … Je sens que c'est là.

Th.: Vous sentez que c'est là …

Je lui tiens compagnie à la lisière de la conscience.

Cl.: Je ne veux pas vivre. *Elle est à bout de souffle. Ses yeux s'ouvrent.*

Je ne veux pas vivre. J'ai vécu tout ce que j'étais censée vivre. J'avais deux filles, un bon travail et j'ai vécu l'amour avec mes amis et ma famille. Pourquoi devrais-je encore être là maintenant?

Th.: C'est ce qui vient maintenant: pourquoi devriez-vous encore être là?

(Je tâtonne un peu en répétant ses réponses et la formulation « Voilà ce qui vient maintenant» est censée aider à faire de la place si nécessaire.)

Cl.: Je n'aurais pas dû être sauvée.

Des larmes coulent lentement de ses yeux et un profond soupir s'élève.

Tout était accompli. *Silence ...*

Th.: Vous sentiez que votre vie était déjà accomplie comme elle était et vous auriez tant souhaité ne pas être sauvée.

(Je lui redis aussi l'intensité avec le «tant». La cliente commence à trembler, surtout le menton et les jambes.)

Th.: Est-il possible de laisser circuler les tremblements? Pouvez-vous sentir le sol, la chaise?

(Elle acquiesce et je me rends compte que ça marche pour elle. Le tremblement fait partie de la décharge après un choc ou après des réactions traumatiques.)

Oui, vous pouvez le laisser là, le tremblement.

Cl.: Oui. Mhh ...

Th.: Prenez votre temps ...

(Je dis des phrases courtes comme celle-là de temps en temps pour qu'elle sente que je suis avec elle et que ce tremblement peut prendre autant de place dont il a besoin pour poursuivre le processus. Je l'encourage aussi en disant: «Mm», «oui, oui», «ok, restez avec ça, oui ...» *De temps en temps, je dis:* «Oui, oui, tout peut être là ...» *De cette façon, je l'aide à maintenir son attention afin qu'elle continue à garder à l'esprit son ressenti vivant. Je demande aussi:* «Le sol est-il toujours là? Le fauteuil?» *Je l'aide à trouver son ancrage, son sol, sa propre base. – Le tremblement s'atténue peu à peu. – Elle se calme tout à fait. Ses bras commencent à bouger ... des mouvements fins, légèrement ondulants, d'ouverture ... Je ressens ses mouvements en moi, je ressens la résonance en moi, mes bras bougent aussi ... C'est doux et vaste. J'accompagne cela*

pendant un moment et je lui réponds à partir de mon ressenti de l'ensemble.)

Th. : Ce sont presque comme des petites vagues qui bougent …

(Après quelques instants, le tremblement cesse et seul le haut de son corps se balance légèrement. Avec un léger hochement de tête pulsé.)

Cl. : C'est en quelque sorte le courant de la vie … juste vaste …

Nous restons assises là, à respirer, un long silence …

Maintenant, je peux vivre la nouvelle vie. Et je n'aurais pas dû être sauvée.

La cliente raconte plus tard combien elle était confuse à l'idée de tout réapprendre dans la vie – ce qu'est une table et un lit. Elle a dû redécouvrir sa maison, ses amis. Elle avait ignoré cette confusion, bien que, au début, elle ait été en paix avec l'idée : « Ma vie était accomplie et je ne devrais pas être ici. » Mais les gens qui l'entouraient, qui avait vraiment de bonnes intentions avec elle, en ont été bouleversés et ne l'ont pas entendue. Elle est donc devenue confuse et s'est sentie coupable de ne pas être reconnaissante d'avoir été sauvée.

En tant que thérapeute, j'accompagne la cliente jusqu'à la lisière de la conscience, là où hésite encore ce qu'elle veut vivre implicitement … Sa conscience de « je n'aurais pas dû être sauvée » ne pouvait plus bouger, car dans l'interaction avec sa vie, ses amis, son professeur de méditation, elle était et restait *arrêtée*. Cela a causé confusion et panique en elle. Dans cet état de vulnérabilité, elle n'était pas en mesure de faire confiance à sa vérité intérieure. Mais elle a eu le courage de s'engager dans une thérapie.

Chaque fois que la cliente se sentait comprise en thérapie, que son expérience lui était répétée et symbolisée avec précision, celle-ci pouvait s'ouvrir et continuer à avancer, son sens pouvait changer (*Shift*). Cela est vécu comme un soulagement, il vient généralement un soupir de soulagement. Le fait de répéter les paroles du·de la client·e n'est donc pas un simple miroir ou un reflet proposé par le·a thérapeute. Il faut que le·a thérapeute ait cette force du cœur et de la conscience, physiquement, pour contenir ce « je-nesais-pas-encore» dans son imprécision, pour tenir compagnie au·à la cliente à partir de là et, si nécessaire, pour lui répéter encore et encore ses paroles.

Dans le processus ci-dessus, le changement permet de sortir de l'humeur dépressive. La vie corporelle de la cliente interagit directement dans l'attention de la conscience en référence directe et permet la nouvelle étape, cette «impression comme un creux». Là encore, nous restons dans une conscience perceptive et créons ainsi sans cesse de nouveaux espaces. Rien ne doit être omis. Nous ne pouvons pas passer à l'étape suivante. Cela ne peut venir que de la vie elle-même.

Utiliser des questions ouvertes et des stimulations

Comme l'illustre le processus ci-dessus, dans les phases où le processus de vie s'enlise, le focusing offre la possibilité de travailler avec des questions ou des impulsions ouvertes[82] et de réorienter ainsi l'attention du·de la client·e. Voici quelques exemples de ces impulsions: «Peut-être pouvez-vous sentir ce qui vous rend si triste-fermé·e ou si [ceci ou cela] dans votre vie?» ou «Quand vous êtes avec cela, qu'est-ce que cela veut vraiment ou quel est l'essentiel ici?», «Si vous restiez avec x/y/z, dans quelle direction cela voudrait-il vivre, où y a-t-il de l'air frais?»

Même ce qui rejette ou résiste peut être abordé ouvertement par le·a thérapeute, comme par exemple: «Il y a quelque chose qui … préfère ne pas y aller.» Ou encore: «Il y a là quelque chose qui a un gout de défi et nous l'écoutons, nous apprenons à la connaitre cette chose qui résiste et qui ne veut pas. Ce que cela fait comme sensation depuis là-bas et si ça veut venir jusqu'ici ou pas.» On peut tout laisser venir, même les ambivalences. On peut les refléter au·à la client·e comme étant deux endroits, par exemple: «Ah, il y a quelque chose en vous qui veut en fait dessiner cette image, qui donne une sensation de chaleur et de mobilité et il y a un autre endroit (ou une partie) qui vous empêche d'être créatif.» Là aussi, nous creusons, nous explorons, ce qui fait advenir l'étape suivante.

82 FINK 2005.

Une expérience attachée à la structure

En thérapie, l'approche focusing aide le·a thérapeute, grâce au déploiement de son propre felt sense, à être avec le·a client·e, avec la relation thérapeutique. Il s'agit de la question suivante: qu'est-ce qui est nécessaire justement dans cette relation thérapeutique? De quoi cette relation a-t-elle besoin exactement? Le·a client·e n'est pas interrompu·e, on ne se contente pas non plus de refléter simplement son processus. En tant que thérapeute, nous ressentons le felt sense de l'interaction présente et nous réagissons de telle manière que l'interaction présente se poursuive dans une qualité qui dépasse l'ancien schéma, le processus de vie arrêté du·de la client·e.

Dans *A Theory of Personality Change* (Une théorie du changement de personnalité, 1964), Gendlin décrit également le processus de vie arrêté comme un processus d'expérience (du·de la client·e) attaché à la structure. L'expérience attachée à la structure n'est plus en relation avec ses multiples significations implicites. Elle saute le processus d'expérience (*skips the experiencing process*), n'y participe plus. Nous l'avons vu dans les exemples de processus.

> « L'attachement à la structure peut survenir, par exemple, lorsque les personnes référentes (parents ou autres) n'ont pas été en mesure de répondre aux besoins de leurs enfants, également en cas de perte ou de traumatisme. L'attachement à la structure signifie beaucoup de souffrance, l'expérience est limitée et rigide. »

Le·a thérapeute se connecte à la partie de l'expérience qui «fonctionne» et au-delà de cela à ce qui, chez le·a client·e, veut implicitement vivre. C'est la lisière de la conscience qui ressent le corps. Le·a thérapeute ne se concentre pas sur les déficits, mais sur la nature profonde du changement (*change*). Dans l'état d'attachement à la structure, le·a client·e a besoin de la réponse, de la résonance vécue du·de la thérapeute, afin de pouvoir interagir à nouveau avec le processus arrêté. Dans une telle phase, le·a client·e se sent souvent plus lui·elle-même en présence du·de la thérapeute qu'avec lui·elle-même seul·e ou dans des relations où il·elle se voit exposé·e à des jugements ou à un manque d'empathie.

Il ressort de tout cela que la question de l'indication et de la contre-indication ne se pose que dans une certaine mesure dans un travail orienté focusing, car, comme nous l'avons vu, l'intimité du·de la thérapeute avec son propre felt sense par rapport à la relation thérapeutique et à l'expérience du·de la client·e est fondamentale. Il est intéressant de noter qu'il n'est pas possible de prédire à partir du diagnostic si le focusing sera difficile pour le·a client·e ou non. En fonction de la complexité de l'attachement à la structure, par exemple, si ressentir le corps est d'abord perçu comme dangereux par le·a client·e, il peut s'écouler beaucoup de temps avant qu'il·elle puisse se connecter au processus de vie grâce au focusing.

En tant qu'humains, nous sommes la vie et nous la gardons à la conscience.

Focusing avec le corps tout entier

Je ne veux pas terminer cette présentation du processus de focusing sans donner également un aperçu du «focusing-avec-le-corps-tout-entier». Dans ce nouveau développement de focusing, nous travaillons explicitement, c'est-à-dire consciemment, avec le fondement profond de l'interaction corps-environnement. Nous avons vu que, dans le focusing classique, cette interaction est toujours invitée en arrière-plan, lorsque nous ralentissons, lorsque nous permettons des pauses pour ressentir la globalité d'une situation, également lors de la création d'un espace libre. Mais cette interaction n'est pas nommée explicitement. Dans le «focusing-avec-le-corps-tout-entier», l'expérience non verbale (mouvement, gestes et posture) joue un rôle particulier. Elle multiplie les possibilités de se connecter à ce qui veut vivre.

Dans le «focusing-avec-le-corps-tout-entier», nous permettons d'abord que s'installe un ancrage dans l'être-là[83] : nous laissons la vie de notre corps être là, consciemment, sentir comment il se connecte avec le sol, la terre, comment la gravité fonctionne, comment cela s'élève en nous, comment cela se tient … et aussi l'imbrication avec l'environnement, la lumière, l'air, le reste de la vie à venir. La grande réalité est consciemment invitée, alors

83 Jeu de mots ici sur «existence», qui se dit en allemand «das Dasein», ce qui signifie littéralement «être là». N.d.T.

que dans le focusing classique, elle agit de façon plus implicite. C'est alors que peuvent s'ouvrir différentes dimensions de l'expérience …

À partir de «l'ancrage dans l'être-là», nous passons à une autre étape explicite: la vie vit par elle-même. La façon dont cela se passe est directement explorée par le corps: «Comment le pied veut-il se tenir, comment «cela» veut-il s'assoir, respirer, se redresser, comment «cela» veut-il manger, boire? De quoi y a-t-il besoin pour arriver dans l'être-là …? Puis-je autoriser les bâillements, les étirements, les tremblements? … On offre de l'espace et du temps à l'autorégulation de l'organisme … Le temps du corps, le temps de l'être[84]. Encore et encore, cette autorégulation est explorée en interaction avec «l'ancrage dans l'être-là». Dans cette interaction, le corps a également la possibilité de réguler le stress, les chocs et certains aspects des traumatismes. Nous rendons possible l'émergence d'un felt sense de notre existence incarnée dans son ensemble et si nous permettons que cela se produise encore et encore, notre attitude envers la vie change, ainsi que notre idée de qui nous sommes[85].

Cela me fait penser à une histoire attribuée à Maitre Bankei, un maitre zen peu orthodoxe du Japon du XVIIe siècle. Un jour, s'approcha de lui un prêtre qui se vantait des pouvoirs miraculeux que possédait son maitre. Puis il mit Bankei au défi de montrer ce dont il était capable. Bankei répondit: «Quand j'ai faim, je mange et quand j'ai soif, je bois.» Avec ces simples mots, Bankei montre le vrai miracle. Lorsque nous explorons par le ressenti ce postulat que «la vie vit par elle-même», dans son caractère direct, notre vie quotidienne gagne en étonnement et en profondeur.

Il y a un autre aspect du «focusing-avec-le-corps-tout-entier» que nous connaissons dans le focusing classique. Nous nous tournons vers un endroit particulier en nous demandant: y a-t-il quelque chose qui requiert notre attention? Peut-être y a-t-il une question, un projet, quelque chose de difficile dans notre vie où il y a une hésitation, peut-être un sentiment récurrent d'abandon, une inhibition, peut-être aussi une douleur? Bien sûr, cela

84 FINK 2011.
85 Cela a de multiples implications pour la gestion du stress et des maladies, pour la prévention du *burn-out* et dans l'organisation du travail.

peut aussi être une nouvelle étape dans notre vie que nous ne sommes pas encore tout à fait prêt·e·s à franchir.

Nous invitons la résonance dans la vie du corps et ressentons: «Comment est-ce que cela veut vivre à partir de là … ah, oui, est-ce que cela veut bouger comme ça, est-ce cela?» Souvent, nos mains savent mieux et plus rapidement ce qui manque, ce qui est nécessaire. Nous travaillons donc directement avec des gestes et des mouvements, avec une expérience et une conscience non verbales. La qualité du mouvement venant de l'intérieur passe d'un mouvement qui est plutôt de l'ordre de la régulation organique à un mouvement porteur de sens. Cette transition peut varier, elle est parfois fluide, parfois difficile avec de longues pauses.

Et il y a une autre différence avec le «focusing-avec-le-corps-tout-entier». Nous développons une dynamique propre en gardant à la conscience le felt sense de la question spécifique, de la situation, ainsi que notre ancrage dans l'être-là. Souvent, nous travaillons aussi debout et en mouvement, ce qui augmente la possibilité que le corps trouve de nouvelles étapes, de façon directe et non verbale.

D'un côté, ce type de travail explicite sur l'ensemble du corps est plus exigeant dans la mesure où, en tant que thérapeute, nous nous ancrons continuellement dans l'être-là, mais de l'autre, cela invite une certaine aisance, c'est une invitation à ce que le processus se fasse «de lui-même». En fin de compte, dans le felt sense, nous créons consciemment un espace pour la coopération / le soutien grâce à l'évolution, à la vie entière, au fondement en nous. Nous n'avons pas à travailler pour cela, nous le gardons à la conscience et nous restons dans le non-savoir «informé». Grâce à cette immédiateté, le pouvoir du focusing est accru.

«À la fin d'un processus de focusing-avec-le-corps-tout-entier, nous nous accordons du temps pour que le nouveau mouvement de vie prenne racine et continue. Souvent, les gens font l'expérience de la façon dont leur pensée se calme et ils ne veulent qu'une chose: rester dans l'être-là. Ils se sentent arrivés et inconditionnellement là. Cet état est souvent comparé à la méditation avancée. En donnant de l'espace et du temps, la vie nouvelle, fraiche, peut prendre racine et se poursuivre dans l'interaction.

Cela est souvent perçu comme étant sans effort et, d'une certaine manière, naturel, évident. Il peut donc facilement arriver que ce «juste-être-là» plein de vie soit ignoré, car il ne semble rien se produire de nouveau en termes de contenu. Il est cependant essentiel de respecter ce temps de silence vivant[86].»

Certains éléments de cette dynamique potentialisée jouaient déjà à plein dans l'exemple du processus avec Marga S., bien qu'il ne s'agisse pas là d'un focusing-avec-le-corps-tout-entier. Mais déjà, pour moi en tant que thérapeute, en m'ancrant consciemment dans le processus corps-environnement et en invitant à une plus grande existence, la qualité de l'interaction thérapeutique a changé. Je peux avoir confiance dans le fait que mon propre ancrage agit sur ma cliente, de vie corporelle à vie corporelle. Cela m'aidera, ainsi que la cliente, à avoir un rapport différent avec ce qui est difficile ou douloureux. L'inclusion directe de l'autorégulation dans le processus – en l'occurrence les tremblements – ainsi que les mouvements du corps (hochements de tête et mouvements des bras) ont déclenché le changement et ont permis d'accéder au «courant de vie».

C'est la force du focusing et surtout du «Focusing-avec-le-corps-tout-entier» que de garder en conscience ce «morceau» tout à fait unique de la vie existentielle de cette personne dans cette situation particulière et, en même temps, d'ouvrir l'espace d'interaction à la potentialité de tout le vivant. Est-ce là la direction que Bankei voulait indiquer lorsqu'il disait: «Fais confiance au non-né, demeure dans le non-né[87]»?

La base essentielle du Focusing

Dans la Psychothérapie Essentielle, nous trouvons différents apports pour développer la conscience. Il s'agit ainsi de l'expérience de la sagesse – c'est-à-dire l'absence d'un soi solide et l'interdépendance de tous les êtres – autant que de l'expérience de la compassion. C'est précisément la diversité des entrées qui correspond à la diversité de l'existence humaine.

86 FINK 2011.
87 FINK 2015.

« Comme nous l'avons vu, la vision que Gendlin a du corps humain vivant comme étant un processus de conscience interactif sous-tend la pratique du focusing en tant que pratique de vie et de thérapie. Il s'agit d'une *conscience incarnée*[88]. »

Chez Guendune Rinpoché, nous trouvons la description suivante:

« Pleinement conscients des plus petits détails et sans entraver les mouvements de l'esprit, nous demeurons dans la conscience que l'esprit et les phénomènes sont interdépendants et inséparables. »

Il nous invite à:

« … n'empêcher aucune pensée, aucune émotion dans le but de créer un vide artificiel[89]. »

Et il parle du

« co-conditionnement de l'esprit et des phénomènes. »

C'est précisément dans la *création d'un espace libre*[90] que Gendlin aimerait ouvrir une possibilité: notre corps-esprit n'est ni identifié, c'est-à-dire fusionné avec les phénomènes, ni séparé artificiellement d'eux dans un effort de désidentification. À l'état naturel, la vie corporelle sent qu'elle est davantage que tous les sujets et problèmes.

D'une manière disciplinée et ouverte, l'exploration phénoménologique et incarnée de l'expérience que mène Gendlin – c'est-à-dire le focusing en tant que pratique philosophique de la vie – conduit à des compréhensions et des descriptions de la réalité qui peuvent également être pertinentes et utiles pour les thérapeutes bouddhistes. Dans une conversation avec des médi-

88 FINK 2010.
89 Guendune Rinpoché, *Instructions du cœur.*
90 Voir l'exercice suivant sur l'espace libre.

tants, Gendlin exprime l'avertissement suivant: «*Do not just aware things away* …» (Ne chassez pas les choses par la conscience …).

> « Lorsque les méditants tentent d'utiliser la pratique spirituelle pour éviter la confrontation avec leur expérience attachée à la structure, John Wellwood appelle cela « spiritual bypassing » (contournement ou évitement spirituel). Et il y a aussi l'autre côté, que j'aimerais appeler le « contournement psychique » : c'est lorsque la dimension de l'être, les questions ultimes de notre vie, sont laissées de côté par la psychothérapie. Contrairement à Wellwood, je vois que le focusing peut également ouvrir une porte[91] » – une des nombreuses portes de la Psychothérapie Essentielle …

Je voudrais terminer par une citation d'une des conversations que j'ai eues avec Eugene Gendlin depuis de nombreuses années. Il a dit un jour à propos de la spiritualité:

> « Je me dirige vers ce qui est en travers du chemin, pour que la spiritualité ne vienne pas de l'extérieur, […] que l'on doive croire quelque chose. Si tu dois croire quelque chose, c'est que tu n'es déjà plus dans le fondement[92]. »

Créer et déployer un espace libre (exercice P.1)

Le premier mouvement du focusing classique consiste à inviter un «espace libre». Nous appelons donc ce mouvement «créer un espace libre» ou, dans sa forme étendue avec le voyage corporel, «déployer un espace libre incarné[93]». Gendlin nous a fourni plusieurs possibilités pour cela. Je présente ici l'une d'entre elles, associée à un «voyage dans le corps».

91 Documents de travail FINK 2012.
92 Entretien personnel, mai 2012, FINK.
93 FINK 2012.

Espace libre extérieur

Je ressens la vie de mon corps : quel lieu dans l'espace me fait du bien ? (S'il y a là un·e accompagnateur·rice, on peut aussi sentir la distance juste.) Je sens comment les vêtements me vont, sont-ils confortables et assez amples ? Comment est la température … est-elle agréable comme ça ? Quelle position maintenant … assis·e, couché·e ? Je peux bouger et en changer à tout moment.

Voyage à travers le corps

Je laisse mon attention bienveillante se poser dans mes pieds, sentir comment ils sont là. Sentir le sol qui porte. Je laisse aux mollets, aux genoux et aux cuisses le temps et l'espace pour être là. Ils ressentent mon attention qui ne veut rien. Cela donne aussi de l'espace à mon assise, je sens mon poids sur le sol. À mon rythme, je laisse aller le ressenti de mon attention dans le bas du dos … il remonte lentement jusqu'aux omoplates. Encore et encore, je ressens comme cela est vivant. Peut-être est-il possible de ressentir la respiration dans le dos … Tout a le droit d'être là. Ici, on ne peut pas se tromper. Je m'attarde sur les omoplates, les épaules. Parfois, même de petits mouvements aident à ressentir. Il y a aussi le haut des bras, les coudes et les mains. Toutes les sensations peuvent être comme elles sont – même les tensions ont leur place. Ensuite, je remonte lentement dans le cou et je sens comment cela circule à cet endroit et là aussi, de petits mouvements peuvent aider à ressentir. Je ne m'efforce pas d'améliorer quoi que ce soit. Tout a le droit d'être là, dans la conscience qui ressent. Il y a aussi l'arrière de la tête, la tête, le visage. Toujours se laisser le temps de ressentir comment c'est vivant en nous. Il y a le cou. Puis nous laissons notre attention se poser dans la poitrine et l'abdomen, là où la respiration se déplace. Nous prenons notre temps pour y arriver.

Espace libre intérieur

Je m'installe avec mon attention, là où vit la respiration … dans le ventre et la poitrine … je me sens être là …

Comment ça va juste maintenant?

Y a-t-il quelque chose en moi qui m'empêche de me sentir bien?

Quelque chose dans ma vie qui occupe mes pensées en ce moment? Cela peut être aussi quelque chose de beau ou de joyeux …

Une fois que quelque chose est arrivé, je le salue, je lui fais savoir que je vois qu'il est là. «Ah, oui, c'est ça …» – et brièvement, je sens comment cela vit dans mon corps …

Peut-être est-ce que je lui donne un nom … ou il en a déjà un.

Ensuite, je peux par exemple l'écrire sur un morceau de papier imaginaire. Ou lui donner une bonne place là dehors, dans l'espace. Si je veux lui donner une place dans l'espace, je sens où il serait bien et quelle distance serait bonne. Parfois, il peut également être utile de savoir si ce qui est là a une forme ou une couleur.

Je laisse … du temps … à ce qui vient et à moi-même.

Je sais que c'est là et, pour le moment, je m'autorise en quelque sorte à prendre «des vacances» par rapport à ce qui pourrait être problématique ou difficile … c'est comme poser ses valises.

Je sens dans mon corps si quelque chose a changé … peut-être est-ce devenu plus léger, plus ouvert ou plus vivant. Je prends mon temps.

Je peux dire à ce quelque chose qui est arrivé que je reviendrai à lui si cela est nécessaire.

Je peux répéter cela plusieurs fois jusqu'à sentir que tout ce qui est important dans ma vie a une place. Je me laisse encore un moment pour sentir mon être-là … pour être là. Il ne doit rien arriver, il n'y a rien à faire, je ne peux rien faire de travers maintenant … tout a sa place, tout a son moment … En apprenant à connaitre le paysage intérieur, un espace libre est créé: je suis davantage que … toutes les problématiques et les questions.

Maintenant, je peux soit me tourner vers l'une de ces problématiques dans une session de focusing, soit je termine l'exercice de l'espace libre et je remercie pour tout ce qui est arrivé.

Je peux encore écrire ou dessiner quelque chose et revenir plus tard à ces lieux, par exemple dans une session de focusing ultérieure. Ou je peux m'en occuper différemment et prendre contact quand c'est nécessaire.

Déployer un espace libre, c'est comme faire connaissance avec et accueillir tout ce qui agit actuellement, qui nous préoccupe d'une manière ou d'une autre – peut-être sans que nous nous en rendions compte. C'est une sorte de rangement intérieur … Tout peut être là, avoir une place.

Nous ne travaillons pas encore avec ce qui apparait, nous n'entrons pas encore dedans. Si le fait de ressentir brièvement comment ça vit dans le corps entame déjà le processus, nous nous contentons de le saluer gentiment. Nous pouvons également voir cela comme une réunion: nous regardons autour de nous, nous voyons qui est venu, nous n'engageons pas tout de suite la conversation mais nous saluons tout le monde, nous donnons à chacun·e sa place et nous nous installons aussi; nous sommes simplement là.

Dans *Déployer un espace libre incarné* (*Unfolding Embodied Free Space*), nous permettons une pause, un moment d'arrêt. Gendlin écrit à ce sujet:

> En permettant une telle pause, le corps se tourne à nouveau vers sa source originelle. Il cesse d'être le problème … le corps cède, se détend et s'ouvre. Comment le corps est-il né à l'origine ? La personne n'a pas pu décider ou contrôler cela par la volonté. Ainsi, je pourrais suspendre mon contrôle sur la vie, au moins temporairement, afin que mon corps puisse se sentir à nouveau dans le jeu naturel des forces dans lesquelles il est créé et maintenu[94].

Dans le déploiement de l'espace libre, il s'agit de *ne pas s'identifier ni de se désidentifier*. Il s'agit plutôt de pouvoir faire l'expérience que nous sommes

94 Gendlin, 1978, traduction [allemande] FINK 2012.

davantage que tous nos «contenus» – davantage que les difficultés, les émotions, les problématiques, les soucis. Le simple fait de prendre de la distance par rapport à un problème nous permet de commencer à vivre cela. De cette façon, nous pouvons laisser émerger l'état de notre vie-corps-esprit le plus naturel possible. C'est un espace libre dans lequel la relation peut se développer.

Dans le moment de pause où nous déployons un espace libre, nous entrons en contact avec l'espace du corps ressenti de l'intérieur. Dans cet état d'ouverture ressentie corporellement, nous ne sommes ni identifiés ni non identifiés. Lorsque nous abordons une problématique à partir de cet état-là, nous pouvons constater que la vie corporelle non crispée n'est simplement pas fusionnée avec nos problèmes, qu'elle est donc fraiche et qu'elle peut s'ouvrir aux questions et aux problématiques de la vie en n'étant pas fermée par les identifications.[95]

Q. La désidentification consciente et délibérée

Selon Roberto Assagioli, créateur de la psychosynthèse:

> « Nous sommes dominés par tout ce à quoi nous sommes inconsciemment identifiés. »

Cette phrase pourrait provenir d'un·e enseignant·e du Dharma. Découvrir et dissoudre l'identification inconsciente partout où cela est possible est au cœur de l'entraînement bouddhiste de l'esprit. Lorsque le Bouddha enseigne de voir le corps [simplement] comme un corps, les sensations [simplement] comme des sensations, les formations mentales [simplement] comme des

95 FINK 2012.

formations mentales, il veut dire précisément cela : ne pas s'identifier à l'expérience, mais regarder afin de découvrir que dans toute cette expérience il n'y a pas de « moi » comme noyau d'être, pas de centre. En ce sens, les exercices suivants peuvent ouvrir la voie à une meilleure compréhension.

Pour illustrer le processus de désidentification consciente, donnons d'abord un exemple d'identification inconsciente à une émotion forte :

Un client rapporte qu'il a connu un accès agressif au cours duquel il a violemment crié sur sa femme, l'a insultée et a eu des fantasmes violents et agressifs, qu'il n'a cependant pas réalisés. Au cours de l'exploration, il s'avère que la force de sa colère a lentement augmenté ou s'est accumulée. Au début, il était un peu en colère au travail à cause de réactions de ses clients (niveau de colère 3), puis un usager de la route lui avait refusé la priorité (niveau de colère 5) et enfin il a dû écouter le paternalisme de sa femme à la maison (niveau de colère 6,5). Enfin, face aux sévères reproches de sa femme (niveau de colère 9), il avait connu un accès agressif. Citation : « C'était la goutte d'eau qui a fait déborder le vase. » Le ton est monté, il a insulté violemment sa femme et était sur le point de devenir violent physiquement.

Cet exemple montre l'identification inconsciente du client à la colère ainsi que les effets puissants sur ses perceptions, ses symptômes physiques, au niveau du comportement (avec possible passage à l'acte) et dans la communication au sein de la relation. Les effets de cette identification multiple et inconsciente à des émotions fortes sont bien connus.

Se désidentifier des sensations physiques, émotions et pensées (exercice Q.1)

L'exercice suivant permet une désidentification consciente. Il est issu de la psychosynthèse.

> Installez-vous confortablement sur votre chaise et concentrez votre attention sur les sensations physiques, en particulier sur les sensations dans vos pieds. Ensuite, passez aux sensations du ventre, qui gonfle

et dégonfle au fil de la respiration. Puis laissez ces sensations passer quelque peu au second plan.

Vous allez maintenant visualiser certaines zones de votre être :

Vous commencerez par la première zone : votre corps et vos sensations physiques. Parfois le corps est en bonne santé, parfois il est malade, parfois il est plein d'énergie, parfois il est fatigué.

Il existe de nombreuses petites sensations dans votre corps.

Maintenant, réfléchissez bien à la phrase suivante :

J'ai un corps et des sensations physiques, mais ce n'est pas tout ce que je suis. Je suis aussi bien plus que mon corps et mes sensations physiques.

Ensuite, veuillez passer à un autre domaine important de votre expérience : vos émotions. Il y a tant d'émotions (la joie, la colère et la tristesse), tant d'humeurs, tant de nuances qui font que la vie vaut la peine d'être vécue. On dit souvent que les émotions sont comme le sel de la vie. C'est une grande partie de notre être.

Maintenant, réfléchissez bien à la phrase suivante :

J'ai des émotions mais ce n'est pas tout ce que je suis. Je suis aussi bien plus que mes émotions.

Maintenant, veuillez-vous tourner vers un autre grand domaine de votre être : la raison, la pensée, la réflexion, les cognitions. Il y a tant d'idées, de termes, de mots, de concepts, d'hypothèses, d'opinions différents ; souvent nous sommes occupé·e·s à réfléchir toute la journée. Surtout chez nous, les adultes, la pensée en langage, la pensée en concepts et en phrases est un domaine très vaste.

Et pourtant, ce n'est pas tout.

Maintenant, réfléchissez bien à la phrase suivante :

J'ai la raison et la pensée, mais ce n'est pas tout ce qui fait de moi ce que je suis. Je suis aussi bien plus que la pensée.

Peut-être que la question se pose maintenant en vous : que suis-je alors, si je ne suis ni le corps avec ses sensations, ni les sentiments, ni la pensée ? Veuillez rester dans ce que vous expérimentez en ce moment.

Peut-être pouvez-vous trouver un mot pour cette expérience ?

Vous pouvez laisser l'exercice se terminer ici ou laisser la question résonner en vous : comment est mon expérience ?

Ensuite, terminez l'exercice. Vous voudrez peut-être prendre quelques notes.

En situation de thérapie, le·a thérapeute peut interroger le·a client·e sur son expérience. Le débriefing sert à assimiler l'expérience.

Grâce à cet exercice, certaines personnes font l'expérience plus profonde du fait de « ne pas être fixé » ou d'une plus grande ouverture intérieure, comme c'est également le cas pour la pratique de la méditation. Différents éléments de cet exercice peuvent être considér***és comme prioritaires pour le***·a client et donc on s'en empare.

Dans notre exemple du client avec l'accès agressif, la phrase : « J'ai de la colère et de la rage, mais je suis aussi plus que cette colère et cette rage » serait une intervention efficace – peut-être en association avec la gradation ou échelle de mesure (voir les sept étapes, méthode O.1)

Le·a thérapeute peut également suggérer cet exercice : initier consciemment un processus de désidentification aux client·e·s qui sont très identifié·e·s à une facette de leur être, par exemple la pensée et qui peuvent avoir des difficultés à accéder à une autre facette comme les émotions. Il·elle essaierait alors de rétablir un meilleur équilibre entre les différentes parties du·de client·e. Dans le même temps, le·a thérapeute essaierait d'amener davantage à la conscience du·de la client·e un autre domaine, comme celui des émotions. Le·a client·e serait alors encouragé·e à se demander régulièrement ce qu'il·elle vit ou ressent pendant la journée ou à passer sa journée en revue (exercice N.5) sous l'angle particulier de ses émotions.

La phrase « Je suis bien plus que... » est à bien des égards plus simple et plus efficace que la négation : « Je ne suis pas... ». Ce «plus que» permet au·***à la client***·e de ressentir davantage de facettes. À partir de l'acceptation de l'expérience actuelle, celle-ci mène à une autre expérience, jusqu'à ce que tous les domaines de l'être soient inclus et qu'il devienne évident que ce soi-disant «moi» est un processus extrêmement dynamique et tout-englobant. « Je suis moi – et ce «moi» est introuvable» – c'est l'expérience entière et non séparée de celle-ci, ouverte, fluide, en interaction.

La valise (exercice Q.2)

Voici un autre exercice de désidentification. Il peut être utilisé dans un travail de groupe, mais également en individuel. Il est issu de la psychosynthèse, où il participe du programme de formation. Les protagonistes du groupe ou les client·e·s doivent avoir déjà acquis une certaine capacité d'introspection et avoir déjà fait une auto-exploration de leurs principales identités conscientes. Dans une thérapie individuelle, le·a thérapeute peut aider le·a client·e à trouver ses principales identités.

Prenez une feuille de papier vierge et découpez-la en huit parties égales. Pensez à des noms pour huit de vos « identités principales » ou « identifications principales » conscientes, telles que : le « yogi avec l'idéal du bodhisattva », le « professionnel au travail », le père, le mari, le propriétaire, le « touche-à-tout », le consciencieux, le volontaire, le bon conducteur, le bon penseur, le manager, le bon organisateur, le jogger etc.

Inscrivez ensuite sur chacun des feuillets le nom d'une de vos identités principales ou d'une de vos caractéristiques prioritaires.

Tenez ensuite les huit feuillets dans votre main et tournez votre conscience vers l'intérieur, fermez les yeux et ressentez les sensations dans votre corps. Vous ne pouvez pas vous tromper dans cet exercice.

Suivez la respiration et les sensations du ventre, qui gonfle et dégonfle avec le flux du souffle.

Puis laissez ces sensations passer à l'arrière-plan.

Nous allons maintenant commencer un voyage imaginaire :

Vous avez prévu un grand voyage, vers un continent lointain complètement différent, vers une terre lointaine. Vous avez bien planifié, vous avez bien organisé, vous avez bien fait vos valises.

Vous avez fait huit valises pour le voyage. Maintenant, dans les images intérieures, le taxi s'arrête devant la porte et les valises sont chargées. Vous montez et le taxi vous emmène à l'aéroport. Vous êtes à l'aéroport, au comptoir de votre terminal et malheureusement il y a une surprise désagréable. Vous avez trop de bagages.

Deux valises doivent rester là. Si vous voulez commencer votre voyage, vous devez faire un choix maintenant.

Choisissez deux des huit bouts de papier que vous ne prenez pas et que vous devez laisser là. Mettez-les devant vous. Décidez bien.

Rangez ces valises, ces identités avec soin en pensant intérieurement: « Je vais laisser celle-ci ici, je vais laisser celle-là maintenant ». Avez-vous laissé deux bagages ?

Maintenant, vous êtes dans l'avion. C'est un long voyage, il va très loin au-delà des océans, jusqu'à un continent très éloigné. Puis vous arrivez à l'aéroport de destination. Vous voyez déjà un autre avion sur le tarmac, avec lequel vous allez poursuivre votre voyage. Cet avion est déjà un peu plus vieux, il a déjà parcouru de nombreux kilomètres. Lors du changement d'avion, on vous dit que cet avion ne peut pas porter autant de poids.

Pour poursuivre votre voyage dans cet avion, vous devez laisser deux valises sur place. Prenez votre temps.

Choisissez bien les deux valises, les deux identités que vous voulez laisser à l'aéroport. Vérifiez ce que vous laissez vraiment là, ce que vous pouvez vraiment lâcher.

Poursuivez votre voyage avec les valises restantes. Ce petit avion se dirige vers l'intérieur des terres. Vous avez une vue magnifique de là-haut. Au loin, vous pouvez voir un énorme, un immense massif montagneux. Cet avion réussit à vous déposer en toute sécurité sur un petit aérodrome dans les montagnes. Sur le tarmac, vous sentez l'air frais et clair des montagnes. Un guide de montagne vous attend. Il a un âne avec lui et connait très bien le massif. Malheureusement, il doit vous informer que vous ne pouvez pas emporter quatre valises avec vous.

Une valise doit rester sur place. L'âne peut porter deux valises, le guide une, mais une valise doit rester là.

Choisissez bien. Si vous voulez continuer le voyage, vous devez mettre de côté et lâcher une autre feuille de papier avec une identité. Il faut se débarrasser de cette identité avec soin et conscience.

Vous pouvez aussi vous dire : « Oui, maintenant je vais lâcher la valise avec cette identité. »

Vous reprenez votre voyage. Vous avez beaucoup moins de bagages qu'au début, mais il vous reste toujours trois valises. L'âne en porte deux et le guide de montagne en porte une. C'est un chemin honnête, qui grimpe vite, qui monte. Tout le temps, vous avez l'immensité de la vue des montagnes devant vous. Il y a de hauts sommets enneigés devant vous et c'est tout simplement une vue magnifique. Sur le chemin, vous voyez aussi de belles plantes en fleurs. Peut-être ressentez-vous aussi la soif d'aventure ou simplement la joie en vous.

Le chemin devient plus étroit et plus raide et on s'arrête à une cabane. Le guide de montagne dit : « L'âne ne peut plus aller plus loin maintenant, le chemin est trop étroit. L'âne reste dans cette hutte et une valise doit y rester aussi ». Le guide de montagne peut porter une valise, mais vous devez en porter une vous-même.

Choisissez bien de quelle valise, de quelle identité vous pouvez vraiment vous séparer. Mettez le papier de côté très soigneusement.

Avec toute votre conscience, lâchez vraiment l'identité, également avec la phrase intérieure : «Oui, je te laisse là maintenant.»

Maintenant, vous continuez la randonnée à deux, le guide de montagne et vous. Ça continue à monter. Devant vous se déroule ce merveilleux panorama montagnard. Il faut aussi marcher plus prudemment car le chemin devient de plus en plus étroit. Vous voyez que vous allez bientôt atteindre la limite d'enneigement. Là-haut, il y a les neiges éternelles. Cela a un charme très particulier. C'est magnifique.

Mais le guide de montagne s'ouvre à vous : « Je ne peux plus aller avec vous. Si vous voulez continuer, vous devez poursuivre seul. Je resterai ici avec une valise, si vous voulez porter la dernière. »

Tout d'abord, vous pouvez vous reposer sur un coin d'herbe verte et profiter de cette vue magnifique, de ce merveilleux panorama et de l'air agréable de la montagne. Vous pouvez regarder le paysage et les immenses épaisseurs de neige.

Vous pouvez maintenant prendre votre temps pour réfléchir si vous voulez aller plus loin ou rester sur place avec le guide.

Si vous décidez d'aller plus loin, il faut laisser une valise, car vous ne pouvez en transporter qu'une au maximum. Vous devez décider de vous défaire vraiment d'une identité de plus. Faites-le avec soin. Prenez votre temps pour prendre votre décision.

Si vous allez plus loin, vous devrez escalader. La clarté et le froid vous entourent. C'est vraiment la haute montagne ici. Vous vous rendez compte que vous êtes sur un escalier rocheux qui mène loin dans les nuages. Vous le suivez pas à pas. Soudain, vous vous trouvez devant un rocher escarpé au milieu des nuages. C'est comme si l'escalier s'arrêtait là.

Mais vous remarquez alors que la roche a un trou – juste assez grand pour que vous puissiez vous y glisser. Bien sûr, il n'y a pas de place pour la dernière valise. Si vous voulez passer par là, il faut qu'elle reste derrière. Vous devez vous décider.

Si vous décidez vraiment de lâcher la dernière valise, la dernière identité restante, alors faites-le très prudemment, très consciemment. Et puis rampez à travers l'ouverture dans la roche. Ouvrez-vous à l'expérience. Laissez-la se déployer pleinement. Vous avez le temps.

Restez aussi longtemps que cela vous convient. Quand vous voulez finir l'exercice, revenez, à votre rythme, ouvrez les yeux, étirez-vous, orientez-vous dans l'espace.

Vous voudrez peut-être prendre des notes.

En situation de thérapie, le·a client·e peut, s'il·elle le souhaite, raconter son expérience au·à la thérapeute. Le débriefing aidera à l'assimiler. Dans une situation de groupe, après avoir pris quelques notes et savouré les échos de l'expérience, il est bon de faire un tour d'échange en groupes de deux. Après cela, le groupe entier peut échanger sur ses expériences.

Cet exercice est un peu le pendant du précédent, où on disait «Je suis plus que...». Ici, la question est la suivante: qui suis-je lorsque je lâche une identité après l'autre? Qui suis-je sans cela? Que reste-t-il de moi lorsque je me glisse dans le chas d'une aiguille qui ne permet plus l'identification? Cela conduit à la découverte de n'être «personne» (*nobody*) tout en étant pleinement capable de vivre, insouciant et joyeux. L'exercice suivant va également dans ce sens, pour expérimenter l'état d'être détendu, non identifié.

Le cheminement vers le vrai soi (exercice Q.3)

Vous souvenez-vous de l'exercice de la balance pour la prise de décision (exercice O.8) ? Il consistait à remplir les mains du·de la client·e d'arguments pour et contre et de les laisser s'équilibrer, afin d'illustrer le processus et d'amener davantage le·a client·e dans son expérience. Dans cet exercice-ci, nous allons un peu plus loin et essayons de conduire le·a client·e vers son vrai soi, vers un état d'être complètement détendu.

> Après avoir établi un équilibre et une fois que le processus de prise de décision s'est bien déroulé, la thérapeute demande à la cliente de regarder à l'intérieur et de se demander qui est celle qui fait cet exercice.
>
> Qui est celle qui peut regarder les deux mains et les équilibrer ? Qui est celle qui évalue, classifie, pèse, observe ?
>
> Cette question peut déclencher chez la cliente une autre direction d'exploration et lui faire vivre un état d'être moins figé pendant un moment.
>
> Lorsque la cliente est dans cet état « détendu », la thérapeute lui permet de s'y maintenir le plus longtemps possible.
>
> Ensuite, la cliente est invitée à parler de son expérience : comment c'était pour elle, éventuellement ce qu'elle a vécu.

Travailler avec la dynamique intrapsychique de la personnalité

R. Travailler avec les sous-personnalités (méthode R.1)

L'origine de ce travail psychothérapeutique se trouve dans la psychosynthèse selon Roberto Assagioli (1888–1974) et James Vargiu. Aujourd'hui, elle est souvent utilisée dans de nombreuses méthodes de psychothérapie courante sous une forme légèrement modifiée, comme par exemple dans la psychothérapie Gestalt selon Fritz Perls ou dans la thérapie *ego states* (états du moi) de Watkins. Ce chapitre présente le travail sur les sous-personnalités tel qu'il a été adapté dans la Psychothérapie Essentielle.

Les sous-personnalités sont des parties de la personnalité qui ont une certaine autonomie (au sein de la personnalité). Nous pouvons également les désigner comme des parties de la personnalité ou des personnalités partielles. Jung les appelait les «complexes». Ce sont des parties de la personnalité – donc des états du «moi» – qui, comme un réflexe, déclenchent en nous une certaine façon de réagir. Elles sont très proches de notre conscience, contrairement à des contenus très refoulés ou dissociés. Au niveau de la psychologie des profondeurs, nous les considérons comme une dynamique inconsciente qui a une action de contrôle sur la personnalité. Cette partie émet des pensées verbalisées, des images, des sensations, des sentiments ou bien tout cela ensemble.

Nous connaissons par exemple notre côté «critique intérieur». Nous nous énervons peut-être du fait que certaines tâches n'ont pas été faites, comme par exemple sortir la poubelle ou faire du rangement dans le frigo et nous entendons alors des reproches intérieurs: «Pourquoi ai-je encore fait cette erreur stupide?» Il y a quelque chose qui n'est pas tel que ce critique intérieur voudrait que cela soit.

Un autre exemple serait un professeur qui continue à enseigner lorsqu'il est avec ses ami·e·s ou avec sa famille, qui continue à «jouer» le rôle qu'il exerce dans son activité professionnelle, de façon le plus souvent inconsciente, dans la sphère privée et qui est donc identifié à cette sous-personnalité «professeur».

Il est important de ne pas voir ces sous-personnalités comme étant complètement autonomes, solides, qu'on ne pourrait pas changer et qui existeraient par elles-mêmes. Il s'agit de processus qui ont une certaine autonomie dans nos façons de penser et de réagir et dans nos schémas de perception et qui sont encore relativement accessibles à notre conscience. Ces « structures avec leur propre dynamique » sont appelées sous-personnalités pour pouvoir mieux travailler avec elles.

Parfois, cette dynamique inconsciente – comme dans notre exemple, celle du critique intérieur – se retourne contre la personne elle-même, parfois contre d'autres personnes de son entourage, comme par exemple le·a partenaire. Le plus souvent, cela crée de la souffrance en nous ou autour de nous et cela bride des énergies qui pourraient être librement à notre disposition. Et bien sûr, il est préjudiciable de se laisser contrôler par des mécanismes inconscients.

Dans le travail psychothérapeutique avec ces sous-personnalités, celles-ci sont considérées comme un rôle dans une pièce ou un jeu de rôles. L'exemple de la sous-personnalité « critique intérieur » va nous permettre d'amener plus de conscience et d'attention dans cette dynamique qui devient presque un réflexe. Peut-être que le·a client·e est motivé·e à ne plus se laisser contrôler par ce mécanisme réflexe. Il·elle prend une attitude similaire à la méditation de pleine conscience (ou il·elle s'en approche le plus possible). Dans le travail sur les sous-personnalités, cette attitude dans le travail intérieur s'appelle l'« observateur·rice intérieur·e » ou, également, le soi. Elle se caractérise par une conscience moins identifiée et surtout, pas identifiée inconsciemment.

Dans l'entraînement bouddhiste, ces sous-personnalités sont considérées comme un groupe de « tendances ». Cela désigne des schémas de réaction et des attitudes très ancrés, presque automatiques qui, pris ensemble, constituent un rôle ou une sous-personnalité et qui habituellement ne sont pas vus ou analysés. Pour avancer sur le chemin de l'éveil, il convient de sortir de ces réactions émotionnelles inconscientes et de les dissoudre complètement pour obtenir une plus grande liberté intérieure. Pour cela, les schémas, les tendances doivent d'abord être vus consciemment et il faut comprendre qu'ils ont un caractère compulsif. Les nommer peut également aider. Ne vous inquiétez pas, cela ne les rend pas plus réels ou plus puissants, cela permet simplement d'en prendre conscience et, dans une étape ultérieure, de les remettre à leur place. C'est là la première étape qui va permettre de leur enlever de leur pouvoir et qui va permettre de les intégrer dans une conscience globale des besoins, des peurs et des capacités cachées. Identifier les sous-personnalités nous aide à les traiter avec humour et à nous détacher de l'identification avec ces schémas.

Exploration de soi: qui suis-je ? Comment suis-je ? Que suis-je ? (exercice R.1)

Les questions centrales suivantes servent à l'exploration de soi et peuvent aider en tant qu'exercices préparatoires pour déceler les sous-personnalités:

Qui suis-je?
Comment suis-je?
Que suis-je?

Prenez le temps d'écrire ce qui vous vient à l'esprit à la suite de ces questions. À la question «*Qui suis-je?*», vous penserez peut-être aux rôles que vous jouez dans le quotidien, par exemple le rôle du mari, de la femme, du fils, de la fille, du client, de la cliente, de l'employeur, de l'employé, etc. La question «*Comment suis-je?*» fera peut-être venir davantage vos qualités particulières. La question «*Que suis-je?*», peut conduire à des réponses comme: «Je suis un être humain, un·e citoyen·ne de la Terre, etc.» Parmi les réponses qui sont reliées à des rôles ou à des qualités, nous pouvons trouver des indices de sous-personnalités que nous voulons peut-être changer, par exemple, le·a perfectionniste intérieur·e qui veut toujours tout avoir à 200% et qui se met ainsi une telle pression que même ses organes et sa physiologie en sont influencés.

La maison des sous-personnalités (exercice R.2)

Cet exercice d'imagination provient de la psychosynthèse et aide à découvrir nos propres sous-personnalités. Découvrir cela est très bénéfique pour tout le monde car cela nous aide à mieux comprendre nos propres réactions et à mettre en évidence les conflits intérieurs entre les différentes parties de notre personnalité. En découvrant ces sous-personnalités, nous découvrons un grand nombre de tendances, de schémas intérieurs qui peuvent alors être nommés et dont l'influence sur nos ressentis et notre action peut être mise en évidence et orientée. Nous sommes alors moins souvent bloqués et pouvons ainsi mieux activer les tendances lorsqu'elles sont pertinentes et, par là même, leur attribuer la place qui leur revient dans le «concert» des voix intérieures.

Installez-vous confortablement et tournez toute votre attention vers l'intérieur. Dans cet exercice, vous ne pouvez pas faire d'erreur. C'est là un petit voyage intérieur que vous allez entreprendre.

En expirant longuement, imaginez que vous lâchez toutes les fixations que vous ne souhaitez pas conserver puis assurez-vous que vos pieds sont bien en contact avec le sol. Prenez un peu de temps pour constater les sensations dans vos pieds et dans votre corps.

Si cela vous est possible, gardez les yeux fermés mais vous pouvez bien sûr les ouvrir à tout moment si vous en ressentez le besoin.

Maintenant, imaginez que vous êtes quelque part dans un paysage beau et agréable, il fait chaud, c'est une belle journée d'été et vous vous trouvez, par exemple, dans une prairie.

Laissez-vous imprégner complètement par cette image, avec tous vos sens: vous sentez l'herbe sous vos pieds, le parfum des fleurs, vous voyez très clairement leurs couleurs.

Vous sentez la chaleur des rayons du soleil et peut-être entendez-vous le chant des oiseaux. Vous percevez très intensément vos sensations corporelles, la fraîcheur du vent, les parfums, etc.

Vos sens sont en éveil, peut-être y a-t-il une petite brise lorsque vous commencez à bouger dans cette scène intérieure sur cette prairie.

Une fois que vous vous êtes complètement familiarisé avec cette situation dans la prairie, vous levez les yeux et vous commencez à explorer les environs tout d'abord par le regard. C'est ainsi que, à quelque distance, vous remarquez une maison.

Regardez tout d'abord à quoi elle ressemble vue de loin. Elle suscite votre intérêt, vous sentez que dans ce bâtiment il y a quelque chose de particulier.

Vous vous dirigez maintenant vers elle et peut-être que ce faisant, vous sentez la force de votre corps, de vos muscles. Vous êtes curieux de ce que vous allez y trouver dedans.

En vous rapprochant, vous vous rendez compte que c'est la maison de vos sous-personnalités. Peut-être même que vous entendez déjà quelques voix provenir de l'intérieur de l'habitation.

Vous continuez à avancer et vous voyez que la porte s'ouvre lentement et que deux ou trois sous-personnalités en sortent et discutent de façon très animée.

Votre attention est très vive et vous observez simplement ce qui se passe, qui sort, quelle est l'apparence de ces sous-personnalités, ce qu'elles portent et ce qu'elles disent.

Puis une sous-personnalité s'avance vers vous et vous parle. Parlez-lui calmement. Faites sa connaissance, que voulez-vous lui dire, que ressentez-vous pour elle et que ressent-elle pour vous ?

Vous pouvez également lui demander ce qu'elle veut. Regardez si le fait de faire sa connaissance allège quelque chose en vous, si cela vous permet de ressentir un changement.

Pendant ce dialogue intérieur, faites attention à vos sensations corporelles. Si vous le souhaitez, vous pouvez vous glisser quelques instants dans la peau de la sous-personnalité et sentir comment elle se sent.

Si cela vous est possible, essayez de découvrir ce dont cette sous-personnalité a besoin. Puis concluez tranquillement cet échange.

Cette sous-personnalité se joint à nouveau aux autres et ensemble, elles retournent à l'intérieur de la maison. À nouveau, vous prenez davantage conscience de la prairie, des rayons du soleil et de vos sensations corporelles.

Puis, vous revenez lentement au point de départ de votre voyage et vous sentez votre corps. Prenez votre temps pour revenir à votre rythme, ouvrez les yeux et orientez-vous dans la pièce.

Prenez le temps «d'arriver» et de «digérer» cette expérience, peut-être voudrez-vous prendre quelques notes.

Cet exercice d'imagination contient certaines parties du travail classique sur les sous-personnalités (R.1), telle qu'il est appliqué dans le travail psychothérapeutique réalisé à deux avec l'aide de chaises qui les matérialisent. Ces parties du travail sur les sous-personnalités sont ainsi abordées, voire intégrées. Dans la première phase du travail intérieur (exploration), le·a client·e explore ses sous-personnalités, comme par exemple le·a critique intérieur·e: «faire sa connaissance, apprendre à mieux le·a connaitre».

Puis, il y aura d'autres phases d'acceptation, de séparation, de coordination et d'intégration accompagnées par la question: «De quoi a-t-il·elle besoin? Que veut-il·elle?». Si l'on souhaite faire une exploration plus longue ou travailler avec plus de sous-personnalités, nous pouvons faire l'exercice du retour sur la journée (exercice R.3) ou faire un protocole de la journée ou de la semaine en quelques points ou également tenir un journal.

Dans l'exercice psychothérapeutique sur les sous-personnalités, le·a client·e va nommer quelques situations dans lesquelles il·elle a pu découvrir cette part de lui·elle, dans lesquelles il·elle était actif·ve.

Restons avec l'exemple du·de la critique intérieur·e qui se plaint que les tâches domestiques n'ont pas été faites. Nous plaçons alors une chaise vide à proximité du·de la client·e. C'est ce·tte dernier·ère qui décide où et à quelle distance la chaise est positionnée. La place sur la chaise vide représente à partir de là, la place de la sous-personnalité (ici le·a critique intérieur·e du·de la client·e).

Puis nous demandons au·à la client·e de mettre sur la chaise la situation qu'il·elle a évoquée, dans laquelle la sous-personnalité était active et de charger énergétiquement cette place avec cette situation. L'idée est d'instaurer un dialogue entre cet état du «moi» de la sous-personnalité et l'état d'observateur du·de la client·e. Nous parlons alors depuis la place de l'observateur·rice et depuis la place de la sous-personnalité, « le·a critique intérieur·e ». Le·a client·e, comme dans un jeu de rôle, commence à dire quelque chose à la sous-personnalité, par exemple : « Arrête de râler. »

Puis le·a client·e change de chaise et s'assied à la place du·de la critique intérieur·e, c'est-à-dire sur l'autre chaise et répond depuis ce point de vue-là. Il·elle observe ce qu'il·elle ressent dans son corps lorsqu'il·elle s'assied à cette place : se sent-il·elle différent quand il·elle est assis sur la chaise de l'observateur·rice ? Intérieurement, il·elle s'identifie avec cette sous-personnalité bien connue du·de la critique intérieur·e et répond de son point de vue : « Tu as besoin de cette pression et de ma critique sinon tu n'arriveras à rien. »

Ainsi un dialogue s'instaure entre l'instance qui stimule et celle qui observe et ce passage d'une place à une autre peut durer assez longtemps, comme dans notre exemple, entre la sous-personnalité critique intérieur·e et l'observateur·rice. Il n'est pas facile de distinguer les différentes sous-personnalités, les différents états du moi ou identités et de développer une capacité à organiser tout cela, c'est un travail subtil. L'action d'organisation est d'abord, dans une première phase, prise en charge par le·a thérapeute jusqu'à ce que le·a client·e soit familiarisé·e avec ce travail des sous-personnalités, de sorte qu'il·elle réussisse de plus en plus souvent à accéder à cet état désidentifié de l'observateur·rice même lorsqu'il·elle est seul·e.

Lorsque l'on change de position, que l'on passe par exemple de la place de l'observateur·rice à la place du·de la critique intérieur·e, il est important de toujours ressentir son corps et d'observer si quelque chose a changé. Si une fois qu'il·elle est assis·e à la place du·de la critique intérieur·e, le·a client· ressent une grande force, il est conseillé de laisser le·a client·e la ressentir et de la faire venir dans le vécu : « Oui, c'est comment de ressentir cette force ? Laissez-lui de l'espace pour qu'elle puisse se répandre dans tout votre corps. »

Les cinq phases du travail avec les sous-personnalités

Cette explication connue intègre des éléments de Psychothérapie Essentielle. Le dialogue avec la sous-personnalité suit les cinq phases suivantes :

- *Reconnaitre:* Entrainer l'attention et la conscience. Exercice pouvant être utilisé: le retour sur la journée, la méditation. Il s'agit d'une phase d'observation.
- *Accepter et séparer:* «Que veux-tu? De quoi as-tu besoin?» Instaurer un dialogue.
- *Coordonner:* Utiliser la «fonction pilote» de l'observateur·rice, passer un contrat avec la sous-personnalité.
- *Intégrer:* «De quoi as-tu besoin?» Une croissance commune devient possible peu à peu grâce à une attention toujours plus fine.
- *Synthèse:* Dissolution. Exercice pouvant être utilisé: randonnée au sommet avec la sous-personnalité, le potentiel de la sous-personnalité est libéré, reconfiguration créatrice de l'énergie bridée dans la sous-personnalité.

Durant chacune des phases, le·a thérapeute essaie de percevoir où en est le·a client·e et il·elle sait alors de quelle phase il s'agit. Les interventions du·de la thérapeute peuvent aider à orienter le processus. Les questions: «Que veux-tu, sous-personnalité?» «De quoi as-tu besoin, sous-personnalité?» sont utilisées dans toutes les phases du travail.

Le but de ce travail est d'obtenir une désidentification à la sous-personnalité, de libérer les énergies qui sont enfermées en elle et de les rendre accessibles au «soi». Ainsi, l'énergie et la force qui étaient peut-être enfermées dans une sous-personnalité sont mises au service de la conscience et de la capacité de décision.

Lorsque nous faisons le travail psychothérapeutique avec les chaises, nous pouvons rajouter une autre chaise et lui donner la place du·de la représentant·e de sagesse. Cette chaise peut représenter le Bouddha ou un autre symbole de sagesse, comme par exemple les parents cosmiques ou un·e ami·e «sage». L'ajout de cette chaise contribue à garder présente à l'esprit la dimension de l'être, la dimension de sagesse ou «nature de Bouddha» et de mettre en place «un champ de guérison». Nous pouvons également inclure cette place de sagesse «Bouddha» dans le travail dialogique avec des phrases, comprenant des questions et des demandes. Il est également possible que le·a client·e s'assoie à la place du·de la représentant·e de l'aspect de sagesse et qu'il·elle oriente le dialogue à partir de cette perspective-là. Cela peut avoir un effet guérisseur grâce à la représentation du niveau de sagesse.

Lorsque le travail sur les sous-personnalités permet d'acquérir une conscience des fixations inconscientes, leur dissolution permettra de libérer les énergies enfermées dans les structures. Lorsque le·a client·e est familier de ce type de travail intérieur ainsi qu'un peu ses sous-personnalités, il peut influencer les schémas de réaction dès qu'ils s'élèvent, avant qu'ils se déploient complètement.

Par exemple dans le cas du·de la critique intérieur·e, cela veut dire que ce·tte dernier·ère est remarqué·e au moment où la perception commence à se modifier en fonction de lui·elle et la dynamique qui est habituellement automatique peut donc être interrompue par une pensée comme: « Salut critique, je t'ai vu·e. Puisque tu es là, qu'est-ce que tu veux ? De quoi as-tu besoin ? »

Dans le travail psychothérapeutique, le·a thérapeute peut arrêter la séance à la phase de l'acceptation ou de la séparation de la sous-personnalité. Peut-être le·a client·e peut-il·elle décider d'observer la sous-personnalité régulièrement au moyen du retour sur la journée (exercice R.3) ou éventuellement lui demander intérieurement ce qu'elle veut et ce dont elle a besoin quand elle apparait.

Une fois que nous avons traversé les cinq phases dans un travail complet sur les sous-personnalités, nous en arrivons généralement à une réconciliation et à une intégration. Le·a client·e peut passer un contrat intérieur avec sa sous-personnalité, par exemple: « Critique, si tu ne me mets pas autant sous pression, je t'accorderai plus de reconnaissance. » Ou bien nous pouvons réussir à faire une synthèse, c'est le cas par exemple lorsque les énergies du soi supérieur sont sollicitées, ou bien qu'il y ait une plus grande ouverture intérieure au niveau de la nature de l'être et que les forces de la sous-personnalité peuvent être dirigées par le soi.

Parfois la sous-personnalité peut se dissoudre ou son potentiel positif peut être libéré. La poursuite du travail sur les sous-personnalités permet de modifier leur autonomie, autonomie qui est alors rendue disponible pour le pouvoir de décision du soi et de la conscience. La personne peut donc choisir de recourir consciemment à la sous-personnalité.

Les sous-personnalités se mettent souvent en place dans l'enfance, selon le modèle de psychologie de l'évolution de Ken Wilber, au plus tôt à partir de la 8e année. Mais elles peuvent également se mettre en place à l'âge adulte. Souvent elles se présentent sous forme de paires opposées. Lorsque le·a client·e remarque par exemple la sous-personnalité du·de la «critique», il·elle réagira peut-être avec une certaine émotion et une tendance à se retirer, à avoir honte et à s'empêtrer dans des reproches et de la dévalorisation.

Parfois cela va très en profondeur. Cela réveille alors de vieilles émotions de l'enfance, des émotions d'un ancien «état du moi», par exemple celles de l'enfant intérieur (voir chapitre S). Dans cet exemple, il s'agirait d'une apparition de la sous-personnalité du·de la critique en opposition avec un enfant intérieur qui a honte, donc dévalorisation par la sous-personnalité du·de la critique: «Comment est-ce que j'ai pu faire cette erreur?» accompagnée par la réaction émotionnelle de la partie de l'enfant intérieur (honte, sensation d'être petit et d'avoir fait des erreurs comme un «looser» complet).

Les causes ou les situations déclenchantes sont souvent des situations réelles que nous avons connues en tant qu'enfant avec nos personnes référentes adultes, le plus souvent les parents, les grands-parents ou les frères et sœurs plus âgés. Le traitement intérieur de ces expériences réelles vécues dans la relation a conduit à une intériorisation avec une tendance à une reproduction inconsciente. Dans notre exemple, cela peut être le·a critique intérieur·e de la mère qui est la «racine» du·de la critique intérieur·e.

Retour sur la journée, pour une sous-personnalité (exercice R.3)

Cet exercice permet d'approfondir la prise de conscience d'une sous-personnalité. Vous pouvez procéder comme vous avez l'habitude de le faire pour le retour sur la journée (exercice N.5). Puis vous passez votre journée une seconde fois en revue, en faisant attention si la sous-personnalité que vous avez choisie, dans notre cas le·a critique intérieur·e, a été active pendant la journée.

- Dans quelles circonstances intérieures et extérieures la sous-personnalité s'est-elle manifestée ?
- Quelles sont les qualités ou les traits de caractère de la sous-personnalité qui vous ont aidé ou qui vous ont gêné ?
- Est-ce que les impulsions de la sous-personnalité étaient en accord avec ce que vous vouliez ou bien est-ce que vous avez été contrôlé ou dominé par elle ?
- Avez-vous essayé de garder la main ou bien avez-vous pu conduire la sous-personnalité en adéquation avec vos objectifs de vie ? Prenez éventuellement quelques notes sur cet exercice et répétez-le souvent.

Même sans se servir du concept de la sous-personnalité, il est intéressant de prendre conscience de l'apparition de certains schémas émotionnels et de leurs effets sur nos pensées, nos paroles et nos actes, en détail.

Ainsi au fil des mois et des années, petit à petit, nous plaçons notre conscience sur les différentes émotions, schémas et sous-personnalités qui déterminent notre vie et nous examinons de quelle façon elles se manifestent sous différentes facettes et comment elles modifient notre perception. Contrairement à la méditation classique, nous adoptons une attitude d'intérêt et nous demandons quels sont les besoins qui s'expriment là-dedans, ce que veut vraiment la sous-personnalité. Puis c'est là-dessus que nous plaçons notre attention pour pouvoir trouver de nouvelles solutions.

Escalader une montagne avec une sous-personnalité (exercice R.4)

Cet exercice permet d'explorer, d'intégrer et de synthétiser, il provient originellement de la psychosynthèse.

Tournez-vous lentement vers l'intérieur. Dans cet exercice, vous ne pouvez pas faire d'erreur. Ressentez les sensations dans vos pieds et dans votre corps. Avec une longue expiration, vous pouvez lâcher toutes les fixations que vous ne souhaitez pas conserver.

Idéalement faites l'exercice avec les yeux fermés. Mais si c'est désagréable pour vous, vous pouvez les ouvrir à tout moment. Choisissez une sous-personnalité avec laquelle vous voulez faire ce voyage intérieur ; idéalement une sous-personnalité que vous connaissez déjà au moins un peu.

Imaginez que vous êtes dans une prairie, dans un beau paysage. C'est un matin d'été, le soleil brille. Vous percevez de façon très intense toutes vos sensations avec tous vos sens. L'herbe sous vos pieds, les couleurs, les fleurs dans la prairie, peut-être entendez-vous le chant des oiseaux, peut-être ressentez-vous le souffle du vent sur la peau.

Vous êtes en pleine forme, vous vous sentez équipé et prêt pour ce voyage intérieur.

À quelque distance, vous voyez une montagne, pas très haute mais quand même une vraie montagne, qui se distingue nettement dans le paysage.

Maintenant, avec votre sous-personnalité vous suivez un chemin qui vous conduit vers la montagne. Le chemin que vous suivez monte petit à petit.

Vous prenez pleinement conscience du paysage que vous traversez : les champs, puis un torrent, la forêt que vous parcourez.

Puis vous remarquez comment vous vous sentez avec la sous-personnalité. Est-ce que vous discutez ou est-ce que vous marchez en silence? Vous continuez à escalader la montagne.

Maintenant il faut utiliser un peu plus de force. Plus vous montez, plus vous voyez loin dans le paysage. Et peut-être est-ce la même chose dans votre ressenti intérieur. Comme si des espaces intérieurs se libéraient, comme si l'œil intérieur pouvait voir de plus en plus loin. Peut-être sentez-vous que l'air est plus pur en continuant à monter.

Faites attention au contact avec la sous-personnalité, remarquez si quelque chose change. Puis vous arrivez au sommet et vous savourez d'avoir atteint votre but.

Vous êtes en haut avec votre sous-personnalité et vous voyez que les rayons de soleil touchent le sol et qu'ils forment comme un champ, un cercle de lumière.

Placez-vous avec votre sous-personnalité dans ce champ de lumière et observez ce qui se passe. Laissez simplement faire en restant conscient. Est-ce que cela vous fait quelque chose ou fait quelque chose à la sous-personnalité ?

Prenez conscience des sensations dans votre corps. Peut-être pouvez-vous rester un peu dans ce champ de lumière. Puis vous en sortez et vous revenez au point de départ de votre voyage.

Prenez le temps de revenir ici dans la pièce. Sentez votre corps, votre respiration. Si c'est le bon moment pour vous, vous pouvez ouvrir les yeux et vous orienter dans la pièce.

Peut-être voulez-vous prendre quelques notes ou simplement prendre le temps de terminer l'exercice.

Dans la situation de thérapie, le·a client·e raconte au·à la thérapeute ce qui s'est passé : « Que s'est-il passé pour vous ? » Ou : « Souhaitez-vous me raconter votre expérience ? »

Étude de cas sur le travail avec les sous-personnalités

La cliente A., 47 ans, vient me voir (Wolfgang) avec les symptômes suivants : il lui a été diagnostiqué un syndrome d'épuisement, elle se plaint d'états d'agitation, de troubles du sommeil, de diverses peurs, de la sensation d'être débordée et de crises agressives.

Le travail sur les sous-personnalités dont nous présentons ici un extrait a été entamé à la 10e séance de thérapie.

Thérapeute : Sur quoi voulez-vous travailler ?

Cliente : J'ai toujours ces auto-dévalorisations. Quand je fais une petite erreur, je me fais des reproches intérieurement : « Mon Dieu ! Comme tu es nulle, même ça tu n'y arrives pas. Tu es vraiment la dernière des dernières ! »

Th. : Ah oui, vous m'avez déjà parlé une fois de ces reproches et de cette dévalorisation, est-ce que voulez travailler dessus un peu plus en profondeur aujourd'hui ?

Cl. : Oui.

Th. : Vous m'avez déjà décrit plusieurs fois ces émotions de dévalorisation, elles se manifestent particulièrement quand vous faites une erreur ?

Cl. : Oui, c'est ça et parfois aussi sans raison. Par exemple, tout de suite après le réveil, même si je n'ai pas dormi de la nuit et que je suis restée éveillée.

Th. : Je vais vous proposer un procédé thérapeutique efficace : le travail sur les sous-personnalités. Nous allons observer ces pensées de dévalorisation, de jugement et d'auto-jugement comme si elles avaient une certaine autonomie, parce qu'elles se manifestent juste comme ça et qu'elles sont ensuite difficiles à diriger.

Cl. : Oui, je ne peux pas les diriger du tout, c'est comme un réflexe et ça m'énerve !

Th. : Dans ce travail, nous allons traiter ces pensées de jugement et de dévalorisation comme une sous-personnalité qui possède une certaine autonomie, c'est un peu comme un jeu de rôle, quelque chose que vous connaissez.

Cl. : Oui, je connais.

Th. : Alors, là je vais prendre cette chaise.

(Le thérapeute prend une chaise vide et la place à proximité de la cliente.)

Cette chaise sera maintenant la place de cette partie de vous. Est-ce que cette place *(il désigne la chaise)* est appropriée ou bien voulez-vous l'éloignez un petit peu ?

Cl. : Oui, un peu plus loin, ce sera mieux.

Th. : *(Recule la chaise de 50 cm, la chaise est à la droite de la cliente à 2 m d'elle)*

Et là, la distance va bien ?

Cl. : Oui, comme ça c'est bien.

Th. : *(se place derrière la chaise)*
Et le nom, ce serait comme un juge ou peut-être une juge ?
Cl. : Oui, le juge c'est bien.
Th. : *(Saisit la chaise avec les deux mains et dit lentement)*
C'est maintenant le juge de Mme A. Merci de tourner votre chaise pour pouvoir être directement en face du juge.
(La cliente tourne la chaise, elle est donc maintenant en face de la chaise du « juge ».)
Maintenant nous allons essayer d'instaurer un dialogue entre vous. Vous êtes assise à la place de l'observateur (ou place du soi) puis vous passez à la place du juge. Le dialogue se fait au discours direct et vous changez souvent de place : vous parlerez parfois depuis la perspective du soi et parfois depuis la perspective du juge.
Comment est-ce que vous vous sentez sur votre chaise ? C'est comment dans votre corps ? Qu'est-ce qu'il y a comme sensations ?
Cl. : Je suis un peu tendue, j'ai un peu les mains froides mais sinon ça va.
Th. : Est-ce qu'il y a quelque chose que vous voulez dire au juge ?
Cl. : Oui tu as raison, mais de me rabaisser comme ça, ce n'est pas bien.
Th. : Maintenant, veuillez-vous assoir sur la place du juge.
(La cliente se lève et s'assoit sur l'autre chaise.)
Prenez le temps d'arriver sur cette chaise, c'est comment pour vous ? Ressentez votre corps : est-ce que vous voyez Mme A. assise en face de vous sur l'autre chaise ?
Cl. : Oui je la vois, je me sens bien.
Th. : Est-ce que dans votre corps c'est exactement comme sur l'autre chaise ?
Cl. : C'est même mieux, d'une certaine façon j'ai plus de force !
Th. : Ah là, il y a plus de force. Prenez le temps de bien ressentir cette force.
Cl. : Ah oui c'est bien, c'est agréable.

Th. : Maintenant je vais vous répéter à chaque fois ce que vous venez de dire.

(Le thérapeute répète la dernière phrase prononcée depuis la chaise du soi.)

« Oui tu as raison, mais me rabaisser comme ça, ce n'est pas bien ». Est-ce que vous voulez répondre ?

Cl. : Tu fais trop d'erreurs et puis après, c'est moi qui dois tout rectifier, tu n'es juste pas assez concentrée, mon Dieu mais ressaisis-toi un peu !!

Th. : Voilà tout ce que le juge a à dire ?

Cl. : Oui.

Th. : Maintenant, revenez s'il vous plait sur l'autre chaise, à la place du soi.

(La cliente se lève et puis s'assoit sur l'autre chaise à la place du soi. Le thérapeute répète ce qu'elle a dit en le résumant.)

« Tu fais trop d'erreurs et après c'est à moi de tout corriger. Thérapeute n'es pas assez concentrée, ressaisis-toi. »

Comment est-ce que vous vous sentez à cette place du soi ?

Cl. : Pas très bien … Comme une sensation que j'ai souvent : je me sens rabaissée et petite, vraiment stupide. Il est vraiment très puissant, mes mains sont plus froides.

(Nous supposons un symptôme de peur.)

Th. : Si le juge est vraiment si puissant, alors vous pouvez prendre une autre chaise qui représente un ami fort ou sage qui vient vous soutenir. Ça pourrait être par exemple une personne bonne et forte, de votre enfance ou la Vierge Marie comme symbole chrétien ou le Bouddha ou une autre figure en laquelle vous avez confiance.

Cl. : Oui, le Bouddha, ça c'est bien.

(La cliente pratique depuis quelques années la médiation bouddhiste. – Le thérapeute prend une autre chaise et la place près de la cliente à sa gauche.)

Th. : Est-ce que c'est une bonne place ?

Cl. : Oui c'est bien, il peut être vraiment très proche de moi.

Th. : *(Saisit brièvement la chaise à deux mains)*
C'est maintenant la place du Bouddha.

Cl. : Ah, ça fait du bien, je me détends tout de suite, mes mains se réchauffent.

Th. : Est-ce que vous voulez maintenant répondre au juge ?

Cl. : Juge, je trouve que ce n'est pas bien du tout. Ça n'apporte rien du tout. Tu me rabaisses comme ça et après, moi je me sens vraiment bête ! Je veux que tu arrêtes de faire ça !

Th. : Comment est-ce que vous vous sentez maintenant ?

Cl. : Un peu mieux. Ce n'est juste pas possible, la nuit je suis souvent réveillée et puis il me rabaisse comme ça, il faut juste arrêter. Fiche-moi la paix avec tous ces reproches, je suis assez grande. Je sais que je ne suis pas parfaite mais les êtres humains font aussi des erreurs. C'est quelque chose qu'il faut accepter et toi aussi tu dois l'accepter, juge !!

Th. : Comment est-ce que vous allez maintenant ? Faites attention à votre corps.

Cl. : Maintenant ma force revient petit à petit, je n'ai plus du tout les mains froides. Je ne me sens plus aussi impuissante et toi *(elle se tourne vers le juge)*, tu vas juste me ficher la paix la nuit. La critique constructive c'est ok mais pas sous cette forme-là.

Th. : Demandez encore une fois au juge : « que veux-tu, juge » ?

Cl. : Alors, que veux-tu, juge ?

Th. : Maintenant, veuillez-vous assoir à nouveau à la place du juge.

(La cliente se lève et s'assied sur l'autre chaise, le thérapeute répète la phrase.)

« Que veux-tu, juge ? »

Cl. : Je veux que tu sois bonne en tout pour que tu puisses être respectée par les gens, pour que tu aies une bonne vie.

(La cliente change de chaise et se rassied sur la chaise à la place du soi)

Thérapeute *(répète la phrase)* : « Je veux que tu sois bien afin que les gens te respectent pour que tu aies une bonne vie. »

Cl. : Oui juge ! Ça c'est bien, ça je reconnais. Mais pas comme ça ! Souvent, la nuit, je ne peux pas dormir, je me sens vraiment mal, le lendemain, je suis fatiguée et je fais encore plus d'erreurs. Il faut que quelque chose change, tu peux me donner des indications constructives mais tout ce rabaissement, ça doit cesser!

Th.: Comment vous sentez-vous maintenant? Que dit votre corps?

Cl.: De la force! Je me sens bien, un peu comme si j'étais un nouveau maitre chez moi!

Th.: Bien! Restez en contact avec ça. Ressentez pleinement tout ça, toute cette force. Sentez comment ça vous fait d'être à nouveau maitre chez vous.

Cl.: *(Elle se calme. Après quelques instants:)*

Je me sens beaucoup mieux, j'ai de nouveau de la force. Et même là *(elle désigne la zone de son cœur)* c'est beaucoup plus libre et beaucoup plus ouvert.

Th.: Très bien. Est-ce que vous voulez rester un instant avec ça?

Cl.: Oui. *(La cliente reste 2 minutes dans la sensation.)*

Th.: Est-ce que vous pouvez demander au juge: «De quoi as-tu besoin, juge?»

Cl.: Oui. Alors: «De quoi as-tu besoin, juge?»

Th.: Et maintenant asseyez-vous encore une fois à la place du juge.

(La cliente se lève et s'assied à la place du juge.)

C'est comment là? C'est comme tout à l'heure?

Cl.: Non c'est différent, ce n'est pas aussi fort et pas aussi puissant que tout à l'heure.

Th.: Ah oui! *(Le thérapeute répète la dernière phrase)* «De quoi as-tu besoin juge?»

Cl.: Moi, j'ai que des bonnes intentions pour toi, pour que tu aies une bonne vie.

Th.: *(répète la phrase)* «De quoi as-tu besoin, juge?»

Cl.: J'ai besoin que tu voies que j'ai de bonnes intentions avec toi.

Th.: Ok, si c'est tout ce qu'il y a à dire de la place du juge, veuillez changer à nouveau. *(La cliente passe sur la place du soi)*

Prenez le temps d'arriver à cette place du soi, de sentir le corps, de le percevoir. *(La cliente semble détendue, le thérapeute répète la phrase :)*

« Moi je n'ai que des bonnes intentions avec toi, j'ai besoin que tu le voies. »

Cl. : Oui juge, ça je le vois.

(La cliente se détend visiblement de plus en plus et elle est touchée, elle a les larmes aux yeux.)

Je ne peux rien dire de plus là maintenant mais je vais bien. Ça, je peux déjà le dire au juge, que je vois qu'il a de bonnes intentions avec moi.

(Elle est toujours touchée, elle sanglote.)

Th. : Oui, vous pouvez le lui dire encore une fois.

Cl. : Oui juge, je vois que tu as de bonnes intentions avec moi.

(La cliente ne dit plus rien, apparemment il se passe quelque chose de fort pour elle intérieurement.)

Th. : Prenez encore le temps de rester avec ce que vous ressentez.

Cl. : C'est étrange, je me sens traversée par quelque chose.

Th. : Restez avec ça. *(Après un moment)* Est-ce que vous ressentez une impulsion en vous ? Est-ce que quelque chose doit encore se faire ?

Cl. : Non, tout va bien, mais, euh, que faire avec la place de Bouddha ?

(Elle désigne la chaise.)

Th. : Oui ! Est-ce que vous voulez vous assoir à la place de Bouddha ?

Cl. : Euh, oui, si je peux.

Th. : Oui bien sûr, asseyez-vous sur cette chaise qui représente la place du Bouddha.

(La cliente se lève et s'assied à cet endroit.)

Installez-vous pleinement à cette place et observez. C'est comment ? Prenez le temps.

(La cliente reste assise longtemps les yeux fermés.)

Cl. : C'est très profond et très ouvert ici.

Th. : Oui, vous voulez rester encore un peu ?

Cl. : Oui.

Th. : *(après une petite pause)* Après un moment, vous pourrez revenir vous assoir à la place du soi. Levez-vous très lentement, très consciemment et prenez avec vous tout ce que vous avez ressenti à la place du Bouddha en venant vous rassoir à la place du soi.

(Travail énergétique, la cliente se lève très lentement, change lentement de place pour revenir à la place du soi).

Est-ce que vous avez réussi à prendre quelque chose ?

Cl. : Oui.

(La cliente est visiblement dans un état ouvert, détendu et elle a l'air très calme.)

Th. : Est-ce que c'est ok pour vous de terminer ici ?

Cl. : Oui, c'est bien.

Th. : Alors je vais ranger les chaises et en partant vous prendrez avec vous votre juge et le Bouddha.

(Le thérapeute secoue les chaises symboliquement pour les « libérer de leur signification symbolique » et les remet à leur place dans la pièce.)

La cliente et le thérapeute se mettent ensuite d'accord : s'il doit y avoir à nouveau des reproches et de la dévalorisation, la cliente va instaurer un petit dialogue intérieur avec la sous-personnalité du juge et elle en parlera en thérapie pour voir comment ça évolue. En outre, la cliente et le thérapeute décident qu'elle fera souvent le retour sur la journée en pensée avec la sous-personnalité (exercice R.3).

Dans la suite de la thérapie, dans les six mois suivants, les troubles du sommeil ont quasiment disparu.

La cliente a pu petit à petit mieux se reposer et mieux s'occuper d'elle-même. Et surtout sa grande dévalorisation s'est améliorée. Après une année de travail intérieur régulier avec le juge, la cliente a vu réduire drastiquement ses sentiments de culpabilité et ses sensations d'abattement et elle n'en a plus parlé. Les crises agressives se sont également améliorées et d'autres méthodes ont également été appliquées dans la thérapie.

S. Travailler avec l'enfant intérieur (méthode S.1)

Le travail psychothérapeutique de l'enfant intérieur·e est une méthode efficace qui est appliquée aujourd'hui dans beaucoup d'écoles psychothérapeutiques. Elle travaille avec des images actives. Personnellement (Wolfgang), j'ai fait la connaissance de ce procédé dans une formation en psychosynthèse.

Considérons une subdivision simple des sous-personnalités en « moi enfant », « moi adulte » et « moi parent ». Souvent, les identités changent sans que les gens en aient conscience. C'est quelque chose que l'on observe souvent dans la vie, en particulier dans la relation de couple, que l'un·e des partenaires soit dans la partie « moi parent » et que l'autre partenaire soit dans la partie « moi enfant ».

Un des buts du travail avec l'enfant intérieur·e est de faire en sorte que ce ne soit plus une dynamique intérieure qui dirige le comportement, la pensée et le ressenti d'une personne. Un exemple : un mari aimant qui devient quelqu'un de très colérique, de très agressif, lorsque de vieilles situations de son enfance et les sentiments associés de désespoir sont déclenchés par certains comportements de sa femme. Il se met alors à hurler sur sa femme.

Dans cet exemple, il y aurait donc l'objectif de contrôler les affects, de mettre à jour les évènements originels traumatisants de l'enfance et le reparentage intérieur de la partie de l'enfant en demande par le·a client·e. Ainsi, par cet auto-reparentage, nous pouvons guérir les besoins qui n'ont pas été satisfaits et les traumatismes qui n'ont pas été travaillés.

Pour le dire autrement, c'est comme si nous donnions aux parties qui n'ont pas été satisfaites ce dont elles auraient eu besoin dans l'enfance. C'est ainsi que nous préparons le chemin de la guérison. Souvent, ce sont des besoins qui n'ont pas été suffisamment remplis en termes de sécurité et de fiabilité dans la relation, des besoins de protection, de présence, besoin d'être tenu·e, besoin d'être vu·e, d'être aimé·e, d'être accepté·e, même avec les sentiments que l'on a pu avoir en tant qu'enfant.

Nous pouvons ainsi lister beaucoup de nos besoins de base que nous avons eus en tant qu'enfant et que nous avons aussi en tant qu'adulte. Si ces besoins restent non satisfaits (comme cela a peut-être été le cas pour un·e client·e dans son enfance), alors il y a la tendance que ce·tte client·e, dans ses relations avec lui·elle-même et avec les autres personnes, répète sans cesse les vieux schémas de comportement basés sur des dynamiques inconscientes.

L'enfant intérieur du point de vue bouddhiste

Lorsque nous observons les dynamiques qui se jouent entre les enseignant·e·s spirituel·le·s et leurs disciples, nous voyons à quel point, dans beaucoup de cas, les besoins et les peurs de l'enfant intérieur·e entrent en jeu. Il s'agit d'une nouvelle mise en scène de la quête du père et de la mère idéaux, avec toutes les projections qui vont avec: la peur de ne pas être accepté·e, de ne pas être vu·e, de ne pas être entendu·e, de ne pas être aimé·e, de même que le souhait de tout faire bien, de les rendre heureux, d'éviter les conflits, ou parfois même de remplacer leur partenaire.

Inconsciemment, nous nous attendons aussi souvent à ce que nos enseignant·e·s se comportent comme nos parents, dans le bon comme dans le moins bon. Nous avons donc là un sol fertile pour les désillusions dans tous nos transferts inconscients. Il est donc d'autant plus intéressant de faire ce travail avec les sous-personnalités de l'enfant intérieur·e ainsi que le travail avec les imago des parents que nous portons en nous.

Ce travail de nettoyage va nous aider à mettre en place des relations relativement saines avec nos enseignant·e·s, sans attendre d'eux·elles qu'ils·elles répondent aux besoins qui n'ont pas pu être satisfaits dans notre famille et également sans faire peser sur la relation toutes les peurs qui accompagnent nos blessures de vie. Bien que la pratique du gourou yoga permette en fait un reparentage, la visualisation du gourou ne permet en général pas de faire un lien direct avec notre expérience de vie concrète.

Même la pratique de yidam, c'est-à-dire la méditation sur nous-même et sur les autres en tant que bouddhas, pourrait également permettre de mettre en place une nouvelle image de soi plus saine, dans laquelle les vieux schémas de transfert parent-enfant ne sont plus activés. Mais l'expérience nous montre que la méditation ne permet pas de nettoyer ces charges émotionnelles de façon suffisamment profonde (bien qu'il y ait certainement des exceptions). C'est pourquoi le·a pratiquant·e du dharma a beaucoup à retirer de ce travail qui lui permettra d'avancer d'autant plus rapidement sur son chemin.

Devise d'une école tibétaine

Quand un·e enfant est critiqué·e, il·elle apprend à condamner.
Quand un·e enfant est agressé·e, il·elle apprend à se battre.
Quand un·e enfant est sujet·te aux moqueries, il·elle apprend à être timide.
Quand nous faisons honte à un·e enfant, il·elle apprend à se sentir coupable.
Quand un·e enfant est compris·e et accepté·e, il·elle apprend à être patient·e.
Quand un·e enfant est encouragé·e, il·elle apprend à se faire confiance.
Quand un·e enfant est félicité·e, il·elle apprend à s'apprécier lui·elle-même.
Quand un·e enfant est traité·e avec justice, il·elle apprend à être juste.
Quand un·e enfant vit dans la sécurité, il·elle apprend à faire confiance.
Quand un·e enfant est reconnu·e, il·elle apprend à s'aimer lui·elle-même.
Quand un·e enfant est accepté·e avec amitié, il·elle apprend à trouver l'Amour dans le monde.

Donner à l'enfant intérieur ce dont il a besoin (exercice S.1)

Nous allons faire un exercice qui va nous permettre d'avoir un aperçu de ce qu'est le travail avec l'enfant intérieur·e. Pour cet exercice, le·a thérapeute s'ancre dans une ouverture la plus grande possible et la plus naturelle possible, visualise un champ de lumière dans le cœur du·de la client·e et permet que, par son positionnement intérieur et son orientation intérieure, se mette en place un champ de guérison. Puis commence l'exercice proprement dit.

Tournez votre attention vers l'intérieur - il peut être avantageux de fermer les yeux, bien sûr vous pouvez les ouvrir à tout moment, dès que vous en aurez besoin.

Placez votre conscience sur les perceptions du corps, tout d'abord sur les perceptions dans les pieds, puis sur les endroits du corps qui sont en contact avec la chaise : les cuisses, les fesses, le dos, les avant-bras ...

Pendant quelques instants, suivez votre souffle, peut-être que vous pouvez observer le diaphragme qui monte à l'inspiration et qui descend à l'expiration. Restez simplement quelques instants là-dessus ...

Laissez-vous guider par la question : comment est le vécu des perceptions corporelles et des autres perceptions sensorielles ?

Laissez maintenant venir à vous tout ce qui représente pour vous la guérison : vous pouvez faire venir ici dans la pièce, à côté de vous, un symbole de sagesse et d'amour comme un bouddha ou une autre expression de l'éveil, ou simplement vous imaginez être entouré·e d'un champ de lumière ...

Une fois que vous vous sentirez prêt·e à passer à la prochaine phase de l'exercice, imaginez que derrière la porte se tient votre enfant et qu'il·elle attend que vous le·a laissiez entrer.

Essayez de vous rappeler à quoi vous ressembliez quand vous étiez enfant et imaginez que cet·te enfant est maintenant derrière la porte.

Et quand vous êtes prêt·e, vous pouvez le·a laisser entrer.

L'enfant ouvre la porte et se place devant vous ou à côté de vous.

Prenez le temps d'abord d'observer l'enfant : comment se tient-il·elle ? Comment est son attitude corporelle ? Quelle est l'expression de son visage ? Qu'est-ce qu'il·elle porte comme vêtement dans cette scène intérieure ?

Est-ce que vous êtes prêt·e à le·a regarder dans les yeux ? Qu'est-ce que cela fait en vous ? Qu'est-ce que cela déclenche en vous ? Est-ce que cela modifie vos sensations corporelles ?

Prêtez attention également à la façon dont l'enfant dans la scène intérieure s'exprime et ce que cela déclenche en vous. Voir peut-être s'il y a d'autres images intérieures qui s'élèvent.

Puis vous pouvez entrer en dialogue avec votre enfant intérieur : demandez-lui ce qu'il·elle veut. Peut-être qu'il·elle veut jouer avec vous, vous montrer quelque chose …

Prenez un peu de temps pour découvrir ce que l'enfant intérieur veut … Les réponses peuvent s'exprimer de façons différentes : ce sont peut-être des images, des émotions, des pensées …

Vous n'avez pas besoin d'y réagir tout de suite, c'est important simplement que vous soyez prêt·e à écouter.

Puis cela va un peu plus en profondeur et vous demandez à l'enfant : « De quoi as-tu vraiment besoin ? »

Prenez le temps de vérifier si vous êtes prêt·e à donner à votre enfant intérieur un peu de ce dont il·elle a besoin. Vous pouvez tout aussi bien le lui dire, si vous voulez lui donner ce dont il·elle a besoin, peut-être juste une partie, peut-être rien du tout. Il faut que ce soit juste pour vous et que vous puissiez aussi le mettre en pratique dans votre vie.

Si vous ne vous sentez pas assez fort·e pour cela, vous pouvez aussi demander à votre symbole de sagesse, comme le bouddha ou autre, de venir à côté de vous.

Et vous pouvez offrir à votre enfant intérieur, par exemple, de passer chaque jour deux minutes avec lui·elle et qu'il ait, pendant deux minutes, toute votre attention pour que vous puissiez par exemple jouer ensemble ou quelque chose comme ça.

Prêtez attention aux réactions de l'enfant : de quoi a-t-il·elle l'air maintenant ? Est-ce qu'il·elle dit quelque chose ? Ou est-ce que l'expression de son visage a changé ? Et comment vous sentez- vous maintenant dans votre corps ?

Maintenant, nous arrivons petit à petit à la fin de l'exercice, vous pouvez prendre congé de l'enfant ou il·elle peut rester là. Ressentez simplement les sensations de votre corps, vous pouvez ouvrir les yeux et vous orienter dans l'espace.

Prenez le temps de sentir l'effet de cet exercice ou d'écrire quelque chose[96].

Un des conseils du·de la thérapeute pourrait être de regarder quelques photos d'enfance ou de les apporter aux séances pour les regarder ensemble. Ces photos rafraichissent les souvenirs et il est souvent plus facile d'imaginer l'enfant intérieur·e. Il y a exception lorsque, par exemple, l'anamnèse a révélé que le·a client·e a subi de graves traumatismes dans son enfance. Dans ce cas, cette procédure ne serait pas conseillée en raison du risque de retraumatisation. Ou si le·a client·e refuse complètement de parler de son enfance.

Le « moi » enfant est très proche des émotions et de l'expérience émotionnelle. Cela signifie que l'identité et les identifications inconscientes se trouvent principalement dans le corps et les sensations du corps et dans les émotions, encore peu dans la pensée abstraite logique. Plus l'enfant grandit, plus l'identification peut également passer à des idées sur lui·elle-même.

L'enfant intérieur·e sain·e – tous les gens ont de telles expériences en eux-mêmes – est l'une de nos ressources profondes. Chez beaucoup d'adultes, les enfants intérieur·e·s sont activé·e·s par le sport et en rapport avec le mouvement, souvent beaucoup de choses sont alors assez simples.

La plupart des gens ont subi des insultes, des blessures émotionnelles, des rejets et des pertes jusqu'à l'âge adulte, qui retiennent encore l'énergie comme des «blessures cicatrisées» et qui ne guérissent jamais complètement. Souvent, le danger existe qu'elles se rouvrent à nouveau. L'étude de cas suivante sert d'illustration.

Première étude de cas avec l'enfant intérieur

Rüdiger est un homme de 38 ans. Dans une séance de thérapie, il me (Wolfgang) raconte qu'il a vécu une situation quotidienne comme il en a vécu beaucoup, dans laquelle il s'est senti très rejeté et qu'il a eu des sentiments de tristesse très forts puis beaucoup de doutes sur lui-même. Il me raconte que la vendeuse de sa boulangerie habituelle, qu'il aime voir quand il va chercher le pain le matin et qui lui dit toujours au revoir avec un sourire

96 La forme originelle de cet exercice vient de U. Pfluger-Heist, « C'est dans l'âme que se trouve la force ».

agréable, aujourd'hui, elle n'a pas souri, elle était différente, un peu sur la retenue, elle avait même l'air un peu irritée.

Grâce au travail intérieur, nous avons pu mettre en évidence que cette situation a actualisé chez lui des sentiments venus de l'enfance. Il se rappelle les situations dans lesquelles il ne se sentait pas vu et rejeté par sa mère. La force de son sentiment de rejet a été conditionnée par l'ouverture de l'ancienne blessure. Ainsi, il ne pouvait pas se sentir adulte dans cette situation («Dommage que la vendeuse ne soit pas souriante aujourd'hui, peut-être qu'elle a passé une mauvaise nuit»). Ce sont les vieilles émotions de la sensation de rejet qui ont envahi son vécu. Les situations de vie pour nous, adultes, impliquent une certaine palette ou génèrent tout un éventail d'implications émotionnelles. Lorsque cette implication est largement exagérée, comme c'est le cas ici avec Rüdiger, cela signifie en général que d'anciens schémas émotionnels sont activés ou actualisés.

Dans un autre exemple, nous parlerions normalement d'une petite émotion de tristesse. Sur une échelle de 0 à 10 ce serait environ entre 1 et 4. Mais Rüdiger avait évalué lui-même cette tristesse et ce sentiment de rejet à 8,5. Afin de traiter cette situation d'humiliation du client, le travail de l'enfant intérieur est à la fois approprié et efficace.

Dans cette session de thérapie ainsi que dans les suivantes, Rüdiger a appris à s'occuper de l'enfant intérieur humilié de la même façon qu'il aurait eu besoin que ses parents le fassent. Il apprend à reparenter son enfant intérieur. Le dialogue intérieur avec l'enfant intérieur s'oriente donc vers le fait de percevoir pleinement l'enfant, de le prendre au sérieux par exemple dans sa douleur ou quelle que soit la blessure concernée. Cela nécessite donc d'avoir un interlocuteur.

Rüdiger a mis en place un dialogue avec sa partie d'enfant intérieur avec les mots: «Oui, je vois que c'est grave pour toi, que c'est sérieux pour toi et que tu te sens rejeté et que tu es très triste de ça». Dans cette même séance, Rüdiger a donc appliqué cette méthode du dialogue intérieur avec l'enfant et il a pu constater que sa tristesse était descendue à 3,5. Il s'est engagé à poursuivre régulièrement le dialogue avec l'enfant intérieur, particulièrement dans les situations ou après les situations dans lesquelles il se sent fortement rejeté.

Le dialogue entre le «je» adulte et l'enfant intérieur·e se déroule de façon tout à fait individuelle en fonction des besoins de l'enfant. Des phrases du type «Je vois ce qui se passe pour toi, je vois ta tristesse, ta peur, je vois ton émotion et je suis là» sont souvent très efficaces mais il s'agit surtout de mettre en place un dialogue tout à fait individuel et qui vienne du cœur, qui ne soient pas des paroles de façade.

Parfois nous travaillons uniquement au niveau des images intérieures, sans parler. Dans ces cas-là, peut-être que nous pouvons prendre l'enfant, nous pouvons commencer par le·a sortir de l'image intérieure de la situation originelle. En particulier si c'est une situation menaçante. Nous le·a faisons sortir de là et nous le·a prenons avec nous dans l'ici et maintenant, dans la situation en salle de thérapie. Cela peut être utile alors de nommer et de refléter les émotions de l'enfant intérieur·e.

Parfois le·a client·e ne se sent pas assez fort·e dans son soi ou dans son «je» adulte. À ce moment-là, nous pouvons rajouter un·e ami·e sage particulièrement solide, par exemple le Bouddha et nous le faisons venir comme ressource. Le·a client·e peut l'imaginer à côté ou derrière lui·elle ou lui attribuer une place dans l'image intérieure. À ce moment-là, il est possible, dans le dialogue intérieur, de passer de la place de bouddha à celle de l'enfant intérieur·e et de faire ainsi des allers-retours.

Ce qu'il est possible également de faire c'est, dans la situation clé, de faire venir l'enfant dans la situation du présent et de mettre à sa place un symbole de sagesse comme le Bouddha, de sorte que la situation d'origine soit ainsi guérie. Parfois les client·e·s se sentent responsables des parents ou d'autres personnes et il leur est plus facile alors de faire l'exercice lorsqu'un bouddha les représente dans ces situations d'origine et prend leur place. En outre cela représente également le niveau de sagesse qui est guérisseur thérapeutique pour soi-même.

La respiration du cœur (tonglen) avec l'enfant intérieur (exercice S.2)

Un autre exercice efficace dans le travail avec l'enfant intérieur·e est la «respiration du cœur» ou «la prise en charge et le don» (*tonglen*).

Installez-vous confortablement sur votre chaise et dirigez votre conscience sur les perceptions corporelles, tout d'abord sur les perceptions dans les pieds. Puis imaginez qu'avec une expiration, vous pouvez lâcher toutes les fixations que vous ne souhaitez pas garder.

Puis suivez pendant quelques instants le flux de votre respiration, peut-être en plaçant votre attention sur votre diaphragme qui monte à l'inspiration et qui descend à l'expiration.

Imaginez que dans votre cœur, ou au-dessus de votre tête, il y a un champ de lumière. Ceux·celles qui le souhaitent peuvent imaginer, dans ce champ de lumière, le Bouddha, un aspect de bouddha ou un autre symbole de sagesse, comme l'ami spirituel, l'ami de bien, traditionnellement c'est le «lama racine». Mais cela suffit également de s'imaginer ce champ de lumière qui représente la nature fondamentale de notre être.

Puis vous appelez votre enfant intérieur·e: peut-être se tient-il·elle devant vous, ou peut-être que dans votre image intérieure, il·elle est assis·e sur vos genoux.

Imaginez que, sur votre expiration, part une lumière claire et rayonnante du champ de lumière dans votre cœur et qui va vers l'enfant intérieur·e. Une lumière qui porte tout ce dont l'enfant a besoin: guérison, amour, acceptation, sécurité, protection.

Sur l'inspiration, vous pouvez imaginer que tout ce qui pèse chez l'enfant, tout ce qui est un poids pour lui·elle, prend une forme de lumière sombre, noire et qu'elle coule dans le champ de lumière dans votre cœur.

En rencontrant ce champ de lumière dans votre cœur, cette lumière noire est automatiquement et complètement dissoute.

De nouveau sur l'expiration, c'est cette lumière blanche et rayonnante qui va vers l'enfant. Il est également possible de se concentrer davantage sur le fait de donner de la lumière sur l'expiration.

On peut également, sur l'expiration au moment de donner, ajouter certaines pensées comme par exemple : « Puisses-tu être heureux·se et libéré·e de souffrance, puisses-tu connaitre la sécurité dont tu as besoin … »

Puis laissez passer cette image à l'arrière-plan et, pendant quelques instants sur quelques respirations, vous laissez simplement couler cette lumière claire et vous la communiquez à l'enfant.

Concentrez-vous encore quelques instants sur le champ de lumière, c'est-à-dire le Bouddha dans le cœur.

Puis, laissez simplement se terminer cet exercice.

Lentement à votre rythme, vous pouvez revenir, ouvrir les yeux et vous orienter dans la pièce.

Il peut être bon de laisser un silence à la fin de cet exercice et éventuellement prendre des notes, qui peuvent également être utilisées lorsqu'il y a des images de souvenirs concrets de l'enfance qui sont difficiles ou lorsque le dialogue avec l'enfant intérieur·e n'est pas vraiment possible.

L'arbre (exercice S.3)

Cet exercice provient originellement du système d'imagination de Phyllis Krystal, il est souvent perçu comme étant très nourrissant. Il est orienté sur les ressources et permet souvent, à partir de la sécurité du contact avec le représentant de sagesse, de se tourner vers l'enfant intérieur·e.

Placez votre attention vers l'intérieur, prenez conscience de votre respiration, peut-être de la façon dont votre diaphragme s'élève et s'abaisse avec le souffle.

Laissez venir avec votre œil intérieur un arbre. Regardez simplement quel arbre apparait sans forcer quoi que ce soit. S'il y en a plusieurs, choisissez-en un.

Puis, dans la scène intérieure, dirigez-vous vers l'arbre et saluez-le. Vous pouvez le prendre dans vos bras ou toucher son écorce.

Essayer de le ressentir et assurez-vous en le secouant un peu qu'il est bien stable et qu'il peut supporter votre poids.

Dans votre imagination retournez-vous, de sorte que l'arbre est maintenant dans votre dos. En même temps dans la réalité, vous décollez votre dos du dossier de la chaise d'environ quinze cm.

Puis vous laisser retomber votre dos sur le dossier de la chaise en imaginant que c'est l'arbre qui vous retient, que vous vous appuyez à lui. Ressentez sa présence, le soutien dans votre dos, sa stabilité, l'équilibre qu'il vous donne.

Ensuite vous vous identifiez avec l'arbre. C'est un peu inhabituel mais peut-être vous arriverez à vous imaginer comment vous vous sentiriez si vous étiez l'arbre. Avec votre attention, allez jusque dans les racines, cette partie qui n'est généralement pas visible.

Dans cet exercice, elles sont ancrées dans la terre mère cosmique, une partie de votre soi supérieur.

Prenez de cette source de nourriture tout ce dont vous avez besoin, en particulier ce que vous auriez eu besoin de recevoir de votre mère en tant qu'enfant, ce qui vous a manqué, comme par exemple l'amour, la sécurité, le fait d'être vu·e.

En expirant vous pouvez imaginer que vous lâchez tout ce qui vous empêche de prendre cette nourriture de la mère cosmique comme par exemple les souvenirs négatifs, les frustrations, la douleur.

Restez avec cette image intérieure, ce ressenti pendant quelques respirations.

Puis, dans votre imagination, montez jusque dans la couronne de l'arbre, jusque dans les branches et les feuilles qui se tournent vers le soleil qui est le père cosmique et qui constitue l'autre partie du soi supérieur.

Puis vous prenez de cette source de nourriture tout ce dont vous avez besoin, en particulier ce que vous n'avez pas reçu de votre père réel en tant qu'enfant, comme par exemple la protection, la reconnaissance, les félicitations...

Encore une fois, vous prenez avec l'inspiration tout ce dont vous avez besoin du père cosmique et en expirant vous pouvez expirer ce qui vous empêche, ce qui vous bloque, par exemple des pensées du genre: « Je ne suis pas assez bien », etc.

Puis vous placez votre attention en même temps sur les deux courants, sur ce que vous prenez des racines et ce que vous prenez des branches.

Peut-être sentirez-vous que ces deux courants d'énergie se mélangent, se répandent dans tout votre corps et qu'ils vous équilibrent intérieurement.

Puis vous priez les parents cosmiques d'apparaitre à côté de vous en personne. La terre mère cosmique sera à votre gauche et le père cosmique soleil à votre droite.

Au début cela peut être très basique, très schématique. L'essentiel, c'est qu'ils soient très grands et très aimants.

Si vous le souhaitez, vous pouvez poser vos mains, les paumes vers le haut sur vos genoux et imaginer que vous êtes main dans la main avec les parents cosmiques, ou peut-être qu'ils vous prennent dans leurs bras, simplement comme des parents prennent leurs enfants dans leurs bras.

Ressentez le contact, peut-être cela déclenche-t-il en vous un sentiment de sécurité, de lien. Restez aussi longtemps avec ce contact que vous en avez besoin.

Puis demandez que votre enfant intérieur·e vous apparaisse et envoyez-lui l'amour, la sécurité que vous venez juste de recevoir des parents cosmiques, de sorte qu'il reçoive ce dont il a besoin, là maintenant.

Puis, laissez l'exercice se terminer lentement et avec votre conscience revenez de plus en plus aux sensations corporelles, au souffle. Ouvrez les yeux et orientez-vous dans la pièce, laissez-vous le temps pour ressentir encore les effets de l'exercice, peut-être vous allez vouloir écrire quelque chose.

Cet exercice est ressenti comme étant très nourrissant. Si le·a client·e n'est pas en mesure de reparenter lui-même l'enfant intérieur, il est plus facile de donner à l'enfant intérieur·e quelque chose qui vient des parents cosmiques ou des représentants de sagesse.

La maison de notre enfance avec une personne de confiance (exercice S.4)

Cet exercice vient originalement de la psychosynthèse. Il permet d'explorer et de guérir, de mettre en place un reparentage imaginaire dans la situation d'origine, c'est-à-dire dans le logement familial.

Installez-vous sur votre siège de sorte que vous soyez assis·e confortablement puis placez votre attention sur les sensations corporelles et fermez les yeux. Puis remontez dans le temps dans votre vie.

Repensez au premier appartement, à la première maison de l'enfance que vous vous rappelez. Prenez le temps que les premiers souvenirs remontent. Puis imaginez déambuler dans ce logement. Entrez et passez dans les différentes pièces.

Quelle est l'odeur, quels meubles, quels tableaux ? Qu'y a-t-il au sol ? Où passiez-vous le plus de temps ? Quelle était l'atmosphère dans ce premier chez-vous ? Plutôt clair, plutôt sombre ? Aviez-vous plaisir à être là, ou plutôt dehors ? Quels étaient vos lieux préférés ?

Traversez chaque pièce : le salon, puis la chambre à coucher des parents, la cuisine, la salle de bains. Aviez-vous votre propre chambre d'enfant ? Encore une fois, absorbez très intensément cette atmosphère.

Une fois que vous avez traversé tout le logement, regardez si vous voyez votre mère, ou, si elle n'est pas là, s'il y a une autre personne comme le père ou peut être les grands-parents.

Que fait votre mère? Regardez s'il y a en vous quelque chose que vous auriez besoin de recevoir de votre mère, là maintenant. Et s'il y a quelque chose, laissez-le se passer dans la scène intérieure de sorte que vous recevez exactement ce dont vous avez besoin (par exemple, que votre mère ait du temps et qu'elle joue avec vous).

Dans la scène intérieure, faites-en sorte de satisfaire entièrement les besoins de l'enfant et ressentez ce que cela fait dans votre corps. Comment cela fait de recevoir ce dont vous avez besoin?

Si c'est bon pour vous, laissez de la place à ce ressenti et laissez-le se répandre (se diffuser) dans tout votre corps grâce à la respiration. Vous pouvez aussi imaginer un symbole de sagesse dans ce logement, comme par exemple le Bouddha et mettre en place ainsi un effet guérisseur pour toute la situation.

Puis vous laissez l'exercice se terminer lentement et vous prenez le temps dont vous avez besoin pour revenir complètement dans l'ici et maintenant.

Une fois que vous avez terminé, vous pouvez ouvrir les yeux et vous orienter dans la pièce.

Peut-être aurez-vous besoin d'un peu plus de temps pour laisser l'exercice se terminer. Peut-être voudrez-vous écrire quelque chose.

Cet exercice permet de remonter le temps et de rafraichir les vieux souvenirs, les sensations et les sentiments, ce qui est important dans le travail de l'enfant intérieur·e. Si l'enfance de votre client·e a été très chargée, il faut être prudent avec cet exercice.

Seconde étude de cas avec l'enfant intérieur

Le client G. est arrivé en thérapie avec différentes peurs. Ses peurs se sont avérées être particulièrement intenses au contact avec sa nouvelle compagne. Il était agité, il avait peur de l'échec, un sentiment d'infériorité, des troubles de la sexualité et surtout une dévalorisation de lui-même au contact de cette nouvelle compagne.

Thérapeute : Pouvez-vous vous rappeler une situation dans laquelle vous avez ressenti cette agitation intérieure, assez récemment ?

Client : Oui, je vois la situation devant moi. C'était assez récemment, un soir. Nous étions allés diner au restaurant, c'était bien et puis nous avons pris un verre chez elle. J'avais l'impression que nous pourrions coucher ensemble mais d'un seul coup je me suis senti très mal, je me suis senti tout petit, complètement dépassé et j'étais aussi soudainement très tendu.

Th. : Quand vous me racontez cela, est-ce que vous pouvez ressentir, là maintenant, les sensations de cet épisode-là ?

Cl. : Oui, j'ai enfoncé ma tête dans les épaules et ma respiration est comme plus plate.

Th. : C'est dans les épaules que vous le ressentez le plus fort ?

Cl. : Oui, mais encore plus dans la région du cœur. C'est comme s'il y avait un trou à cet endroit-là.

Th. : Même si c'est désagréable, pouvez-vous encore rester un instant dans cette zone avec votre attention ?

Cl. : Oui.

Th. : Puis adressez en pensée une phrase à cette sensation dans la zone du cœur : « Sensation, montre-moi une situation dans laquelle tu es apparue la première fois » et voyez s'il y a des images de souvenir qui s'élèvent.

Cl. : Oui, là je vois une situation de l'enfance où j'étais avec ma mère.

Th. : Ah oui et que se passe-t-il ?

Cl. : Je suis en train de pleurer ; j'ai environ sept ans. Ma mère me gronde parce que j'ai eu une mauvaise note au test de calcul. Elle me dit que Micha *(le frère ainé du client)* n'a toujours eu que des bonnes notes et que je suis une honte pour la famille, une grande honte.

Th. : Le petit garçon dans cette situation, comment se sent-il ?

Cl. : Si j'avais pu, j'aurais préféré disparaitre dans le sol. C'était terrible parce que j'avais peur que ma mère ne m'aime plus à partir de ce moment-là.

Th. : Faites sortir le petit garçon, votre enfant intérieur, de la situation d'origine et amenez-le dans cette pièce, dans le moment présent. Et dans la situation avec la mère, placez dans votre imagination un symbole ou un représentant de sagesse comme le Bouddha.

Cl. : Ok, c'est fait, ça fait du bien, ça me détend, ça me décharge aussi un peu.

Th. : Et maintenant, regardez le petit garçon de sept ans devant vous, vous le voyez ?

Cl. : Oui, il est là, il est tout proche de ma jambe gauche.

Th. : Regardez ce dont il a besoin. Vous pouvez aussi lui poser la question en pensée.

Cl. : Il a peur, il a aussi peur que sa mère ne l'aime plus. À ce moment-là, il préfèrerait ne plus être du tout.

Th. : Est-ce que vous pouvez maintenant être comme une bonne mère et un bon père (*reparentage*) pour le petit garçon et vous occuper de lui ?

Cl. : Oui, je peux lui dire que je vois qu'il a très peur et que je suis là pour lui.

Th. : Oui, faites ça, c'est bien. Comment réagit-il ?

Cl. : Il se calme.

Th. : Ah, il se calme.

Cl. : Oui, il se détend un peu et s'appuie encore plus contre ma jambe.

Th. : Si cela est juste pour vous, vous pouvez dans l'image intérieure lui caresser le dos.

Cl. : Oui, cela fait du bien. Maintenant il s'appuie complètement contre ma jambe, de sorte que je peux encore mieux lui caresser la tête et le dos.

Th. : Oui, c'est bien, vous pouvez continuer avec ça … Peut-être vous pouvez lui dire aussi que vous êtes vraiment, complètement là pour lui maintenant et que cela n'est pas si grave s'il a un jour une mauvaise note au test de calcul. Et que vous l'aimez quand même.

Cl. : Oui, ça je l'ai fait. Oui, c'est fait.

Th. : Et comment est-ce qu'il réagit ?

Cl. : Il me regarde l'air tout étonné.

Th. : Peut-être qu'il faudrait le lui répéter que ce n'est pas si grave d'avoir eu une mauvaise note, qu'il n'a pas besoin d'être comme son frère, que maintenant vous êtes là et que vous ne partirez pas.

Cl. : Ça lui fait du bien.

Th. : À quoi est-ce que vous le remarquez ?

Cl. : Le petit garçon s'est encore rapproché de moi. Et dans mon corps, la zone du cœur est très chaude et très ouverte.

Th. : C'est très bien. Regardez s'il y a encore quelque chose qui doit se faire ou si c'est bon pour le moment.

Cl. : Je reste encore un moment comme cela.

Th. : Est-ce que le petit garçon a peut-être encore besoin de quelque chose dans votre vie, dans votre quotidien, peut-être quelque chose dans les situations avec votre compagne ?

Cl. : Oui, il a dit qu'il veut que je sois là. Et je lui ai répondu que j'irai le voir tous les jours, pour voir comment il va.

Th. : Bien, peut-être aussi quand la peur se manifeste de façon intense, comme dans cette situation avec votre compagne, que vous m'avez racontée au début.

Cl. : Oui, c'est vrai, si j'y pense, je le ferai, ce serait bien.

Th. : Apparemment, dans les situations avec votre compagne, il se passe quelque chose qui fait que ces vieilles émotions en lien avec votre mère et cette vieille peur du rejet de la part de la mère se manifestent.

Cl. : Oui.

Dans les sessions de thérapies suivantes, le client parle des moments qu'il a passés régulièrement avec le petit garçon (donc la partie de l'enfant intérieur) et que cela lui fait toujours du bien. Il raconte aussi que, de manière générale, il se sent plus en sécurité dans beaucoup de situations de vie dans lesquelles il avait pu auparavant ressentir une grande insécurité. Après quatre séances supplémentaires, il raconte qu'il a de nouveau connu une situation similaire avec sa compagne. Un soir, après un restaurant, il était chez elle.

Il a ressenti encore une fois l'attente de sa compagne d'avoir un peu d'intimité après un verre de vin.

Th. : Et alors, comment ça s'est passé ?

Cl. : J'ai senti que je commençais intérieurement à me crisper, que j'étais vraiment stressé, j'avais peur de ne pas être à la hauteur.

Th. : Oui et comment est-ce que cette situation a évolué ?

Cl. : Intérieurement, je me suis tourné vers le petit garçon, comme je l'avais fait souvent les jours précédents. Je l'ai fait venir à moi et je lui ai dit que je voyais sa peur, que j'étais là et je lui caressais le dos.

Th. : Et alors, cela a aidé ?

Cl. : Oui, j'avais de moins en moins de tension et j'avais de moins en moins peur d'échouer.

Th. : Ah, ça c'est bien.

Cl. : Oui, à un moment je n'y pensais plus du tout. Et puis j'étais tout détendu et cela a été très bien avec ma compagne.

Th. : Oui, c'est bien, très bien.

Dans les mois suivants, le client a continué à faire ce travail de reparentage attentionné avec son enfant intérieur et ses symptômes de peur ont nettement diminué. Même sa relation avec sa compagne s'est détendue et s'est délivrée de la peur. La problématique avec le transfert de la mère, reliée aux situations qui déclenchaient la peur, venait de l'enfance et était actualisée dans le présent et tout cela s'est dissout. Les effets sur le fonctionnement sexuel du client, qui étaient au début de la thérapie un problème, ont complètement disparu à part quelques petits restes de troubles.

T. Travailler avec les *imago* des parents (méthode T.1)

Repensons aux composantes de la personnalité, moi-enfant, moi-adulte et moi-parent. Dans ce chapitre, nous allons traiter des structures des parents intériorisés – les *imago* des parents –, c'est-à-dire l'*imago* de la mère et l'*imago* du père. On les appelle également «parents introjectés», «mère introjectée» et «père introjecté». Ce sont des traitements intérieurs d'expériences précoces de relation avec les parents véritables ou avec d'autres personnes de référence importantes et proches comme par exemple la grand-mère ou le grand-père; parfois, ce sont également des frères et sœurs beaucoup plus âgés qui prennent en charge l'éducation. Les messages et les schémas de relation des parents ont été intériorisés.

Ce qui constitue ces *imago* de parents, ce sont les relations réelles entre les parents et l'enfant et ses frères et sœurs ainsi que la façon dont ces relations ont été instaurées, de même que la façon dont le père et la mère se comportaient l'un avec l'autre et avec eux-mêmes. Ainsi, les messages des parents continuent à agir dans le sujet en tant que «parents intériorisés». Ils influencent la perception, la forme de communication et les relations avec les autres personnes. Plus ces structures sont inconscientes, plus leur effet est puissant et plus le soi a de la difficulté à les diriger consciemment.

Il arrive fréquemment que le côté du moi-enfant et le côté du moi-parent soient en opposition intérieure, ou abritent une certaine dynamique contraire ou oppositionnelle, de la même façon qu'auparavant les parents et l'enfant n'étaient pas toujours du même avis. Il s'agit ici de solliciter l'observateur·rice intérieur·e, c'est-à-dire le moi adulte ou plutôt le soi dans sa position désidentifiée (qui n'est pas identifié avec les composantes du moi-enfant ou avec celles du moi-parent), afin de contenir et d'apporter une autorégulation.

Dans le processus de thérapie se produit ce que nous appelons un «retravaillage intérieur». Il s'agit pour cela d'entrainer cette «force parentale» d'une façon nouvelle et de l'intégrer à la psyché. C'est naturellement un processus long et différencié d'expression des sentiments, de dissolution, de compréhension progressive, de pardon et de réconciliation. De la même façon que dans le travail avec les sous-personnalités (voir chapitre R), il s'agit ici des différentes étapes consistant à reconnaitre, accepter, coordonner, intégrer et faire la synthèse, c'est-à-dire retravailler réellement les rapports de force intérieurs, la dynamique psychique.

Le résultat s'exprime ensuite au niveau des interactions du·de la client·e avec ses relations. D'une part, un nouveau regard sur les parents réels peut se mettre en place – ils sont vus comme étant des êtres faillibles, tels qu'ils étaient ou tels qu'ils sont –, de même qu'une égalité dans la relation avec eux. D'autre part, il y aura moins de transfert inconscient maternel et paternel sur d'autres personnes. Tout le ressenti émotionnel impulsif et spontané est modifié. Ce sentiment inconscient d'être un·e enfant est transformé en un état réellement adulte, avec les émotions correspondantes d'un homme ou d'une femme adulte. Nous allons expliquer cela en détail dans un exemple de cas.

Étude de cas sur le travail avec les imago des parents

Monsieur S. 48 ans, est venu dans mon cabinet (Wolfgang) pour des crises agressives dirigées contre son fils et sa femme et des états dépressifs. Dans le cas de ses crises agressives, il a pu être violent, il craint de perdre sa femme et d'être un mauvais exemple pour son fils, qui tend également à être violent à l'école avec ses camarades. Monsieur S. a grandi dans un foyer où il y avait de la violence entre son père et sa mère mais également de la violence contre lui et ses deux frères et sœurs. Il décrit son père comme quelqu'un d'aimant mais d'imprévisible lorsqu'il avait ses attaques de colère. Il décrit sa mère comme quelqu'un d'obsédé par le contrôle et agressive de façon latente. Il dit qu'elle provoquait souvent le père et que celui-ci dans sa colère aurait tapé à tort et à travers. Dans ces situations, tout le monde était exposé à la colère du père et en tant qu'enfant il avait très peur pour lui, pour sa mère et pour ses frères et sœurs plus jeunes. Pour lui en tant qu'enfant, c'était quelque chose de vraiment terrible.

Après une phase où nous avons fait connaissance et où nous avons mis en place une relation de confiance, nous nous sommes entrainés à des méthodes d'autorégulation telles des méthodes visant à évaluer la colère sur une échelle, à verbaliser intérieurement et à intervenir en comptant les respirations ainsi que d'autres mesures de « désescalade », comme le fait de sortir le carton rouge, d'aller dans une autre pièce. Au bout d'un moment, le patient a acquis une certaine sécurité pour faire appel à ses ressources. Puis à partir de la quinzième session de thérapie, le thérapeute et le client ont décidé de mettre d'avantage l'accent sur l'*imago* du père intériorisé. Sur ce sujet-là, le client a procédé régulièrement au retour sur la journée (exercice N.5) au sujet de ses états de colère qu'il expérimentait dans son quotidien et des fantasmes et actions qui y était rattachés. En même temps il était de plus en plus sûr de lui dans le travail régulier avec la part désespérée de l'enfant intérieur. Les crises émotionnelles agressives avaient, selon ses propres dires, nettement diminué à ce moment-là. Puis dans la 22e séance, le client a parlé d'une « rechute » : au cours d'une dispute, il aurait à nouveau frappé sa femme pour la première fois depuis longtemps et il en est profondément désolé. Voici une séquence du travail thérapeutique de cette séance-là.

Thérapeute : Observons à nouveau cette crise émotionnelle.

Client : Oui.

Th. : Est-ce que vous acceptez de faire un travail intérieur ? C'est quelque chose de similaire dans le procédé à ce que nous avons déjà fait ensemble.

Cl. : Oui, on peut faire cela.

Th. : Je voudrais vous demander de vous installer confortablement, de fermer les yeux. *(le client ferme les yeux)* Pendant quelques instants, suivez votre respiration au niveau du diaphragme et dirigez votre conscience sur les sensations du corps. *(le client se détend)* Maintenant, faites venir à votre esprit la scène que vous venez de me raconter, au cours de laquelle vous avez frappé votre femme et faites-la passer devant votre œil intérieur. Regardez si cette image déclenche une résonance dans les sensations de votre corps.

Cl. : Oui. Je ressens un peu la colère, mon poing se ferme et je pourrais crier. La sensation est plus forte au niveau du cou, je sens comme si on m'étranglait.

Th. : Restez un peu avec cette sensation dans le cou et, en pensée, adressez la phrase suivante à cette sensation : « Montre-moi une situation du passé où tu es apparue, sensation. » Ce faisant, prêtez attention aux images et aux souvenirs qui s'élèvent. Dites-moi lorsque vous aurez une image sans sortir du travail intérieur.

Cl. : Oui, c'est fait. Oui, il y a des images, beaucoup d'images et de souvenirs qui viennent tous de l'enfance.

Th. : Remontez à l'image la plus ancienne, celle dans laquelle vous êtes le plus jeune ou à l'image qui arrive au premier plan et dites-moi ce dont il s'agit sans sortir du travail intérieur.

Cl. : Oh, c'est terrible, je me sens tellement seul … *(le client commence à pleurer)*

Th. : Qu'est-ce qui se passe ?

Cl. : Papa et maman se disputent *(le client revit la situation comme lorsqu'il était enfant)* et en plus ils se battent, papa veut partir mais maman, elle, ne le laisse pas partir, elle le retient, puis papa il tape fort sur maman, j'ai peur pour maman et je me mets entre eux.

Th. : Maintenant, sortez l'enfant de cette situation, de cette image intérieure et faites-le venir en imagination ici, dans cette pièce auprès de vous, là maintenant.

Cl. : Mais il a peur pour maman et pour les autres petits frères et sœurs et pour papa, il ne peut pas partir.

Th. : Ah oui, alors essayez de mettre quelqu'un à la place de l'enfant qui va venir ici, ça peut être par exemple un symbole de sagesse, comme Marie ou le Bouddha qui va prendre la place de l'enfant. Essayez de voir si c'est possible pour vous.

Cl. : Oui, c'est fait. C'est bien, maintenant c'est plus léger, maintenant le petit garçon, il peut venir avec moi.

Th. : Bien. Maintenant, regardez s'il vous plait ce dont le petit garçon a besoin.

Cl. : Maintenant, il souffle un peu, son désespoir est moins grand, il se détend et dans la région de mon cœur aussi ça s'ouvre un peu.

Th. : Restez avec ça. Ressentez ce dont il a besoin et essayez de le lui donner.

Cl. : Oui, c'est ce que je fais. Il vient juste de se presser contre moi. Mais il y a aussi la main du père qui apparait serrée comme un poing.

Th. : Ah, vous la connaissez, cette main ?

Cl. : Oui, je la connais bien, elle a quelque chose de brutal. C'est une main grande, forte, velue, un poing énorme, dans sa jeunesse mon père avait aussi fait beaucoup de boxe.

Th. : Ah, oui, il avait fait de la boxe comme sport.

Cl. : Oui et tout le monde a peur de son poing. C'est quelqu'un qui frappe.

(Le client devient pensif, sa voix change un peu, ce n'est plus la voix désespérée et l'état d'esprit de l'enfant.)

Th. : Oui et qu'est-ce qui se passe là maintenant ?

Cl. : Je prends conscience que mon père est vraiment quelqu'un qui tape. *(Le client est visiblement touché)* Je ne veux pas être comme cela, je ne veux pas être comme mon père, ça je le sais bien.

Th. : Oui, ça, vous le savez très bien.

Voici donc la séquence de dialogue de cette séance. Elle a eu dans le processus de thérapie une grande importance. Le client a raconté qu'à partir de ce moment-là, cette phrase « je ne veux pas être comme ça » ne l'a plus quitté. Il y a eu plusieurs fois des crises émotionnelles lorsque les sentiments de désespoir de l'enfant étaient activés mais cette intensité a changé. À ce moment-là, il s'occupe de l'enfant intérieur désespéré et cette phrase : « Je ne veux pas être comme ça. Je ne veux pas être comme mon père » l'aide beaucoup. Cela lui permet de redevenir lui-même plus rapidement (c'est-à-dire plus adulte dans son ressenti et dans ses actions). Selon ses dires, ses fantasmes agressifs vécus étaient devenus également moins menaçants pour son entourage. Il n'aurait plus de fantasme d'assassinat et depuis il n'aurait plus exercé de violence physique contre sa femme ou son fils.

Au cours de cette séance mais également dans l'ensemble du processus thérapeutique, le client a pu se désidentifier de plus en plus de cette partie de l'imago du père (celui qui frappe) avec des conséquences positives sur la relation avec sa femme et son fils.

Explorer les imago des parents (exercice T.1)

Cet exercice sert essentiellement à explorer les imago de la mère et du père et provient, dans sa version originelle, de la psychosynthèse.

> Installez-vous confortablement sur votre siège et dirigez votre attention sur les sensations corporelles, les sensations dans les pieds. Puis, pendant quelques instants, suivez le rythme de votre respiration au niveau du diaphragme.
>
> Il est bon de fermer les yeux mais vous pouvez naturellement les ouvrir à tout moment si vous le souhaitez.
>
> Imaginez que votre père et votre mère sont devant vous, devant votre œil intérieur. Cela peut être les parents tels qu'ils étaient dans votre enfance. Qui est à droite, qui est à gauche ?
>
> Comment votre corps réagit-il ? Y a-t-il des changements ? Essayez également de sentir ou de voir l'espace qu'il y a entre vos parents et autour de vous. Est-il plutôt clair ou plutôt sombre ?
>
> Dans votre ressenti, vos parents sont-ils ensemble ou plutôt chacun pour soi ?
>
> Maintenant, laissez s'avancer l'un de vos parents. Cela peut être le père ou la mère, ce qui vous vient en premier. Réduisez la distance de moitié et voyez ce que cela fait en vous. Puis réduisez encore cette distance de moitié. Prêtez attention à vos ressentis.
>
> Replacez maintenant ce parent dans sa position d'origine. Puis, de là, doublez la distance d'avec vous une première fois et une seconde fois et regardez à chaque fois ce que cela fait dans votre corps.

> Puis ressentez la distance qui est la bonne pour vous et laissez ce parent à cet endroit-là. Maintenant, faites venir l'autre parent et faites la même chose avec lui·elle.
>
> Commencez par diviser la distance par deux, puis encore une fois, puis revenez à la position initiale. Puis la distance est doublée une première fois, puis une seconde fois.
>
> Pour finir, ressentez quelle est la distance juste avec ce parent et laissez-le·la à cet endroit.
>
> Fixez en vous cette image de la juste distance.
>
> Comment ressentez-vous maintenant l'espace entre les parents ? Est-il différent de tout à l'heure ?
>
> Puis échangez la place des parents. Si le père était à droite, vous le placez à gauche et la mère à droite. Ressentez à nouveau ce que cela vous fait.
>
> Puis replacez les parents dans la position que vous avez ressentie tout à l'heure comme étant la plus agréable, fixez-la en vous et restez encore ainsi quelques instants.

Cet exercice permet de voir la force qu'ont encore les imago des parents. Ce sont précisément les relations dans le corps qui donnent des informations sur l'effet des imago des parents et sur la possibilité qu'a le·a client·e ou pas de modifier cet effet.

Voir les parents dans leur propre champ de guérison (exercice T.2)

L'exercice suivant est la prolongation directe de l'exercice précédent. Il peut être effectué par le·a client·e sans communication, ou bien dans un échange continu avec le·a thérapeute qui guide ce processus en étant très attentif·ve à son·sa patient·e. Pour cela, il est bon de s'occuper d'abord d'un seul parent, puis de l'autre, donc de prendre d'abord la mère ou le père.

Laissez un champ de guérison tel que vous le connaissez déjà (voir exercice N.1) se mettre en place autour de votre mère ou de votre père.

Vous pouvez visualiser en outre la présence d'un être éveillé ou simplement laisser se mettre en place un champ de lumière.

Dans ce champ de lumière se révèlent toutes les forces de soutien et les aides dont votre mère (ou votre père) aurait eu besoin dans le passé et dont il·elle a éventuellement encore besoin aujourd'hui.

Permettez qu'un nouveau film biographique se mette en place dans votre imagination, dans lequel les traumatismes que votre mère (ou votre père) a vécus, comme par exemple la guerre, ne sont jamais arrivés et au contraire où les conditions idéales du développement de son potentiel intérieur étaient présentes.

Peut-être voyez-vous maintenant devant votre œil intérieur des scènes de l'enfance de votre mère (ou de votre père) avec ses parents, qui répondent et satisfont à tous ses besoins.

Prenez le temps de laisser venir ces images où est présent tout ce dont votre mère (ou votre père) auraient eu besoin.

(Exercice supplémentaire :) Si vous le souhaitez, vous pouvez continuer par un autre voyage intérieur dans lequel vous imaginez que vous entrez en contact avec ce grand-père qui est présent par le cœur et qui vous accompagne avec beaucoup d'amour et que vous avez à vos côtés une grand-mère très forte qui subvient profondément à tous vos besoins.

Pour cette phase de cet exercice également, laissez-vous le temps dont vous avez besoin.

Faites un petit signe de la main lorsque vous sentez que l'exercice est terminé, puis terminez l'exercice en ressentant de façon plus intense les sensations de votre corps, dans les pieds, ainsi que les mouvements de la respiration et laissez l'exercice peu à peu passer à l'arrière-plan.

Ouvrez les yeux et orientez-vous dans la pièce. Ressentez les effets de cet exercice.

Peut-être voulez-vous prendre quelques notes. Si vous le souhaitez, vous pouvez exprimer ce que vous avez vécu dans cet exercice et l'ancrer ainsi dans l'échange.

Afin de prendre davantage conscience de l'effet de cette composante de la personnalité, il peut être recommandé, pendant un certain temps, de faire régulièrement le retour sur la journée (exercice N.5) en référence à l'imago du père ou à l'imago de la mère. Un autre exercice simple (exercice Z.2) consiste à noter d'un côté toutes les caractéristiques et les comportements du père que l'on remarque chez soi. De l'autre côté, on liste toutes les caractéristiques et les comportements de la mère que l'on observe chez soi.

Continuons donc à vouloir nous libérer de plus en plus de ces structures inconscientes ou, mieux encore, de les faire sortir de l'inconscient pour les soumettre aux propres possibilités de contrôle du soi.

Écrire une lettre à son père ou à sa mère (exercice T.3)

Cet exercice permet de se détacher des parents biologiques. Il permet également de retravailler les images intériorisées des parents afin de déboucher sur une prise de conscience et une coordination.

> Cette lettre peut commencer par la phrase : « Ce que je dois encore te dire … » Elle n'est que pour le·a client·e. Elle n'est pas vraiment à envoyer. Les sujets abordés pourraient être : *avoir de la reconnaissance* pour ce que les parents ont fait et *remercier*, *nommer* les choses qui se sont mal passées ou ce pourquoi vous en voulez encore à vos parents, ce que vous avez *pardonné* et de manière générale exprimer tout ce qui est important pour vous.

La lettre est écrite par le·a client·e chez lui·elle, puis lue dans la situation de thérapie au·à la thérapeute. Elle provoque souvent des émotions fortes chez le·a patient·e. Il est bon de laisser la place à ces sentiments et d'encourager plutôt le·a patient·e à autoriser ce processus émotionnel, parce qu'il y a souvent d'autres émotions fortes non vécues qui sont refoulées vis-à-vis des parents. Il est néanmoins nécessaire de ressentir cela afin de se détacher intérieurement des *imago* des parents.

Le rituel de détachement avec une personne (exercice T.4)

Le rituel de détachement d'après Phyllis Crystal est un exercice particulièrement efficace pour se détacher des parents. Cet exercice doit être effectué par un·e psychothérapeute qui maitrise bien cette méthode et uniquement si le·a client·e se sent en sécurité avec le·a thérapeute. Dans la phase de préparation au rituel proprement dit, il est nécessaire que le·a client·e fasse tous les jours pendant environ trois semaines, le matin et le soir pendant deux minutes, l'exercice du huit couché (voir exercice O.3) avec la personne (par exemple avec la mère) avec laquelle le rituel de détachement va être effectué.

Première phase : la préparation

Dirigez votre attention sur les sensations corporelles et pendant quelques instants suivez le mouvement de la respiration au niveau de votre diaphragme. Puis laissez passer ces perceptions quelque peu à l'arrière-plan.

Imaginez qu'autour de vous, sur le sol, il y a un cercle de lumière dorée. Vous êtes assis au milieu de ce cercle de lumière dorée. Son rayon est à peu près celui de votre bras étendu.

Puis devant vous il y a un autre cercle de lumière dorée de la même taille que celui dans lequel vous êtes assis·e. Dans ce cercle, se trouve la personne, dans notre exemple la mère, avec laquelle vous allez effectuer ce rituel de détachement.

Les deux cercles se touchent mais ils ne se chevauchent pas.

Maintenant imaginez qu'une lumière bleu fluorescent s'écoule dans les deux cercles dorés de sorte que cela dessine le symbole du huit.

Seconde phase : le rituel de détachement proprement dit

Cette phase est accomplie dans la situation de thérapie. D'expérience, ce rituel dure plus d'une heure, c'est pourquoi le rendez-vous doit être placé de telle sorte que le·a thérapeute et le·a client·e aient le temps. Idéalement il faudrait prévoir deux à trois heures.

Nous demandons au·à la client·e de ne répondre qu'aux questions et aux indications du·de la thérapeute qui se réfèrent toutes au rituel et de ne pas aborder d'autres sujets. Nous lui demandons d'adopter une position confortable (idéalement sur une chaise et pas sur le sol) de sorte qu'il·elle puisse rester ainsi jusqu'à deux heures. Pendant le rituel le·a client·e doit garder les yeux fermés car il lui viendra beaucoup d'images intérieures et qu'il·elle doit agir dans ces images intérieures selon les indications qui lui seront données.

Installez-vous confortablement sur votre chaise, fermez les yeux et dirigez votre conscience tout d'abord sur les sensations corporelles, en particulier les sensations dans les pieds. Puis pendant quelques instants suivez les sensations au niveau du diaphragme, qui s'élève et s'abaisse avec la respiration.

Puis laissez passer cette sensation quelque peu à l'arrière-plan et mettez en place la visualisation que vous connaissez bien :

Imaginez le huit couché avec les deux cercles de lumière, vous vous trouvez dans un cercle et la personne avec laquelle vous effectuez ce rituel de détachement est dans l'autre cercle.

Pour ce rituel, vous pouvez imaginer également que vous regardez la scène de haut, comme si vous étiez sur une chaise haute, ou de côté de sorte à voir l'espace entre les deux corps.

Demandez maintenant à votre soi supérieur de vous montrer les relations entre votre corps et celui de l'autre personne, en particulier ces zones du corps où ces liens sont fixés.

Essayez de ressentir les possibles tensions, douleurs ou autre sensations dans votre corps qui se manifestent pendant que vous vous posez cette question.

Dites-moi quels sont ces liens symboliques que vous avez reconnus (par exemple « comme une corde entre ma main et la main de ma mère »). Parfois ces liens rentrent dans le corps (voir par exemple où est l'attache de cette corde).

Demandez intérieurement à votre soi supérieur de quels liens vous voulez d'abord vous détacher.

Comment ce lien est-il symbolisé dans l'image intérieure ?

De quoi est-il fait?

Puis vous demandez que vous soit montrées des méthodes appropriées pour défaire ce lien et que les outils correspondants soient mis à votre disposition.

Dites-moi comment ce premier lien avec votre mère doit être défait ou coupé. Enlevez cette entrave de la façon qui vous a été montrée et laissez la trace de ce lien (par exemple de la corde) dans votre propre cercle. Elle sera détruite plus tard.

Ensuite vérifiez si la partie du corps qui a été libérée de cette entrave a besoin de guérison, si c'est le cas demandez à recevoir de l'énergie de guérison pour vos mains.

Puis posez la main droite sur cette zone du corps et la main gauche de l'autre côté de cette zone de sorte que cette zone à guérir se trouve exactement entre les deux. Vérifiez que la guérison se produit vraiment.

Regardez ensuite si la zone du corps de votre mère a besoin de guérison. Si c'est le cas, demandez à votre soi supérieur de l'énergie de guérison pour vos mains et transmettez cette énergie à votre mère avec vos paumes l'une contre l'autre.

Puis suivez les indications de votre soi supérieur pour couper tous les autres liens les uns après les autres jusqu'à ce que toutes les entraves soient tranchées entre les deux corps et que la guérison se fasse. Veuillez me dire quand vous aurez terminé.

Puis vous détruisez les liens que vous avez déposés dans votre cercle. Vous demandez à nouveau à votre soi supérieur et vous les détruisez en fonction de ces indications (par exemple, vous pouvez les jeter aux fourneaux).

Maintenant, expliquez intérieurement à votre mère, ou à la personne dont vous vous détachez, avec vos propres mots, que ce rituel a permis de vous donner, à elle et à vous, la liberté.

Remerciez votre mère de vous avoir offert un corps humain et remerciez pour tout ce que vous avez appris grâce à elle. Priez-la de vous pardonner tout le mal que vous avez fait.

Priez votre soi supérieur de pardonner toutes les injustices que votre mère vous a infligées. Transférez le pardon que vous avez reçu à votre mère.

Puis demandez à votre mère de quitter votre espace intérieur, donnez-lui votre bénédiction et faites-la partir. Maintenant sur les indications du soi supérieur, dissolvez le cercle dans lequel se trouvait votre mère.

Les vêtements que vous portez dans la scène intérieure symbolisent des comportements que vous avez adoptés à la suite de vieilles dépendances, ils doivent également être détruits. Enlevez ces vêtements dans votre représentation. Ils seront détruits plus tard.

Maintenant nous allons procéder à une purification grâce à un bain rituel. Demandez à votre soi supérieur de vous montrer une pièce d'eau (par exemple un lac) dans laquelle vous allez prendre ce bain de purification.

Demandez-lui de vous montrer quelque chose (par exemple un morceau de savon) avec lequel vous allez pouvoir laver en imagination ces dépendances subtiles. Lorsque les vieux comportements sont dissouts, vous exprimez cette joie que vous venez de regagner.

Peut-être c'est très léger ou très joyeux. Peut-être vous ressentez le besoin de sauter, ou de danser, ou de voler ou de faire quoi que ce soit qui exprime votre joie.

Puis, selon les indications du soi supérieur, vous détruisez les vêtements que vous avez mis de côté et qui symbolisent les vieux schémas de comportement.

Maintenant, dans la scène intérieure, vous trouvez de nouveaux vêtements dans les branches d'un arbre. Vous pouvez demander à votre soi supérieur de trouver l'arbre correspondant qui vous donne sa protection. Mettez les vêtements que vous venez de trouver.

L'arbre est un symbole de protection. En image, posez vos mains sur son écorce et saluez-le.

Puis tournez-vous de sorte qu'il soit derrière vous, avancez-vous un peu du dossier de la chaise puis laissez-vous retomber contre le tronc de l'arbre. Imaginez que vous êtes cet arbre avec ses racines qui descendent très profond dans la terre mère cosmique.

Maintenant imaginez que vous recevez en inspirant de la terre mère cosmique tout ce que vous auriez eu besoin de recevoir de votre mère biologique et que vous n'avez pas reçu en quantité suffisante (par exemple l'amour, l'acceptation, le fait d'être vu·e, d'être contenu·e, d'être protégé·e).

Expirez tout ce que vous pourriez avoir comme colère, ou ressentiment ou déception contre votre mère biologique.

Puis, en imagination, montez dans l'arbre et étirez-vous vers le soleil, le père cosmique. Inspirez tout ce que vous n'avez pas reçu en quantité suffisante de votre père biologique (comme par exemple l'amour, être vu·e, les félicitations, la reconnaissance, la compréhension, la présence...).

Maintenant faites venir votre respiration de ces deux sources d'énergie et sentez comment ces forces vous traversent. Restez quelques instants avec cela et remerciez intérieurement les parents cosmiques qui constituent à eux deux votre soi supérieur.

Puis, laissez passer ces sensations et ces images à l'arrière-plan et tournez votre conscience sur les perceptions sensorielles, en particulier dans les pieds et dans les jambes.

Peut-être ressentirez-vous le besoin de bouger un peu, de vous secouer ou de vous étirer comme si vous veniez de vous réveiller. Revenez pleinement dans l'instant présent (il peut être approprié de donner le jour et l'heure). Ouvrez les yeux et orientez-vous dans la pièce.

Comme ce rituel peut parfois être très intense pour le·a client·e, le·a thérapeute donne beaucoup d'espace et de temps pour revenir dans le présent. Il est conseillé de ne pas parler du rituel pendant les trois jours qui le suivent et d'écrire une lettre à la personne avec qui nous avons fait le rituel. Dans cette lettre nous pouvons encore une fois exprimer la liberté qui a été ainsi gagnée pour les deux parties. Cette lettre n'est pas destinée à être envoyée, elle est uniquement pour le·a client·e.

U. Travailler avec des méthodes révélatrices

Le travail de révélation nécessite comme base d'avoir une bonne relation de confiance entre le·a thérapeute et le·a client·e. Lorsque le·a thérapeute fait l'hypothèse de travail (qu'il·elle ne formule pas) que des conflits fondamentaux non traités, le plus souvent des schémas émotionnels non résolus venus de l'enfance, sont actualisés ou déclenchés par le sujet qu'aborde le·a client·e, il·elle peut alors proposer au·à la client·e un travail intérieur, à savoir le travail qui suit sur ce sujet.

Un bon indicateur pour le·a thérapeute peut être l'implication émotionnelle exagérée du·de la client·e (il y a bien sûr des différences dans cette incidence) dans une situation de vie qui ne nécessiterait normalement pas un impact émotionnel aussi grand. Cela est certainement un signe que des schémas émotionnels anciens sont «déclenchés». Cette méthode sert donc à révéler les anciennes situations déclenchantes (méthode U.1).

En cas de traumatisme lourd et connu, il est préférable de ne pas appliquer cette méthode afin d'éviter une déstabilisation ou un nouveau traumatisme du client. L'implication émotionnelle exagérée se déclenche car des sentiments ou des émotions venus de situations antérieures de vie, le plus souvent de l'enfance, sont actualisés et s'ajoutent à la «réaction émotionnelle normale», en tout cas celle qui paraitrait adéquate.

Travail de révélation en lien avec l'enfant intérieur (méthode U.1)

Cette méthode n'est pas appropriée pour s'entrainer seul! Elle nécessite un accompagnement par un·e thérapeute compétent·e.

Le client V. rapporte par exemple que récemment il a eu une expérience qui l'a préoccupé pendant toute une journée. Habituellement, tous les matins, la vendeuse de la boulangerie le salue aimablement et lui sourit. Souvent, ils échangent également quelques mots. Mais ce matin-là, il n'y a pas eu de sourire ni de mot gentil. Le client s'est senti très rejeté et a réagi très vexé. Le thérapeute (Wolfgang) demande au client s'il serait prêt à faire un travail intérieur autour de cette expérience. Si le client est d'accord, le thérapeute lui explique que dans cet exercice il ne peut pas faire d'erreur et qu'à tout moment, s'il en a besoin, il peut ouvrir les yeux et interrompre ce travail intérieur.

Installez-vous confortablement et tournez votre conscience vers l'intérieur, peut-être d'abord vers les sensations dans le corps, en particulier les sensations dans vos pieds. Suivez pendant quelques instants votre respiration, le diaphragme qui monte et s'abaisse au rythme de la respiration.

Puis, laissez ces perceptions passer quelque peu à l'arrière-plan et repensez à cette situation que vous venez de me décrire (dans notre exemple le client dans la boulangerie avec la vendeuse).

Faites revenir ces situations intérieurement devant votre œil intérieur (1). Regardez si cela a une résonance dans votre corps (2) *(Dans notre exemple le client dit: «Oui, je ressens quelque chose de serré dans la poitrine.»)*

Puis-je vous demander de marquer cette zone dans votre corps où vous ressentez cette sensation par un trait de craie imaginaire (3)?

Puis, en pensée, adressez une phrase à cette sensation. C'est-à-dire que vous lui parlez en pensée: (4) «Montre-moi une situation du passé dans laquelle tu es apparue pour la première fois et où sont tes racines.»

Si, grâce à cette chaine d'associations, s'élève une image de souvenir (5) le client est incité à faire part de ce souvenir sans néanmoins interrompre le travail intérieur.

(Dans notre exemple, le client a une image de souvenir dans laquelle il a trois ans. Il ne se sent pas vu par sa mère et rejeté par elle, à un moment également où elle a passé deux semaines à l'hôpital et où le petit garçon n'a pas pu la contacter.)

Le thérapeute peut, quand l'image du souvenir n'est pas très claire pour le client, affiner la sensation avec les questions suivantes:

«Qu'est ce qui se passe? Montrez-m'en plus. Est-ce que vous voyez l'enfant? Quel âge a-t-il?»

En cas de situation menaçante pour l'enfant ou en cas de situation très lourde, le client est encouragé à faire sortir l'enfant intérieur de cette scène-clé, à l'amener dans l'ici et maintenant dans la salle de thérapie et à voir ce dont cet enfant a besoin de la part de l'adulte.

C'est ici, dans la salle de thérapie, que se fait un re-parentage (6), dans la situation de l'ici et maintenant.

Dans la situation du souvenir, le client peut mettre à la place un symbole de sagesse comme le Bouddha, le Bouddha de Médecine, les parents cosmiques, l'ami de sagesse, le Christ, Marie, etc. Cela permet de soulager le client et de laisser la situation là où elle est. Il ressent parfois de la responsabilité ou se fait parfois du souci pour sa mère ou pour ses frères et sœurs.

Puis on poursuit le dialogue intérieur avec l'enfant intérieur tout en restant très proche des besoins de l'enfant. Demandez ou ressentez ce dont l'enfant a besoin.

(Dans notre exemple, l'enfant intérieur du client avait besoin d'être vu et compris dans ses émotions de rejet et il avait besoin d'être rassuré sur le fait que sa mère reviendrait.)

Quand le client, dans le dialogue intérieur avec l'enfant, se sent seul et dépassé, il peut également s'imaginer un ami fort et sage, comme le Bouddha par exemple, dans la pièce derrière lui. (Le dialogue avec l'enfant intérieur peut être mené comme nous l'avons vu dans le chapitre S: « Je vois ta peur, ta tristesse, je suis là etc. ».)

Parfois les enfants intérieurs ont besoin de protection et de sécurité dans ce contact physique qui est imaginé.

Nous demandons de façon répétée au client de s'assurer que l'enfant a bien entendu: (8) « Est-ce qu'il vous a entendu ? à quoi est-ce que vous le voyez ? » Le thérapeute peut remarquer l'effet depuis l'extérieur quand la sensation corporelle du client change ou quand l'image de l'enfant intérieur change. Puis le thérapeute (qui ressent le plus souvent en lui le changement de situation) encourage le client: « Oui, c'est bien comme ça, restez avec ça. »

De quoi l'enfant a besoin, qu'est-ce que l'enfant a besoin de recevoir de vous ? (9) Ou est-ce qu'il y a quelque chose dont il a besoin peut-être dans votre vie , dans votre quotidien ?

Êtes-vous prêt à lui donner ce dont il a besoin ?

Une fois que le dialogue peut être terminé, nous demandons au client de revenir dans le présent.

Pendant qu'il revient, nous pouvons le solliciter pour revenir encore une fois à la situation d'origine tout en étant en contact avec son enfant intérieur *(dans notre exemple, la situation dans la boulangerie)*. Nous vérifions (10) si cette situation déclenche en lui les mêmes sensations ou s'il sent quelque chose de différent.

(Dans notre exemple, le client a maintenant une sensation de sécurité, il ne se sent pas vexé ni rejeté. Il a donc pu se donner lui-même l'explication que le changement de comportement de la vendeuse n'avait rien à voir avec lui mais qu'elle passait peut-être simplement une mauvaise journée.)

Puis nous demandons au client de sortir du travail intérieur à sa propre vitesse, de placer davantage sa conscience sur les sensations dans les pieds, d'ouvrir les yeux et de s'orienter dans la pièce.

Pour le cas où, dans les questions « Montrez-moi une situation du passé, etc. », aucune image de souvenir ne s'élève (11), le thérapeute peut continuer le travail avec un processus de *focusing* (voir chapitre P) ou bien il incite le client à verbaliser ses sensations et à les accepter (voir méthode O.1).

Puis vous entamez calmement un dialogue intérieur avec cette sensation : « J'accepte que tu existes, toi, oppression dans la poitrine, parce que tu es là, ainsi tu es une réalité et c'est pour ça que je t'accepte, etc. »

La structure de ce procédé en 11 étapes

1. Faire revenir la situation actuelle devant l'œil intérieur
2. Ressentir la résonance dans le corps
3. Marquer intérieurement la zone de la sensation et se concentrer dessus

4. Mener un dialogue intérieur avec la sensation
5. Se souvenir de la situation déclencheuse originelle
6. Reparentage
7. Symbole de sagesse dans la situation d'origine
8. S'assurer que le travail sur l'enfant intérieur·e a un effet réel
9. Poursuite du travail de l'enfant intérieur·e (dans le présent)
10. Vérifier l'efficacité de l'intervention
11. Procédé à suivre si aucun souvenir ne se présente

Si il y a des résistances, elles doivent être respectées par le·a thérapeute. Dans ce cas-là, il vaut mieux continuer à travailler avec le point 11.

Le couloir (exercice U.1)

L'exercice suivant a pour prérequis que le·a client·e connaisse l'exercice de l'arbre (exercice S.3). Cet exercice provient originellement du système d'imagination de Phyllis Krystal, c'est un exercice très efficace pour trouver la cause d'un problème actuel. Il peut donc aider à clarifier les questions suivantes : pourquoi est-ce que j'ai toujours cette peur ? Pourquoi est-ce que je me comporte toujours d'une certaine façon ? Pourquoi est-ce que j'ai aussi peu confiance en moi ?

Installez-vous confortablement et fermez les yeux. Tournez votre attention sur les sensations du corps, en particulier sur les sensations dans les pieds. Puis suivez le flux de votre respiration sur le diaphragme quand il s'élève et qu'il s'abaisse. Ensuite, laissez passer ces perceptions à l'arrière-plan.

Demandez à votre soi supérieur de vous montrer un arbre. Faites ensuite l'exercice de l'arbre en forme abrégée et laissez venir vos parents cosmiques. Demandez-leur de vous accompagner pendant la suite de l'exercice.

Imaginez que vous vous trouvez devant un long couloir muni de nombreuses portes, avec différents écriteaux. Sur les portes que vous voyez dans le couloir, vous verrez des écriteaux avec vos problèmes ou les sujets que vous voulez travailler, par exemple la colère, le manque d'estime de soi, l'insécurité ou la peur.

Dans cette scène intérieure, alors que vous parcourez ce couloir, vous lisez les écriteaux sur les portes. Vous continuez jusqu'à ce que vous trouviez la porte avec le sujet qui vous concerne. Puis examinez cette porte.

De quelle matière est-elle faite ? Comment est-ce qu'elle s'ouvre (par exemple, avec une clé, avec une poignée ou un verrou, ou est-ce que nous pouvons l'ouvrir d'une autre façon) ?

Une fois que vous vous êtes assuré de cela, ouvrez la porte et rentrez dans la pièce avec vos parents cosmiques. Regardez autour de vous, que voyez-vous ?

Demandez à vos parents cosmiques de voir et de ressentir ce qui est important ici. Puis demandez-leur d'intervenir, de façon à corriger et à guérir, ou à expliquer ce qui est nécessaire pour pouvoir guérir les vieux schémas.

Lorsque vous avez une vision d'ensemble, vous pouvez quitter la pièce avec vos parents cosmiques et vous fermez la porte derrière vous.

Maintenant dans la scène intérieure, retournez à l'arbre en leur compagnie et vous vous adossez au tronc. Inspirez l'énergie de l'arbre par votre colonne vertébrale et, sur l'expiration, relâchez tout ce qui pourrait vous empêcher de prendre cette énergie de l'arbre.

Demandez aux parents cosmiques de vous embrasser, de vous prendre dans leurs bras. Intérieurement remerciez-les pour leur aide et leur soutien et terminez l'exercice en sachant que vous pourrez à tout moment reprendre contact avec eux.

Et maintenant revenez, ouvrez les yeux et orientez-vous dans la pièce.

Si le·a client·e le souhaite, nous pouvons reparler de l'exercice. Le·a client·e peut donc détailler au·à la thérapeute ce qui s'est passé pour lui·elle, sans néanmoins se remettre de façon trop intensive dans le vécu de l'exercice, c'est-à-dire avec une bonne distance.

La maison intérieure de la personnalité (exercice U.2)

L'exercice suivant a essentiellement un caractère exploratoire. Il est particulièrement adapté aux personnes qui connaissent déjà assez bien leur personnalité ainsi que le travail intérieur avec les sous-personnalités, avec l'enfant intérieur·e, avec les images des parents.

> Installez-vous confortablement sur votre chaise et dirigez votre conscience sur les sensations du corps, en particulier sur les sensations dans les pieds et puis, pour quelques instants, sur les sensations de votre diaphragme qui s'élève et s'abaisse au rythme de votre respiration. Il est bon de fermer les yeux. Puis, laissez ces perceptions passer quelque peu à l'arrière-plan. Vous allez maintenant commencer en imagination un petit voyage intérieur.
>
> Vous ne pouvez faire aucune erreur, faites simplement confiance aux images intérieures et bien sûr à tout moment vous pouvez ouvrir les yeux à nouveau et vous orienter ici dans la pièce.
>
> Imaginez que vous êtes dans une prairie, vous voyez le vert de la prairie, au-dessus de vous le ciel est bleu, il fait chaud, le soleil brille, il y a des fleurs dans cette prairie et tout va bien pour vous.
>
> Vous voyez un petit chemin qui monte légèrement, il mène à une maison avec un mur et un portail d'entrée. Vous décidez d'aller vers elle. Ce n'est pas très loin, vous suivez le chemin.
>
> Il devient ensuite une petite rue qui mène directement à la maison. Elle vous fascine, elle n'est plus qu'à quelques mètres. Elle est très grande, vous voyez qu'elle a plusieurs étages.
>
> Maintenant vous êtes au portail et vous entrez dans le jardin qui entoure la maison. Vous êtes décidé et vous vous avancez encore jusqu'à l'entrée. Peut-être devez-vous monter quelques marches pour y accéder.

Vous avez la sensation que cette maison va vous permettre d'apprendre beaucoup de choses et vous êtes curieux de ce que vous allez y trouver. Vous ouvrez la porte d'entrée et vous rentrez.

Vous remarquez quelques portes sur lesquelles se trouvent des écriteaux et qui ouvrent sur des pièces très spéciales. Sur la première porte vous voyez la pancarte «enfant intérieur·e» et vous rentrez dans cette pièce. Votre attention est très vive. Vous regardez autour de vous.

Est-ce que vous voyez votre enfant intérieur·e? Comment est cette pièce, qu'est-ce qu'elle contient? Puis il y a une pièce adjacente «la chambre de l'adolescent·e». C'est comment? Qu'est-ce que vous rencontrez dans cette pièce? Observez simplement. Observez l'atmosphère qui y règne et de quelle façon votre corps réagit.

Puis sortez de la pièce et fermez la porte derrière vous. Restez quelques instants dans le couloir et ressentez votre corps. Quand vous êtes prêt, vous pouvez continuer votre exploration.

Vous voyez une autre porte avec l'écriteau «sous-personnalités». Si vous rentrez dans cette pièce, vous rencontrerez vos sous-personnalités. Qui y rencontrez-vous? Comment vous sentez-vous dans cette pièce?

Quelle est la réaction de votre corps, quelles sont vos sensations?

Une fois que vous aurez observé tout cela attentivement, quittez cette pièce et fermez la porte derrière vous.

Vous êtes à nouveau dans le couloir et vous sentez votre respiration, les sensations dans votre corps. Puis, quand vous serez prêt, vous pourrez aller à la dernière pièce du rez-de-chaussée de cette maison. Là, il y a une porte avec l'écriteau «image des parents». Qu'y a-t-il là, à découvrir?

Comment est-ce que vous vous sentez? Qu'est-ce que vous voyez? Comment réagit votre corps? Observez simplement tout cela, tout ce que cette pièce déclenche en vous. Puis quittez également cette pièce et fermer la porte.

Maintenant vous allez au premier étage. Vous devez pour cela vous rendre jusqu'à l'escalier et monter. Dans le couloir du premier étage, il y a également des portes avec des pancartes.

Vous allez vers la première porte. Elle porte l'écriteau «Rôle en tant qu'homme ou en tant que femme» Vous ouvrez la porte et vous entrez. Qu'y trouvez-vous? Que voyez-vous? Comment vous sentez-vous? Comment réagit votre corps?

Puis il y a trois pièces adjacentes. L'une de ces trois est la pièce des relations de couple. Qu'y trouvez-vous? Comment vous sentez-vous? Qu'y a-t-il là, à découvrir?

De là vous passez encore dans une autre pièce. C'est la pièce de votre sexualité. Qu'y trouvez-vous? Comment réagit votre corps dans cette pièce? Comment vous sentez-vous?

Éventuellement il y a encore une autre pièce adjacente. Si c'est le cas, cela peut être la pièce de la parentalité. La pièce du rôle que vous avez adopté en tant que père ou mère. Qu'y trouvez-vous ?

Puis vous sortez de cette pièce et vous quittez tout cet étage. Vous continuez à monter et vous arrivez au second étage en passant par un escalier plus étroit et plus raide. En haut, il y aussi une porte. D'avance vous savez que c'est un lieu très particulier auquel vous accédez maintenant.

Sur cette porte, vous voyez l'écriteau «Sagesse» et vous remarquez une atmosphère particulièrement claire et paisible qui s'installe. Vous ouvrez la porte et vous vous laissez imprégner complètement par l'atmosphère de cette pièce. Comment est-ce que vous vous sentez? Que voyez-vous? Que ressentez-vous? Comment réagit votre corps? Quelles sont vos sensations?

Si c'est agréable pour vous, vous pouvez également rester un peu plus longtemps dans cette pièce. Peut-être vous pouvez même y faire une petite méditation. Peut-être y trouvez-vous un ami sage? Ou simplement de l'espace? Ou de la lumière, ou autre...

Vous êtes tout à fait en contact avec vos sensations. Peut-être y a-t-il une question qui trouve sa réponse dans la pièce de la sagesse? Puis, lentement, vous commencez à prendre congé de cette pièce et de ses éléments, en prenant le chemin du retour et en la quittant, vous vous rappelez ce que vous y avez rencontré et ce que vous voulez prendre avec vous.

Puis vous quittez la maison, vous ouvrez la porte et vous descendez l'escalier du seuil. Prenez également conscience des impressions que vous avez en quittant cette maison.

Regardez le jardin qui l'entoure. Peut-être voulez-vous y faire quelques pas pour mieux le voir. Qu'y a-t-il là? Des plantes? Des fleurs? Des odeurs? D'autres perceptions sensorielles? Puis vous vous avancez vers le portail, vous quittez complètement la maison et vous retournez à nouveau au point de départ de votre voyage dans la prairie.

Prenez votre temps pour revenir à votre rythme. Ouvrez les yeux, orientez-vous dans la pièce. Peut-être voudrez-vous prendre quelques notes.

Le·a thérapeute demande au·à la client·e de lui raconter le travail intérieur dans la maison de sa personnalité. Cela permet au·à la client·e de commencer à traiter cette expérience. Le·a thérapeute peut aussi lui poser des questions comme: « Quelle est la signification de cette expérience pour votre croissance personnelle, vos relations, votre sexualité ou votre croissance spirituelle? » Bien sûr, dans cet exercice on peut également visiter certaines pièces (par exemple la pièce de la sexualité) sans passer en revue toute la maison.

V. Travailler avec les expériences traumatiques

Les évènements traumatiques, que ce soient les traumatismes de choc ou de développement, nécessitent une attention particulière, afin de ne pas provoquer de retraumatisation, évidemment non souhaitée et nécessitent ainsi une forme particulière de traitement psychothérapeutique.

Ces évènements (par exemple un accident de voiture) sont marqués dans leur nature même par le fait que l'organisme, pour survivre, occulte certaines stimulations ou certaines perceptions car sinon ils conduiraient à une surcharge des capacités psychiques. Dans le vécu, cela se manifeste par le fait que la personne concernée ne perçoit plus rien du tout de cette expérience dans la situation-clé, la personne est comme impuissante et n'a pas non plus de souvenir conscient de ce qui vient de se produire. Voici le récit d'un patient pour expliciter cela: « J'ai vu que même si je freinais à fond, cela ne suffirait pas pour éviter le choc avec le véhicule qui était passé, soudainement, de la voie de droite à ma voie de gauche, donc j'ai fait un écart sur la bande centrale et sur la barrière de sécurité au milieu des voies de circulation. J'ai entendu un bruit très aigu, pendant que ma voiture a glissé le long de la barrière de sécurité. À partir de là je ne sais plus rien, jusqu'à ce que je me retrouve sur la bande d'arrêt d'urgence de droite avec ma voiture abimée mais moi-même sans la moindre blessure. J'ai dû doubler deux véhicules à gauche, puis freiner sur la bande d'arrêt d'urgence de droite. Un des véhicules s'est également arrêté et le conducteur a confirmé le déroulement de ces évènements. De la même façon que tout de suite après l'accident je ne pouvais plus me rappeler ce qui s'était passé, cela a disparu de ma mémoire pendant 21 ans. »

Si les traumatismes de choc ne sont pas traités et retravaillés, ils restent le plus souvent inconscients. En général cela a pour prix que certains autres évènements qui y sont associés ne peuvent pas non plus être rappelés à la mémoire.

Parfois il s'élève aussi un symptôme, apparemment indépendant de cela, comme par exemple un sentiment de tension dans le corps ou une peur inexplicable. Ces symptômes remplacent pour ainsi dire le traumatisme de choc dont il ne reste qu'un souvenir. Il est rare que les personnes concernées établissent un lien entre les évènements qui sont souvent très anciens et les symptômes de leur état physique ou psychique qui ne peuvent pas être expliqués et pour lesquels elles consultent souvent un·e thérapeute. Il est assez rare dans l'exemple que nous avons présenté qu'il y ait un symptôme de dissociation, mais qui peut être par ailleurs assez fréquent. Ici c'est une dynamique inconsciente dans le client qui oriente la conscience pour que le contenu de l'évènement traumatique reste enfoui. Le flux d'association des perceptions est interrompu et nous continuons à percevoir, à penser et à parler autour de contenus moins chargés. C'est une dynamique qui n’est pas perçue par la plupart des personnes dans le quotidien, tant qu’elles ne sont pas spécialement entrainées à cela.

Le diagnostic des évènements traumatiques et les traitements des traumas a pris de plus en plus d’importance au cours des dernières années. Il existe des approches thérapeutiques spéciales, certaines connues sous le nom de thérapie des traumas, qui s’occupent essentiellement du travail et du traitement des traumas. On peut citer ici la thérapie «Somatic Experiencing de Levin», le «NARM (*neuroaffective relational model*)» c’est-à-dire modèle de relation neuroaffective pour la guérison des traumas, d’après Heller et la thérapie «*ego-state*» selon Watkins. Dans la thérapie Ericksonienne, le traitement des traumas joue également un rôle important.

La plupart des écoles de psychothérapie proposent aujourd’hui un traitement particulier aux client·e·s traumatisé·e·s ou aux personnes ayant reçu un diagnostic de syndrome de choc posttraumatique.

Dans la suite de ce chapitre nous allons présenter quelques méthodes qui sont utilisées dans la Psychothérapie Essentielle. En lien avec la posture particulière de l’EPT et de l’orientation vers les ressources, elles se sont avérées efficaces.

Faire des allers et retours entre la ressource et le trauma (méthode V.1)

Ce type de travail avec les évènements traumatiques nécessite de la part du·de la client·e quelques conditions préalables:

1. Le·a client·e doit être bien orienté et pouvoir se réorienter rapidement.
2. Il·elle doit avoir une ressource à sa disposition (exercice N.1) et être à l’aise avec cette ressource.
3. Le·a thérapeute doit procéder prudemment et être habitué·e au traitement des traumas.

(1) Au début du travail, le·a client·e reçoit une vue d’ensemble du déroulement du travail intérieur.

(2) Nous lui demandons encore une fois et il·elle décide s'il·elle veut travailler maintenant sur l'évènement traumatique.

(3) Il·elle établit le contact avec sa ressource (exercice N.1).

(4) Puis, il·elle reste dans le ressenti de sécurité ou de force jusqu'à ce qu'il·elle l'éprouve également au niveau physique.

(5) Il·Elle reste en contact avec la sensation et il·elle dit à quel endroit il·elle veut avoir l'image-ressource ou les ressources en imagination dans la pièce.

Dans notre exemple, c'est un évènement particulier lors d'une randonnée en montagne – alors le nom de la ressource sera: « la randonneuse ». Notre cliente veut avoir sa ressource – la randonneuse en montagne – près d'elle, à sa droite. Une autre ressource venue du domaine du soi supérieur (voir chapitre Y) est, pour notre cliente, le Bouddha. Celui-ci est représenté dans l'espace au-dessus de la cliente, en imagination et génère chez elle des sensations de vastitude et d'ouverture, particulièrement dans l'espace de la poitrine et du cœur.

(6) Puis nous demandons au·à la client·e de se rappeler l'évènement traumatique ou d'entrer en contact avec lui. Cela peut se faire de façon verbale ou seulement en images.

Dans notre exemple, le·a client·e peut maintenant se rappeler d'un vécu violent dans la maison parentale.

(7) Nous lui demandons de faire venir la partie humiliée, blessée ou traumatisée dans l'ici et maintenant, c'est-à-dire dans la salle de thérapie du présent.

Dans notre exemple, ici, c'est une enfant en état de choc.

(8) Dans la « situation-clé », nous pouvons laisser une autre ressource *(dans notre exemple, c'est encore une fois la ressource d'un bouddha)* dans l'image intérieure, dans la maison familiale pour représenter le·a client·e et prendre sa place. Cette ressource prend donc la place de l'enfant humilié·e et permet à la guérison de se produire. L'enfant humilié·e reste auprès du·de la client·e. Nous demandons au·à la client·e de s'associer à ses ressources pour s'occuper de l'enfant. L'enfant est peut-être maintenant, dans l'image intérieure, sur les genoux du·de la client·e, ou bien debout à côté de lui·elle. Son humiliation peut être ressentie par exemple par une sensation de serrement dans la poitrine (peur, choc) et dans la douleur causée par les coups du père.

(9) Puis nous faisons des allers et retours entre le sentiment ouvert *(ressource du Bouddha au-dessus)* et la sensation de serrement ou également entre le sentiment d'impuissance *(mal de tête au niveau du front)* et la sensation de la ressource *(randonneuse en montagne, force dans les bras)*. Nous encourageons le·a client·e et nous le·la soutenons pour qu'il·elle fasse intérieurement des allers et retours entre les sensations d'humiliation ou de blessure et les sensations des ressources – nous en venons ainsi à faire des allers et retours.

Si cela n'est pas possible pour le·a client·e au niveau du ressenti, peut-être parce que c'est trop dangereux pour lui·elle, nous pouvons le faire d'abord au niveau purement imaginatif. *Dans l'image intérieure de notre exemple, nous avons l'enfant humiliée sur les genoux et la randonneuse en montagne à la droite de la cliente.* Nous pouvons également distancier encore cette représentation en l'installant par exemple sur un écran divisé en deux.

(10) Lorsque cela a été fait plusieurs fois, nous continuons à nous occuper de l'enfant. De la place du soi, si elle est assez forte, nous demandons ce dont l'enfant a besoin (méthode S.1). Cette attention portée à l'enfant déclenche d'autres processus de guérison et elle est poursuivie aussi longtemps que le·a client·e en a besoin. En faisant cela, nous pouvons à tout moment faire appel à une ressource, ou bien le·a client·e peut prendre la place de la ressource.

(11) À la fin du travail thérapeutique de cette séance, le·a thérapeute demande au·à la client·e de quelle façon il·elle veut continuer à se comporter dans son quotidien avec la partie humiliée ou blessée. Il·elle peut passer un accord comme: «Chaque fois que tu te manifesteras sous la forme d'une certaine peur, je serai là pour toi,» ou bien: «Avant la prochaine séance de thérapie, je viendrai te voir une fois par jour et à ce moment-là je serai là pour toi» (voir chapitre S sur le travail avec l'enfant intérieur·e). Au cours de cette méthode, nous avons donc fait une transition fluide avec le travail de l'enfant intérieur·e (méthode S.1).

Dans son enfance, ce patient de 38 ans a connu de nombreuses situations de violence de la part de ses parents, l'un envers l'autre, mais aussi envers lui. Il y a également eu une négligence sur de longues périodes. Au début de la thérapie, il avait un niveau élevé de tension physique permanente et de fortes angoisses d'abandon se manifestaient souvent. En outre, il se plaignait d'une douleur permanente dans le haut de son abdomen - probablement due à la forte tension interne. Grâce à un entraînement intensif dans les arts martiaux depuis de nombreuses années, il avait maitrisé ses fortes impulsions agressives. Il était régulièrement assailli de cauchemars.

Au cours de la thérapie, une relation de confiance solide s'était développée. Le client maitrisait bien le recours aux ressources et s'était de manière générale bien stabilisé. Les cauchemars étaient devenus rares. La tension abdominale avait presque complètement disparu et l'angoisse d'abandon avait également diminué de manière significative. Sa situation extérieure était stable. Au cours de la 35e heure de thérapie, le client avait décidé de se tourner vers le souvenir d'une situation traumatisante afin de la traiter.

Thérapeute : Est-il juste pour vous de vous tourner maintenant vers les souvenirs gênants de votre enfance ?

Client : Oui, aujourd'hui je me sens assez fort pour le faire.

Th. : Alors pourquoi ne pas commencer dès maintenant par la prise de conscience de vos sensations physiques ? Peut-être vous débuterez par les sensations dans les pieds et les jambes, afin de vous sentir bien ancré, puis vous suivrez les sensations dans le ventre, qui se soulève et s'abaisse au fur et à mesure que vous inspirez et expirez.

(Le client est intérieurement pleinement conscient des sensations et se détend.)

Th. : Veuillez ensuite diriger votre attention vers la ressource.

Cl. : Oui, je me visualise sur les genoux du Bouddha.

Th. : Eh bien, quel genre de sensations cela déclenche-t-il chez vous ?

Cl.: Je me sens en sécurité, la zone poitrine et cœur s'ouvre, ma respiration devient plus calme, c'est le sentiment que rien ne peut m'arriver.

Th.: Laissez les sensations être complètement là et étendez-les à tout le corps. Sont-elles plus fortes dans la région de la poitrine et du cœur ?

Cl.: Oui.

Th.: Alors, s'il vous plait, pensez aux souvenirs de votre enfance.

Cl.: Oui, c'est là tout de suite. Mes parents sont là à se crier dessus. Mon père bat ma mère et j'ai peur pour elle.

Th.: Sentez-vous la peur dans votre corps maintenant ?

Cl.: Oui, je me sens très bizarre, je ressens la peur très fortement maintenant, je suis tellement raide, surtout dans mes bras et mes jambes et je retiens mon souffle.

Th.: Pouvez-vous revenir sur les sensations dans la zone du cœur ?

Cl.: J'essaie, oui, ça me détend, je peux respirer à nouveau.

Th.: S'il vous plait, restez là avec la conscience. Ressentez à nouveau la détente et la sécurité. Vous êtes complètement sur les genoux du Bouddha.

Cl.: Oui, ça fait du bien. Rien ne peut m'arriver ici.

Th.: Restez avec ça, rien ne peut vous arriver ici - dans ou avec la ressource - vous êtes tout à fait en sécurité.

Cl.: Oui, je peux être là.

(Le thérapeute laisse le client pendant un certain temps, jusqu'à ce qu'il se soit visiblement détendu à nouveau en faisant l'expérience de la ressource.)

Th.: Pouvez-vous maintenant ressentir à nouveau l'autre sensation de rigidité dans les bras et les jambes ?

Cl.: Oui, j'essaie.

Th.: Qu'est-ce que vous ressentez maintenant ?

Cl.: Je me sens toujours aussi impuissant et si petit, mais pas tout à fait aussi rigide. La respiration est peu profonde, mais ça va.

Th.: Oui, peut-être que vous pouvez rester avec ces sensations quelque temps encore.

Cl.: Oui, maintenant je suis triste aussi. *(Le client se met à sangloter.)*

Th.: Oui, il y a de la tristesse.

Cl.: Oui.

Le thérapeute permet au client de pleurer, de ressentir la douleur et le chagrin.

Th.: Puis nous revenons à la sensation de vastitude dans la poitrine.

Cl.: Oui, cela va bien. *(Le client sanglote, soulagé.)*

Th.: C'est comment là maintenant?

Cl.: C'est bien, c'est sûr, c'est même plus léger qu'avant.

Th.: Restez avec ça un moment.

Cl.: Oui, je me détends davantage, mon cœur aussi est plus léger.

Th.: Pouvez-vous, de là où vous êtes maintenant, de la sensation dans la poitrine, regarder simplement la sensation dans les bras, simplement regarder?

Cl.: Oui, ça va, ce n'est plus aussi rigide.

Th.: Et si vous sentiez cela, à partir de la sensation de sécurité dans le cœur? Donc sans vous éloigner complètement du ressenti du cœur.

Cl.: Oui, ça va, ça m'étonne aussi, c'est comme si ça coulait du cœur avec l'expiration vers les bras et puis aussi vers les jambes.

Th.: Bien, tenez-vous-en à cela, laissez-vous faire.

Cl.: Oui, d'abord c'était seulement à la surface des bras, sur le dessus de la peau et maintenant c'est entier, maintenant les bras sont entiers, chauds et palpitants.

Th.: Ah, oui, s'il vous plait, restez avec ça. Et les jambes?

Cl.: Elles sont déjà un peu «dégelées». Elles se réchauffent lentement et je peux les sentir à nouveau.

Th.: Restez donc dans le processus au fur et à mesure qu'il se développe.

(Le client reste intérieurement avec ses sensations changeantes pendant un certain temps.)

Cl.: Oui, maintenant je peux sentir les jambes à nouveau. Les chevilles font encore mal.

Th.: Ah, oui, les chevilles font toujours mal? De quoi s'agit-il?

(Le client reste intérieurement dans son expérience pendant un certain temps.)

Cl.: Je vois un nourrisson tenu par les chevilles avec la tête en bas.

Th.: Oui, voulez-vous poursuivre dans cette voie?

(On passe maintenant à un travail avec l'enfant intérieur.)

Cl.: Oui.

Th.: Vous pouvez demander à l'intérieur ce qui se passe là? Montrez-m'en plus.

Cl. *(est dans son expérience intérieure)*: Il y a ce nourrisson. Tout ce que je vois, c'est qu'il est très vulnérable.

Th.: Oui, suivez votre processus intérieur. Soyez juste là pour le bébé comme vous le ressentez.

Cl.: Oui, je le prends dans mes bras et je le berce.

Th.: Oui, s'il vous plait, restez avec ça. Emmenez le bébé ici, maintenant, dans cette situation de sécurité.

Cl.: Oui, je l'emmène ici, il vient avec moi sur les genoux du Bouddha.

Le client reste toujours dans son expérience intérieure.

Th. *(après un certain temps)*: Où en êtes-vous maintenant dans votre expérience intérieure?

Cl.: Je tiens le bébé très près de moi et je le berce légèrement. Il s'est maintenant complètement détendu et s'est endormi.

Th.: Comment vous sentez-vous?

Cl.: Bien, je suis maintenant aussi très apaisé et calme, également à l'aise et en sécurité.

Th.: Eh bien, restez un peu plus comme ça.

(Le client reste visiblement serein pendant un certain temps.)

Allez très doucement vers le nourrisson, de manière à changer sa position dans l'image intérieure.

Cl.: Oui, c'est très profond, très profondément détendu.

Th.: Vous vous sentez en sécurité?

Cl.: Oui, tout à fait bien et en sécurité.

Th.: Ah, oui, alors restez là quelques instants et revenez ensuite dans la position adulte.

Cl. : Oui, c'est très proche.

Th. : Y a-t-il autre chose à faire ou est-ce que ça va ?

Cl. : C'est bien, je me sens tellement bien au fond de moi.

Th. : Ah, oui, restez là un moment, puis sortez de ces images et expériences intérieures de la façon qui est juste pour vous.

Cl. : Oui. *(Il ouvre les yeux au bout d'un moment.)* Merci.

Th. : Volontiers.

Après avoir appliqué la méthode d'allers et retours entre ressource et traumatisme (M 12.1), le processus de cette étude de cas est passé au travail avec l'enfant intérieur (M 9.1). (Le moment où l'image intérieure du nourrisson est apparue et où l'on a demandé au client s'il voulait la travailler davantage).

Remplacer le traumatisme par un symbole (méthode V.2)

Une autre méthode de traitement des traumatismes vient originellement de Phyllis Krystal. Dans cet exercice, nous utilisons comme ressource le travail avec le soi supérieur et le fait d'être guidé et ancré dans le soi supérieur (voir chapitre Y). Nous travaillons avec un symbole du traumatisme. Nous œuvrons donc avec le traumatisme de façon dissimulée, c'est-à-dire sans que le client se rappelle directement la situation-clé et les sentiments qui y sont reliés.

Installez-vous confortablement sur votre siège et dirigez l'espace d'un instant votre conscience sur les sensations du corps, en particulier dans les pieds et dans les jambes. Puis pendant quelques instants suivez les sensations du diaphragme qui se soulève et s'abaisse avec la respiration.

Commencez par l'exercice préparatoire de l'arbre de mai (exercice Y.4) ou avec un autre exercice que vous connaissez bien qui permettrait de vous relier à votre soi supérieur (voir chapitre Y).

Puis demandez à votre soi supérieur de vous guider dans cet exercice. En pensée, vous lui dites que vous cherchez un symbole pour le trauma que vous avez vécu – une méthode qui vous permet de court-circuiter votre mental et votre esprit.

Le symbole doit venir d'une autre part de vous qui n'est pas guidée par votre part cognitive. Vous pouvez vous distraire en regardant un film palpitant ou en écoutant un livre audio ou en utilisant d'autres stimulations sensorielles qui monopolisent toute votre attention.

Le·a thérapeute peut également faire faire au·à la client·e un autre exercice, comme par exemple l'exercice de l'arbre.

Dans la main gauche (ou du moins pas la main principale) vous avez un crayon de couleur et une feuille de papier ou de la pâte à modeler.

Demandez maintenant à votre soi supérieur de guider votre main dans le dessin pour obtenir un symbole du trauma. Cela va se faire tout seul. Le·a client·e ne doit pas contrôler la main. C'est la main qui dessine toute seule ou qui donne une forme à la pâte à modeler.

Pendant ce temps, l'attention consciente du·de la client·e est complètement focalisée sur le film ou le livre audio ou les images intérieures de l'exercice que le·a thérapeute fait avec lui·elle. Il·elle n'est pas concentré sur ce que fait sa main gauche.

Ensuite le·a client·e travaille environ quatre à six semaines seul·e avec le symbole qu'il·elle a trouvé et ceci de la façon suivante: au moins deux fois par jour (idéalement deux minutes le matin après le réveil et deux minutes le soir avant de dormir, parce qu'à ces moments-là nous sommes plus près de l'inconscient) il·elle fera l'exercice du huit couché (voir chapitre O) avec le symbole placé dans le cercle en face.

Parfois ce symbole dessiné sur un papier est très abstrait et difficile à visualiser. Nous pouvons donc recommander que le·a client·e place le symbole devant lui·elle sur le sol et fasse venir en lui·elle l'image du huit couché. Le·a client·e peut également dessiner le huit sur une grande feuille de papier et coller dans l'un des cercles le symbole dessiné et se visualiser lui·elle-même dans l'autre cercle.

Une fois passé ce temps de préparation, les cercles seront séparés lors d'une séance de thérapie ultérieure sous la guidance du soi supérieur.

La séance commence après un moment de détente et d'invocation du soi supérieur par la visualisation du huit couché : le·a client·e dans un cercle, le symbole dans l'autre cercle.

Puis le symbole est détruit dans l'image intérieure sur les indications du soi supérieur (nous pouvons imaginer le jeter et le bruler dans un haut-fourneau ou tout autre façon de faire, suggérée par les images intérieures).

Lorsque ce symbole imaginé est détruit, dissipez également le cercle de lumière qui est maintenant vide, d'une façon appropriée (on peut l'effacer comme un trait à la craie sur un tableau, ou le gommer, etc.).

Puis, plus tard, après la séance mais au cours de la même journée, la feuille de papier sur laquelle est dessinée le symbole sera détruite ou le symbole en pâte à modeler sera modifié ou détruit.

Si cet exercice a été particulièrement intense pour le·a client·e, nous pouvons enchainer avec l'exercice de l'arbre (exercice S.2) pour stabiliser ou « nourrir ».

Revenons à notre étude de cas du client qui a eu un accident de voiture : Dans la phase de l'exercice où il s'agissait de trouver un symbole (le thérapeute à ce moment-là lui a fait faire l'exercice de l'arbre de Phyllis Krystal), il avait encore des souvenirs auditifs de l'accident. Il a entendu un bruit très fort et très aigu (le bruit de la voiture qui glisse le long de la barrière de sécurité pendant l'accident) et puis sur l'indication du thérapeute, il est resté au dessin du symbole. Les bruits ont disparu. Une fois que le rituel a été complètement terminé, que le symbole a été détruit et que les cercles ont été séparés, le client a vu la disparition des symptômes comme les acouphènes qu'il avait depuis l'accident.

W. Travailler avec les rêves

En Psychothérapie Essentielle, le travail avec les rêves est basé tout à la fois sur une approche psychanalytique et sur le travail d'Eugen Gendlin. Citons Sigmund Freud, le créateur de la psychanalyse, qui a dit que « … l'interprétation des rêves est la *via regia* (voie royale) pour la connaissance de l'inconscient dans la vie de l'âme[97] ». Cela est révélateur des possibilités que le travail avec les rêves offre pour la compréhension du·de la client·e et pour sa guérison.

Le travail avec les rêves du point de vue bouddhiste

Il est intéressant de constater que dans l'entraînement bouddhiste, cette voie royale n'est précisément pas incluse dans la pratique personnelle. Les rêves sont considérés comme « le miroir de notre karma », donc de nos schémas, de nos habitudes et de nos tendances émotionnelles. Mais il est déconseillé au·à la pratiquant·e de s'intéresser de façon intensive au contenu de ses rêves. La raison en est qu'il s'agit avant tout de reconnaitre que les expériences vécues dans la journée ont déjà une nature semblable au rêve ; en cela, les rêves nocturnes servent essentiellement d'exemples de la façon dont on peut prendre pour authentique une réalité imaginaire, avec toutes les émotions et même les réactions corporelles, bien qu'il ne s'agisse que d'un rêve.

Il est donc conseillé, dès le réveil, de se détacher de façon radicale et immédiate de l'identification avec le rêve et de ne lui accorder aucune attention particulière. Le·a pratiquant·e est également mis en garde contre la tentation de tirer des conclusions pour son quotidien à partir du rêve car nous nous trompons bien souvent dans l'interprétation de nos propres rêves et nous y projetons nos peurs et nos attentes.

Néanmoins, cela ne signifie pas que la voie royale analytique soit exclue. Car, dans l'analyse des rêves, nous essayons d'éviter toute conclusion hâtive

97 Sigmund Freud, *l'Interprétation des rêves.*

sur leur interprétation et nous dévoilons prudemment la signification émotionnelle, couche après couche. C'est justement pour éviter cela que les maitres bouddhistes nous recommandent de ne pas tirer de conclusions hâtives à partir des rêves. Un travail bénéfique consistera à comprendre le miroir karmique et à en tirer un éclairage sur lequel nous devons travailler pendant la journée.

Il existe donc bien dans la voie d'entraînement bouddhiste un travail intérieur avec les rêves : le « yoga du rêve » fait partie du chemin de libération. Dans celui-ci nous cultivons d'abord le songe lucide, c'est-à-dire que nous devenons conscients tout en rêvant. Nous utilisons ensuite cette conscience pour donner au rêve la forme que nous souhaitons. Cela ne consiste pas simplement à changer l'histoire mais aussi à se multiplier en plein milieu du rêve ou se dissoudre, boire du feu, respirer sous l'eau, traverser les murs, etc., c'est-à-dire faire toutes les choses qui sont possibles parce que nous sommes conscient qu'il ne s'agit pas d'un évènement réel. Dans le rêve, nous nous entrainons également à faire des voyages dans d'autres régions ou à sortir de notre corps.

Puis nous y pratiquons le chemin d'éveil : méditer, faire le bien des autres et accomplir les mêmes pratiques que pendant l'état de veille. Cela comporte également le fait de reconnaitre la nature du vécu dans le rêve et d'entrer dans la conscience non duelle. Cela permet d'épuiser les impulsions karmiques qui causent les évènements oniriques habituels car elles ne sont plus entretenues, plus personne ne s'en occupe, elles ne reçoivent donc plus de nourriture et elles se dissolvent.

Ainsi, la phase de rêve peut être utilisée la nuit pour la poursuite de la pratique en conscience. À ce moment-là, nous ne nous intéressons plus aux contenus des rêves. Il s'agit seulement de prendre conscience de la nature des mouvements mentaux. Mais cela est une voie d'entraînement assez difficile à atteindre. Tant que nous sommes empêtrés dans des schémas émotionnels forts, cela peut être utile de soumettre les rêves les plus marquants à une analyse grâce à l'aide d'un·e thérapeute expérimenté·e. Il existe de très nombreuses raisons pour cela et d'excellentes méthodes.

Analyse des rêves en six phases (méthode W.1)

Nous proposons ci-après un schéma d'interprétation de certains éléments et niveaux de rêves, en six phases. Nous suivons pour cela la méthode d'association libre (phase 2), tandis que dans la phase 4, le rêveur s'identifie à certains éléments du rêve, selon une méthode développée par Eugene Gendlin[98].

Dans le travail avec les rêves, le·a thérapeute prend la même posture au début de la séance de thérapie et pendant toute la séance, comme pour toutes les autres pratiques en EPT (voir chapitre L): orientation intérieure, être dans la conscience ouverte intemporelle ou en contact avec les représentant·e·s de sagesse, comme le Bouddha de Médecine, ainsi que la mise en place du champ de guérison (voir chapitre M et exercice N.1).

Le guide pratique suivant d'interprétation des rêves distingue différentes phases et niveaux du traitement du matériau onirique et se prête ainsi à une façon de procéder structurée. Néanmoins, il ne s'agit pas de l'appliquer au pied de la lettre, phase après phase, mais certains éléments peuvent être utilisés en fonction du processus. Le prérequis est que le·a client·e ait décidé de travailler un rêve au cours de la séance.

1. Nous demandons au·à la client·e de se *rappeler* le rêve autant que possible et de le *raconter* (s'il l'a noté, il ne doit pas lire ses notes). Le·a thérapeute écrit l'intégralité du récit du rêve.
2. Nous demandons au·à la client de faire des *associations libres* avec le contenu du rêve: «À quoi ce rêve ou telle partie du rêve vous fait-il ou vous fait-elle penser?» Parfois la chaine d'association d'idées permet de remonter à des évènements très anciens de l'histoire du·de la client·e qui ne semblent ne rien avoir à faire avec le rêve. Le·a thérapeute suit d'abord cela.

   Il est éventuellement possible de continuer à travailler avec cette situation. Par exemple: grâce à la chaine d'association d'idées, le·a client·e en est arrivé à un besoin non satisfait de l'enfance, à ce moment-là on peut continuer avec un travail sur l'enfant intérieur·e (voir chapitre S). Ici le rêve est considéré comme «une porte d'entrée», presque comme un

98 Voir chapitre Q et le livre de Gendlin, *Ton corps – ton interprète de rêves*

fantasme, qui mène le·a client·e et le·a thérapeute, dans le processus de la situation de thérapie, à des évènements qui, parfois, n'ont pas été traités.

3. Puis nous examinons progressivement le contenu du rêve pour voir si certains de ses éléments sont des personnes réelles avec qui le·a client·e est en relation. Ces personnes sont interprétées comme des objets réels. Le·a thérapeute demande quelle est la relation avec ces personnes (niveau de relation ou d'interaction dans la réalité du·de la client·e). Est-ce que le rêve donne des indications sur la qualité des interactions et sur les composantes émotionnelles en lien avec ces personnes ? Cela vaut également pour les objets présents dans le rêve. En termes psychanalytiques, on considère cela comme l'interprétation au niveau de l'objet.
4. Nous arrivons au niveau intrapsychique ou de l'interprétation au niveau du sujet : le rêve est vu comme la scène intérieure du·de la rêveur·se. Toutes les personnes et les objets qui apparaissent dans le contenu manifeste du rêve peuvent être des représentants des différents aspects du·de la rêveur·se. Au cours de la séance, le·a client·e doit s'identifier brièvement à chacun de ces éléments oniriques.

Le·a thérapeute et le·a client·e déterminent et utilisent alors les éléments du rêve les plus importants (par exemple : des personnes significatives ou des objets significatifs). C'est le·a client·e qui détermine l'ordre dans lequel il·elle va faire ce travail intérieur avec les éléments oniriques. Par exemple, s'il·elle a rêvé d'une contrôleuse de train, nous lui demandons : « Même si c'est inhabituel pour vous, identifiez-vous pour un instant avec cet élément du rêve 'contrôleuse de train'. Devenez complètement la contrôleuse de votre rêve. C'est comment ? Si elle représentait une partie de vous, quelle serait-elle ? » Le·a client·e peut répondre à cette question en disant que cet élément de rêve « contrôleuse de train » représente ses agressions.

Le·a thérapeute demande ensuite au·à la client·e de se désidentifier à nouveau. « Maintenant, veuillez sortir de cet élément du rêve. Tournez-vous vers les sensations dans votre corps, en particulier dans les pieds. » Ensuite, l'élément suivant est travaillé de la même façon. Le·a thérapeute procède également avec les mêmes questions. Ainsi peu à peu, le·a client·e nomme certains éléments de sa personnalité. Puis de façon analogue à la structure de l'histoire du rêve, le·a thérapeute peut les mettre en relation les uns avec les autres.

5. Dans cette phase le·a thérapeute demande au·à la client·e de fermer les yeux et de continuer le rêve comme une rêverie diurne. «Veuillez fermer les yeux et continuer le rêve. Laissez-vous aller aux images intérieures et n'essayez pas de contrôler le processus.» La poursuite du rêve dans la situation de thérapie est en général amorcée à la fin du songe tel qu'il a été raconté. Mais on peut également la raccrocher à un autre moment clé du rêve. La poursuite du songe indique souvent la direction du processus dans une certaine dynamique. Dans le cas de rêves avec des sujets lourds et en particulier pour les cauchemars, le fait de poursuivre le rêve permet de leur enlever de leur poids.
6. Dans cette phase, le·a thérapeute peut poser des questions sur le rêve au client. Par exemple, une question telle que «si le rêve avait une signification pour votre évolution personnelle, quelle serait-elle?» ou «s'il avait une signification pour votre sexualité ou pour votre évolution spirituelle, quelle pourrait-elle être?» La compréhension des schémas d'interprétation peut donner un bon aperçu des émotions et des schémas d'attachement du·de la client·e.

Le rêve peut aussi dire quelque chose sur d'autres ressources et sur d'autres espaces possibles d'évolution du·de la client·e. L'inconscient en nous est souvent plus avancé que nous-mêmes! Le·a thérapeute peut souligner la force de l'observateur·rice et de la conscience dans le rêve et les considérer comme des ressources. Cela peut permettre de renforcer cette ressource chez le·a client·e ou indiquer simplement que cette base de l'être existe toujours et qu'elle était naturellement présente dans le rêve.

Puis, en conclusion, le·a thérapeute peut encore une fois résumer la dynamique du rêve (les éléments de personnalité et les schémas d'attachement qui ont été mis en évidence ainsi que les relations qui les unissent à l'évènement du rêve) et interpréter cela («la nouvelle histoire»). Par ailleurs, il·elle peut encourager le·a client·e à tenir un journal de rêves ou disposer près du lit une feuille de papier et un crayon pour les noter tout de suite après le réveil.

Cette façon de procéder a fait ses preuves dans la pratique. Mais elle peut également être complétée par d'autres approches, par exemple par l'interprétation jungienne des rêves ou l'aspect du transfert. Pour tout approfondissement, le lecteur peut consulter la bibliographie.

Étude de cas sur le travail avec les rêves

Thérapeute.: Voulez-vous me raconter votre rêve?

Client *(de 59 ans)*: Dans tous les cas, je suis dans un train, dans un compartiment qui n'est pas un compartiment passager mais une sorte de compartiment de service. C'est aussi plus grand. C'est presque comme un salon mais quand même dans un wagon. Là, il y a en tout trois ou quatre contrôleuses et contrôleurs. J'ai quelque chose à faire avec eux. Ce qui vient de là maintenant: il y a aussi quelque chose avec les contrôleurs, je fais quelque chose avec eux, je ne sais pas quoi, je discute avec eux. Et puis, je ne sais plus si c'était dans le rêve ou juste après le réveil, je me suis dit: «Mais qu'est-ce que c'est que cela? Tu étais dans le compartiment des contrôleurs. Tu as pris le train mais tu étais dans un tout autre compartiment.» C'est seulement là que je l'ai compris. Puis, il y eu encore autre chose où j'étais dans un vrai compartiment. Mais je ne peux pas dire si c'était avant ou après le compartiment avec les contrôleurs. Je sais juste que je remettais à sa place l'un ou l'autre d'entre eux parce qu'il ne s'était pas comporté correctement. Je ne sais plus exactement ce que c'était, juste que j'ai discuté avec eux: «Ce n'est pas possible, vous ne pouvez pas vous comporter comme cela.» Puis enfin je me suis étonné d'être dans ce compartiment alors que je faisais juste un voyage en train. Voilà c'est cela l'essentiel.

Ici s'arrête le récit du rêve.

Cl.: Puis il y avait encore cela, le rêve est peut-être lié à une situation réelle: nous sommes rentrés de Suisse avec un train de nuit. Ce n'était pas une expérience agréable parce que le train était assez sale et en mauvais état. Pas très appétissant. Et cette situation dans le train n'était pas non plus très appétissante, ce n'étaient pas des voitures propres de train à grande vitesse. Donc cela peut être lié à cette situation réelle.

Th. : Là vous avez déjà les premières idées. Si vous voulez, fermez les yeux quelques instants et repensez encore une fois à ces évènements dans le rêve. Donc toutes ces images oniriques avec le train, le compartiment qui est un peu comme un compartiment de service et un peu comme un salon avec les trois ou quatre contrôleur·se·s. Vous discutez et vous êtes fâchés : « Cela ne peut pas continuer comme ça. » Vous les avez remis à leur place … Essayez de ne pas trop réfléchir mais plutôt de faire venir des associations libres et spontanées et faites m'en part.

Le client est encouragé à rester davantage dans le processus primaire, c'est-à-dire dans le processus des associations d'idées plutôt que d'aller dans la réflexion c'est-à-dire le processus secondaire.

Cl. : Ce qui est là maintenant aussi c'est la question : mais dans quel train est-ce que je suis en fait ? Ou dans quel train est-ce que je veux être ? Les deux en même temps. Et aussi la surprise, si je suis vraiment dans le train, je dépends des contrôleurs, si je n'ai pas de ticket, ils peuvent me mettre une amende. Là c'était plutôt l'inverse, j'avais l'impression qu'ils n'avaient absolument rien à me dire. C'est moi qui avais quelque chose à leur dire. C'est cela qui m'a étonné.

Th. : Est-ce que cela vous fait penser encore à quelque chose ?

Cl. : C'est peu de temps après la discussion que j'ai remarqué : ouh là ! Ils ont vraiment un peu peur. J'ai dit quelque chose mais je ne sais plus vraiment quoi. C'était presque une inversion des rôles. Cela je m'en rappelle. Cela m'a quelque peu surpris.

Th. : Pouvez-vous faire venir l'image de ces contrôleurs et contrôleusesde votre rêve encore une fois ?

Cl. : Deux, trois d'entre eux étaient des personnes très pâles. L'un d'entre eux était une contrôleuse rousse, hirsute, assez agressive. C'est à elle que j'avais dit que son comportement n'était pas acceptable. Les autres ont observé cela mais ne se sont pas impliqués.

Th. : Alors faites revenir cette contrôleuse hirsute et rousse en tant que phénomène onirique et regardez si vous pensez à quelque chose, si vous avez des associations d'idées à son sujet. Ouvrez-vous simplement au flux intérieur de ces associations d'idées. Parfois on en arrive à d'autres histoires. À quoi pensez-vous lorsque vous avez cette image du rêve ?

Cl. : Je sais juste que j'ai vraiment rencontré une femme comme cela dans le train. Elle m'a fait penser à ma belle-sœur. Elle était aussi très ronde comme ma belle-sœur et aussi très grossière, insolente et elle manquait de nuances avec les autres passagers.

Th. : Et cette belle-sœur, quelle est votre relation avec elle ?

Cl. : C'est ce côté d'elle, de « Madame je-sais-tout » qui ressortait très fort chez la contrôleuse.

Th. : Et votre belle-sœur ?

Cl. : Elle a beaucoup cela aussi. Du moins c'est comme cela que je le ressens. *(Questions sur le niveau d'interaction dans la réalité) :*

Th. : Quel est votre relation avecelle ?

Cl. : Pas très bonne.

Th. : C'est la femme de... ?

Cl. : La femme de mon frère ainé.

Th. : Regardez simplement ce qui vous vient comme association d'idées.

Cl. : Juste ce côté hautain comme une matrone.

Th. : Est-ce que vous pensez à autre chose ?

Cl. : Je pense à beaucoup de choses lorsque je pense à ma belle-sœur.

Th. : Qu'est-ce qui vous vient lorsque vous pensez à elle ?

Cl. : Beaucoup de préjugés justement.

Th. : Beaucoup de préjugés ? *(pause plus longue)*

Où êtes-vous maintenant intérieurement ?

Cl. : En fait, je ne voudrais rien avoir à faire avec elle.

Th. : Vous voudriez ne rien avoir à faire avec elle. *(Pause plus longue)* Vous rappelez-vous autre chose ? *(pause plus longue)*

Le thérapeute suppose que le client se rappelle quelque chose mais qu'il ne souhaite pas en parler, un processus intérieur se déroule pour le client.

Cl.: Non, pas vraiment. *(Passage au niveau intra psychique)*

Th.: Identifiez-vous pour un instant avec ce phénomène du rêve qu'est cette contrôleuse rousse: comment cela se ressent-t-il? Si ce phénomène de rêve représentait une partie de vous, quelle serait-elle?

Cl.: Peut-être les préjugés hâtifs *(1)*.

Th.: Les préjugés hâtifs, ah oui... revenons maintenant à l'ensemble du rêve. Il y a aussi le fait que vous êtes étonné d'avoir critiqué une contrôleuse parce qu'elle s'était comportée mal.

Cl.: Je m'étonnais surtout qu'ils étaient tous déstabilisés et qu'ils avaient même un peu peur: «Mais qu'est-ce qu'il fait maintenant?»

Th.: Regardez si cela fait venir des associations d'idées lorsque vous pensez à cet étonnement du fait qu'ils aient peur.

Cl.: Ce n'était pas du tout mon intention.

Th.: Oui, être étonné qu'ils aient peur alors qu'on n'en ait pas du tout eu l'intention.

Cl.: D'une certaine façon cela a quelque chose de libérateur.

Th.: Quelque chose de libérateur *(2)*. Est-ce que vous avez à ce sujet encore des interrogations?

Cl.: Oui l'association d'idée est que j'ai en fait plus de force que ce que je crois ou que je suis plus fort que ce que je pensais.

Th.: Ah oui, j'ai plus de force que ce que je pensais, je suis plus fort que ce que je croyais. Si vous vous identifiez pendant un instant avec cet élément du rêve, comment cela se ressent-il? Et si cela représentait une part de vous, quelle serait-elle?

Cl.: Oui cela représenterait quelque chose de puissant. Quelque chose qui aspire à avancer *(3)*.

Th.: Ah, cela représenterait quelque chose de puissant et qui veut avancer. Revenons encore une fois aux images du rêve, il y a ce compartiment de service, c'est presque un peu comme un hall de guichet. Parfois il y a des objets significatifs qui nous sautent immédiatement aux yeux que l'on se rappelle particulièrement.

Cl. : Il y avait une boite, elle n'avait pas de …

Th. : Il y avait une boite. Regardez simplement. Laissez venir la boite du rêve et regardez si cela génère des associations d'idées.

Cl. : Ce qui me vient c'est quelque chose de l'école, du lycée.

Th. : Oui, restez avec cela.

Cl. : Chez nous, il y avait une gare de marchandises. Là, il y avait des gens qui étaient employés par les chemins de fer. Et quand je réfléchis à cette boite et à ce compartiment, ils ont quelque chose d'un peu vieux, de pas moderne. Alors je pense qu'ils travaillaient justement dans ces vieux wagons. Je ne suis jamais allé dedans, je les ai toujours vus que de l'extérieur.

Th. : Restez un peu avec cela, à ce temps du lycée et à cette gare de marchandises. Quelle est l'association d'idée suivante ? Qu'est-ce qui se passe là ?

Cl. : Il y avait une station-service où on réparait nos voitures, un combi Volkswagen et d'autres...

Th. : Quel âge avez-vous là ?

Cl. : Entre 15 et 16 ans et avec les voitures plus de 18 ans.

Th. : Restez encore avec cela. Laissez venir les associations d'idées. Prenez le temps. Comment est-ce que vous vous sentiez à ce moment-là ?

Cl. : Ah, je repense à deux situations *(il rit)*. Une situation justement avec ce combi Volkswagen. Dans les environs de Paderborn, il y a une route qui serpente pas mal, nous roulions sur cette route avec le combi ; celui qui était derrière a fait une photo et alors nous avons dit que nous allions essayer de voir si nous pouvions détacher les pneus des jantes dans un virage. Bien sûr nous ne voulions pas que cela arrive vraiment, mais nous avons roulé de telle sorte que cela aurait pu se produire. Et la photo montre comment sont faites les roues arrière du combi. *(Il fait une oblique avec ses mains.)* Puis j'ai pensé : « Eh oui, tu l'as vraiment fait sortir des jantes. » Les autres ont dit : « Attention, tu vas faire sortir les pneus des jantes». Moi j'ai dit: «Pourquoi? Ce n'est pas si grave.» Je n'avais jamais vu comment étaient vraiment les pneus. Mais sur la photo, je l'ai vu.

Th.: C'était une époque très vivante, pleine d'aventures.

Cl.: Oui.

Th.: Là, vous alliez vraiment bien, est-ce que nous pouvons dire ça?

Cl.: Oui.

Th.: Oui, là vous avez presque fait sortir les pneus des jantes…

Cl.: *(sourit)* Mais je contrôlais parfaitement mon véhicule. Du moins, je le croyais. Quand j'ai vu la photo je n'étais plus très sûr.

Th.: Oui. Cela c'était une situation, voyez encore. Regardez encore un peu. Quel côté de vous pourrait-elle représenter?

Cl.: Le côté vivant *(4)*.

Th.: Le côté vivant. Oui. Vous avez dit que vous pensiez à deux situations avec la boite. Vous souvenez-vous de la seconde?

Cl.: Cela me rappelle la situation à la gare. La seconde était quelques années plus tard, l'image m'est venue tout de suite. À la gare, il y a une passerelle au-dessus des voies. Il m'est venu le souvenir que je suis passé dessus avec une grosse bagnole, une Maserati que j'ai emprunté brièvement à des gens avec qui j'avais fait du stop. C'étaient des tennismen professionnels que j'avais hébergés. Ils avaient une grosse voiture mais sinon ils n'avaient pas beaucoup d'argent. Je leur avais dit qu'ils pouvaient dormir chez moi, qu'ils n'avaient pas besoin d'aller à l'hôtel. Il fallait que j'aille chercher de l'argent à la banque et là ils m'ont prêté leur voiture pour aller en ville. Je me rappelle un ami qui m'avait dit: «Si un jour j'ai une voiture comme cela, je traverse tout Paderborn très lentement.» Et là, j'ai traversé effectivement tout Paderborn très lentement avec cette voiture.

Th.: Vous en avez profité?

Cl.: Oui, j'en ai profité.

Th.: Si vous vous identifiez encore une fois à l'image du rêve et à cette sensation, quelle part de vous pourrait-elle représenter?

Cl.: Il y avait un grand sentiment d'indépendance *(5)* et bien sûr, vouloir représenter quelque chose.

Th.: À l'âge de 18 ans, c'est quelque chose de tout à fait particulier: l'indépendance et vouloir représenter quelque chose. Pensez-vous à autre chose encore?

Cl.: Non.

Th.: Regardons à nouveau le rêve dans sa globalité. Il y a ce compartiment, c'est comme un salon. Avez-vous des associations d'idées à ce sujet?

Cl.: Non.

Th.: Est-ce que dans l'ensemble du rêve, il y a encore quelque chose qui vous saute aux yeux? Parfois ce sont des objets ou alors quelque chose qui se présente à vous.

Cl.: Non, il n'y a pas d'autre objet. Il y a juste cette surprise qui est très claire, très nette.

Th.: Vous êtes en fait surpris de votre force et de l'effet de votre force. Est-ce que cela pourrait avoir une signification ou dire quelque chose sur votre croissance personnelleet sur votre vie?

Cl.: Oui, c'est possible.

Th.: Oui, c'est possible. Alors cela pourrait maintenant vous arriver d'être surpris de votre force?

Cl.: Oui.

Th.: Je résume encore une fois, nous avons 4 éléments: 1. les préjugés hâtifs représentés par la rousse puis, 2. cette sensation de force et de libération dans le fait de remettre quelqu'un à sa place, 3. la sensation d'être vivant et 4. l'indépendance et le fait de représenter quelque chose, ce qui a davantage à voir avec l'âge du garçon de 18 ans, ainsi que d'être surpris de cette force et de l'effet qu'on peut avoir par ce qu'on fait et ce qu'on dit. Peut-être que vous aussi vous voudriez bien faire sortir les pneus des jantes... *(Indication à valeur d'interprétation).*

Client *(approuve)*: Mmh.

Th. : Regardez encore si quelque chose vous vient, ou s'il y a encore une impulsion, ou d'autres associations d'idées, ou si vous voulez laisser les choses comme cela.

Cl. : Je pense que cela peut rester comme cela.

Th. : Si on poursuivait maintenant le rêve comment est-ce que cela continuerait ? Veuillez fermer les yeux et laissez-vous aller complètement aux images intérieures et dites-moi ce que vous voyez.

Cl. : Cela n'est pas facile.

Th. : Cela s'arrête là où vous vous étonnez de l'effet qu'ont eu vos paroles. Vous pouvez continuer le rêve à partir de là, les images peuvent se dérouler comme dans un film sans aucun contrôle.

Cl. : Ce n'est pas tellement une image, c'est plutôt une sensation. Mais je ne lui fais pas complètement confiance, c'est plutôt que cela doit continuer à évoluer.

Th. : Prenez le temps, donnez-lui de l'espace pour que cela puisse se montrer et s'exprimer.

Cl. : Là, il vient beaucoup de choses différentes...

Th. : Quoi donc ?

Cl. : Des nouvelles orientations qui me font un peu peur parce qu'elles signifient une certaine insécurité.

Th. : Vous êtes d'une certaine façon en chemin dans le compartiment de train et dans le train. Cela va bien quelque part.

Cl. : Oui, au fond, c'est la question : dans quel train est-ce que je veux monter maintenant ?

Th. : Dans quel train est-ce que je veux monter ? Lequel est-ce que je veux prendre, dans lequel est-ce que je veux être ? Est-ce que cela vous fait penser à quelque chose ?

Cl. : Il y a cette contradiction. D'un côté ce qui n'est pas du tout raisonnable comme avec le combi Volkswagen et de l'autre le soi-disant raisonnable et ce qui est faisable.

Th. : Et cela crée une relation. Nous nous confrontons. Vous vous confrontez à la femme rousse de votre rêve. Si vous continuez le rêve: avez-vous une idée où va le train? Où pourrait-il vous amener?

Cl.: Cela n'est pas tout à fait clair. Ce qui vient dans tous les cas c'est: davantage d'eau, la mer. Et c'est naturellement un synonyme de bateau.

Th.: Ah oui, c'est synonyme de bateau, laissez-vous tranquillement porter.

Cl.: Je crois que cela a beaucoup à voir avec un sentiment de communauté.

Th.: Cela a quelque chose à voir avec la communauté. *(Le thérapeute sent qu'il y a quelque chose de très ouvert et très vaste.)* Il y a quelque chose de très ouvert.

Cl.: Oui.

Th.: Est-ce que cela pourrait être lié à votre évolution spirituelle?

Cl.: Ce bateau a marqué de façon décisive mon évolution spirituelle. Ou les expériences sur le bateau.

Th.: Quelles expériences sur le bateau?

Le thérapeute remarque que son client hésite.

Ou bien vous ne souhaitez pas en parler?

Cl.: En fait, je ne peux pas vraiment le décrire.

Th.: Oui, c'est là que cela vous a amené, c'est là qu'allait le train. Est-ce que vous voulez encore rester un instant avec cela ou est-ce qu'on doit le laisser comme cela?

Cl.: On peut le laisser comme cela.

Th.: Veuillez maintenant sortir des images. Est-ce que vous voulez dire quelque chose là-dessus?

Cl.: Oui, c'est intéressant mais aussi étonnant pour moi. Je n'y aurais pas du tout pensé. Merci.

Th.: Vous êtes dans le train et à la fin, il vous amène quelque part, à un endroit lié à votre chemin spirituel. Et il y a des confrontations dans le train. Les contrôleurs ont bien quelque chose à voir avec l'autorité. Vous réussissez à renvoyer dans les cordes une autorité arrogante et qui juge facilement. Cela vous étonne vous-même d'en être capable. Cela vous permet de ressentir votre force et cela a aussi quelque chose comme : là je me crée de l'espace, je me fais entendre, je peux me montrer entièrement. Est-ce qu'on peut en rester là ?

Cl. : Oui, merci.

Résumé interprétatif

1. Par le jeu des associations d'idées, le rêve mène aux évènements réels d'insatisfaction et d'agacement vis-à-vis du compartiment sale du train suisse, puis à l'époque où le jeune homme très vivant conduisait son combi Volkswagen comme un pro.
2. Puis cela amène au niveau des relations avec la belle-sœur. Une relation difficile et possiblement conflictuelle.
3. Au niveau intra psychique, on peut faire les interprétations suivantes : il y a cet étonnement (« Eh bien, tu es dans le compartiment des contrôleurs et des contrôleuses. ») Un processus de prise de conscience. Et puis un acte de volonté : remettre à sa place un ou plusieurs contrôleurs (« non, cela je ne veux pas »). Donc, grâce à la désidentification du côté qui juge, il y a peut-être une sous-personnalité comme le juge intérieur symbolisé par les contrôleurs, en particulier la contrôleuse rousse, cela peut ouvrir un espace (« cela a quelque chose de libérateur »). Cela libère des énergies ou cela fait couler des énergies. Cela ouvre la possibilité que quelque chose d'autre se montre : des parties très vivantes, symbolisées par exemple par la boite qui mène aux souvenirs de l'époque du jeune homme avec son expérience de groupe et le combi Volkswagen. Il se révèle un côté indépendant symbolisé par le fait de conduire la Maserati.

Résumons encore une fois : La désidentification de cette partie qui juge et qui contrôle permet qu'une sensation de force et de vie s'installe et que se révèle une aspiration à l'indépendance et à l'autonomie. Le sujet important reste : la possibilité de se décider (dans la poursuite du rêve dans la possibilité de choisir entre deux trains). Ce n'est qu'une fois que la décision est prise (acte de volonté, acte de « force du moi ») que cela permet lors de la poursuite du rêve un processus d'ouverture (« là il y a quelque chose de vaste ou d'ouvert ») et ainsi l'accès à des niveaux et des expériences existentielles et spirituelles (symbolisées par le souvenir de l'expérience sur le bateau).

X. Travailler la volonté et l'alignement intérieur

Après le « travail avec la dynamique inconsciente et la désidentification de schémas qui contrôlent », un espace s'ouvre, de la force et une énergie libre s'élèvent pour pouvoir agir et créer.

Lorsque le·a client·e connait certaines de ses dynamiques inconscientes qui influencent ou même dirigent sa perception, son vécu émotionnel et relationnel, qu'il·elle prend conscience de ses forces, qu'il·elle peut peut-être même apprendre à les diriger depuis son soi, alors la force de décision, la détermination de la direction, la créativité et la mise en œuvre de la volonté gagnent en importance et en possibilités.

D'après Assagioli, « nous sommes dominés par tout ce avec quoi nous sommes identifiés inconsciemment », c'est-à-dire que nous pouvons accéder à notre plusgrande « force créatrice », lorsque les identifications inconscientes les plus importantes (voir chapitre Q à W), sont dissoutes.

Connaitre le gout d'une décision (exercice X.1)

Commençons par un exercice simple pour découvrir la force du soi : la « volonté ».

> Veuillez tourner votre conscience vers l'intérieur, d'abord sur les sensations corporelles, en particulier sur les pieds, puis restez quelques instants avec le mouvement du ventre qui gonfle et dégonfle à chaque respiration.

Puis laissez passer quelque peu à l'arrière-plan cette sensation et en souvenir remontez un peu en arrière dans votre vie.

Repensez à une situation dans laquelle vous avez pris une grande décision, où il y avait des pour et des contre et vous vous êtes décidé. Faites revenir cette situation devant votre œil intérieur. S'il y a plusieurs situations, veuillez en choisir une.

Comment vous êtes-vous senti après avoir pris cette décision ? Est-ce que cela a eu un effet sur les sensations de votre corps ? C'est comment de prendre une décision ? Quel est ce « gout » ?

Laissez de l'espace à cela, surtout si c'était pour vous une expérience agréable. Laissez cette sensation se répandre dans votre corps.

Y a-t-il une zone de votre corps où vous ressentez cette sensation particulièrement forte ? Puis continuez à rester en contact avec cette zone corporelle et avec le gout de ce que c'est que d'avoir pris cette décision.

Puis laissez se terminer l'exercice et accordez-vous encore un peu de temps pour y repenser. Peut-être voudrez-vous prendre aussi quelques notes.

Nous pouvons associer cet exercice à un petit exercice préliminaire, par exemple celui d'une situation dans laquelle nous n'avons pas pris de décision, alors que nous aurions dû. La différence est encore plus notable. Cet exercice permet de voir comment on peut se sentir, si on met plus souvent en œuvre notre force de décision.

C'est un exercice qui permet de se renforcer, qui peut nous conduire à un état plus libre, moins identifié que nous pouvons naturellement utiliser aussi pour renforcer les ressources. Peut-être est-ce quelque chose que nous connaissons de la méditation de pleine conscience. Il y a une impulsion, un certain phénomène dans la perception (par exemple, pensez à un problème non résolu) et grâce à la volonté, nous tournons très rapidement notre perception sur l'objet de la méditation, ou bien nous suivons le flux des autres perceptions sensorielles : nous restons dans le processus. Ici, ce sont les mêmes forces qui sont en jeu.

Ou alors, vous tournez votre esprit de façon très ciblée sur quelque chose de bénéfique, vous essayez d'éviter ce qui n'est pas bénéfique et en un instant, vous devez prendre une décision au moyen de la force de votre esprit, de la conscience, de votre volonté, pour vous orienter intérieurement vers ce que vous avez choisi. Par exemple: être conscient de la motivation du bodhisattva ou des qualités que l'on souhaite développer.

Se fixer un objectif (exercice X.2)

L'exercice suivant provient originellement de la psychosynthèse. Il peut être utilisé dans la mise en œuvre de décisions.

> Tournez votre conscience sur les sensations corporelles, en particulier sur les pieds. Cela peut être bon de fermer les yeux, mais vous pouvez à tout moment les ouvrir à nouveau si vous en avez besoin.
>
> Puis, placez votre attention quelques instants sur les sensations du ventre qui gonfle et dégonfle au rythme de la respiration.
>
> Laissez maintenant passer ces sensations quelque peu à l'arrière-plan et pensez à quelques objectifs importants dans votre vie. Cela peut être quelque chose de très banal comme par exemple repeindre la clôture. Ou quelque chose de plus important comme: apprendre et exercer un nouveau métier.
>
> Cet objectif doit être important pour vous. Si vous avez plusieurs objectifs, alors choisissez-en un. Un véritable objectif important pour vous. À moins que vous ne pensiez à cet objectif, vous pouvez intérieurement formuler cette phrase: « Oui, je vais réussir mon examen de thérapeute» et passez au niveau des sensations corporelles.
>
> Peut-être y a-t-il des endroits où vous pouvez ressentir cela. À cet endroit-là, adressez la phrase intérieure: « Je voudrais un symbole. Montre-moi un symbole de cet objectif.» (Dans cet exemple concret, vous aurez peut-être un symbole de guérison).
>
> Maintenant, imaginez que vous vous trouvez sur une longue route, très longue, très droite, très ouverte devant vous. Vous voyez qu'elle

monte quelque peu dans le lointain, qu'elle mène au sommet d'une petite colline. En haut de la colline, à la fin de la longue route, il y a votre symbole. Vous pouvez le reconnaitre même avec la distance.

Vous avancez pas à pas sur le chemin, votre objectif devant les yeux.

Vous avancez de façon décidée. Vous ressentez tout votre corps alors que vous marchez. À chaque pas, vous sentez votre pied, le pied que vous venez de poser. Vous sentez la force dans vos muscles, dans les jambes, dans tout votre corps. Vous continuez à avancer vers votre but.

Alors que vous avancez, vous remarquez au bord du chemin, des êtres, ou des situations, ou des circonstances, qui essaient de vous distraire, qui essaient de vous détourner de votre but.

Ces êtres font tout pour vous déconcentrer, mais vous savez dans votre for intérieur qu'ils ne réussiront pas. Vous avez la profonde certitude que vous ne vous laisserez pas détourner de votre objectif.

Ces êtres ne peuvent pas vraiment vous barrer la route. Ils vont peut-être vouloir vous attirer, vous culpabiliser ou vous donner un alibi pour ne pas continuer, mais vous continuerez sans faiblir vers votre but.

Avancez calmement, regardez ces êtres et ces circonstances, examinez-les, analysez-les, voyez comment ils essaient de vous détourner. Puis revenez toujours sur la route, sur votre chemin vers l'objectif. Petit à petit, vous êtes peut-être déjà en train d'escalader, de monter la colline et vous n'êtes déjà plus très loin de votre cible.

Peut-être pouvez-vous déjà reconnaitre très clairement votre symbole.

Puis vous atteignez votre but. Prenez le temps de gouter pleinement cette expérience. Comment est- ce ? Comment le sentez-vous dans votre corps ?

Peut-être avez-vous envie d'exprimer spontanément vos sentiments dans les images intérieures.

Restez encore un instant là-haut, observez le chemin que vous avez parcouru et voyez les obstacles qui se sont élevés et que vous avez surmontés.

Restez encore quelques instants dans cette expérience, puis concentrez-vous à nouveau dans les sensations dans le corps et dans les pieds.

Revenez à votre rythme.

Laissez doucement l'exercice se terminer et ouvrez les yeux. Orientez-vous dans l'espace, dans la pièce.

Si vous le souhaitez, vous pouvez prendre quelques notes.

Après l'exercice le·a thérapeute demande au·à la client·e de raconter ce qu'il·elle a vécu.

C'est particulièrement la façon dont les obstacles s'élèvent qui donne des informations importantes sur ce qui empêche le·a client·e de mettre en œuvre ses objectifs et qui peut être particulièrement pertinent dans la situation de thérapie.

Trouver sa vision: «Où est-ce que je veux être dans cinq ans?» (exercice X.3)

Cet exercice travaille davantage avec la créativité de notre esprit pour permettre un meilleur alignement intérieur.

Dans la première phase de l'exercice, nous demandons au·à la client·e de déterminer un délai pour sa vision *(entre trois et huit ans ... dans notre exemple cinq ans)*. Il ou elle dit où il·elle veut être à ce moment-là *(dans notre exemple, être propriétaire de son appartement, être en bonne santé, être dans une relation et avoir deux enfants ...)*.

Cela aide le·a client·e de lui dire que c'est un exercice de volonté et qu'il·elle doit imaginer à quoi ressemblerait sa vie dans cinq ans si tout évoluait comme il·elle le souhaite bien sûr de façon réaliste. Nous incluons alors tous les domaines de la vie.

À quoi est-ce que ressemble sa vie: relations, santé physique, sport, passetemps, psyché, amis, réseau social, travail, voyages, lieu de vie?

Quels sont les objectifs de famille, les projets, matériels, spirituels ...?

Dans cette «phase de collecte», le·a thérapeute écrit précisément, si possible mot pour mot, ce que dit le·a client·e. Lorsque cette phase est terminée, le·a client·e est amené·e à se tourner vers l'intérieur.

Installez-vous confortablement, tournez votre conscience vers vos sensations corporelles. Suivez pendant quelques instants la respiration au niveau de votre ventre. Puis, laissez passer ces sensations à l'arrière-plan.

Maintenant, je vais vous lire tout ce que vous m'avez dit au sujet de votre vision, lentement, à la première personne.

«À la question: où je veux être dans cinq ans? Vous avez donné la réponse suivante: ‹*je vis encore dans ma maison avec ma femme …*›.» Une fois que le·a thérapeute a tout lu à voix haute lentement, il·elle demande au·à la client·e si certains buts auraient pu être oubliés dans cette collecte, ce qu'il·elle pourrait ajouter, et il·elle donne au·à la client·e l'instruction de laisser «poser» tout cela, de prendre tout cela encore davantage vers l'intérieur et de rester un moment avec.

Puis le·a thérapeute demande au·à la client·e d'adresser la phrase suivante vers l'intérieur, en disant: «Maintenant, formulez la phrase suivante à l'intérieur: ‹montre-moi un symbole, une image pour ma vision, pour l'année …›.»

Le·a thérapeute laisse un peu de temps au·à la client·e pour cela. Il·elle rappelle au·à la client·e que certaines personnes ne voient ni image, ni symbole et que l'on peut simplement le formuler en mot.

Puis, viens l'étape du « comme si ». Le·a client·e doit faire intérieurement «comme si» sa vision s'était réalisée: «Maintenant, faites ‹comme si› votre vision s'était produite. Comment vous sentez-vous?»

Si le vécu est agréable, nous lui donnons alors de la place, de sorte qu'il puisse être ressenti dans tout le corps, dans chaque cellule. «Si cela est bon pour vous, alors donnez de l'espace aux sensations jusqu'à ce que vous puissiez le ressentir partout.»

Après un moment où le·a client·e reste dans le ressenti de sa vision réalisée, vient la «phase d'ancrage». À ce moment-là, nous nous positionnons depuis la place du «comme si» et nous regardons le moment présent : « À partir de cette vision réalisée, regardez maintenant aujourd'hui (donner la date du jour). Quelle est la prochaine étape à accomplir dans cette direction ? Parfois cette étape est déjà en cours, parfois il faut la déclencher.

Restez encore un instant, là-dedans, puis terminez lentement l'exercice. Concentrez-vous sur les sensations corporelles, et ouvrez les yeux pour vous orienter dans la pièce. »

Nous pouvons donner au·à la client·e du temps pour prendre quelques notes.

Après l'exercice, le·a thérapeute demande au·à la client·e s'il·elle a vu un symbole, à quoi il ressemblait, s'il·elle a trouvé une prochaine étape et ce qu'elle est.

Dans cet exercice le symbole porte en lui, toute cette vision. C'est comme la graine de l'arbre. Il est bon de penser souvent à ce symbole, de le remplir de conscience devant l'œil intérieur particulièrement dans les premiers jours après avoir accompli l'exercice. C'est un peu comme « arroser la plante ». Puis l'exercice peut être rafraichi encore après quelques mois, en particulier, parce que les étapes suivantes changent en fonction des expériences.

Cet exercice permet de mettre en œuvre la force de créativité pour rester en contact avec la vision. Cela augmente les chances que tout se manifeste exactement comme cela.

Pour beaucoup de client·e·s, il est important de sentir qu'il ne s'agit pas seulement de travailler les éléments déclencheurs et les dynamiques inconscientes, mais aussi de voir que notre propre esprit peut être orienté, que cela donne de la force et que cela renforce nos propres ressources.

L'énergie, qui était bloquée dans les fixations et dans les structures de perceptions inconscientes, est libérée et ainsi elle est mise à la disposition du soi et du libre arbitre. Elle peut être orientée par quelque chose de bénéfique. Le soi dispose de plus de libre arbitre pour créer .

Y. Travailler avec le soi supérieur

Nous aurions pu associer ce chapitre au chapitre M sur les «ressources» car le travail avec le soi supérieur est très nourrissant, orienté vers les ressources, voire basé sur elles. Mais nous avons présenté ce travail ici, dans un chapitre distinct, afin de lui accorder une place particulière.

Le terme «soi supérieur» a été apporté dans la psychologie par C. G. Jung. Il est aujourd'hui utilisé dans de nombreuses approches psychothérapeutiques, comme par exemple dans la psychosynthèse ou dans le travail d'imagination de Phyllis Krystal.

Dans sa définition la plus vaste, le soi supérieur désigne la «dimension de l'âme» ou la dimension spirituelle de l'être humain. Dans la terminologie chrétienne, cette dimension désignerait peut-être la part du Christ, c'est-à-dire le fils de Dieu, dans l'hindouisme *Brahman* et *Atman*, dans le bouddhisme cela serait le Bouddha ou la dimension de bouddha. Dans notre perspective, il s'agit d'une dimension subtile de notre conscience qui permet d'entrevoir et d'expérimenter la conscience éveillée, intemporelle. Dans les exercices d'imagination, on s'adresse souvent à cette dimension du soi supérieur par des images de lumière.

Comme nous l'avons mentionné dans la première partie du livre, la plupart des exercices du *vajrayāna* (voir chapitre H) devrait figurer ici, dans ce chapitre. Nous nous sommes contentés de le compléter par quelques exercices venus essentiellement de la psychosynthèse spirituelle d'Assagioli et du système d'imagination de Phyllis Krystal.

Se tourner vers le soi supérieur (exercice Y.1)

L'exercice suivant a originellement été utilisé en psychosynthèse et jusqu'à aujourd'hui il est effectué au début de la session de thérapie par le·a client·e et le·a thérapeute. Mais cet exercice existe également dans des formes similaires dans différentes traditions spirituelles. Grâce à lui, la personne tente d'entrer en contact avec les aspects les plus subtils de la conscience et d'inclure cette dimension dans toute la séance de psychothérapie ou pour tout le processus. Souvent la séance prend un autre « gout », une autre « couleur » ou « qualité », dans de nombreux cas, une autre « intensité ». De nombreux·ses client·e·s se sentent alors davantage porté·e·s, tenu·e·s ou guidé·e·s.

> Installez-vous confortablement sur votre chaise et tournez votre conscience d'abord sur les sensations du corps. Puis suivez le souffle quelques instants ainsi que le mouvement du ventre, qui gonfle et dégonfle à l'inspiration et l'expiration.
>
> Imaginez au-dessus de votre tête une source de lumière claire, rayonnante, comme le soleil ou une étoile très claire – sans la chaleur du soleil, simplement de la lumière et le rayonnement. Restez quelques instants avec cette image de la source de lumière au-dessus de votre tête (peut-être deux minutes).
>
> Vous pouvez également formuler une question, par exemple pour que le sujet de la séance se présente, si vous ne le connaissez pas déjà, ou bien que se produise ce qui est nécessaire à la guérison. Ou encore que se présente ce qui a besoin de soin et que la guérison se produise ensuite.
>
> Puis laissez cette image passer et orientez-vous dans la pièce.

Après cette orientation intérieure, le·a thérapeute peut commencer la séance avec la question : « Sur quoi voulez-vous travailler ? »

L'ami·e sage (exercice Y.2)

Cet exercice provient également de la psychosynthèse d'Assagioli et de David Bach. Il souligne l'aspect relationnel du travail avec le soi supérieur et peut être utilisé pour recréer une expérience de relation porteuse et nourrissante, et pour accéder à ses propres sources spirituelles. Des questions de vie non résolues peuvent également trouver des nouvelles réponses grâce à cet exercice.

Installez-vous confortablement sur votre chaise et fermez les yeux. Tournez votre conscience vers les sensations du corps, en particulier vers celles des pieds. Pendant quelques instants, suivez votre respiration au niveau du ventre qui gonfle et qui dégonfle. Puis laissez passer ces perceptions quelque peu à l'arrière-plan et prenez conscience que vous êtes prêt·e pour un petit voyage intérieur.

Vous vous trouvez dans une vallée, dans une prairie. Vous voyez le vert intense de ce pré et les nombreuses fleurs colorées. C'est un matin d'été chaud et agréable, au-dessus de vous le ciel est bleu et le soleil brille.

Devant vous, à quelque distance, vous voyez une montagne qui vous attire, de sorte que vous décidez de suivre un chemin qui y mène. Ainsi vous vous mettez en route.

Vous percevez la scène d'une façon très intense, par tous vos sens. Vous ressentez la force dans votre corps, vos muscles pendant que vous marchez, vous entendez un torrent près de vous, vous sentez l'air de la montagne clair et purifiant, vous goutez la joie du mouvement et de toutes ces perceptions sensorielles.

Peut-être éprouvez-vous aussi la joie de vivre quelque chose de particulier lors de cette randonnée. Vous traversez maintenant une forêt et vous ressentez très intensément le changement d'environnement, l'air, l'odeur des arbres fraichement coupés et l'atmosphère ici dans cette forêt.

Progressivement, le chemin monte de plus en plus, vous marchez peut-être plus lentement et vous faites attention à votre respiration. Le chemin vous conduit de plus en plus haut. Derrière des arbres, vous voyez maintenant la vallée en contrebas. Finalement, vous sortez du bois.

Maintenant le chemin se redresse encore et vous devez parfois escalader de grosses pierres. Vous continuez à monter, cela demande un peu plus d'effort. Mais vous êtes robuste et en forme, de sorte que vous êtes sûr·e d'atteindre votre but. Vous continuez à monter régulièrement et vous avez la sensation d'arriver toujours plus haut.

Maintenant vous passez dans l'ombre d'un nuage. Vous ressentez l'humidité sur votre peau, elle est rafraichissante et elle vous revigore. Vous voyez toujours le bleu intense du ciel au-dessus de vous. Vous inspirez très intensément l'air de la montagne, pur et clair.

Vous n'êtes maintenant qu'à quelques mètres du sommet. Il vous faut escalader un peu, vous aider des mains et puis vous avez atteint le plateau du sommet.

Vous vous arrêtez et vous commencez par prendre conscience de tout, y compris de la sensation d'avoir atteint votre but. Vous regardez ce magnifique panorama qui offre une vue de plusieurs kilomètres sur d'autres montagnes et sur toute la région. Comme vous voyez loin !

Puis, lentement, montez le regard vers le soleil. Vous y voyez un visage, le visage d'un·e ami·e sage. Demandez-lui de descendre près de vous. Il·elle est maintenant à côté de vous.

Ressentez la présence de cette personne pleine d'humour, très sage et très aimable qui est maintenant là entièrement pour vous. Cet être est très bien disposé à votre égard et plein de compassion et de bonté. Rapprochez-vous et sentez qu'il y a là sagesse et amour.

Regardez cet·te ami·e sage dans les yeux et parlez avec lui·elle. Peut-être avez-vous des questions sur certains problèmes, des demandes ou simplement des souhaits, qu'il·elle peut simplement entendre avec sa sagesse.

Prenez le temps d'établir ce contact, le temps pour cette conversation. Puis écoutez les réponses. Elles peuvent être très différentes les unes des autres, elles peuvent apparaitre sous forme d'image ou d'idée, parfois en mots, parfois en silence. Écoutez calmement, attentivement.

Puis prenez congé maintenant de cet·te ami·e sage pour un instant.

Puis revenez ici. Terminez l'exercice à votre propre rythme. Ouvrez les yeux et orientez-vous dans la pièce. Si vous le souhaitez, prenez quelques notes.

Dans la situation de thérapie, l'entretien qui suit cet exercice peut servir à voir s'il y a eu une guidance intérieure ou des réponses aux questions : Qu'est-ce que cela signifie pour le·a client·e, même pour sa vie quotidienne ? Le·a client·e est encouragé·e à entrer et à rester en contact avec cet·te ami·e sage, indépendamment de la session de thérapie.

Le temple du silence (exercice Y.3)

Cet exercice provient originalement de la psychosynthèse. Il facilite l'accès à des expériences d'être profondes et aux ressources spirituelles.

> Installez-vous confortablement sur votre chaise et fermez les yeux. Tournez votre conscience sur les sensations du corps, en particulier sur les sensations dans les pieds. Pendant quelques instants suivez votre souffle, les mouvements du ventre qui gonfle et qui dégonfle avec la respiration.
>
> Puis laissez passer ces perceptions quelque peu à l'arrière-plan et partez pour un petit voyage intérieur, jusqu'au temple du silence.
>
> Vous vous trouvez dans un paysage de prairie. Autour de vous il y a différents arbres, différentes plantes, un petit ruisseau, il fait doux, le soleil brille, le ciel est bleu et l'air est clair. Vous sentez que cette journée est particulière et que vous allez vivre quelque chose de spécial.
>
> Votre regard parcourt le paysage et sur une colline vous voyez un temple. Il dégage une atmosphère très particulière. C'est le temple du silence et on dit que là-bas personne n'a jamais parlé. Vous décidez d'y aller. Vous trouvez un chemin qui mène sur la colline.
>
> Pendant que vous marchez, vous sentez vos muscles et la force de votre corps ainsi que votre résolution à suivre ce chemin jusqu'au temple du silence. Maintenant, vous avez déjà parcouru une bonne partie du chemin et, en vous retournant, vous voyez les paisibles prairies en-dessous.
>
> Le sentier devient de plus en plus raide et vous progressez avec davantage d'effort. Puis vous ne serez plus qu'à quelques pas du sommet de la colline où se trouve le temple.

Vous êtes maintenant arrivé et vous prenez le temps de savourer cet instant, le temple et ce qu'il dégage de spécial, le regard qui porte loin maintenant que vous êtes tout en haut.

Puis vous décidez de rentrer dans le temple. Vous devez monter quelques marches pour accéder à la porte, une lourde porte de bois. Vous prenez en main la grosse poignée, vous l'actionnez et vous ouvrez le battant. En un instant, vous êtes entouré d'une atmosphère très spéciale, un silence d'une grande densité et intensité.

Vous entrez et vous fermez la porte derrière vous. Vous prenez le temps de vous habituer tout d'abord à la force de ce silence et vous prenez vos repères dans l'espace du temple. Le calme et le silence sont de plus en plus denses et vous remarquez qu'au centre de la pièce, sur le sol, se trouve un cercle de lumière, comme une boule de lumière.

Vous vous en approchez tout doucement. Puis vous vous placez dans ce cercle lumineux, et vous vous laissez toucher et remplir complètement par cette lumière.

Peut-être sentez-vous que c'est revigorant, guérisseur, peut-être ressentez-vous une impression de plus grande clarté. Peut-être faites-vous de plus en plus partie de ce silence rayonnant si particulier.

Laissez-vous entièrement remplir de silence et de lumière et restez dans cette expérience aussi longtemps que c'est juste et agréable pour vous.

Puis lentement, en toute conscience, retournez à la porte et sortez pour vous retrouver à nouveau dans cette belle matinée d'été.

Peut-être entendez-vous chanter les oiseaux, peut-être voyez-vous des arbres ou des plantes ou simplement la vastitude de ce paysage de prairies.

Peut-être percevez-vous la nature plus intensément qu'auparavant. Vous portez en vous cette expérience de silence ainsi que la paix profonde qui s'est répandue en vous. Vous prenez conscience que le temple du silence est en vous.

Puis prenez votre temps pour revenir. Prenez tout le temps dont vous avez besoin. Ouvrez les yeux et retrouvez vos repères dans la pièce. Peut-être voudrez-vous prendre quelques notes.

Dans le contexte thérapeutique, le·a client·e peut parler de ce qu'il·elle a vécu dans cet exercice. Cela lui permet de retravailler et d'intégrer ce qu'il·elle a éprouvé. Le·a client·e peut être encouragé·e à reprendre contact avec cette expérience de façon répétée même après la session de thérapie.

L'arbre de mai (exercice Y.4)

L'exercice de l'arbre de mai, d'après Phyllis Krystal, est très nourrissant, il peut en particulier renforcer et activer les ressources spirituelles du·de la client·e.

> Installez-vous confortablement sur votre chaise et placez tout d'abord votre conscience sur les sensations du corps, en particulier sur les sensations dans les pieds. Pendant quelques instants, suivez votre souffle, les mouvements du ventre qui gonfle et qui dégonfle avec la respiration. Puis laissez passer ces perceptions quelque peu à l'arrière-plan et commencez le voyage imaginaire.
>
> Imaginez au centre de la pièce un grand arbre de mai comme on en voit souvent sur la place du marché en mai. Peut-être avec un tronc en bois bien ancré dans le sol et qui monte très haut.
>
> À son sommet se trouve une boule de lumière dorée ou une personnification de ce qu'est le soi supérieur pour vous (votre maitre spirituel, le Bouddha, le Christ ou autre). Faites entièrement confiance à vos images intérieures.
>
> De la pointe de l'arbre de mai qui, dans cet exercice, représente le soi supérieur, pendent des rubans de couleurs différentes. Dans la scène intérieure, approchez-vous de lui et saisissez à deux mains un ruban que vous remarquez particulièrement.
>
> Tout en maintenant ce ruban dans vos mains, retournez dans la scène intérieure à votre place. Puis ouvrez vos deux mains comme des coupes sur vos cuisses et prenez conscience que s'y trouve le ruban qui était attaché au sommet de l'arbre de mai. Vous pouvez donc utiliser ce ruban comme une «connexion téléphonique» avec votre soi supérieur.

Peut-être il y a des sujets ou des questions qui vous préoccupent particulièrement en ce moment, ou bien il y a quelque chose qui vous inquiète. Vous pouvez le confier maintenant à votre soi supérieur, comme si cette question remontait le ruban jusqu'au soi supérieur et que vous pouviez ainsi lâcher prise.

Puis vous demandez à votre soi supérieur qu'il vous donne toute la détente dont vous avez présentement besoin. Demandez à recevoir une détente à tous les niveaux : d'abord au niveau physique, puis au niveau psychique et enfin au niveau mental.

Par exemple vous pouvez imaginer que votre front s'élargit et devient très vaste. Puis vous pensez que toute l'énergie de détente dont vous avez besoin coule en vous maintenant par ce ruban lorsque vous inspirez. Et en expirant vous pouvez lâcher toutes les tensions.

Maintenant demandez la guérison. Imaginez que, par le ruban, l'énergie de guérison entre en vous avec l'inspiration. Encore une fois, cela peut se faire au niveau physique, psychique ou mental, par exemple pour un point de douleur particulier dans le corps, ou un trauma de l'enfant intérieur ou des schémas de pensées particulièrement néfastes. En expirant, vous libérez toutes les fixations inutiles.

Puis vous sollicitez l'énergie de purification et vous imaginez que vous la prenez en vous par l'inspiration. Par exemple, vous pouvez être traversé·e par un torrent de montagne très clair qui emporte tout ce qui vous est néfaste. En expirant, vous pouvez également penser que toutes les maladies et les fixations inutiles s'écoulent hors de vous.

Ensuite vous appelez l'énergie revigorante, peut-être aussi pour avoir davantage de vitalité et de force. Imaginez que vous les absorbez sur l'inspiration.

Vous pouvez également requérir le renforcement d'une qualité en particulier, par exemple plus de joie ou davantage de conscience, etc.

Réclamez que soient renforcés en vous tous les éléments bénéfiques.

Puis demandez à votre soi supérieur qu'il vous accepte sans condition, sans préjugé et qu'il vous aime. Vous pouvez vous ouvrir prudemment à cette énergie.

Prenez autant que ce dont vous avez besoin. Vous pouvez également imaginer une fleur dans votre cœur qui s'ouvre de plus en plus grâce à l'énergie du soi supérieur. Et cette force peut, à partir de là, atteindre chaque cellule de votre corps, de sorte que vous en êtes complètement rempli·e.

Lorsque vous êtes vous-même complètement comblé·e, laissez venir devant votre œil intérieur les personnes de votre entourage qui comptent pour vous.

Puis, dans la réalité, placez vos mains paume contre paume et imaginez que cette énergie du soi supérieur coule vers ces personnes, sans effort. Vous pouvez voir arriver devant votre œil intérieur des groupes d'individus qui ont besoin de l'énergie du soi supérieur, comme des personnes en maisons de retraite, à l'hôpital ou des réfugiés.

Puis vous pensez peut-être à des peuples entiers qui ont besoin de l'énergie du soi supérieur, par exemple des gens dans les pays en guerre et ceux qui vivent dans la pauvreté ou la maladie, en Afrique ou ailleurs.

Puis vous posez à nouveau vos mains sur vos cuisses et vous demandez encore une fois pour vous l'amour inconditionnel et l'acceptation du soi supérieur.

Puis, lentement, sortez à nouveau de cet exercice, ouvrez les yeux et reprenez vos repères dans la pièce. Peut-être ressentirez-vous le besoin de vous étirer et de bouger. Faites tout ce dont vous avez besoin pour revenir ici et maintenant.

Dans la situation de thérapie, l'exercice peut être suivi d'une discussion pour retravailler les éléments de l'exercice ou mieux les comprendre.

Le triangle de lumière (exercice Y.5)

Le triangle de lumière provient également du système d'imagination de Phyllis Krystal. Elle recommande de placer cet exercice au début d'une session de thérapie pour mettre en place la guidance par le soi supérieur ou la nature de Bouddha. L'exercice va permettre de mettre en place un champ de conscience et de compassion et d'ouvrir un accès aux ressources intérieures.

Veuillez vous installer confortablement sur votre chaise et placer votre conscience tout d'abord sur les sensations du corps, en particulier sur les sensations dans les pieds et dans les jambes. Pendant quelques instants, suivez les sensations du ventre qui gonfle et qui dégonfle avec l'inspiration et l'expiration. Fermez les yeux et laissez les autres sensations passer quelque peu à l'arrière-plan.

Imaginez que, sur le sol autour de vous, se trouve un cercle de lumière dorée. Son rayon est celui de vos bras étendus. Vous êtes assis·e au milieu de ce cercle lumineux. Imaginez que devant vous se trouve un autre cercle de lumière dorée au milieu duquel se trouve l'autre personne, en l'occurrence le·a thérapeute. Les cercles se touchent mais ne se chevauchent pas.

Puis imaginez qu'un rayon de lumière dorée sur le sol vous relie à votre interlocuteur·rice. Ce rayon lumineux constitue la ligne de base du triangle de lumière.

Maintenant veuillez imaginer qu'un autre rayon de lumière dorée part du sol et traverse la colonne vertébrale de la personne en face de vous jusqu'à sa tête et qu'il sort de sa tête.

Concevez maintenant un autre rayon de lumière doré qui traverse également votre colonne vertébrale et qui sort également de votre tête. Les deux rayons de lumière (de la colonne vertébrale de la personne en face de vous et de la vôtre) se rencontrent au sommet du triangle lumineux et vous relient, vous et la personne en face de vous, avec votre soi supérieur commun. Il est possible que le soi supérieur se montre sous la forme d'un symbole ou d'une personnification.

Le·a thérapeute fait cet exercice en même temps que le·a client·e; ensemble, ils·elles demandent au soi supérieur d'offrir sa guidance pour cette séance. Le·a thérapeute et le·a client·e inspirent maintenant l'amour et l'acceptation du soi supérieur. En expirant, ils·elles peuvent souffler tout ce qui les empêche de recevoir l'amour et l'acceptation du soi supérieur.

Le sablier (exercice Y.6)

Le sablier est utilisé en particulier par Phyllis Krystal pour dissoudre les limitations extérieures et intérieures.

> Installez-vous confortablement sur votre chaise et tournez votre conscience sur les sensations du corps, en particulier sur les sensations dans vos pieds. Puis suivez votre souffle, notamment les mouvements du ventre à l'inspiration et à l'expiration. Puis laissez passer ces perceptions quelque peu à l'arrière-plan.
>
> Imaginez sur le sol autour de vous un cercle doré dont le rayon est celui de vos bras étendus. Étirez ce cercle de lumière dorée vers le haut, de sorte qu'il devienne comme une cloche dorée. Sa pointe est munie d'une ouverture qui se trouve à quelques centimètres au-dessus de votre tête.
>
> Imaginez maintenant une seconde cloche au-dessus de la première, la pointe en bas, de sorte que cela crée le symbole du sablier. Tout est fait de lumière dorée. L'ouverture entre les deux parties du sablier symbolise dans cet exercice votre soi supérieur. La partie supérieure est ouverte sur le ciel.
>
> Vous vous trouvez dans la partie inférieure de ce sablier doré. Demandez maintenant à votre soi supérieur de recevoir tout ce dont vous avez besoin, y compris ce dont vous pouvez avoir besoin sans le savoir. Si vous avez un souhait très particulier, vous pouvez ainsi demander qu'il soit exaucé. Mais n'ayez pas d'attentes trop figées.
>
> Dites à votre soi supérieur que vous êtes prêt·e intérieurement à faire confiance, à accepter ce qui se passe, même si cela ne correspond pas exactement à ce que vous avez imaginé.
>
> Puis vous remerciez et vous revenez, vous ouvrez les yeux et vous reprenez vos repères dans la pièce.

Dans la session de thérapie, reparler brièvement de l'exercice peut permettre de bien l'intégrer. Pour obtenir un effet, le·a client·e doit répéter cet exercice seul·e, chez lui·elle, pendant un certain temps.

Z. Thérapie de couple

Les formations en psychothérapie essentielle ne sont pas des formations en thérapie de couple et n'y mettent pas particulièrement l'accent dessus. Néanmoins, même pour le travail avec des client·e·s individuel·le·s dans le cadre thérapeute-client·e, il est important de ne pas perdre de vue les aspects théoriques et dynamiques des relations telles qu'elles se pratiquent aujourd'hui. C'est pour cela que la formation de trois ans en EPT donne aux participant·e·s un aperçu du travail avec les couples en tant que thérapeute de couple. Ceux et celles qui veulent approfondir cette approche peuvent consulter la bibliographie et trouver des ressources dans l'offre très riche des différentes écoles de cette thérapie.

Dans ce travail, ce qui vaut pour le·a thérapeute (qui a donc habituellement deux personnes comme client·e·s), est la même chose en termes de posture et de méthode que pour les séances de thérapie individuelle. Le·a thérapeute doit s'ancrer dans une conscience la plus ouverte possible. Puis, de la même façon que dans les séances individuelles, il·elle peut intérieurement saluer la dimension de nature fondamentale des client·e·s et en prendre conscience. Si le couple le souhaite, il peut également y avoir une petite méditation ou orientation intérieure au début de la séance.

Dans la thérapie de couple, il y a pour le·a thérapeute l'exigence particulière de préserver la *neutralité* vis-à-vis des deux client·e·s, c'est-à-dire qu'il·elle les voit tou·te·s les deux ensemble en tant que couple, mais aussi chacun·e pour soi. C'est un défi pour le·a thérapeute de ne pas se laisser emporter par l'un ou l'autre des deux client·e·s.

Certaines images symboliques peuvent aider à rester dans la neutralité. Au début de la séance de thérapie, le·a thérapeute peut imaginer le couple dans un champ de lumière commun ou dans une boule de lumière commune. Cela symbolise le champ ou l'atmosphère du champ du couple.

Puis nous nommons le plus souvent un *objectif* pour la durée de la thérapie. Par exemple : le couple veut aborder certains problèmes non résolus qui peuvent concerner un domaine particulier de communication, d'organisation de la famille ou de sexualité ; ou alors leur relation traverse une crise, il s'agit de trouver une nouvelle perspective et de voir si et comment leur relation peut continuer.

Le·a thérapeute peut recourir à une méthode exploratoire. Pour cela, outre les questions à poser au couple sur les sujets les plus importants, l'exercice suivant est approprié.

Voyage dans les expériences du passé en tant qu'«être partenaire» (exercice Z.1)

Cet exercice provient originellement de la Gestalt thérapie et sert à explorer ce qu'est «être partenaire». Il peut être effectué avec les deux personnes, séparément ou ensemble, ou également en groupe.

> Installez-vous confortablement, de sorte à être bien dans votre corps. Pendant quelques instants, placez votre conscience sur les sensations dans les pieds et les jambes, puis sur les sensations dans le ventre qui gonfle et dégonfle avec la respiration. Vous pouvez fermer les yeux et les ouvrir à nouveau à tout moment si vous en avez besoin.
>
> Posez votre regard entièrement sur vous-même. Quelle expérience est-ce que je fais de moi-même aujourd'hui, dans ma vie actuelle, en tant que partie d'un couple, en tant qu'un·e des deux partenaires?
>
> Si vous êtes en train de vous séparer ou que vous n'avez pas de partenaire actuellement, regardez-vous en tant que célibataire.
>
> Seul·e face à vous-même, vous pouvez être tout à fait honnête.
> Vous sentez-vous fondamentalement bien dans ce couple?
> Vous sentez-vous en sécurité, pas à l'étroit?
> Des parties importantes de vous peuvent-elles s'exprimer?
> Êtes-vous dans l'échange avec votre partenaire?
> Dans la relation, pouvez-vous être dans le don?
> Pouvez-vous prendre? Pouvez-vous poser des limites et dire «je»?
> Et pouvez-vous fusionner de façon merveilleuse?
> Comment vous en sortez-vous au quotidien?
> Est-ce que vous pouvez coopérer?

Est-ce que vous pouvez exiger certaines choses ?

Est-ce que vous pouvez compter sur la solidarité de l'autre ?

Est-ce que vous pouvez vous-même être solidaire ?

Est-ce que vous prenez la vie à bras le corps avec votre partenaire ?

Est-ce que vous vivez de belles choses ensemble ?

Avez-vous des intérêts communs ?

Des amis communs ?

Comment vivez-vous votre sexualité dans cette relation ?

Maintenant, nous sortons du présent, où vous vous êtes vu·e en tant que partie d'une relation présente, et nous remontons cinq ans en arrière.

Quel âge aviez-vous il y a cinq ans et comment viviez-vous à l'époque ?

Aviez-vous le·a même partenaire, ou un·e autre, ou pas de partenaire du tout ?

Est-ce que c'était bien ou bien était-ce difficile pour vous ?

Quittez également ce moment-là dans le temps et faites encore un saut en arrière, cette fois-ci de dix ans de plus.

Quel âge aviez-vous alors ? Comment était votre vie à ce moment-là ? Étiez-vous dans une relation importante pour vous ? Ou pas ?

Est-ce que vous vous sentiez bien, en sécurité ou inquiet·ète, perdu·e ?

Si, lors de ce voyage dans le passé, vous rencontrez le souvenir d'une crise dans votre couple, regardez-le en vous posant les mêmes questions.

Maintenant, faites un grand saut pour arriver à l'adolescence, quel que soit le moment que vous vous rappelez. Quel âge aviez-vous ?

C'était peut-être le moment où vous avez commencé à vous intéresser aux relations aux autres, à l'autre sexe ou au même sexe, à l'érotisme, au corps qui s'éveille, qui veut exprimer de l'amour et qui en a peut-être peur, aussi. Est-ce que vous vous sentiez seul·e ou incompris·e ?

Ou étiez-vous dans une bande d'ami·e·s et quel rôle aviez-vous là-dedans ?

Puis voyez les premières expériences, les premiers baisers, tout ce qu'il y a d'excitant et ce qu'il y a eu après.

Il y aurait certainement beaucoup d'autres questions à poser sur cette époque, mais faites maintenant de nouveau un grand saut pour revenir dans le présent. Ici, aujourd'hui, en tant que partenaire d'un couple.

Et puis la grande question:

Comment êtes-vous en tant que femme ou homme?

Comment vous perçoit-on? Comment vous sentez-vous?

Sentez à nouveau que vous êtes assis·e sur votre chaise et appréciez les sensations dans votre corps. Peut-être ressentez-vous le besoin de bouger, de vous étirer. Puis revenez complètement ici et orientez-vous dans la pièce.

Si vous le souhaitez, vous pouvez prendre des notes sur ce que vous avez vécu dans cet exercice ou même faire un dessin.

Après ce voyage intérieur, le·a thérapeute peut approfondir certains sujets. Pour cela, il·elle peut également demander comment étaient les parents du·de la client·e. Comment était le père dans son rôle d'homme et de partenaire et comment était la mère dans son rôle de femme et de partenaire?

Regard sur nos parents dans leur couple (exercice Z.2)

Les deux partenaires écrivent les comportements qu'ils ont adoptés de leur père ou de leur mère. On peut faire simplement une page avec deux listes, une pour les comportements du père et une pour les comportements de la mère.

Conseils pour la vie commune des couples (méthodes Z.1 et Z.2)

Une approche issue de la thérapie comportementale propose de convenir de différentes façons d'agir sur la relation et sur le comportement des deux partenaires. On met alors en place des règles pour la relation et les deux partenaires s'engagent à s'y tenir, éventuellement par écrit, comme un petit contrat interne. Nous allons nommer ici quelques-unes seulement de ces interventions et suggérons au lecteur de se reporter à la bibliographie pour approfondir.

Changer de lieu pour se disputer (méthode Z.1)

Pour les couples qui veulent se disputer moins ou différemment le·a thérapeute convient avec le couple que, lors d'un conflit, les deux partenaires montent sur une table bien stable et qu'ils continuent à se quereller sur la table. Le couple peut également se rendre dans la pièce la plus petite de la maison, par exemple les toilettes, pour y poursuivre la dispute. Ces interventions mènent généralement à ce que l'absurdité de la situation permette au couple de se désidentifier et qu'ils terminent ainsi l'altercation ou que celle-ci prenne une autre direction.

Sortir le carton jaune ou rouge (méthode Z.2)

Puis le couple qui veut se disputer moins peut convenir de la chose suivante: nous nous montrons l'un à l'autre que nous voulons maintenant agir différemment en tirant symboliquement ou en nommant un carton, comme dans un match de football. Lorsqu'une dispute prend le chemin de l'escalade, l'un ou l'autre partenaire peut tirer symboliquement «un carton jaune» pour dire: «nous devons faire particulièrement attention». Les deux essaye de se calmer.

Ils peuvent, chacun·e pour soi, évaluer leur degré d'implication ou leurs émotions sur une échelle de 1 à 10.

Si la situation s'aggrave encore et que nous souhaitons éviter cela, nous pouvons symboliquement tirer le «carton rouge». Cela signifie que les deux partenaires se séparent physiquement, immédiatement. Dans les deux cas, c'est simplement une des deux personnes qui dit «carton jaune» ou «carton rouge».

Nous pouvons également convenir de discussions régulières que le couple mène sur lui-même, sur la relation, avec peut-être une fois par semaine une discussion d'une heure, éventuellement avec les règles telles qu'elles ont été énoncées ci-dessus.

Questions possibles pour l'auto-exploration des deux partenaires

Comment est-ce que je réagis et à quoi est-ce que je réagis?

Est-ce que j'écoute vraiment les propositions judicieuses de mon·ma partenaire?

Est-ce que je parviens à ne pas agir sous le coup de l'émotion si mon·ma partenaire est dans un état émotionnel?

Est-ce que le bien-être de mon·ma partenaire est vraiment plus important que le mien?

Comment est-ce que je peux surmonter mes propres inconforts?

Les cinq étapes du travail avec les émotions (voir chapitres A et B) peuvent également être utilisées dans le couple pour faire face aux situations difficiles:

1. S'arrêter dans la réaction émotionnelle: au lieu de se laisser emporter, faire une pause pour stabiliser la conscience.
2. Appliquer des méthodes utiles: appliquer les interventions thérapeutiques, se stabiliser par l'attention sur le souffle, prendre refuge, réciter intérieurement une prière, tourner l'esprit vers quelque chose de positif.
3. Transformer la vision de l'émotion: accueillir le désagréable, ressentir notre propre nature de bouddha.
4. Voir la nature de l'émotion: reconnaitre la nature non-substantielle et insaisissable des émotions, voir que la peur n'a pas de point central.
5. Prendre l'émotion comme chemin – par exemple stimuler la peur et la percer à jour.

Trois aspects centraux caractérisent un lien sécure:

1. Accessibilité: tu m'offres ton attention et tu es émotionnellement ouvert·e à ce que je dis.
2. Réceptivité: tu acceptes mes besoins et mes peurs, tu m'offres soin et consolation.
3. Engagement: tu es émotionnellement présent·e, tu viens vers moi et tu es impliqué·e dans notre relation.

Séances de thérapie avec des couples

En fonction du couple et de sa dynamique de communication, certaines règles peuvent être mises en place pour chaque séance. On peut demander au couple de laisser parler chaque partenaire sans l'interrompre. Nous pouvons utiliser pour cela un bâton de parole (un petit bâton ou un autre objet que la personne qui parle tient à la main et qu'elle passe ensuite à l'autre personne). Si l'un·e des deux partenaires tient de longs monologues, cela peut également être utile de déterminer un temps de parole maximum. Les deux partenaires doivent être d'accord et fixer ensemble la durée (par exemple un maximum de cinq minutes). Le·a thérapeute adopte alors un rôle de modérateur·rice et s'assure que ce temps de parole est respecté.

En outre, il peut être utile de demander aux partenaires de ne pas accuser et de ne pas faire de reproches dans leur communication mais de s'exprimer en disant «je», par exemple: «Je ressens que je reçois trop peu d'attention de ta part» au lieu de: «Tu ne me vois pas.»

Dans la thérapie de couple, une approche consiste essentiellement à refléter les habitudes de communication du ménage; elle fonctionne donc comme une thérapie par la parole. Durant la séance, le·a thérapeute se fait le reflet de l'effet que le comportement, la gestuelle et les paroles d'un·e partenaire vont avoir sur l'autre. En outre, les éléments émotionnels sous-jacents aux paroles prononcées sont ramenés à la conscience, par exemple en demandant:

> Avez-vous entendu ce que votre mari vient de dire?
> Qu'est-ce que cela vous fait?
> C'est comment pour vous lorsque votre mari dit cela?

Qu'est-ce que cela a comme effet dans votre corps?

Avez-vous conscience de ce que vos paroles déclenchent chez votre mari?

Qu'est-ce que vous imaginez que cela déclenche chez votre partenaire?

Comment vous sentez-vous pendant que vous dites cela?

Comment est-ce dans votre corps?

Qu'est-ce que cela vous fait?

D'autre questions du·de la thérapeute peuvent être:

À la fin de cette séance, où voudriez-vous être?

De quoi avez-vous besoin pour vous-même?

Qu'avez-vous besoin de recevoir de votre partenaire?

Bien sûr, on peut utiliser ici tous les procédés qui ont été appris pour la thérapie individuelle. Une autre approche, plus tournée vers la thérapie des profondeurs, regarde davantage la dynamique intrapsychique des partenaires et son effet sur la dynamique de communication et la relation du couple. Cette approche tente de les révéler et de les rendre plus gérables.

La dynamique intrapsychique du couple représentée par six chaises (méthode Z.3)

Cette méthode permet de mettre en évidence la façon dont le moi-enfant, le moi-adulte et le moi-parent[99] influencent la relation de couple. Nous posons l'hypothèse que, dans la dynamique du couple, se répètent certains schémas inconscients de communication et de comportement. Ainsi, il se peut qu'un·e partenaire dans une certaine situation se sente et se comporte comme un·e enfant avec sa mère et que l'autre partenaire se sente et se com-

99 Il s'agit ici du «moi-parent» en tant que le·a client·e adopte le rôle de ses propres parents, pas le·a client·e en tant que parent de ses enfants.

porte comme un parent avec un·e enfant. Cette méthode provient originellement de la thérapie familiale systémique d'après Virginia Satir.

Pour la mise en place: le·a thérapeute installe dans la pièce six chaises sur trois rangées, les unes derrières les autres. Il y a donc deux chaises par rangée. La première rangée devant, ce sont les places des parties moi-enfant. Sur la deuxième rangée, c'est la place du moi-adulte, caractérisée par la désidentification d'avec le moi-enfant et le moi-parent. La troisième rangée, ce sont les places des parties moi-parent. La ligne de gauche représente un des deux partenaires, la rangée de droite représente l'autre partenaire. Dans ce travail, les chaises représentent chaque partie de la personnalité. Nous demandons au couple d'évoquer une situation de vie, d'y réfléchir et de s'assoir sur chacune des chaises en fonction de la dynamique afin de la mettre en évidence.

Étude de cas

Les chaises représentant madame M. sont à gauche et celles de monsieur M. à droite.

Monsieur M. rentre à la maison épuisé par son travail et voit que certaines tâches ménagères (les tâches de sa femme) n'ont pas encore été effectuées. Il est irrité, il s'énerve et il commence à se fâcher contre madame M. «Il faut que je fasse tout ici! Comment peux-tu être aussi négligente … Comme si tu n'avais pas assez de temps...» Il s'énerve de plus en plus et il reste dans une attitude de reproche et d'accusation.

Madame M. a peur et elle a mauvaise conscience. Elle se sent petite et se tait.

Le thérapeute (Wolfgang) demande aux clients où ils se verraient chacun dans cette situation.

Monsieur M. considère qu'il est à la place du moi-parent.

Madame M. considère qu'elle est à la place du moi-enfant.

Le thérapeute demande à monsieur M. et à madame M. de s'assoir sur les chaises correspondantes. Monsieur M. s'assoit sur la chaise du moi-parent, donc devant à droite, et madame M. sur la chaise du moi-enfant, derrière à gauche.

Le thérapeute demande si la scène qu'ils ont évoquée dans la situation du quotidien a une suite.

Monsieur et madame M. disent que ça n'a pas été le cas. L'ambiance est restée mauvaise toute la soirée.

Puis le thérapeute demande ce qu'il pourrait y avoir comme solution, comment est-ce que ce serait si l'un ou l'autre des deux partenaires était assis sur la place du moi-adulte.

Madame M. dit: « Alors, j'aurais dit à mon mari: oui, tu as raison. Je vais faire ça tout de suite, je n'ai juste pas eu le temps. Apparemment, tu as eu une journée fatigante au travail et tu as besoin d'un peu de temps pour arriver, mais si tu es fatigué et irrité, ce n'est pas une raison pour te défouler sur moi. »

Madame M. s'assied sur la chaise du moi-adulte au milieu à gauche.

Nous demandons à monsieur M. ce que cela lui fait et comment il répondrait depuis la chaise du moi-adulte.

« Oui, tu as raison, je suis désolé, il faut d'abord que je me détende. » Monsieur M. s'assoit sur la chaise du moi-adulte au milieu à droite.

Le thérapeute demande au couple de citer d'autres situations de vie qui se sont déroulées sur un schéma qui semble préétabli. Ils parlent d'une situation particulière qui a escaladé très rapidement.

Monsieur M. rentre fatigué à la maison après une longue journée de travail, plus tard que d'habitude (outre son travail à plein temps, il a une autre activité professionnelle et a pendant trois ans rénové la maison). Après lui avoir dit bonjour, madame M. commence: « Nous voulions aller au magasin de bricolage, tu es toujours en retard, où étais-tu d'ailleurs si tard ? Tu étais encore en train de bavarder, sans doute. Oui, pour les autres tu as toujours du temps, mais jamais pour moi. Maintenant, commence par m'accrocher tout de suite les rideaux que j'ai lavés aujourd'hui. Tu sais bien que je ne peux pas le faire avec mon mal de dos. Et maintenant dépêche-toi sinon on ne pourra pas faire les courses ce soir. »

Monsieur M. sent qu'il n'est pas vu, il se sent incompris et sous pression. Il se met en colère et il crie: « Maintenant ça suffit, tu es complètement folle, espèce de chèvre ! »

La question consiste à leur demander dans quelle partie d'eux-mêmes ils estiment se trouver dans cette situation.

Madame M. se voit dans le moi-parent qui accuse et qui fait des reproches et elle s'assied sur la chaise du moi-parent, devant à gauche.

Monsieur M. se voit dans le moi-enfant blessé et en colère et s'assied sur la chaise du moi-enfant, derrière à droite.

Le thérapeute demande comment cette situation a continué.

Les deux époux répondent : monsieur M. était de plus en plus en colère (*dans son vécu, il reste dans la partie de l'enfant intérieur désespéré*) et il a insulté madame M. de plus en plus fort. En conséquence, madame M. a pris peur et elle a commencé à pleurer.

Madame M. estime à ce moment-là qu'elle est tombée, elle aussi, dans la partie du moi-enfant. Madame M. s'assied alors sur la chaise du moi-enfant, derrière à gauche.

Dans les situations réelles, c'était toujours particulièrement difficile pour ce couple, car de telles situations avaient mené plusieurs fois à ce que monsieur M. recoure à la violence physique et finalement, c'est cela qui avait était déterminant dans le fait d'entreprendre une thérapie de couple.

Le thérapeute demande aux époux ce que serait une solution venue du moi-parent ou des deux moi-parent.

Monsieur M. dit : « Il faut d'abord que je m'occupe de moi et que je me calme. Je pourrais sortir le carton rouge, aller dans la pièce à côté et compter vingt respirations jusqu'à ce que je me sois calmé. Puis, une fois que ma colère aura baissé, j'irai voir ma femme pour m'excuser d'avoir explosé. »

Le thérapeute continue à évoquer la situation et demande à monsieur M. de s'assoir sur la chaise adulte au milieu à droite.

Madame M. dit : « Oui, je ne devrais pas le provoquer comme ça. Si l'escalade est déjà là, il vaut vraiment mieux sortir un carton rouge et aller dans deux pièces différentes. *Elle s'adresse à son mari :* « Quand tu es passé à côté, j'ai toute de suite eu moins peur et j'ai pu recommencer à penser. À ce moment-là, je pourrais te pardonner et admettre même avoir mal agi avec toi en te mettant ainsi sous pression. Je vais faire attention à te laisser de l'espace dans la première demi-heure après ton retour à la maison pour que tu puisses prendre le temps d'arriver.»

Madame M. considère qu'elle est de nouveau dans le moi-adulte et elle s'assied sur la chaise adulte, au milieu à gauche.

Le couple M. remercie le thérapeute qui leur donne quelques explications sur la façon d'appliquer tout cela à la maison.

Cette méthode permet de conscientiser l'identification que les client·e·s peuvent avoir avec leurs identités principales inconscientes, le moi-enfant, le moi-adulte (ou d'autres sous-personnalités) et sur les dynamiques qui existent dans la relation de couple.

Pour le dire de façon plus simple: à quel moment les client·e·s sont-ils identifié·e·s à une de ces parties, ce qui explique qu'ils·elles se comportent d'une façon qu'ils·elles ne souhaitent pas? À quel moment est-ce que les partenaires réagissent comme leur père ou leur mère et est-ce qu'ils·elles veulent vraiment se comporter comme cela? Comment est-ce que la dynamique de couple appuie sur les «boutons» qui «déclenchent» certains schémas de communication en réactualisant des conflits fondamentaux non intégrés, ce qui évolue ensuite comme un «film» avec sa propre dynamique?

Lorsque les participant·e·s le souhaitent, cet exercice peut être complété en plaçant une septième chaise pour la dimension de sagesse. Sur cette chaise supplémentaire, positionnée devant sur un côté, nous pouvons imaginer le Bouddha, Marie, un·e ami·e sage ou les parents cosmiques.

À tout instant dans la séance de thérapie de couple, il est possible de se tourner vers la dimension de sagesse. Ici, nous pouvons utiliser les méthodes pratiquées dans les séances individuelles.

L'exercice de *l'arbre de mai* (exercice Y.4) et le *triangle de lumière* (exercice Y.5) se prêtent particulièrement bien à une utilisation en couple. La posture pratiquée dans ces exercices et qui consiste à se laisser conduire par le soi supérieur peut être utilisée dans la relation de couple. En particulier dans les situations de crise, cela rend possible pour les deux partenaires de s'abandonner intérieurement, avec toutes ses sensations et ses émotions, à la dimension de sagesse, au Bouddha. Chacun·e peut également, en pensée, y placer son·sa partenaire et la relation sous toutes ses facettes. Cela permet le plus souvent d'apporter une détente, un lâcher-prise et de se débarrasser des fixations ou des identifications inconscientes, de sorte que devienne possible une nouvelle ouverture pour la suite du processus de la relation.

Le huit couché pour un couple (exercice Z.3)

Il existe également un exercice issu de la méthode d'imagination de Phyllis Krystal et qui est l'exercice du huit couché avec les couples. Nous avons déjà présenté cet exercice dans le chapitre O. Il peut être utilisé ici en thérapie de couple. Nous expliquons cet exercice aux deux partenaires et ils effectuent ce travail d'imagination dans la séance de couple, en présence du·de la thérapeute.

> Chacun·e des deux partenaires s'imagine dans un cercle de lumière dorée et l'autre partenaire dans le cercle de lumière dorée en face. Puis ils·elles visualisent la lumière bleu fluorescent qui coule entre les deux et qui forme le huit couché (symbole de l'infini).

Cet exercice, qui peut ensuite être effectué par le couple dans d'autres situations de vie, sans le·a thérapeute, permet de dissoudre les nœuds inconscients de la dynamique de couple.

Moyens et rituel de réconciliation (méthode Z.4)

Les blessures dans la relation sont inévitables. Malheureusement, la personne blessée reproche souvent à l'autre d'avoir eu une mauvaise intention ou au moins un grossier manque de sensibilité. Pourtant, la plupart des blessures se produisent de façon inconsciente ou non intentionnelle. Cependant elles pèsent sur la relation et il est difficile de les oublier. À ce moment-là, il y a souvent des disputes sur « qui a blessé qui » et cela déclenche des accusations et des justifications. Pour résoudre cela il est donc décisif d'admettre qu'il y a eu une blessure, même si ce n'était pas intentionnel. Le fait de reconnaitre qu'il y a eu blessure revêt donc une importance centrale dans la résolution du conflit. Puis l'étape suivante consiste à en assumer la responsabilité. Une fois que la blessure a été clairement nommée, sans reproche, nous pouvons résoudre la situation avec un petit rituel. Il fait partie du cursus de la formation en EPT et elle est enseignée par Elgin Schrewe-Krome, qui cite Hans Jellouschek.

> Premier partenaire : j'entends et je reconnais que par le passé, je t'ai blessé·e (avec ce comportement ou ces paroles) même si à l'époque je n'en avais pas conscience. Je suis désolé·e et je le regrette.
>
> Second partenaire : je vois et j'entends que tu reconnais m'avoir blessé·e dans le passé et que tu es désolé·e. Je l'entends et pour moi, ça va, je suis prêt·e à lâcher prise sur ma blessure. À l'avenir, lors de discussion entre nous, je n'en parlerai plus.
>
> Maintenant que nous sommes libérés de ce poids, nous pouvons prendre un nouveau départ.

Souvent les séances de thérapie de couple mettent en évidence le fait que l'un ou l'autre des partenaires doive travailler en thérapie individuelle sur ses dynamiques intrapsychiques. Cela peut être évoqué par le·a thérapeute qui peut éventuellement formuler des suggestions en fonction. Nous ne rentrerons pas ici dans les détails du grand domaine de la sexualité et de la thérapie de la sexualité dans le couple, nous suggérons au lecteur de se reporter à la bibliographie correspondante.

Épilogue

Ce livre donne un premier aperçu de l'entraînement bouddhiste et de sa mise en œuvre dans la psychothérapie essentielle, une psychothérapie bouddhiste. Cette compilation d'ampleur raisonnable permet une première « découverte » de cette nouvelle approche en constante évolution. Cependant, elle ne présente qu'une partie de cette association particulière de travail intérieur et de thérapie. Pour la connaitre véritablement sur le plan expérientiel, il faut suivre une formation à l'entraînement de l'esprit sous la direction d'un·e enseignant·e compétent·e et effectuer un apprentissage et un travail directs dans la psychothérapie essentielle. La lecture seule peut difficilement remplacer le travail sur soi-même par le biais de l'EPT ou d'une formation de plusieurs années. Mais peut-être avez-vous, cher·e·s lecteurs·rices, développé un intérêt pour l'entraînement de l'esprit et la psychothérapie essentielle.

Nous vous souhaitons le meilleur,
Tilmann Lhundrup Borghardt et Wolfgang Erhardt

Annexes

Bibliographie

Abrams, J. et al. (1990): *Reclaiming the Inner Child* (Retrouver l'enfant intérieur), Jeremy P. Tarcher, Los Angeles.

Assagioli, R. (1994): *Le développement transpersonnel*, Desclée de Brouwer, Paris.

Assagioli, R. (1997): *Psychosynthèse - Principes et techniques*, Desclée de Brouwer, Paris.

Assagioli, R. (1999): *La volonté libératrice*, Oriane, Le Loroux-Bottereau.

Berzin, A. (2000): *Relating to Spiritual Teachers - Building a Healthy Relationship* (La relation aux maitres spirituels - Construire une relation saine), Snow Lions Publications, Boulder.

Birnbaum, R. (1979): *The Healing Buddha* (Le Bouddha de Guérison), Random House, New York.

Borghardt, T. (2009): *Lodjong – La grande voie vers l'éveil: Textes fondamentaux de l'entraînement de l'esprit du Mahayana*, Norbu Verlag, Badenweiler.

Borghardt, T. et von Allmen, F. und Flückiger, U. (2015): *Mahamudra & Vipassana, Gewahr Sein – Unterweisungen zur Einsichtsmeditation und Retreat-Praxis* (Mahamoudra & Vipassana – Être conscient – Instructions sur la méditation de la vision profonde et pratique en retraite; à paraitre en français), Norbu Verlag, Badenweiler.

Cöllen, M. (2009): *Das Verzeihen in der Liebe* (Le pardon en amour), Kreuz Verlag, Freiburg.

Chopich, E. et Paul, M. (1993) *Aussöhnung mit dem inneren Kind* (Se réconcilier avec l'enfant intérieur), édition Bauer Verlag, Fribourg en Br.

Devereux, G. (1980): *De l'angoisse à la méthode dans les sciences du comportement*, Flammarion, Paris (original anglais: 1967).

De Wit, H. (2016): *Bouddha philosophe: petit traité de sagesse pour la vie d'aujourd'hui*, l'Iconoclaste, Paris (original néerlandais 2001).

Djamgön Kongtrül, L.T. (2014): *Mahamudra – Das Licht des wahren Sinnes* (Mahamoudra - La lumière du sens ultime), édition Norbu Verlag, Badenweiler.

Dörner, K., Plog, U. et al. (2015): *Irren ist menschlich* (L'erreur est humaine), Psychiatrie Verlag, Rehburg-Loccum.

Erhardt, W. (2009–2015): *Arbeitsmaterialien* (Documents de travail), Institut für Essentielle Psychotherapie, Hennef.

Erhardt, W. (2001–2008): *Materialsammlung zum Thema Buddhismus und Psychotherapie, Teil 1 + 2* (Recueil de documents sur le bouddhisme et la psychothérapie), Institut für Essentielle Psychotherapie (Institut de psychothérapie essentielle), Hennef.

Erhardt, W. (2002): *Impulsreferat zur Psychosynthese* (Exposé liminaire sur la psychosynthèse) Institut für Essentielle Psychotherapie (Institut de psychothérapie essentielle), Hennef.

Erhardt, W. (2010): *Pathologie des Transpersonalen* (Pathologie du transpersonnel), Institut für Essentielle Psychotherapie, (Institut de psychothérapie essentielle), Hennef.

Ferrucci, P. (1982): *Votre épanouissement personnel par la psycho-synthèse*, Retz, Paris.

Ferrucci, P. (2009): *Inevitable Grace: Breakthroughs in the Lives of Great Men and Women: Guides to Your Self-Realization* (La grâce inévitable – Percées dans les vies de grands hommes et femmes – Guides pour votre réalisation), TarcherPerigee, New York.

Ferrucci, P. (2009): *L'art de la gentillesse*, éditions Pocket, Paris.

Freud, S. (1982): *Freud-Studienausgabe* (Freud, édition d'études), Fischer Taschenbuch Verlag, Francfort sur-le-Main.

Freud, S. (2013): *L'interprétation du rêve*, Points (original 1939), Paris.

Fromm, E. (1999): *Gesamtausgabe* (Oeuvres complètes), éditions DTV, Munich.

Fromm, E. (2011): *Bouddhisme Zen et psychanalyse*, Presses Universitaires de France, Paris.

Galland, C. (1993): Longing for Darkness: Tara and the Black Madonna (Aspirer aux ténèbres – Tara et la Madonne noire), Penguin Books, Londres.

Gampopa, D. (1999): *Le précieux ornement de la libération*, Padmakara Editions, Plazac.

Gampopa, D. (2019): *La Précieuse guirlande de la Voie sublime*, Bois d'Orion, L'Isle sur la Sorgue.

Gebser, J. (1995): *Einbruch der Zeit* (L'irruption du temps), Novalis-Verlag, Schaffhausen.

Gendlin, E.T. (1984): *The client's client* (Le client du client), in Levant, R.L. & Shlien, J.M. (éditeurs), *Client-centered therapy and the person-centered approach* (Thérapie centrée sur le client et approche centrée sur la personne), Praeger, New York.

Gendlin, E.T. (1964): *A Theory of Personality Change* (Une théorie du changement de la personnalité), University of Chicago, Worchel, P. & Byrne, D. (Eds), John Wiley & Sons, New York.

Gendlin, E.T. (1997): *A process model* (Un modèle de processus) The Focusing Institute, New York.

Gendlin, E.T. (2006): *Focusing – au centre de soi*, Éditions de l'Homme, Montréal.

Gendlin E.T. (1990): *The small steps of the therapy process* (Les petites étapes du processus thérapeutique), in Lietaer, G, Rombauts, J & Van Baalen, R. (éd.), *Client-centered and experiential psychotherapy in the nineties* (Psychothérapie expérientielle et centrée sur le client), Leuven University Press, Leuven.

Gendlin, E.T. et Wiltschko, J. (2011): *Focusing in der Praxis* (Focusing dans la pratique), Klett-Cotta, Stuttgart.

Gendlin, E.T. (2011): *Let Your Body Interpret Your Dreams* (Laissez votre corps interpréter vos rêves), Chiron Publications, Asheville.

Guendune Rinpoche (2010): *Herzensunterweisungen eines Mahamudra-Meisters* (Enseignements du cœur d'un maître du Mahamoudra), Norbu Verlag, Badenweiler.

Guendune Rinpoche (2007): *Mahamoudra – Le grand sceau ou la voie de la compassion et de la dévotion*, Dzambala, St Léon sur Vézère.

Guendune Rinpoche (2012): *Der große Pfau, Die Umwandlung der Emotionen im tibetischen Buddhismus* (Le grand paon, la transformation des émotions dans le bouddhisme tibétain), Norbu Verlag, Badenweiler.

Guendune Rinpoche (1991): *Wir haben vergessen, dass wir Buddhas sind* (Nous avons oublié que nous étions des bouddhas), Kagyü-Dharma-Verlag, Mechernich.

Goleman, D. (2018) : *Quand l'esprit dialogue avec le* corps, dialogues avec le Dalaï Lama, Trédaniel, Paris.

Goleman, D. (1997) : *Healing Emotions: Conversations with the Dalai Lama on Mindfulness, Emotions, and Health (Guérir les émotions : conversations avec le Dalaï-Lama sur la pleine conscience, les émotions et la santé),* Shambhala, Boulder.

Goleman, D. (2007) : *Social intelligence* (Intelligence sociale), Cornerstone, Londres.

Grawe, K. (2004) : Psychological Therapy (Thérapie Psychologique) Hogrefe & Huber, Göttingen.

Grof, S. et C. (1989) : *Spiritual emergency* (Crises spirituelles), TarcherPerigee, New York.

Heidenreich, T. & Michalak, J. éd. (2004) : *Achtsamkeit und Akzeptanz in der Psychotherapie* (Pleine conscience et acceptation dans la psychothérapie), DGVT-Verlag, Tübingen.

Heller, L et Lapierre, A. (2015) : *Guérir les traumatismes du développement*, InterEditions, Paris.

Hellinger, B. (1996) : *Ordnungen der Liebe* (Les ordres de l'amour), Carl-Auer-Systeme Verlag, Heidelberg.

Jellouschek, H. (2015) : *Achtsamkeit in der Partnerschaft* (La pleine conscience dans le couple), Kreuz Verlag, Fribourg en Br.

Jellouschek, H. (2014) : *Die Paartherapie – eine praktische Orientierungshilfe* (La thérapie de couple – une aide pratique à l'orientation), Kreuz Verlag, Freiburg.

Jellouschek, H. (1999) : *Warum hast du mir das angetan*? (Pourquoi m'as-tu infligé cela ?) Piper-Verlag, Munich.

Jellouschek, H. (1992) : *Die Kunst als Paar zu leben* (L'art de vivre en couple), Kreuz Verlag, Stuttgart.

Johnson, S. (2013) : *Love Sense: The Revolutionary New Science of Romantic Relationships* (Le sens de l'amour : la nouvelle science révolutionnaire des relations amoureuses), Little, Brown Spark, New York.

Jung, C.G. (1989) : *Gesammelte Werke* (*Œuvres* complètes), Walter Verlag, Olten et Fribourg.

Karmapa Rangjung Dorje (2009): *Luminous Heart – The Third Karmapa on Consciousness, Wisdom, and Buddha Nature* (Cœur lumineux – Le Troisième Karmapa sur la conscience, la sagesse et la nature de bouddha), Snow Lion, Boulder.

Karmapa Rangdjung Dordje (2014), *Das Mahamudra-Wunschgebet des Wahren Sinnes* (La prière de souhaits du Mahamoudra du sens véritable), Norbu Verlag, Badenweiler.

Karmapa Wangchug Dorje (2009): *Mahamudra – the ocean of true meaning* (Mahamoudra – L'océan du sens ultime), Books on Demand, Norderstedt.

Kornfield, J. (2015): *La sagesse du Cœur*, Belfond, Paris.

Jamgön Kongtrul Lodrö Thayé (2014): *Mahamudra – Das Licht des Wahren Sinnes* (Mahamoudra – Le flambeau du sens ultime), Norbu Verlag, Badenweiler.

Jamgön Kongtrul Lodrö Thayé (2002): *Le flambeau du sens ultime, deuxième partie du manuel «L'instruction principale sur la pratique de mahāmudrā*, Congrégation Dachang Rimé, Arvillard.

Kabat-Zinn, J. (2006): *Coming to our senses* (Reprendre nos esprits), Hachette Books, New York.

Krystal, P. (1997): *La vie ouverte, briser les liens du passé*, Souffle d'Or, Gap.

Krystal, P. (1995): *Reconnecting the Love Energy: Don't By-Pass Your Heart* (Se reconnecter à l'énergie d'amour: Ne court-circuitez pas votre cœur), Red Wheel/Weiser, Newburyport.

Krystal, P. (1994): *Taming Our Monkey Mind: Insight, Detachment, Identity* (Dompter le mental-singe: Vision profonde, détachement, identité), Red Wheel/Weiser, Newburyport.

Krystal, P. (2013): *Phyllis Krystal Methode, Arbeitsbuch* (La méthode Phyllis Krystal, Livre de travail), Phyllis Krystal Foundation, Zollikon.

Kurtz, R. (2007): *Body-Centered Psychotherapy: The Hakomi Method: The Integrated Use of Mindfulness, Nonviolence and the Body* (Psychothérapie centrée sur le corps: La méthode Hakomi: Utilisation intégrée de la pleine conscience, de la non-violence et du corps), LifeRhythm, Mendocino.

Lacan, J. (2014): Écrits I, Points (première publication 1966), Paris.

Levine, P. (1997): *Waking the Tiger – Healing Trauma* (Réveiller le tigre – Guérir le trauma), North Atlantic Books, Berkeley.

Lorenzer, A. (1973): Über den Gegenstand der Psychoanalyse (De l'objet de la psychanalyse), Suhrkamp Verlag, Francfort-sur-le-Main.

Lowen, A. u. L. (2015): *La pratique de l'analyse bioénergétique: Exercices* (original paru en 1981), Enrick B. Éditions, Paris.

Lowen, A. (1995): *La joie retrouvée*, Dangles, Escalquens.

Merleau-Ponty, M. (1976): *Phénoménologie de la perception* (cours donnés à l'Université de Lyon, 1945), Gallimard, Paris.

Mahler, M. (2010): La Naissance psychologique de l'être humain, Payot, Paris

Moeller, M. (1999): *Die Wahrheit beginnt zu zweit* (La vérité débute à deux). Rowohlt, Reinbek.

Naranjo, C (1977): *On the Psychology of Meditation* (Psychologie de la méditation), Penguin Books, Londres.

Neumann, E. (2015): *Origines et histoire de la conscience*, Imago éditions, Paris (original paru en 1968).

Neumann, E. (1964): *Depth Psychology and a New Ethic* (*Psychologie des profondeurs* et nouvelle éthique), Shambhala, London.

Organisation mondiale de la santé (1993): *Classification internationale des maladies* – Chapitre V(F), Troubles mentaux et troubles du comportement, traduction française C. B. Pull. Genève.

Pfluger-Heist, U. (2007): *In der Seele liegt die Kraft* (La force réside dans l'âme), Nawo Verlag, Rümlang.

Pfluger-Heist, U. (2009): *Mal sehen, was das Leben noch zu bieten hat* (Attendons de voir ce que la vie nous réserve), Herder-Verlag, Fribourg en Br.

Podvoll, E. (1994): *Verlockung des Wahnsinns* (La tentation de la folie), Hugendubel Verlag, Munich, 2e édition allemande: *Aus entrückten Welten* (Des univers inaccessibles), réédition prévue chez Norbu Verlag.

Reddemann, L. & Wetzel, S. (2011): *Der Weg entsteht unter deinen Füßen* (Le chemin apparaît sous tes pas), Kreuz Verlag, Fribourg en Br.

Reich, W. (2006): *L'analyse caractérielle*, Payot, Paris.

Rogers, C. et Stevens, B. (1967): *Person to person: The Problem of Being Human*, (D'un être humain à l'autre: Le problème d'être humain), Real People Press.

Rogers, C.R. (2012): *Psychothérapie et relations humaines: Théorie de la thérapie centrée sur la personne*, ESF Éditeur, Montrouge.

Rothschild, B. (2002): *Der Körper erinnert sich* (Le corps se souvient), Synthesis-Verlag, Essen.

Sachse, R. (2010): *Persönlichkeitsstörungen verstehen* (Comprendre les troubles de la personnalité), Psychiatrie Verlag, Cologne.

Santorelli, S. (2000): *Zerbrochen und doch ganz* (Cassé et pourtant intact), Arbor Verlag, Freiamt.

Schillings, A. (2014): *Dwelling in the process of Embodied Awareness, in Focusing-Oriented Psychotherapy* (Demeurer dans le processus de la conscience incarnée dans la psychothérapie orientée sur le focusing), (éd.) Madison, G., Jessica Kingsley Publishers, Londres & Philadelphie.

Schillings, A. (2007): *Stille und Gewahrsein von Mensch zu Mensch* (Silence et pleine conscience, dans la relation entre deux êtres humains), paru dans le magazine « Zeitschrift Transpersonale Psychologie und Psychotherapie (Psychologie et psychothérapie transpersonnelles), cahier 1/2007, édition Via Nova, Petersburg.

Schillings, A. (1998 – 2015): *Arbeitsmaterialien* (Documents de travail), Focusing-Institut, Cologne.

Schillings, A. (2009): *Sein, Gewahrsein, Sinnfinden* (Être, pleine conscience, trouver du sens), paru dans le magazine « Zeitschrift Gesprächspsychotherapie und Personenzentrierte Beratung » (Magazine de psychothérapie par la parole et de conseil centré sur la personne), cahier 03/09, Cologne.

Schillings, A. (2005): *Mitgefühl mit uns selbst* (Compassion pour nous-même), paru dans le magazine « Stadtraum Zeitschrift », Cologne.

Schillings, A., Hinterthür, P. (2005): *Qi Gong - Le vol de la grue*, Médicis, Paris.

Schmidbauer, W. (1988): *Liebeserklärung an die Psychoanalyse* (Déclaration d'amour à la psychanalyse), Rowohlt Verlag, Reinbek / Hambourg.

Schmidbauer, W. (2010): *Paartherapie – Konflikte verstehen, Lösungen finden* (Thérapie de couple, comprendre les conflits, trouver des solutions), Gütersloher Verlagshaus, Munich.

Schnarch, D. (1997): *Passionate Marriage: Sex, Love & Intimacy in emotionally committed relationships* (Mariage passionné: sexualité, amour et intimité dans les relations à engagement émotionnel), WW. Norton & Company, New York.

Sloterdijk, P. (Éd.) (1993): *Mystische Zeugnisse aller Zeiten und Völker* (Témoignages mystiques de tous temps et tous peuples), Diederichs, Munich.

Steurich, M. (1999): *Tibetisches Heilyoga Kum Nye* (Yoga tibétain Kum Nye), Herder-Verlag, Fribourg en Br.

Tarthang, Tulku (1990): *Knowledge of Time & Space: An Inquiry into Knowledge, Self & Reality* (Connaissance du temps et de l'espace: une enquête sur la connaissance, le soi et la réalité), Dharma Publishing, Cazadero.

Tarthang Tulku (1981): *Hidden Mind of Freedom* (L'esprit caché de la liberté), Dharma Publishing, Cazadero.

Tharthang Tulku (1977): *Gesture of Balance: A Guide to Self-Healing & Meditation* (Un geste d'équilibre: Guide d'auto-guérison et de méditation), Dharma Publishing, Cazadero.

Weber, G. (1995): *Zweierlei Glück* (Deux sortes de bonheur), Carl-Auer-System, Heidelberg.

Weber, G. (1988): *Les liens qui libèrent*, Grancher, Escalquens.

Weber, S. M. (1978): *Rückkehr zu Freud* (Retour à Freud), Ullstein, Francfort-sur-le-Main.

Welwood, J. (2003): *Pour une psychologie de l'éveil: Bouddhisme, psychothérapie et chemin de transformation personnelle et spirituelle*, La table ronde, Paris.

Whitmore, D. (1988): *Kreativitätsspiele mit Kindern* (Jeux de créativité à jouer avec les enfants), Kösel, Munich.

Wilber, K. (1984): *Wege zum Selbst* (Chemins vers le Soi), Goldmann, Munich.

Wilber, K. (1980): *The Atman Project: A Transpersonal View of Human Development* (Le projet Atman: une vision transpersonnelle du développement humain), Quest Books, Wheaton.

Wilber, K. (1988): *Psychologie der Befreiung* (Psychologie de la libération), Scherz-Verlag, Munich.

Wilber, K. (1997): *Vom Tier zu den Göttern* (De l'animal aux dieux) Herder, Fribourg en Br.

Wilber, K., Ecker, B., Anthony, D. (éd.) (1995): *Meister, Gurus, Menschenfänger* (Maîtres, gourous, attrape-nigauds), Wolfgang Krüger, Francfort-sur-le-Main.

Winnicott, D.W. (1989): *De la pédiatrie à la psychothérapie*, Payot, Paris.

Yeomans, T. (1998): *Seelenwunde und Psychotherapie* (Les plaies de l'âme et la psychothérapie), article paru dans le périodique « Bewusstseinswissenschaften – Transpersonale Psychologie und Psychotherapie », 4e année, cahier n°1, Regensburg.

Zimmermann, M., Spitz, C., Schmidt, S. (éd.) (2012): Achtsamkeit (La pleine conscience), Hans Huber, Berne.

Zimmer, H. (1973): Philosophie und Religion Indiens (Philosophie et religion en Inde), Suhrkamp Taschenbuch Verlag, Francfort-sur-le-Main.

Zundel, E. et R. (1988): Leitfiguren der Psychotherapie (Les grands leaders de la psyhchothérapie), Kösel Verlag, Munich.

Vue d'ensemble des méthodes

N°	Nom de la méthode	Indication	Description	Page
0.1	Les sept étapes	Angoisses, explosions d'affects, douleur	Évaluer, verbaliser, intervenir	362
0.2	Désensibilisation in sensu	Peur	Associer le stimulus de la peur et celui de la détente	364
0.3	Conseil à une bonne amie	Problèmes, situations pesantes	Compléter les phrases de séparation	370
0.4	Détachement après une séparation	Perte d'une personne à la suite d'un décès ou d'une séparation	Compléter les phrases de séparation	371
0.5	Travail avec les affirmations	Difficultés à passer à l'action	Élaborer et ancrer des affirmations	372

N°	Nom de la méthode	Indication	Description	Page
O.6	Poser des limites verbales	Se sentir envahi, problématique proximité/distance	Nommer les différences	374
O.7	Travail avec les schémas de base et les contre-schémas	Sortir d'anciens schémas de comportement	Mettre en évidence les schémas de base et les contre-schémas	377
R.1	Travail avec les sous-personnalités	Travail sur la dynamique intra-psychique	Travail avec des chaises et des images intérieures	433
S.1	Travail avec l'enfant intérieur	Conflits de base, guérir les traumas	Dialogue intérieur avec le moi-enfant	453
T.1	Travail avec les imago des parents	Rendre consciente l'image intériorisée des parents	Se désidentifier des imago des parents	471
U.1	Travail de révélation associé à l'enfant intérieur	Révéler les conflits de base, les traumas	Révéler grâce au dialogue intérieur	485
V.1	Faire des allers-retours entre ressources et trauma	Traitement des traumas	Association des blessures et des ressources	496
V.2	Remplacement par un symbole	Trauma, conflits de base	Méthode indirecte de guérison de trauma	503
W.1	Travail avec les rêves	Interpréter les rêves	Travail avec les rêves en « millefeuilles »	508
Z.1	Thérapie de couple – dispute	Dispute dans le couple	Monter sur une table ou aller dans une petite pièce	543
Z.2	Carton jaune / rouge	Désescalade	Symbole pour intervention en cas de dispute	543
Z.3	Représentation de la dynamique intrapsychique du couple	Action des schémas intérieurs des couples	Travail avec les chaises, moi-enfant / adulte / parent	546
Z.4	Rituel de réconciliation	Disputes et blessures	Reconnaitre et pardonner	551

Vue d'ensemble des exercices

N°	Nom	Indication	Descritption	Page
M.1	Méditation pour se recentrer	Orientation intérieure	Élargir la conscience	347
N.1	Trouver des ressources	Trauma, peur, renforcement de soi	Rappeler des souvenirs positifs	350
N.2	Le lieu sûr	Peur, besoin de protection	Mettre en place la sécurité intérieure	352
N.3	Exercice de la bonté	Angoisses relationnelles	Se souvenir d'une relation sécure	354
N.4	Évaluer une sensation	Douleur, peur, toutes les émotions	Évaluer la force d'une sensation	356
N.5	Retour sur la journée	Peur, dépression, comportement en général	Auto-réflexion et autorégulation	358
N.6	Déposer un souvenir désagréable	Trauma, peur, renforcement de soi	Contrôler des contenus	360
O.1	Rôle du·de la pro, faire «comme si»	Phobies sociales	S'imaginer dans un rôle plus sûr	368
O.2	Jardin intérieur	Peur, limites	Imaginer un espace intérieur	373
O.3	Huit couché	Poser des limites	Imaginer un symbole	375
O.4	Arracher les mauvaises herbes, semer des graines	Se détacher d'anciens comportements	Destruction rituelle de schémas	378
O.5	Ballon de plage	Protection	Protection symbolique	380
O.6	Cylindre de lumière	Peur d'être envahi·e	Protection contre abus subtils	381
O.7	Étoile de lumière	Peur	Exercice symbolique de réduction des angoisses	382
O.8	Balance pour prendre une décision	Difficultés à prendre des décisions	Aide à la prise de décision	384

N°	Nom	Indication	Descritption	Page
P.1	Exercice de l'espace libre	Chasser les peurs et les problèmes	Mettre intérieurement les problèmes de côté	417
Q.1	Exercice de désidentification	Être identifié à ses peurs, émotions, pensées	Désidentification verbale intérieure	422
Q.2	Exercice de la valise	Être identifié à ses rôles	Exercice d'imagination pour se désidentifier	425
Q.3	Cheminer vers le vrai soi	Être identifié	Se désidentifier des objets, de l'observateur·trice	429
R.1	Qui / comme / que suis-je?	Auto-exploration	Exercice réflexif d'auto-exploration	435
R.2	Maison des sous-personnalités (SP)	Découverte intérieure des sous-personnalités	Voyage imaginaire pour découvrir les SP	436
R.3	Retour sur la journée pour SP	Libérer une dynamique intérieure	SP sera régulièrement observée	442
R.4	Escalader une montagne avec une SP	Exploration et intégration de la SP	Voyage imaginaire avec une SP	443
S.1	Exercice de l'enfant intérieur	Travailler les schémas et conflits de base	Travail intérieur avec images et émotions de l'enfance	455
S.2	Donner et recevoir avec enfant intérieur	Guérison de schémas émotionnels	Respiration du cœur avec enfant intérieur	461
S.3	Exercice de l'arbre	Prendre soin de l'enfant intérieur, renforcement de soi	Imagination de l'arbre, des parents cosmiques	462
S.4	Maison de l'enfance	Exploration et guérison	Retour dans la petite enfance	465
T.1	Travail avec les imago des parents	Exploration des images intériorisées des parents	Imaginer son père et sa mère	476

N°	Nom	Indication	Descritption	Page
T.2	Propres parents dans le champ de guérison	Guérison des imago des parents	Imaginer une histoire bénéfique	477
T.3	Lettre à son père ou à sa mère	Lâcher les émotions non-résolues vis-à-vis des parents	Écrire et lire la lettre à haute voix	479
T.4	Rituel de détachement	Couper les relations néfastes avec les parents	Rituel de détachement symbolique	480
U.1	Le couloir	Révéler d'anciens schémas	Découverte symbolique de schémas émotionnels	489
U.2	La maison intérieure	Révéler, explorer des parties de personnalité	Exercice d'imagination sur parties de personnalité	491
X.1	Gout d'une décision	Difficultés à prendre des décisions, renforcement de soi	Souvenir d'un décision délibérée	521
X.2	Se fixer un objectif	Difficulté à mettre en œuvre ses objectifs	Exercice d'imagination pour se fixer des objectifs	523
X.3	Exercice de vision	Devenir créateur de sa vie	Exercice de vision de vie	525
Y.1	Se tourner vers le soi supérieur	Accès au niveau spirituel	Imaginer de la lumière au-dessus de sa tête	528
Y.2	L'ami·e sage	Personnifier le contact avec le dimension spirituelle	Visite imaginaire à un·e ami·e sage	529
Y.3	Le temple du silence	Accès aux profondeurs de l'Être	Voyage imaginaire dans son for intérieur	532
Y.4	L'arbre de mai	Exercice de nourriture spirituelle	Travail symbolique avec le soi supérieur	534
Y.5	Triangle de lumière	Se tourner à deux vers le soi supérieur	Travail symbolique avec le SS pour situations à deux	536

N°	Nom	Indication	Descritption	Page
Y.6	Le sablier	Se détacher des limitations intérieures et extérieures	Travail symbolique avec le soi supérieur	538
Z.1	Voyage comme partenaire	Exploration des expériences en tant que partenaire	Retour dans les expériences en tant que partenaire	540
Z.2	Liste des caractéristiques des parents	Exploration des comportements intériorisés des parents	Liste des caractéristiques du père et de la mère	542
Z.3	Huit couché en couple	Problématique de proximité/ distance dans le couple	Détachement symbolique de dynamique inconsciente	551

Naissance de la Psychothérapie Essentielle

Par Wolfgang Erhardt

Les échanges entre psychothérapeutes et enseignant·e·s bouddhistes ont eu lieu pendant huit ans à raison de quatre à sept jours par an en France et en Allemagne. Le désir est né de mettre les résultats de nos échanges à la disposition des intéressé·e·s sous la forme d'une formation qui contiendrait l'essentiel pour suivre ou pouvoir accompagner un parcours thérapeutique harmonieusement intégré dans un chemin d'éveil. Ainsi, après vingt ans de travail en groupes de travail sur ce sujet, la Psychothérapie Essentielle est née.

Contexte

Avant 1980, j'avais pratiqué zazen régulièrement pendant plusieurs années sous la direction du professeur Kiichi Nagaya Roshi. Lorsqu'il n'a plus pu venir en Europe à l'âge de 90 ans, j'ai intensifié d'anciens contacts avec des maîtres du bouddhisme tibétain: Tenga Rinpoché, le Dalaï Lama et surtout Guendune Rinpoché, mon maître principal.

Vision

Lorsque j'ai rédigé mon mémoire de diplôme en psychologie, j'ai été très inspiré par la pensée qu'il pourrait y avoir une psychothérapie basée sur le dharma, c'est-à-dire basée sur un enseignement de sagesse. J'ai pensé que c'était vraiment nécessaire. Avec les approches psychothérapeutiques, il m'a semblé qu'il manquait exactement ce que j'ai ressenti comme étant tellement utile et porteur de guérison dans la voie bouddhiste du développement de la conscience. Au cours de cette « vision », je me suis senti intérieurement très connecté à un enseignant de méditation tibétain, le XVIe Karmapa Rangjung Rigpé Dordjé, et j'ai ressenti cela comme une mission intérieure inspirée et en même temps très inspirante.

Premiers pas

Après mon diplôme, j'ai fait mes premières expériences avec le travail psychothérapeutique dans la formation continue. Bientôt, nous avons commencé à organiser régulièrement des réunions de groupe de travail sur le thème « Dharma et psychothérapie ». Djamgueun Kongtrul Rinpoché, un professeur de méditation tibétain de la tradition Karma Kagyu, avait organisé un congrès sur ce sujet à New York en 1987. L'une de ses étudiantes, Dorothea Nett, m'a approché, ainsi que d'autres psychologues et psychothérapeutes pratiquant la méditation, pour me demander si nous serions intéressé·e·s par un tel groupe de travail. Peut-être serait-il possible, inspiré par cette évolution aux États-Unis avec Djamgueun Kongtrul Rinpoché, ou par les conférences Mind and Life du Dalaï Lama, d'organiser quelque chose de similaire ici en Allemagne ou en Europe. Ainsi, pendant quelques années, nous nous sommes rencontré·e·s régulièrement toutes les six semaines pour une journée d'échange avec le Cercle de travail Bouddha-dharma et Psychothérapie.

Des années plus tard

Lors d'une de mes visites au Bost en Auvergne (le monastère de retraite de Guendune Rinpoché, mon professeur de méditation), j'ai parlé de ces échanges à mon ami le Dr Tilmann Borghardt, également connu sous le nom de Lama Lhundrup (son nom tibétain d'enseignant de méditation). J'ai évoqué également les congrès qui avaient lieu sur ce sujet et surtout cette vision d'une «psychothérapie bouddhiste» ou mieux: une «psychothérapie basée sur l'entraînement bouddhiste de l'esprit». J'ai réussi à éveiller son intérêt. Bien que très impliqué en tant qu'enseignant des retraites de trois ans au monastère du Bost, il a eu l'idée d'organiser des journées professionnelles d'enseignant·e·s de méditation et de psychothérapeutes avec Lama Irene Frei (Dordjé Drölma) et moi-même.

Conférences

C'est donc en 2000 qu'a commencé un échange intensif et de qualité, avec une part importante d'expérimentation personnelle, sur le sujet du bouddhisme et de la psychothérapie. Tilmann, Irene et moi-même organisions chaque année une conférence de cinq à sept jours avec des enseignant·e·s de méditation de différentes écoles bouddhistes et des psychothérapeutes qualifié·e·s, qui représentaient eux·elles-mêmes différentes orientations psychothérapeutiques et étaient familiers·ères de la pratique régulière de la méditation. Les premières années, ces conférences se tenaient alternativement en France, près du monastère de retraite d'Auvergne, et l'année suivante en Allemagne, dans la région de Cologne/Bonn. À partir de 2005, ils se sont tous déroulés dans le même lieu, près de Bonn.

Ces huit conférences, de 2001 à 2008, les réunions de groupes de travail des années 1988 à 1998, ainsi que les nombreuses expériences d'intégration dans notre propre travail psychothérapeutique avec les client·e·s, ont été le «terrain» à partir duquel la psychothérapie essentielle s'est développée. Au cours des conférences, il est apparu clairement que les deux domaines se complétaient bien – d'une part, la voie classique de la méditation telle qu'elle est pratiquée dans la tradition bouddhiste et, d'autre part, les connaissances et les méthodes de la psychothérapie – et que cela était pertinent et inspirant. Il est apparu clairement qu'en associant ces approches à une certaine intégration des méthodes, il était possible d'obtenir une plus grande efficacité dans le travail psychothérapeutique ainsi que dans la pratique du dharma, la voie du développement de la conscience. Comme cela n'existait nulle part ailleurs à l'époque, nous avons décidé, en particulier Tilmann Borghardt et moi, de proposer une formation continue dans une nouvelle approche psychothérapeutique: la psychothérapie essentielle. Elle a été développée pour le cadre de thérapie classique (thérapeute et patient·e/client·e), c'est-à-dire pour la situation de thérapie en binôme, et c'est principalement là qu'elle est utilisée.

Formations continues

Jusqu'à aujourd'hui, Tilmann Borghardt et moi-même travaillons encore avec certains des intervenants de l'époque. Nous avons fondé l' « Institut de Psychothérapie Essentielle (EPT) », qui propose depuis 2009 des formations continues de trois ans. Depuis lors, de nombreux·ses participant·e·s ont déjà appris à connaître la psychothérapie essentielle en tant que psychothérapie au cours de cette formation basée sur le dharma du Bouddha. Vu la forte demande, nous proposons une formation complémentaire comprimée d'une durée d'un an et demi pour les psychothérapeutes expérimenté·e·s.

À Paris ont été proposés des modules de formation individuels en psychothérapie essentielle, en 2017–2018 a eu lieu une formation comprimée pour les psychothérapeutes francophones et une formation de trois ans a commencé à Strasbourg en 2020. Un autre cycle a commencé à l'automne 2020 au Danemark. En outre, il existe des stages de formation post-gradués, des groupes de supervision dans la région de Cologne/Bonn et à Freiburg (Allemagne), des conférences et des stages dédiés à la méditation, comme par exemple sur le mahāmudrā et le Bouddha dans l'EPT. Bien entendu, la Psychothérapie Essentielle est également utilisée dans de nombreuses séances individuelles.

La durée d'une formation de trois ans est limitée: 432 heures de stage, plus 48 heures de travail en petits groupes et 36 séances individuelles. Pour le plan de formation, nous avons donc dû sélectionner les sujets bouddhistes et thérapeutiques que nous allions aborder et les méthodes que nous allions pratiquer. Là encore, nous avons été guidés par la question suivante: qu'est-ce qui est indispensable (essentiel) et doit donc absolument être enseigné et qu'est-ce qui est secondaire et peut donc être laissé de côté pour le moment? Le présent ouvrage suit les mêmes critères et traite à peu près des mêmes sujets que la formation continue, sans pouvoir bien sûr les aborder en profondeur et de façon différenciée.

Le titre « Psychothérapie essentielle » est protégé par le droit d'auteur au sens d'une marque déposée.

Institut de Psychothérapie Essentielle
(Institut für Essentielle Psychotherapie – EPT)
Propriétaire et directeur : Wolfgang Erhardt, psychologue diplômé
Directeur adjoint : Dr. Tilmann Borghardt
Adresse : Eichkuhle 22, 03773 Hennef, Allemagne,
Tel.: +49 (0)2242/9170738, Fax: +49 (0)2242/910280
Site internet : www.essentielle-psychotherapie.com/fr/
E-Mail: info@essentielle-psychotherapie.de

Remerciements

Je ne veux pas clore ce livre sans exprimer mes remerciements sans réserve pour le grand soutien que j'ai reçu dans la création et l'écriture de ce livre.

Je remercie tout particulièrement mon ami, frère de dharma et co-auteur Tilmann Lhundrup Borghardt. Sans les innombrables échanges approfondis et notre volonté commune de construire cette psychothérapie bouddhiste sous la forme d'une psychothérapie essentielle, ce livre n'aurait pas été concevable non plus.

Merci également à mon amie, collègue et co-auteur Astrid Schillings, dont la profonde compréhension de la psyché humaine nous a enrichi dans nos cycles de formation et dans ce livre.

Un grand merci à mon amie et collègue Ulla Pfluger-Heist, à mon ami, collègue et sœur de dharma Elgin Schrewe-Krome et à ma première épouse Friederike Erhardt, qui ont revu le contenu de ce livre et m'ont donné de nombreuses suggestions judicieuses lors de sa rédaction.

Un très grand merci pour son soutien, sa tolérance et sa compréhension va à ma chère Friederike, qui m'a vu occupé durant tant d'heures en 2010 lors de l'écriture du livre.

Je voudrais également remercier les participant·e·s aux formations de l'EPT et mes client·e·s, qui me permettent de travailler dans le soin tout en appliquant et développant la psychothérapie essentielle.

Puissent les lecteurs·rices ressentir quelque chose de l'inspiration de notre professeur Guendune Rinpoché, des bénédictions des Bouddhas et de la lignée du *Mahāmudrā*, et du pouvoir de guérison du Bouddha de la Médecine, qui nous ont inspirés et soutenus dans l'EPT et dans la rédaction de ce livre.

Merci !
Wolfgang Erhardt